Living Kidney Donation

Best Practices in Evaluation, Care and Follow-up

活体肾脏捐献
评估、护理与随访

原著 〔美〕Krista L. Lentine
　　　〔美〕Beatrice P. Concepcion
　　　〔美〕Edgar V. Lerma

主译 石炳毅　王　强

中国科学技术出版社
·北 京·

图书在版编目（CIP）数据

活体肾脏捐献：评估、护理与随访 /（美）克里什陶·L. 朗坦,（美）碧翠丝·P. 康塞普西翁,（美）埃德加·V. 莱尔马 原著；石炳毅，王强主译 . — 北京：中国科学技术出版社, 2022.4

书名原文：Living Kidney Donation:Best Practices in Evaluation, Care and Follow-up

ISBN 978-7-5046-9468-3

Ⅰ . ①肾… Ⅱ . ①克… ②碧… ③埃… ④石… ⑤王… Ⅲ . ①肾—移植术（医学）Ⅳ . ① R699.2

中国版本图书馆 CIP 数据核字 (2022) 第 039066 号

著作权合同登记号：01-2022-0906

First published in English under the title

Living Kidney Donation : Best Practices in Evaluation, Care and Follow-up

Edited by Krista L. Lentine, Beatrice P. Concepcion, Edgar V. Lerma

Copyright © Springer Nature Switzerland AG 2021

This edition has been translated and published under licence from Springer International Publishing AG.

All Rights Reserved

策划编辑	丁亚红　焦健姿
责任编辑	丁亚红
文字编辑	汪　琼
装帧设计	佳木水轩
责任印制	徐　飞

出　　版	中国科学技术出版社
发　　行	中国科学技术出版社有限公司发行部
地　　址	北京市海淀区中关村南大街 16 号
邮　　编	100081
发行电话	010-62173865
传　　真	010-62179148
网　　址	http://www.cspbooks.com.cn

开　　本	889mm×1194mm　1/16
字　　数	452 千字
印　　张	18
版　　次	2022 年 4 月第 1 版
印　　次	2022 年 4 月第 1 次印刷
印　　刷	天津翔远印刷有限公司
书　　号	ISBN 978-7-5046-9468-3 / R·2852
定　　价	198.00 元

译者名单

主　译　石炳毅　国家卫健委肾脏移植质量控制中心

　　　　　　　　解放军总医院第八医学中心

　　　　王　强　首都医科大学附属北京友谊医院

副主译　周江桥　武汉大学人民医院

　　　　陈　正　广州医科大学附属第二医院

　　　　丁小明　西安交通大学第一附属医院

　　　　王　玮　首都医科大学附属北京朝阳医院

　　　　李　响　解放军总医院第八医学中心

　　　　刘志佳　解放军总医院第八医学中心

秘　书　吕竞成　首都医科大学附属北京友谊医院

译　者（以姓氏笔画为序）

丁小明　西安交通大学第一附属医院　　　　邱　涛　武汉大学人民医院

王　玮　首都医科大学附属北京朝阳医院　　张　磊　广州医科大学附属第二医院

王　强　首都医科大学附属北京友谊医院　　陈　文　解放军总医院第八医学中心

王婧雯　西安交通大学第一附属医院　　　　陈　正　广州医科大学附属第二医院

石炳毅　解放军总医院第八医学中心　　　　陈忠宝　武汉大学人民医院

吕竞成　首都医科大学附属北京友谊医院　　周江桥　武汉大学人民医院

刘志佳　解放军总医院第八医学中心　　　　郑　翔　首都医科大学附属北京朝阳医院

李　杨　西安交通大学第一附属医院　　　　谢大炜　首都医科大学附属北京朝阳医院

李　响　解放军总医院第八医学中心　　　　赖兴强　广州医科大学附属第二医院

杨　洋　首都医科大学附属北京友谊医院

内容提要

　　本书引进自世界知名的 Springer 出版社，是一部全面介绍活体捐献肾移植相关技术与进展的实用著作。著者在总结国际新近临床研究成果的基础上，详细阐述了美国在供体评估与选取、手术与随访等方面的先进经验。全书共 16 章，紧扣供体评估、选取、供肾切除和术后随访等活体肾脏捐献的全过程，围绕着风险调整的理念展开论述，不仅阐述了供者捐献后不良结局的风险因素，还介绍了风险预测方法和工具。本书内容实用，结构清晰，图文并茂，可作为从事肾移植相关工作的医务工作者及相关研究人员的实用指南。

译者前言

活体肾移植术是治疗终末期肾病的有效手段，具有等待期短、疗效确切、受者经济负担轻等特点，是尸体肾移植术的重要补充。在全球范围内，活体肾移植例数约占肾移植总数的40%。随着我国公民逝世后器官捐献的快速发展，我国活体肾移植占比从2015年的约30%，逐渐下降到近年来的13%～15%，但总体数量稳定在1700～2000例/年。随着新技术的不断涌现，我国的活体肾移植技术不断成熟，为其临床应用提供了更广阔的前景。

中华医学会器官移植学分会在2019年学术年会上提出，当前我国器官移植发展的总体目标是全面深化供给侧结构性改革，推动器官移植发展"由数量规模型向质量提升型转变"，促进器官移植科学、平衡、规范和高质量发展。同时提出建设"中国器官移植质量提升计划"，通过优化医疗质量评价方法，建设规范化诊疗体系，不断促进器官移植质量均衡发展。"计划"拟通过建立科学的医疗质量评价体系，识别标杆中心和最佳操作，构建规范化诊疗体系，促进临床经验辐射，从而促进学科整体发展和临床医疗质量的循环提升。最佳操作是规范化诊疗体系中的重要组成部分，是经过临床实践验证的、可以提升临床医疗质量的临床操作。最佳操作的归纳与提炼，是以坚实的临床研究为基础，结合临床操作过程，深入挖掘可以保证医疗质量的过程。在此方面，我国的经验尚有待进一步积累和挖掘。

"他山之石，可以攻玉。"恰逢中国科学技术出版社拟引进一批国际上优秀的器官移植专业图书，我们欣喜地发现了这部 *Living Kidney Donation:Best Practices in Evaluation, Care and Follow-up*。本书总结了美国在供体评估与选取、手术与随访方面的先进经验，通过纳入国际上最新临床研究成果，总结了供者捐献后不良结局的风险因素，并介绍了风险预测方法和工具，贯彻了风险调整的理念。本书的各个章节紧扣活体供者评估、选取、供肾切除和术后随访等活体肾脏捐献的全过程，具有极强的可操作性和实用性。希望通过此书，为各位肾移植从业人员提供先进的知识和理念，促进我国活体肾脏移植临床实际与科研的发展。未来，质控中心将基于国内临床数据的积累，借鉴国际上的先进经验，适时启动活体肾移植领域标准化诊疗体系的更新和发展，更好地服务于国内的肾移植患者。

同时应当指出的是，本书部分篇幅介绍了非亲属活体供肾移植的原理和实践，但在我国，法律、法规尚未有该方面的规定，还处于理论探索阶段。本书为尊重原著，未对该部分做删减，希望各位读者借鉴其伦理思考，做到"择其善者而从之，其不善者而改之"，坚守法律底线，开拓思路，不断促进我国活体肾移植的健康发展。

国家卫健委肾脏移植质量控制中心主任

原书前言

自 1954 年活体肾脏捐献移植首次成功以来，活体肾移植已发展成为肾衰竭患者的有效治疗选择，为肾脏病患者提供了长期无透析生存的最佳治疗手段，其受者的生活质量更高，对医疗系统而言医疗成本最低。目前，全世界每年有超过 30 000 名健康人捐献肾脏，以帮助家人、朋友甚至陌生人克服肾衰竭的负担。2019 年，美国联邦政府发布"促进美国肾脏健康"行政命令，前所未有地表达了对增加活体移植机会的关注。尽管活体器官捐献者对移植受者和社会贡献很大，但直到最近，对活体供者本人的临床结局和医疗优化的研究仍然不足。幸运的是，这一现状正在发生改变，包括活体捐献者风险评估、促进活体捐献的政策制订和活体捐献医学指南更新等方面出现了里程碑式的进展。因此，为了广大同道提供可获得的医学资源，有必要总结这些活体捐献医学领域的进步。正是出于此目的，本书共分为 16 章，以最新的和正在出现的证据为基础，针对活体供肾捐献领域中各种临床问题提供相应的指南。

参考供者健康结局数据改进供者风险评估过程是最近出现的一个里程碑，由此我们也认识到供者健康预期的极端重要性。将一般人群作为对照可能有一定价值，但因为捐献者是经过仔细评估和筛选的，因此将符合捐献者标准的健康非捐献者作为对照组更有意义，促进了在捐献者方面可归因风险评估方面取得突破。在活体捐献的诊疗过程中引入此类新证据是极其重要的，无论是从风险评估和知情同意，还是特定的评估领域及供者的健康随访等——贯穿了本书的所有章节，这些证据成为优化评估和患者知情选择的基础。

既往发布的相关指南存在诸多不一致，凸显了加强建设活体捐献者筛选基本框架的迫切性。国际肾脏疾病：全球改善肾脏病预后（KDIGO）于 2017 年发布的第一个活体捐献指南，标志着评估和筛选候选捐献者有了新的框架，该指南是在同时纳入供者人口学和健康特征以预测长期不良结局风险的基础上制订的。基于风险整合方法的基本原理包括：①平衡自由、公平与非恶意之间的道德原则，其要求所有候选捐献者做出一致的决策；②通过联合多个参数用于估计绝对风险来支持一致和透明的决策，以避免孤立地考虑参数（即单个参数的相对风险阈值）可能导致的不一致。为了实现该目的，本指南开发了相应的方法，包括与慢性肾病预后联盟（Chronic Kidney Disease Prognosis Consortium）合作开发互联网线上工具，该工具根据供者捐献前的人口学和健康因素等变量建立了预测供者捐献后 15 年和终身肾衰竭（供者的核心预后）风险的方法。现在，该风险预测工具及其他一些用于预测非捐献者和捐献后的风险工具可以在线免费获得，本书还讨论了这些工具应用于候选捐献者评估和教育的策略。

当前的这些进展为候选捐献者评估和选择奠定了新范式，尽管其重要性不言而喻，但我们也认识到，这些新工具仅是一个起点。为了提高风险预测的准确性和普遍性，仍需进一步的工作，包括纳入其他因素，如遗传和家族特征等，以对器官捐献的风险进行特定的预测。本书的相关章节综述了在候选捐献者评估中使用新型遗传风险标记、风险评估工具的创新和后续步骤及相关伦理思考等相关的最新信息。本书中的部分章节讨论了最近发现的载脂蛋白 L1（apolipoprotein L1，APOL1）基因分型作为非裔候选捐献者风险分层的精准医学工具及其相关的争议和局限性。本书还专设一章用于讨论供者随访，包括新的和正在制订的策略，以加强捐献后长期结局数据的收集，并不断构建证据用于未来的候选捐献者和捐献者的风险告知。

非白人种族和族裔面临更多挑战，其肾脏疾病负担和移植需求更高，但在获得活体移植的机会却不足。原因可能是多方面的，虽然通过适当的医疗风险评估排除部分供者可能是原因之一，但其主要原因可能是对于肾病患者和社区关于活体捐献和移植机会的宣教不足，以及其他可能影响健康人捐献器官的财务因素等。在本书专门的章节中探讨了倡导措施和政策等，旨在消除不利于捐献的因素，提高效率、创新和工作可持续性，推进更加公平的体系建设。我们很荣幸邀约 4 位患者撰写了"患者寄语"，他们阐述了活体捐献的经历，移植对患者及其家庭的意义和患者体验，并强调了继续优化活体捐献供者的医疗和沟通的重要需求。

如果没有本书各章节所有作者的努力和深刻见解，就不会存在本书，我们感谢他们分享了专业知识并通力合作，提出了加强活体器官捐献者的安全、保护、知情选择和随访等方面的统一愿景。我们感谢 Margaret Moore 和她在 Springer 的同事们认可我们愿景的价值，同时感谢他们帮助我们将最初的想法变为现实。

我们希望全科医生和移植医生及相关的卫生专业人员将本书视为解决活体捐献移植中遇到的临床相关问题的综合资源。同时，我们也认识并庆幸于当前相关证据的快速发展。实证研究，包括对教育的正式评估、消除不利因素、实践效率及风险评估和沟通等，是可行且必要的，以尊重活体捐献者捐献的救助生命的礼物，并改善捐献者的健康状态，促进有意愿捐献器官的健康人安全地捐献器官。我们期待将未来的证据及读者和社会的反馈纳入下一版本的修订中。在此之前，我们真诚地希望所有读者都能喜欢这本书并从中受益，就像我们在准备和编写时那样。

Krista L. Lentine
St. Louis, MO, USA

Beatrice P. Concepcion
Nashville, TN, USA

Edgar V. Lerma
Chicago, IL, USA

患者寄语

我们是患者、家人、活体器官捐献供者，我们是您治疗、思考和书写的对象。尽管我们对活体捐献预期不同，但毫无意外我们都同意这项事业是供者、受者、家庭和社会之间的交流和传递。我们之中没有人有直接或理想的途径接触这个改变生活的手术，但是我们都倡导通过活体捐献与移植共享生命的礼物。在波士顿开展首例活体器官移植之后，供者评估、手术和术后长期风险的医学评估等领域已经经历超过半个世纪的发展，取得了长足的进步。但活体器官捐献与移植实际上远远超出了医学实践的范畴，它们还包括感情、家庭、财务和社会等诸多方面。我们希望，通过阅读我们的故事，可以为贯穿这本新的临床手册始末的诸多问题和讨论提供一个可供回忆的框架。

Kevin Fowler：我的家族中很多代的成员都深受常染色体显性多囊性肾病（autosomal dominant polycystic kidney disease，ADPKD）的折磨。小时候，我母亲就曾为我讲述外祖父被这种疾病折磨的故事。20 世纪 50 年代，外祖父因身体不适住院，之前他并不知道患有 ADPKD。然而住院后很快他就得知自己已经进入肾衰竭的终末期。当时肾移植非常罕见，血液透析也是远未普及的治疗选择。

我的外祖父去世后，他的三个女儿，包括我母亲，都被诊断为 ADPKD。尽管三位姐妹的疾病进展程度不一，但最终都毫无意外进展到终末期肾病（ESKD），并死于血液透析。尽管原因不同，他们当中没人有机会获得肾移植。一直以来这段往事如阴影般笼罩着我，因为我时常会想到，当我面临同样疾病的时候应该怎么办。

作为丈夫和 2 个小孩的父亲，我决定明确一下我是否有患 ADPKD 的风险。我向我的医生要求进行超声检查，结果证实了我心底最恐惧的痛苦——我也是一个 ADPKD 患者。我曾经想过，如果我得了这个病，血液透析就是我的命运。由于我对透析的恐惧，我从来不曾了解过 ESKD 的治疗方法。非常幸运的是，当与一位医生朋友咨询时，我找到了改变我们家庭命运的肾病医生。

第一次与肾病医生见面时，他就告诉我可以通过抢先活体肾移植彻底避免血液透析。这次会面开启了我寻求活体供肾移植的过程。我要感谢我的妻子，她发起了寻找活体供者的活动，她的努力帮助我找到了配型相符的活体供者，这位供者的慷慨捐献使我可以无须进行血液透析。

2004 年接受了抢先活体肾移植手术，我开始积极参与到生活中。我见证了两个孩子走进大学校门，其中一位今年即将毕业。更为可贵的是，因为获得了治疗 ESKD 的最佳方案，我有能力承担全职的工作，甚至开启了新的事业。

不幸的是，我的经历并没有成为许多肾衰竭患者的常规选择，部分是因为很多人没有获得关于他们可行的治疗选择的宣教，或者怎样有效地利用社交网络去分享对于器官供者的需求。同时，很多愿意捐献器官的健康人，可能由于寻求或完成捐献过程的障碍而没有机会完成捐献。

Randee Bloom：我的儿子自愿冒着生命风险去拯救他的父亲时才22岁。当他面临捐献选择时，除了手术方面的考虑外，还须面对如此重大决定时交织的爱和恐惧，这使他突然明白他的决定有可能拯救一个生命。与此同时，他还需要面对令人恐惧的巨大挑战，即要承担的健康风险，不论是捐献时还是未来几十年里。

作为一个家庭，我们非常积极地希望能够完成捐献和移植，然而我们了解到的第一手资料却是活体供者要面临许多严峻的挑战和斗争。在没有生病的时候，承受一个大手术并不是一件循规蹈矩的事情。对任何人来说，"手术刀下走"是非常困难的，尤其在非常健康的时候这样做更需要真正的勇气。即使当供者克服了这些恐惧，他们也会面临很多现实的问题。当时，我们的儿子住在距离移植中心约1000英里的地方，他需要花费相当长的时间离开工作和其他的职责和义务。乘飞机来到移植中心，同样需要花费不菲的费用，并且还需要多次往返来完成术前实验室检查和诊断检查，以及需要几小时的时间完成面谈和高度集中的身体和心理测试。同时为了得到良好的医疗护理以便于成功恢复，他在我们家又住了一个月。

我们的儿子完成了美国强制要求的捐献术后为期2年的医学随访，我们所在的移植中心非常贴心地为他在居住地附近安排了多次实验室检查。尽管强制随访期已经过去，我们依然认为，作为捐献过程的重要部分应该持续关注他的长期健康监测。协调和帮助捐献后的健康随访工作对于保证所有活体供者能够获得他们所需的、同时也是他们应得的长期医疗帮助至关重要。

捐献器官对于活体供者来说需要个人花费数千美元。对很多美国人来说，贡献生命的礼物如此昂贵，难免令人心痛。想象一下，这必须在工作和父亲之间做出选择。需要一个更加强大的支持项目，在政策和资源上覆盖所有自费的成本，如收入损失、交通成本、个人和家庭护理保险等，这对于促使潜在活体捐献者将他们的愿望付诸实践是非常有意义的。

我从我的儿子和其他许多活体捐献者身上认识到，感恩的同时伴随着拯救生命的机会。我们的儿子展示了他以前并不知晓的力量。他的姐妹们爱他、钦佩他，因为感恩。在得知我丈夫需要器官移植时，所有人都非常惊讶，同时也让我们意识到，健康从来就不应当被视为是理所当然的。教育患者、家庭和社会去了解活体捐献和移植的获益，减少捐献财务方面的障碍，在整个捐献过程中给予最优化的医疗护理（包括随访），应该都有益于我们所有人的健康。

Heather Hunt：我们走进移植医院，希望了解能够让我们回答"yes"的所有需要知道的知识。然而，我们却发现，并没有关于既往活体供者捐献的系统数据来帮助我们选择。

尽管我们中一些人的信念发生了动摇，但出于种种原因仍然捐献了器官。我不得不问自己，如果这意味着我的生命会随着时间的推移而缩短或受到不利影响，我是否会继续捐献器官给我的妹妹。当时，我不得不在缺乏可靠数据的情况下提出这个问题。对我来说，答案很简单：和妹妹在一起的时间虽短一点，但仍好过今后没有妹妹的日子。

包括捐献器官后的多种临床结局的长期数据将极大地缓解我们在捐献时面对缺乏科学的预后数据时的无助。这些数据让我们对自己的长期前景感到疑惑，可能会导致太多人不必要地回避捐赠。试想一下，如果他们能够根据可靠的长期临床结局数据而不是基于信念做出决定，那么还会有多少人同意活体捐献。

我们想知道长期结局数据是否不是一个优先考虑的事项，因为活体捐献是一种选择性手术。毕竟，如果我们对自己不知道的事情感到不安，可以选择放弃。对其他择期手术的长期结局已进行了验证。例如，关于整形手术长期风险的文献就非常丰富。

当我们与父母、配偶和孩子谈论器官捐献的愿望时，我们想知道，如果捐献后长期影响这个问题的答案不再是"他们还没有研究"，那么我们的谈话是不是会更容易。

我们想知道，如果不知道终身风险的概率范围，那么我们在知情同意书上的签名到底意味着什么。

通过某些中心的队列研究或创造性数据库关联分析，近年来的捐赠后风险评估取得了重要进展，但是仍有许多需要探究的领域——长期注册研究将会有所帮助。即使需要几十年的时间，研究我们的一生也将帮助未来潜在的捐赠者和家庭减少疑虑。

长期研究也将指导未来候选者的选择和共同决策。如果数据显示终身风险小且可控，这可能会增加潜在供者的信心和活体供者移植的数量。如果数据证明某些特征的个人会面临过高的风险，那么决定何时不应再继续捐赠也是正确的结果。

研究我们吧。在未来，帮助更多的捐赠候选者和活体捐赠者（及移植受者）。

Carol Offen：我们是谁？我们是被爱着的人：母亲和父亲，妻子和丈夫及伴侣，女儿和儿子，姐妹和兄弟。我们也关心朋友、邻居和社区成员。我们当中的一些人平凡普通、有同理心，当看到需求时，即使面对我们不认识的人，也想要提供帮助。

我们不是圣人、超级英雄或天生的冒险家，谢谢你们的赞美，但这并非是全部。请不要永远认为，只有超人才能挺身而出，接受风险相对较低的手术来拯救生命。这种态度可能会吓到一些潜在的活体捐赠者。

勇敢与这些无关。就个人而言，我是个懦弱的人，因为一打流感疫苗我就会晕倒。但当成年儿子肾衰竭时，我是家中唯一与其血型匹配的健康人。最终，2006 年我将肾脏捐献给了他（当时配对捐献还处于起步阶段）。我儿子没有任何肾病危险因素，我们也没有家族病史。他只是因链球菌感染导致 IgA 肾病。希望大家明白，发生在我们身上的事也可能发生在任何其他家庭。

捐献后 14 年我们一直恢复良好。供者利益不能像受者利益那样被量化——我们的利益也不能通过血液测试或实验室报告来衡量——但它们都是真实的。

作为家庭成员和夫妻，活体捐献和移植的益处是相当巨大的：试想，当看到你长年累月透析、虚弱无力的孩子逐渐恢复了光彩，恍若旧时的他（如果我的儿子像 Kevin 一样进行抢先移植！）；透析后关系疏远的伴侣又重新和睦；失业的配偶或父母恢复了全职工作，甚至开始新的职业，显著改善了家庭生活；还有那些因为缺乏精力而逃避社交的夫妇再次享受夜生活。捐赠者 / 护理者现在有了更多的时间，压力减少，睡眠也毫无疑问得到改善，这样肯定有利于情绪和整体前景。

对于任何捐献器官的人来说，即使是捐给陌生人，这样的好处是显而易见的。当知道自己赠送给他人的是一个健康、富有成效的生活机会时，那种感觉是多么地非凡和令人满意。通过在线捐赠者支持小组，我惊讶于生活如何改变了我们大多数人的经历，甚至是少数后来有并发症的人，或失去移植机会而去世的受者。

这就是为什么，在评估一个人是否是潜在供者时，我们希望移植团队能够重视那些每天给活体捐献者带来的不可估量的好处。当然，我们还希望你们能够积极地保护我们的健康，并提供真正知情同意需要的所有信息，但是我们也希望你们尊重我们的能力（是的，尊重我们的权利），然后在做出知情捐赠决定时权衡风险和获益（当移植计划不认为移植风险是被禁忌的）。

尽管面临挑战，我们仍然坚信，只要有更多的信息和支持，越来越多的人会考虑活体捐献。请告知我们，支持我们，研究我们和信任我们。我们将齐心协力拯救更多的生命。

Carol Offen	Kevin Fowler	Randee Bloom, RN, PhD	Heather Hunt, JD
Chapel Hill, NC, USA	St. Louis, MO, USA	West Bloomfeld, MI, USA	Cape Cod, MA, USA

致　谢

简短的致谢不足以表达我对所有专业人士、患者、家人和朋友的感谢，他们激发、激励和提升了对活体供者诊疗的承诺，这些承诺贯彻于本书的开始、设计和落实阶段。

但是，简而言之：

感谢我在圣路易斯、美国和国际上的导师、同事和合作者——我们共同努力以解决活体捐献和移植实践中的知识不足，为我们的患者寻找最有力的证据。

致包括 KDIGO、ASN、AST、NKF、OPTN/UNOS 和 SRTR 等在内的专业组织的工作人员和志愿者，他们有机会合作参与制订政策、指南、教学和工具，以支持和优化活体肾脏供者的评估、风险评估、消除不利因素和随访。

致美国中部移植协会（Mid-America Transplant）——感谢 Jane A. Beckman 赠送我椅子，在我写作及在移植相关操作和实践的卓越模式探索中给予了有力的支持。

致本书各章节的作者和我的共同作者 Bea 和 Edgar —— 他们在起草、编辑和润色中花费了无数的时间，以确保本书为从业者及其患者提供最高质量的内容。

感谢我的直系亲属和大家庭——他们的巨大耐心、鼓励和支持使我超越了上述的障碍，完成了我本人最佳的著作。

最重要的是，对于活体捐献者和移植等待者、移植受者，以及我有幸在临床上接触到的家庭，并通过委员会和倡导组织——感谢你们托付我们治疗，并不断提醒我们器官利他主义捐献者的令人敬畏之情，以及寻求和接受移植的患者的勇气、希望和感激之情。

Krista L. Lentine, MD, PhD, FASN

感谢我的共同著者 Krista L. Lentine 和 Edgar V. Lerma，他们不仅为本书倾注了他们的专业知识，而且还花费了大量时间来组织、审核和编辑文字。与你们两人一起工作我很荣幸。感谢各章节的作者、所有该领域的专家，感谢你们的出色贡献。我从你们所有人那里学到了很多东西。

感谢我在菲律宾大学医学院、拉什大学医学中心和范德比尔特大学医学中心的导师、同事、学员和朋友。感谢你们给我提供的优秀教育和培训，感谢你们不断激励我学习，并成为鼓舞人心的榜样。特别感谢 Roger Rodby 和 Hal Helderman。

感谢范德比尔特肾移植团队——我们的移植肾病学家和外科医生、执业护士、捐献前、捐献后和活体捐献协调员、注册护士、LPN、药剂师、PSS 工作人员、社会工作者、RDs、财务协调员。非常自豪能够成为你们的同事。感谢你们的奉献和辛勤工作，感谢你们的友情和友谊。你们不断激励我成为最好的医生。

感谢我的家人——我的父母、兄弟姐妹、亲属、阿姨、叔叔、堂兄弟、侄子和侄女，感谢你们一直在我身边。在我远离家乡的这些年里感谢你们对我的信任和支持。特别感谢我的妹妹 Carla Concepcion-Crisol 让我脚踏实地，做我的参谋，反馈意见，并在我需要时献上您的智慧。

特别感谢我的丈夫 Jody Junia 和我们的儿子 Juan Carlos，感谢你们无条件的爱和坚定不移的支持。感谢你们让我有时间追求我感兴趣的学术并在工作中拥有大量额外时间。你们是我的世界，拥有你们我很幸运。

最后，感谢所有给予生命礼物的器官捐献者和捐献者家属。我很幸运能够见证移植让生活变得更美好。这是献给你们的一本书。

Beatrice P. Concepcion, MD, MS, FASN

致我在菲律宾马尼拉圣托马斯大学医学与外科学院和伊利诺伊州芝加哥西北大学范伯格医学院的所有导师和朋友们，他们曾以种种方式影响并指导我成为我所成为的医生。

致 Advocate Christ 医疗中心和 Macneal 医院的所有医学生、实习生和住院医师，我曾教导过他们或向他们学习过，尤其是最终决定以肾脏病学为业的同道。

致我的父母和兄弟们，没有他们在顺境和逆境中坚定不移的爱和支持，我难以坚持并实现我的人生理想。

我要特别感谢我的两个可爱而珍贵的女儿 Anastasia Zofia 和 Isabella Ann，她们的微笑和笑声不断给我带来无与伦比的快乐和幸福；也要感谢一直理解我的爱妻 Michelle，她一直支持我在个人和专业方面的努力，在我为这个项目投入大量时间和精力时，她牺牲了大量时间并表现出巨大的耐心。他们的确为我提供了动力和灵感。

Edgar V. Lerma, MD, FASN

目　录

当前活体肾脏捐献基本原理和前景
Rationale and Landscape of Living Kidney Donation in Contemporary Practice

Ngan N. Lam Nagaraju Sarabu Steven Habbous Amit X. Garg **著**

石炳毅 李 响 刘志佳 **译**

一、活体供肾移植的基本原理：器官短缺

（一）慢性肾病和肾衰竭

慢性肾病（chronic kidney disease，CKD）的定义为持续肾小球滤过率（glomerular filtration rate，GFR）< 60ml/（min·1.73m²）[1]。CKD 的全球发病率和患病率正在上升，全球有 11%～13% 的人口受其影响[2]。在一些国家，CKD 发病率增加是由糖尿病和高血压等非传染性风险因素驱动的；而在其他国家，则与早产、低出生体重、疟疾感染和人类免疫缺陷病毒（human immunodeficiency virus，HIV）感染等因素有关[3-6]。世界卫生组织（World Health Organization，WHO）全球疾病负担的预估结果显示，2005—2015 年的 10 年间，因肾衰竭导致的死亡人数增加了 32%[7]。

大多数 CKD 患者可以通过医疗、饮食和生活方式等干预减缓疾病进展[8]。一旦患者的肾功能下降至 GFR < 20ml/（min·1.73m²），应考虑肾脏替代疗法，包括透析和肾移植。一些中心放宽了肾移植等待者初始评估的阈值，以使更多的患者在需要透析之前接受移植（抢先移植）。

肾衰竭的治疗手段包括透析、移植或保守治疗。透析的并发症发病率、死亡率和医疗成本等对于医疗系统来说都很高，但是透析仍然是肾衰竭患者最常见的初始治疗方式。在加拿大，只有 3% 的肾衰竭患者接受了抢先移植且有预测认为在 2006—2015 年该比例保持稳定[6]。在美国，1% 的成人肾移植是抢先肾移植[9]。即使医学专业人员都意识到抢先移植是许多肾衰竭患者的最佳治疗选择，该比例仍然较低[10]。

（二）肾移植与长期透析

与长期透析相比，肾移植可提高终末期肾病（end-stage kidney disease，ESKD）患者和移植物的存活率[11-14]。美国 1991—1996 年开始透析的 228 552 名患者中，调整年龄、性别、种族及导致 ESKD 的病因后，与等待移植名单上的患者相比，尸体供肾移植（deceased donor kidney transplantation，

DDKT）的受者死亡率降低了 68%[11]。美国在 1996—2005 年进行的肾移植手术中，移植物的中位存活期为 10～27 年，具体取决于供体类型[15]。因此，肾移植为 ESKD 患者提供了无透析生存的最佳机会。

与透析相比，肾移植还与更好的患者生活质量和更低的医疗成本相关[12, 16-20]。加拿大的两项研究表明，成功进行肾移植的透析患者的生活质量得到改善，就业机会增加[17, 18]。2016 年，每位肾移植受者的年度移植相关支出为 34 780 美元（USD），比无论采用何种方式透析的支出（腹膜透析，76 177 美元；血液透析，90 971 美元）低[21]。虽然肾移植的获益得到公认，但来自已故捐献者的可移植的供体肾脏的数量不能满足不断增长的移植需求，而通过活体肾移植（living donor kidney transplantation，LDKT）则有机会缩小这一差距。

（三）活体与尸体供肾移植

与 DDKT 相比，已经有大量研究表明 LDKT 可以获得更好的医学和心理社会结局，反映了其治疗获益可能是多方面的[22, 23]。对于即将发展到 ESKD 的患者，LDKT 提供了完全避免透析（抢先移植）的可能性[24, 25]。对于透析患者，与 DDKT 相比，LDKT 的等待时间更短，从而减少了透析的持续时间和暴露，进而减少与其相关的死亡率、发病率和成本。在加拿大，2013—2015 年接受 DDKT 的患者从透析到移植的中位等待时间为 4.0 年，而接受 LDKT 的患者为 1.6 年[6]。除此之外，LDKT 受者和供者都有充足的时间安排手术，以对供者或受者的合并症进行优化，从而可以很大程度上降低围术期并发症的风险。LDKT 的受者也可能受益于更佳的人类白细胞抗原（human leukocyte antigen，HLA）配型，这可能会降低短期和长期的排斥风险。与 DDKT 相比，通常 LDKT 的冷缺血时间更短，且移植物功能延迟恢复的发生率更低[14, 22, 26]。这些因素使 LDKT 受者相对于 DDKT 受者有获得更好的患者生存率和移植物存活率的可能。在美国，最近的研究队列中 DDKT 受者的 1 年、5 年和 10 年存活率分别为 96%、85% 和 64%，而 LDKT 则达到了 99%、92% 和 79%（图 1-1）[21, 27]。同样，DDKT 受者在 1 年、5 年和 10 年的移植物存活概率分别为 93%、75% 和 48%，而 LDKT 受者为 98%、85% 和 65%。因此，从受者最佳结局的角度来看，LDKT 应被视为 ESKD 患者的首选治疗方法。

二、活体肾脏捐献的现状

1954 年，世界上首例成功的 LDKT 在同卵双胞胎 Ronald Herrick（捐献者）和 Richard Herrick（接受者）之间进行[28]。其中，供体肾切除术由 Hartwell Harrison 医生完成，而受体移植由马萨诸塞州波士顿 Peter Bent Brigham 医院的 Joseph Murray 医生完成[28]。这一具有里程碑意义的移植领域手术是多项医学突破共同促成的，包括对肾脏疾病的深入了解、Alexis Carrel 博士的动脉吻合技术[29] 及在同卵双胞胎之间同种异体皮肤移植的成功等[30, 31]。到目前为止，全球已经完成的 LDKT 数量已上升至每年约 32 000 例。

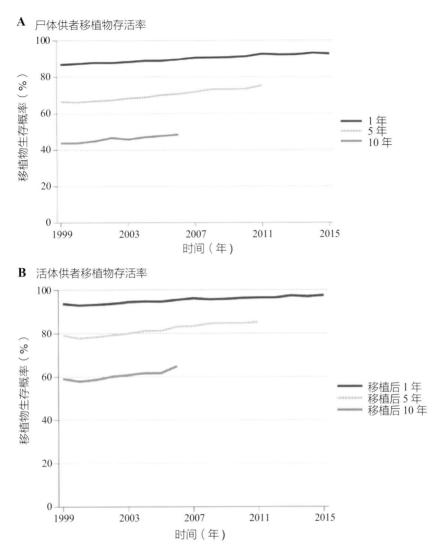

▲ 图 1-1　**1999—2015 年尸体供者（A）和活体供者（B）肾移植的 1 年、5 年和 10 年肾移植物存活率趋势**
引自美国肾脏数据系统（United States Renal Data System，USRDS）[21]

（一）活体肾移植的地域差异和趋势

全球捐献与移植观察（the Global Observatory on Donation and Transplantation，GODT）是 WHO 和西班牙移植组织之间的合作项目。2017 年，GODT 报道称，全球进行了 32 990 例 LDKT（占 90 306 例肾移植总数的 36.5%）[32]。这与 2006 年完成的 27 000 次 LDKT 相比有了显著增加，但在该时期，世界各地多个 WHO 区域的 LDKT 有着不同的发展模式（图 1-2）。在每年注册的 LDKT 绝对数量最多的美国，其 LDKT 率在 2010 年达到了顶峰，随后的几年略有下降。相比之下，欧洲 LDKT 总数则稳步上升，而其他 WHO 地区（东南亚、西太平洋、东地中海和非洲）的 LDKT 都保持相对稳定。2016 年进行 LDKT 数量最多的国家是印度（N=5697）、美国（N=5629）和土耳其（N=2639）。荷兰的 LDKT 率最高，为每百万人口（per million population，pmp）33.2 例，其次是土耳其（33.1pmp）和以色列（27.1pmp）[32]。

21 世纪 LDKT 的增加可能与很多因素有关，例如供体肾摘取手术技术的进步和配对捐献的机会增

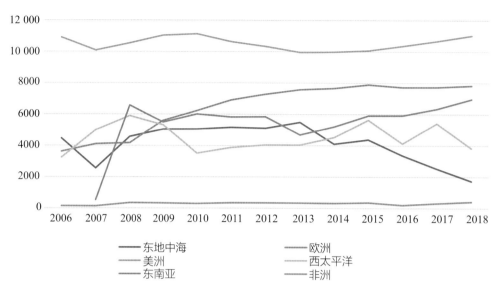

▲ 图 1-2　2006—2018 年世界卫生组织（WHO）不同区域活体供肾移植趋势 [32]（使用 2017 年的 GODT 数据制作，由 WHO-ONT 合作编制）

加等 [33]。在匈牙利，LDKT 的增加可能是由于 2009 年布达佩斯移植和外科部主任的支持有关 [34]。在伊朗，LDKT 的增长可能是一种有争议的资助模式的结果，该模式为无关捐献提供报酬 [35, 36]。

最近一些国家 LDKT 率稳定或下降的原因尚不清楚。在美国，可能导致 LDKT 率（2010—2017 年）下降的潜在因素包括优先给儿童受者分配高质量尸体供肾的分配政策变化、排除普通人群捐献的风险因素（如高血压、糖尿病和肥胖症）的患病率增加、活体捐献者评估过程的低效率，以及对捐献者的不利因素损害了其财务中立性和可保险性等 [37-42]。为了更好地理解本国 LDKT 的现状，美国移植学会（American Society of Transplantation，AST）于 2014 年召开了一次共识会议，其中包括该学会的活体捐献者社区实践（live donor community of practice）的成员 [43]。该会议确定了增加获得 LDKT 机会的 5 个可改进的主要领域：①提高移植中心以外关于活体移植的教育 [44]；②加强活体肾脏捐献的教育 [45]；③提高活体肾脏捐献者评估的效率 [46]；④克服活体肾脏捐献的差异 [47]；⑤减少活体肾脏捐献相关的财务阻碍 [41]。工作组确定了 LDKT 的主要障碍，并制订了最佳实践建议，通过医疗提供者、患者和主要利益相关者之间的伙伴关系和合作来改善 LDKT 的获取、流程和利用 [43]。

（二）目前活体肾脏捐献者的趋势

除了地域差异外，活体肾摘取术还因年龄、性别和其他供体人口学数据而异。在美国，过去 10 年间，18—34 岁人群的活体肾脏捐献数量有所下降，而 50—64 岁人群的活体肾脏捐献数量有所增加 [9]。这可能是由于年轻捐献者担心包括肾衰竭在内的终身不良事件风险 [9, 48-50]。与男性捐献者相比，女性捐献者的比例也更高（60% vs. 40%）[9]。在美国，超过 60% 的捐献者是白人，种族差异的原因可能是多方面的，包括非白人捐献者的医学禁忌证、器官移植的文化和宗教信仰、社会经济阻碍，以及其在一般人群中更高的代表性等 [9, 51, 52]。美国活体捐献者的肥胖比例也从 1963—1974 年的 8% 增加到 1997—2007 年的 26%，糖耐量异常的捐献者比例也有所上升（9%～25%）[53]。2005—2015 年，除收入最高的

1/5 人群外，所有家庭收入等级的美国男性的活体肾脏捐献率均有所下降，这表明除最高收入人群外，其他所有人都面临捐献的财务障碍[54, 55]。这表明，应努力制订政策来减轻捐献的财务障碍，特别是在经济不稳定时期[54]。最后，部分原因在于肾脏配对交换计划的成功，以及认识到在现代免疫抑制时代，HLA 配型已经不是良好 LDKT 结局所必需的，过去 10 年中无关供者捐献和配对捐献的数量有所增加，而亲属相关捐献则减少[9]。

（三）接受活体肾移植的受者差异

从受者的角度来看，某些人口学和临床特征与更容易获得 LDKT 相关。在加拿大和美国，年龄较大、非白人种族 / 族裔、受教育程度较低和收入水平较低与较低的 LDKT 率有关[9, 56, 57]。一项研究发现，这些特征占美国 LDKT 差异的 14%，超过受者、移植中心或地区的差异对 LDKT 的影响[56]。如图 1-3 所示，与白人受者相比，LDKT 在非白人中更加少见。此外，在美国种族差异对 LDKT 的影响随着时间的推移而增加。在调整基线临床因素后，西班牙裔与白人等待者相比，LDKT 的相对可能性在 1995—1999 年低于 17%，2010—2014 年低于 48%[58]。在亚裔与白人等待者中，LDKT 在 1995—1999 年的相对可能性低于 44%，而在 2010—2014 年的可能性低于 58%[58]。与捐献者情况一样，造成这些种族差异的因素有很多，包括寻求 LDKT 方面宣教不足，以及患者的家庭和社会网络中存在医疗和经济风险[47]。AST 共识会议提出了减少 LDKT 获取差异的核心建议[47]。这些建议包括在 CKD 的每个阶段为患者及其社交网络实施多样化、具有适应其文化特点的教育计划，并在移植中心、透析诊所和社区医疗机构之间建立伙伴关系[47]。减少活体肾脏捐献和 LDKT 的教育和系统短板对于减少获得 LDKT 的差距至关重要。

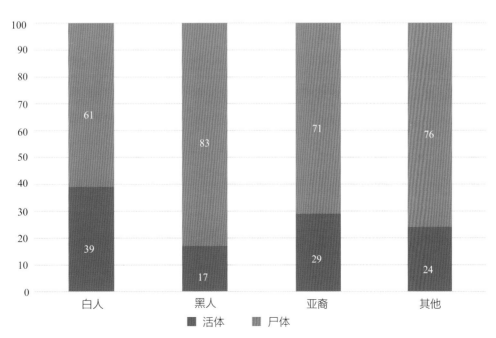

▲ 图 1-3　2007—2016 年美国按种族划分的活体与尸体肾移植占总移植量的百分比（使用 2018 年 USRDS 年度数据报告[21] 中的数据制作）

三、无害：首先，不伤害原则

活体器官捐献看起来有悖于医生应当遵守的希波克拉底誓言，该誓言中明确包含不伤害患者的原则。活体器官捐献者接受器官摘取外科手术，对自己没有任何医疗获益。活体器官捐献的合理性在于器官接受者和社会的客观获益，同时应权衡以对供者风险最小化，并获得供者知情和同意。活体器官捐献者也可能从捐献中获得个人满足，因为利他行为在改善受者的生活和福祉方面可以获得心理上的满足，且在大多数情况下，受者与供者在遗传上或情感上形成了关系。除此之外，如果捐献者是移植接受者的主要监护人，他们可能在移植后减少对受者照护的负担[59]。移植后，受者可能有机会重返工作岗位，在涉及配偶的 LDKT 中可以减轻捐献者的经济负担。

为了更好地定义和量化捐献者风险，为候选活体捐献者提供知情方面的咨询，并帮助患者进行以患者为中心的决策，人们已经付出了越来越多的努力。先前关于活体捐献者结局的研究受到单中心研究的样本量小、观察期短、失访的捐献者比例高、估计罕见事件的能力不足、缺乏合适的对照组来定义捐献特异的可归因的风险，以及在捐献者种族/民族和并发症方面缺乏多样性等方面的限制[60, 61]。

最近的工作集中在开发更好的方法来提高对捐献相关风险的理解。这些工作包括多中心队列的合作[62, 63]、国家捐献者注册登记与其他行政医学数据库的联系以评估罕见事件的发生率和临床结局[64-68]，以及创建健康、非捐献者的对照组来估计捐献归因风险[61, 64, 69-73]。在知情同意过程中，应当清楚地理解活体肾脏捐献的预期风险，以解释评估捐献者结局的观察性研究并为候选捐献者提供框架（图 1-4）。

（一）活体肾脏捐献者的风险

活体肾脏捐献的潜在风险包括手术、医学、心理和经济风险等（图 1-5）[61, 76]。活体供肾切除术后的这些短期和长期风险将在各自的章节中进一步详细讨论。简而言之，活体供肾切除术后 90d 的围术期死亡风险估计为 3/10 000（1/3000 或 0.03%）[77]。而围术期任意并发症的发生风险为 13%～20%[67, 78, 79]，最常见的并发症包括胃肠道（4%）、出血（3%）、呼吸（2%）和手术/麻醉相关损伤（2%）[67]。据报道，由 Clavien 分级系统定义为 4 级或 5 级的围术期主要并发症可见于 < 3% 的捐献者[67, 78, 79]。一项 2004—2014 年涉及 1042 名活体肾脏捐献者的多中心前瞻性队列研究发现，其中 134 名捐献者（13%）经历了 142 次围术期并发症（术中 55 次，术后 87 次）[79]。其中，90% 的并发症被认为是轻微的；然而，有 1% 的捐献者经历了至少一种严重的并发症。围术期并发症似乎不受供体特征、手术经验或移植中心手术量的影响。该研究中没有围术期死亡病例。一项包括 8098 名活体肾脏捐献者在内的 19 项研究的 Meta 分析报道发现，活体肾脏捐献的合并的全因死亡率为 3.8%，ESKD 相关死亡（0.3%）发生在肾切除术后 10 年[80]。

活体供肾切除术后，供者的剩余肾脏会发生代偿性超滤过，因此 GFR 净降低 25%～40%[81-83]。据估计，大多数捐献者在活体肾切除术后 15 年内发生 ESKD 的绝对风险小于 1%[76, 84-86]。这种风险似乎低于一般人群，但与健康、匹配的非供体相比可能更高[85]。在某些捐献者亚组中（如老年黑人男性），这种 15 年的绝对风险可能更高[85, 87]。有一些在线风险评估工具可以整合基线特征来预测捐献者在没有

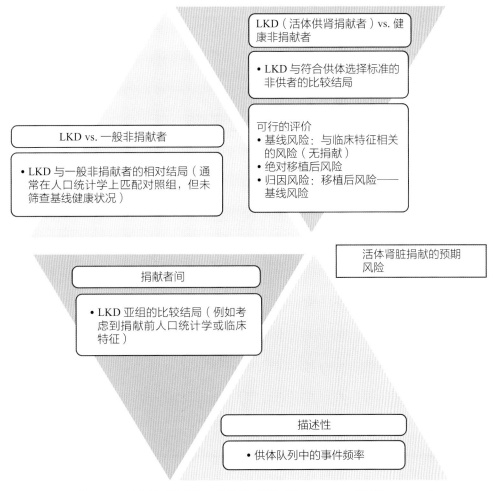

▲ 图 1-4　活体肾脏捐献的预期风险 [74, 75]（引自 Lentine 等 [74]，S7-105）

捐献和有捐献情况下的 ESKD 风险（www.transplantmodels.com）[50, 88]。医学专业人员可以使用这些工具在评估和知情同意过程中为候选活体捐献者提供有关其 ESKD 长期风险的信息。

除了 ESKD 之外，与健康、匹配的非供体对照相比，有证据表明活体肾脏供体在妊娠期间 [71] 和痛风 [64] 的妊娠期高血压或先兆子痫风险更高，而需要透析的急性肾损伤 [72]、需要手术干预的肾结石 [70]、胃肠道出血 [73] 或骨折 [89] 的风险似乎没有差异。

从社会心理的角度来看，一项系统评价发现，大多数捐献者在与健康相关的生活质量评测中得分很高，其中，捐献后的社会心理健康评分在平均水平没有变化，甚至有所改善 [90]。作为捐献者评估过程的一部分，候选捐献者由各种医学专业人员进行评估，包括社会工作者、心理学家或精神病学家。应告知候选捐献者，少数捐献者可能会经历捐献后的应激、焦虑、抑郁或与接受者的关系紧张；然而，即使在接受者出现较差临床结局的极少数情况下，大多数捐献者也不会后悔他们的捐献决定 [63]。

如前所述，低收入和高收入人群之间的捐献率存在差异 [54]。候选捐献者在捐献过程中有一系列的自付费用和收入损失，包括进行实验室检验和影像学检查；参加医疗、手术和预约社会心理检查；如果认为捐献可以进行，还会住院完成供体肾切除术。捐献后恢复需要休假或无法承担一些责任等，并

肾脏健康风险

平均的捐献后 15 年的肾衰竭风险小于 1%（可能高于某些亚组）

相对于健康的非捐献者，捐献者的风险更高，但是低于一般人群

新工具

$\boxed{\text{风险}}$

新的综合风险评估工具结合了人口和健康因素的影响

$\boxed{\text{下一步}}$ 提前预测准确性，纳入新的风险因素（遗传标记物）

手术风险

捐献后 90d 内死亡率为 0.03%

少于 3% 的供者经历主要围术期并发症

$\boxed{\text{下一步}}$ 下一步：捕获精细的并发症数据，用于基于人口和健康因素的风险预测

社会心理学风险

活体供者通常生活质量好且后悔捐献的比例低

某些供者会体会到社会心理方面的困难（失望、焦虑、应激、低质量关系等）

$\boxed{\text{下一步}}$ 研究比较评估方法、接受标准和减少社会心理风险的干预措施

财务风险

活体捐献者可能会产生直接和间接的非医疗费用（旅行、工资损失、需要照顾等）

对捐献者的财务影响可能因人口特征、收入水平、职业而异

从评估到恢复，就财务风险和可用的合法的费用援助等方面向候选捐献者提供咨询

$\boxed{\text{下一步}}$ 支持促进捐献者财务中立的政策和研究

▲ 图 1-5 活体肾脏捐献者的医学、手术、社会心理和财务等风险汇总，以及下一步的研究和卫生政策（引自 Lentine 等 [76]）

需要受人照顾，其持续时间可能因职业类型和相关的身体需求而异。这些自付费用可能包括交通、停车、住宿、儿童保育和生产力损失，且对于参与国家配对捐献项目的捐献者来说可能要更高 [91]。收入损失或护理的费用可能无法获得补偿。加拿大的一项研究发现，活体肾脏捐献者的自付费用中位数为 1254 加元（Canadian dollars，CAD），其中有 25% 的捐献者的总成本（自付费用和生产力损失）超过 5500 加元 [92]。对于某些人来说，这可能是活体肾脏捐献的主要障碍，因此有必要出台相关政策以实现活体肾脏捐献者的财务平衡。许多国家都有补偿候选捐献者的费用项目，并有可能进一步改进这些计划 [93]。在美国，Advancing American Kidney Health 的行政命令认识到这个问题的重要性，概述了扩大活体捐献者可补偿费用范围的计划，包括为那些缺乏其他形式财政支持的捐献者损失的工资及儿童保育和老人护理费用 [94]。应就捐献过程的预期财务影响向候选活体捐献者提供咨询，并了解任何区域或国家财务补偿计划 [41]。

总之，虽然供体肾切除术后的医疗、手术、社会心理和财务风险较低，但供者护理团队必须与候选捐献者就这些风险进行全面讨论。如果候选捐献者的预测风险在移植项目可接受风险的范围内，那么适当地了解潜在风险和成本及任何不确定性的候选捐献者可以自主决定是否继续捐献 [95]。活体捐献

者风险评估和交流在第 12 章详细讨论。另请参阅第 2 章中关于活体捐献者知情同意的详细讨论。

（二）活体肾脏捐献者的随访

严格的筛选和选择过程有利于供者良好的预后。在 2017 年版全球改善肾脏病预后（Kidney Disease：Improving Global Outcomes，KDIGO）活体肾脏捐献者评估和护理临床实践指南中建议，活体肾脏捐献者在捐献后至少每年进行一次医学随访，应包括血压、血清肌酐清除率和蛋白尿等检查以监测肾脏健康，促使供者选择健康的生活方式，促进社会心理健康和良好适应[74]。该指南强调，评估过程应被视为捐献者与移植单位之间长期合作关系的开始。通过更好的风险评估，在以下方面随访具有附加价值，比如可以更新基于先前捐献者信息的研究，并可以根据个人风险评估以减轻并发症。移植组织对活体捐献者负有义务，应继续为捐献者寻求和提供准确的风险评估，通过促进健康的生活方式、医疗保健和随访来促进捐献后的长期健康。

四、活体肾脏捐献领域的进展

过去 10 年中，在活体肾脏捐献领域发表的研究文献比之前 50 年还多。这凸显了与提高 LDKT 率的创新策略相关的工作越来越多，重点是更好地了解捐献后的风险和收益。2017 年 KDIGO 活体肾脏捐献者评估和护理临床实践指南组建了工作组成员和一个证据审查小组以系统地审查这些文献，并根据需要随时指导制订循证建议[74]。不幸的是，大多数（＞95%）的临床建议由于缺乏可用的证据而无法进行证据分级，提醒我们一直都需要高质量研究，也说明目前难以对某些对比进行最高质量（如随机）的研究。

（一）供体肾切除术的手术方法

总体而言，应基于供体的病史（例如曾有腹部手术史）、体格检查（如体重指数）、肾脏解剖结构（例如肾动脉和静脉的数量）、手术经验和移植中心的可行性等来选择供体肾摘取术的手术方式。

传统的活体供肾摘取术是经腹部开放的侧切口进行，可行或不行肋骨切除术。与开放手术相关的围术期并发症或慢性疼痛、瘢痕或美容方面的缺陷等成为了一些活体候选捐献者捐献供肾的障碍。除此之外，开放手术需要较长的康复期增加了捐献者的经济负担，包括收入损失和由于需要术后护理而无法照顾受者等。微创手术是在活体肾脏捐献领域进展较快的领域。第 1 例腹腔镜活体供肾摘取术是由 Ratner 等于 1995 年报道的。术后捐献者仅感到轻微的不适，并在术后第 1 天即出院回家[96]。从此以后，腹腔镜供肾摘取术取代开放式技术成为美国供肾摘取术的标准术式，占所有活体肾切除术的 90% 以上[9]。

2011 年的一项 Cochrane 系统综述纳入了 6 项研究，将 596 名活体捐献者随机分为经腹腔镜手术组和开放供肾切除术组，发现经腹腔镜活体供肾摘取术所需镇痛药更少、住院时间更短，身体恢复更快[97]。报道的腹腔镜供肾摘取术中转开腹肾切除术的转换率为 1%～8%[97]。与开放手术相比，使用腹腔镜技术摘取供肾的热缺血时间（平均差异范围，–1.5min vs. –6.8min）和手术时间（3～4h vs. 2～3h）

更长。在围术期再手术率、早期移植物丢失、移植物功能延迟、急性排斥反应、输尿管并发症和 1 年移植物丢失方面，腹腔镜和开放手术之间没有显著差异[97]。

2013 年更新的一个 Meta 分析发现腹腔镜和开放技术之间的临床结局是相似的，该研究还同时比较了手助和标准腹腔镜供肾切除技术之间的临床结局[98]。手助腹腔镜肾切除术需要增加手助操作孔切口，外科医生通过该切口将手放入手术区域。该研究的作者发现，与标准腹腔镜供肾摘取术相比，手助腹腔镜供肾摘取术的热缺血时间（平均差异，−1.02min；95%CI −1.44～−0.59）较短，但住院时间更长（平均差异，0.33d；95%CI 0.10～0.56）[98]。然而两种腹腔镜手术方法之间在手术持续时间（平均差异，−24.55min；95%CI −50.8～1.71）、术中失血量（平均差异，−20.65ml；95%CI −43.88～2.57）和术后并发症（优势比，0.62；95%CI 0.27～1.39）等方面没有显著差异[98]。

2000 年，达芬奇外科手术系统（Intuitive Surgical，Inc.）获得美国食品药品管理局的批准。通过机器人技术和计算机成像相结合，机器人手术辅助系统的进步为传统的标准腹腔镜手术增加了三维视觉[99]。在非供体人群中，使用机器人辅助腹腔镜根治性肾切除术治疗肾脏占位的比例从 2003 年的 1.5% 增加到 2015 年的 27.0%[100]。与标准腹腔镜根治性肾切除术相比，术后并发症的发生率没有显著差异[100]。机器人辅助根治性肾切除术的手术时间延长（> 4h）的发生率较高（46.3% vs. 25.8%；风险差异，20.5%；95%CI 14.2%～26.8%），同时 90d 平均住院费用更高（19 530 美元 vs. 16 851 美元；差异，2678 美元；95%CI 838～4519 美元）[100]。

2002 年，Horgan 等首先报道了 12 名活体捐献者使用机器人辅助方法进行了供肾摘取手术，这些手术完成于 2000—2001 年[99]。该报道认为机器人辅助腹腔镜供肾切除术对活体肾脏供体及其受体是安全的。与标准腹腔镜手术相比，机器人辅助肾切除术的好处包括更好的分离用设备、更容易缝合和打结、更准确的移植物保存、更快的外科医生学习曲线及更高的舒适度[101]。一个包括 2000—2018 年涉及 910 例机器人辅助腹腔镜供体肾切除术的 18 项研究的系统评价发现，其平均手术时间为 139～306min，平均热缺血时间为 < 1.5～5.8min，平均住院时间为 1.0～5.8d[102]。术中并发症发生率为 0%～6.7%，术后早期（< 30d）并发症发生率为 0%～15.7%，平均估计失血量为 30～146ml[102]。中转开腹肾切除术的转换率为 0%～5%[102]。使用机器人系统需要额外的培训及相关成本，且没有相对于传统腹腔镜及开放手术的临床结局方面的优势，还存在可能的风险，因此，尽管其在某些情况下有潜在的优势，但以上这些缺点限制了其应用。

活体供肾摘取术的外科进展集中于通过缩短供体恢复时间和住院时间、减少围术期疼痛和改善患者体验（包括更好的美容效果）来增加 LDKT 的数量[103]。许多活体捐献者报告说，应用腹腔镜供肾摘取术极大地影响了他们进行捐献的决定[103]。由于这些原因，自腹腔镜引入供肾摘取手术以来，美国的某些移植中心的 LDKT 增加了约 200%[103]。详细讨论活体供肾切除术的方法、结果和创新请参阅第 13 章。

（二）肾脏配对捐献

最开始 LDKT 是在基因相同的双胞胎之间进行的，由于当时不存在 HLA 分型，基因相同的移植不发生排斥反应是通过在皮肤移植上被证实的[104]。对于非同卵（异卵）双胞胎或其他遗传相关的双胞胎，受者也需要接受全身放射和细胞毒药物来抑制免疫系统以防止排斥[104]。移植免疫学领域的进步促使更有效和耐受性更好的免疫抑制药的发展，使来自非亲属或情感相关捐献者 LDKT 与遗传相关捐献者的 LDKT 结果基本相同[31, 105, 106]。

生物学上不相容的配对可来自 ABO 血型不相容或受者体内预先存在的供体特异性抗体。由于生物学不相容性，大约 1/3 患者即使存在有意愿且健康的捐献者也无法接受移植[107]。对于拟移植的高度敏感的患者，脱敏策略包括使用血浆置换、静脉注射用人免疫球蛋白和抗 CD20 抗体去除或减少供体特异性抗体[108]。与生物学相容的肾移植相比，这些策略与受者的并发症风险增加和医疗成本增加有关，但与长期慢性透析治疗的成本和结果相比仍然有益[107, 108]。

肾脏配对交换计划通过不同配对供受者之间交换以形成可接受的配对，可以使有不相容供者的患者更容易实现 LDKT。随着供者库的增加，通过肾脏配对交换计划找到匹配供者的可能性也增加。因为相容的 LDKT 不需要脱敏治疗，这些项目与更好的受者临床结局和更低的医疗成本是相关的[108]。2005 年, Segev 等建立了一个模拟模型，对比了国家肾脏配对捐献项目与当时地方 / 区域优先匹配项目。他们的研究结果认为，国家配对捐献项目移植配对成功率更高（47.7% vs. 42.0%），HLA 相容性更好（抗原错配数 3.0 vs. 4.5），5 年存活率更高（34.9% vs. 28.7%），需要远距离旅行的配对比例下降（2.9% vs. 18.4%），并可为医疗系统节省多达 7.5 亿美元的费用[109]。配对捐献项目的潜在优势还包括可以为年轻的受者匹配更年轻的捐献者或找到相符的供肾匹配[107]。

在最简单的形式（双向交换）中，不相容的供受者配对可以与另一个不相容的配对交换肾脏，以便两个受者都能从无关的捐献者那里获得相容的肾脏（图 1-6）[110]。使用基于计算机的算法可以形成更复杂、更长的交换链，以帮助来自不同地理区域的配对进行匹配；然而，这些复杂交换链的捐献在后台支持方面需要更加复杂的系统，并且需要更多资源才能进行。在封闭的多米诺交换链中，通过匿名非定向捐献者启动不相容配对链，而由配对链末端的最后一位受者的捐献者向尸体供肾等候名单上的接受者捐献肾脏（图 1-6）[110]。这些类型的多米诺配对交换是增加 LDKT 数量的有效策略。

尽管最早在 1986 年, Felix Rapaport 就提出了肾脏配对捐献的概念[111]，但直到 2005 年，荷兰才成为第一个建立国家肾脏配对捐献的国家[112]。自此以后，国际上多个国家建立了国家肾脏配对捐献项目，包括美国、加拿大、法国、英国、澳大利亚、西班牙和韩国等[110, 113]。在美国，通过肾脏配对捐献进行的 LDKT 在过去 10 年中一直在增加[9, 107]。在加拿大，肾脏配对捐献项目于 2008 年成立，并于 2010 年推广到全国[114]。到 2013 年，该计划已促成 240 例肾移植，其中 10% 的受者是高度致敏的受者（经计算的抗群体反应性抗体≥ 97%）[114]。目前也有国际肾脏配对捐献移植的报道，包括美国和加拿大之间的十向多米诺移植[113]。国际合作和器官共享可以进一步增加潜在的捐献者库，并且在具有共同边界和语言及较短旅行距离的国家之间逻辑上是可行的[113, 115]。

有人担心配对捐献计划中活体供肾转运及在此过程中导致的冷缺血时间延长与移植物功能延迟恢复风险增加。美国的一项研究比较了来自肾脏配对捐献项目的 1267 个需转运和 205 个无转运的活体

双向交换

三向交换

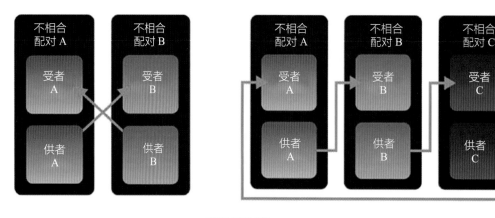

闭环多米诺链

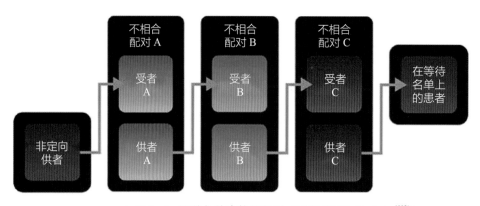

▲ 图 1-6 活体供体交换的类型（引自 Malik 和 Cole [110]）

肾移植的临床结局 [116]。该报告认为，冷缺血时间与全因移植物失功 [调整后的风险比（aHR）=1.01；95%CI 0.98～1.04；P=0.4)、死亡删失的移植物失功（aHR=1.02；95%CI 0.98～1.06；P=0.4)，或死亡率（aHR=1.00；95%CI 0.96～1.04；P＞0.9 ）等主要临床结局无明显相关性 [116]。这研究结果表明，尽管冷缺血时间增加，但肾脏配对捐献项目中需转运活体供肾并不增加受者或移植物存活风险。活体供肾转运的一个主要优点是供者（及其陪护人员）无须前往匹配受者所在的移植中心，从而减少供者产生的成本，并可能减少供者参与配对捐献项目的顾虑 [117]。

最后，人们也感兴趣于将 ABO 和 HLA 相容的配对也纳入肾脏配对捐献项目中以进一步增加 LDKT 机会。对直接捐献者和相容配对接受者的调查表明，如果提供旅行和工资损失补偿，或者他们的接受者能够从 LDKT 中获得其他获益，例如有可能获得更年轻捐献者或更好的 HLA 匹配等，他们愿意参加肾脏配对捐献项目的匹配。然而，这不应以推迟 LDKT 为代价 [118]。一项研究估计，如果允许相容配对参加肾脏配对捐献项目，不相容配对获得配对成功的概率可增加 1 倍（单中心项目为 28.2% vs. 64.5%，国家项目为 37.4% vs. 75.4% ）[119]。

目前已经有进一步的策略来增加肾脏配对捐献项目中的相容配对。其中的一个例子是为未来的肾移植受者提供担保。该担保允许捐献者在方便的时间实施捐献给配对捐献链，而捐献链则为他们的拟接受者提供担保，以便在他们需要时从未来的配对捐献链末端的另一个活体捐献者处获得肾脏捐献[120]。这对于时间不相容的配对（即"时间顺序不相容"）是有益的，例如某些老年候选捐献者的拟接受者较年轻，这些受者可能在他们所爱的人准备捐献时还没有准备好接受肾移植的准备。该方法还可以增加匹配的机会，因为担保证明的功能类似于非定向匿名捐献者，以触发移植链[117]。另一个例子是基于互惠的方法，其中配对捐献链中的接受者在其原来 LDKT 失败时可以优先获得尸体供肾移植的机会[121]。因此，肾脏配对捐献项目增加了与其自愿、健康的潜在捐献者不相容的受者获得 LDKT 的机会，因此该项目最大限度地促进了 LDKT 发展。有关兼相性、配对捐献和不相容活体移植的详细讨论请参阅第 10 章。

五、结论

随着全球肾衰竭负担的增加，LDKT 为 ESKD 患者提供了最佳治疗方式，同时有助于降低医疗系统的成本，提高受者生存率和生活质量。应向活体肾脏捐献者及其接受者提供关于活体肾脏捐献和 LDKT 风险和益处的明确信息，反映当前的最新的临床证据。目前正采取措施持续增加获得 LDKT 的机会，特别是对于那些在获得这种最佳治疗方式方面存在问题的种族 / 族裔、社会经济或地理差异。

参考文献

[1] Kidney Disease: Improving Global Outcomes (KDIGO) CKD-MBD Work Group. KDIGO clinical practice guideline for the diagnosis, evaluation, prevention, and treatment of Chronic Kidney Disease-Mineral and Bone Disorder (CKD-MBD). Kidney Int Suppl. 2009;113:S1–130. https://doi.org/10.1038/ki.2009.188.

[2] Hill N, Fatoba S, Oke J, Hirst J, O'Callaghan C, Lasserson D, et al. Global prevalence of chronic kidney disease – a systematic review and meta-analysis. PLoS One. 2016;11(7):e0158765. https://doi.org/10.1371/journal.pone.0158765.

[3] Qaseem A, Hopkins RH, Sweet DE, Starkey M, Shekelle P, Clinical Guidelines Committee of the American College of Physicians. Screening, monitoring, and treatment of stage 1 to 3 chronic kidney disease: a clinical practice guideline from the American College of Physicians. Ann Intern Med. 2013;159(12):835–47. https://doi.org/10.7326/0003-4819-159-12-201312170-00726.

[4] Luyckx VA, Tonelli M, Stanifer JW. The global burden of kidney disease and the sustainable development goals. Bull World Health Organ. 2018;96(6):414–422C. https://doi.org/10.2471/BLT.17.206441.

[5] Ontario Renal Network. Ontario 2016 CKD System Atlas: Trends in kidney disease and care. Toronto: Ontario Renal Network; 2016. Available at: https://www.ccohealth.ca/en/accessdata. Accessed: 7 Sept 2020.

[6] Canadian Institute for Health Information. Treatment of End-Stage Organ Failure in Canada, Canadian Organ Replacement Register (CORR), 2009 to 2018: End-Stage Kidney Disease and Kidney Transplants – Data Tables. Available at: https://www.cihi.ca/en/access-data-andreports. Accessed: 7 Sept 2020.

[7] GBD 2015 Mortality and Causes of Death Collaborators. Global, regional, and national life expectancy, all-cause mortality, and cause-specific mortality for 249 causes of death, 1980–2015: a systematic analysis for the Global Burden of Disease Study 2015. Lancet. 2016;388(10053):1459–544. https://doi.org/10.1016/S0140-6736(16)31012-1.

[8] Stevens PE, Levin A. Evaluation and management of chronic kidney disease: synopsis of the kidney disease: improving global outcomes 2012 clinical practice guideline. Ann Intern Med. 2013;158(11):825–30. https://doi.org/10.7326/0003-4819-158-11-201306040-00007.

[9] Hart A, Lentine KL, Smith JM, Miller JM, Skeans MA, Prentice M, et al. OPTN/SRTR 2019 Annual Data Report: Kidney. Am J Transplant. 2021;21(Suppl 2):21–137. https://doi.org/10.1111/ajt.16502.

[10] Abramowicz D, Hazzan M, Maggiore U, Peruzzi L, Cochat P, Oberbauer R, et al. Does pre-emptive transplantation versus post start of dialysis transplantation with a kidney

from a living donor improve outcomes after transplantation? A systematic literature review and position statement by the Descartes Working Group and ERBP. Nephrol Dial Transplant. 2016;31(5):691–7. https://doi.org/10.1093/ndt/gfv378.

[11] Wolfe RA, Ashby VB, Milford EL, Ojo AO, Ettenger RE, Agodoa LY, et al. Comparison of mortality in all patients on dialysis, patients on dialysis awaiting transplantation, and recipients of a first cadaveric transplant. N Engl J Med. 1999;341(23):1725–30. https://doi. org/10.1056/NEJM199912023412303.

[12] Tonelli M, Wiebe N, Knoll G, Bello A, Browne S, Jadhav D, et al. Systematic review: kidney transplantation compared with dialysis in clinically relevant outcomes. Am J Transplant. 2011;11(10):2093–109. https://doi.org/10.1111/j.1600-6143.2011.03686.x.

[13] Rabbat CG, Thorpe KE, Russell JD, Churchill DN. Comparison of mortality risk for dialysis patients and cadaveric first renal transplant recipients in Ontario, Canada. J Am Soc Nephrol. 2000;11(5):917–22. http://www.ncbi.nlm.nih.gov/pubmed/10770970.

[14] Medin C, Elinder CG, Hylander B, Blom B, Wilczek H. Survival of patients who have been on a waiting list for renal transplantation. Nephrol Dial Transplant. 2000;15(5):701–4. https://doi.org/10.1093/ndt/15.5.701.

[15] Cecka JM. Kidney transplantation in the United States. Clin Transpl. 2008:1–18. http://www. ncbi.nlm.nih.gov/pubmed/19711510.

[16] Axelrod DA, Schnitzler MA, Xiao H, Irish W, Tuttle-Newhall E, Chang SH, et al. An economic assessment of contemporary kidney transplant practice. Am J Transplant. 2018;18(5):1168–76. https://doi.org/10.1111/ajt.14702.

[17] Russell JD, Beecroft ML, Ludwin D, Churchill DN. The quality of life in renal transplantation - a prospective study. Transplantation. 1992;54(4):656–60. https://doi.org/10.1097/00007890-199210000-00018.

[18] Laupacis A, Keown P, Pus N, Krueger H, Ferguson B, Wong C, et al. A study of the quality of life and cost-utility of renal transplantation. Kidney Int. 1996;50(1):235–42. https://doi.org/10.1038/ki.1996.307.

[19] Ozcan H, Yucel A, Avşar UZ, Cankaya E, Yucel N, Gözübüyük H, et al. Kidney transplantation is superior to hemodialysis and peritoneal dialysis in terms of cognitive function, anxiety, and depression symptoms in chronic kidney disease. Transplant Proc. 2015;47(5):1348–51. https://doi.org/10.1016/j.transproceed.2015.04.032.

[20] Whiting JF, Kiberd B, Kalo Z, Keown P, Roels L, Kjerulf M. Cost-effectiveness of organ donation: evaluating investment into donor action and other donor initiatives. Am J Transplant. 2004;4(4):569–73. https://doi.org/10.1111/j.1600-6143.2004.00373.x.

[21] United States Renal Data System (USRDS). 2018 USRDS Annual Data Report : Epidemiology of kidney disease in the United States. End-stage Renal Disease (ESKD) in the United States. Chapter 6: Transplantation. National Institutes of Health, National Institute of Diabetes and Digestive and Kidney Diseases, Bethesda. Available at: https://www.usrds.org/annual-datareport/. Accessed: 7 Sept 2020.

[22] Nemati E, Einollahi B, Lesan Pezeshki M, Porfarziani V, Fattahi MR. Does kidney transplantation with deceased or living donor affect graft survival? Nephrourol Mon. 2014;6(4):e12182. https://doi.org/10.5812/numonthly.12182.

[23] Gozdowska J, Zatorski M, Torchalla P, Białek Ł, Bojanowska A, Tomaszek A, et al. Living-donor versus deceased-donor kidney transplantation: comparison of psychosocial consequences for recipients. Transplant Proc. 2016;48(5):1498–505. https://doi.org/10.1016/j.transproceed.2016.01.075.

[24] Petrini C. Preemptive kidney transplantation: an ethical challenge for organ allocation policies. Clin Ter. 2017;168(3):e192–3. https://doi.org/10.7417/T.2017.2004.

[25] Jay CL, Dean PG, Helmick RA, Stegall MD. Reassessing preemptive kidney transplantation in the United States: are we making progress? Transplantation. 2016;100(5):1120–7. https://doi.org/10.1097/TP.0000000000000944.

[26] Smith CR, Woodward RS, Cohen DS, Singer GG, Brennan DC, Lowell JA, et al. Cadaveric versus living donor kidney transplantation: a Medicare payment analysis. Transplantation. 2000;69(2):311–4. https://doi.org/10.1097/00007890-200001270-00020.

[27] Saran R, Robinson B, Abbott KC, Agodoa LYC, Bragg-Gresham J, Balkrishnan R, et al. US renal data system 2018 annual data report: epidemiology of kidney disease in the United States. Am J Kidney Dis. 2019;73(3):A7–8. https://doi.org/10.1053/j.ajkd.2019.01.001.

[28] Guild WR, Harrison JH, Merrill JP, Murray J. Successful homotransplantation of the kidney in an identical twin. Trans Am Clin Climatol Assoc. 1956;67:167–73. http://www.ncbi.nlm.nih.gov/pubmed/13360847.

[29] Sade RM. Transplantation at 100 years: Alexis Carrel, Pioneer Surgeon. Ann Thorac Surg. 2005;80(6):2415–8. https://doi.org/10.1016/j.athoracsur.2005.08.074.

[30] Murray JE. The first successful organ transplants in man. J Am Coll Surg. 2005;200(1):5–9. https://doi.org/10.1016/j.jamcollsurg.2004.09.033.

[31] Starzl TE, Barker C. The origin of clinical organ transplantation revisited. JAMA. 2009;301(19):2041–3. https://doi.org/10.1001/jama.2009.644.

[32] World Health Organization (WHO)- Organización Nacional de Trasplantes (ONT). Global Observatory on Donation and Transplantation (GODT). Available at: http://www.

transplantobservatory. org/. Accessed: 7 Sept 2020.

[33] Kuo PC, Johnson LB. Laparoscopic donor nephrectomy increases the supply of living donor kidneys: a center-specific microeconomic analysis. Transplantation. 2000;69(10):2211–3. https://doi.org/10.1097/00007890-200005270-00047.

[34] Bäcker H, Piros L, Langer RM. Increasing living donor kidney transplantation numbers in Budapest. Transplant Proc. 2013;45(10):3678–81. https://doi.org/10.1016/j.transproceed.2013.10.001.

[35] Ghods AJ, Savaj S. Iranian model of paid and regulated living-unrelated kidney donation. Clin J Am Soc Nephrol. 2006;1(6):1136–45. https://doi.org/10.2215/CJN.00700206.

[36] Ghahramani N. Paid living donation and growth of deceased donor programs. Transplantation. 2016;100(6):1165–9. https://doi.org/10.1097/TP.0000000000001164.

[37] Hanson CS, Chadban SJ, Chapman JR, Craig JC, Wong G, Tong A. Nephrologists' perspectives on recipient eligibility and access to living kidney donor transplantation. Transplantation. 2016;100(4):943–53. https://doi.org/10.1097/TP.0000000000000921.

[38] Lam NN, Lentine KL, Garg AX. Renal and cardiac assessment of living kidney donor candidates. Nat Rev Nephrol. 2017;13(7):420–8. https://doi.org/10.1038/nrneph.2017.43.

[39] Graham JM, Courtney AE. The adoption of a one-day donor assessment model in a living kidney donor transplant program: a quality improvement project. Am J Kidney Dis. 2018;71(2):209–15. https://doi.org/10.1053/j.ajkd.2017.07.013.

[40] Habbous S, Woo J, Lam NN, Lentine KL, Cooper M, Reich M, et al. The efficiency of evaluating candidates for living kidney donation. Transplant Direct. 2018;4(10):e394. https://doi. org/10.1097/TXD.0000000000000833.

[41] Tushla L, Rudow DL, Milton J, Rodrigue JR, Schold JD, Hays R, et al. Living-donor kidney transplantation: reducing financial barriers to live kidney donation–recommendations from a consensus conference. Clin J Am Soc Nephrol. 2015;10(9):1696–702. https://doi. org/10.1097/TXD.000000000000083310.2215/CJN.01000115.

[42] Boyarsky BJ, Massie AB, Alejo JL, Van Arendonk KJ, Wildonger S, Garonzik-Wang JM, et al. Experiences obtaining insurance after live kidney donation. Am J Transplant. 2014;14(9):2168–72. https://doi.org/10.1111/ajt.12819.

[43] Rodrigue JR, LaPointe Rudow D, Hays R, American Society of Transplantation. Living donor kidney transplantation: best practices in live kidney donation—recommendations from a consensus conference. Clin J Am Soc Nephrol. 2015;10(9):1656–7. https://doi.org/10.2215/CJN.00800115.

[44] Waterman AD, Morgievich M, Cohen DJ, Butt Z, Chakkera HA, Lindower C, et al. Living donor kidney transplantation: improving education outside of transplant centers about live donor transplantation-recommendations from a consensus conference. Clin J Am Soc Nephrol. 2015;10(9):1659–69. https://doi.org/10.2215/CJN.00950115.

[45] Tan JC, Gordon EJ, Dew MA, LaPointe Rudow D, Steiner RW, Woodle ES, et al. Living donor kidney transplantation: facilitating education about live kidney donation-recommendations from a consensus conference. Clin J Am Soc Nephrol. 2015;10(9):1670–7. https://doi. org/10.2215/CJN.01030115.

[46] Moore DR, Serur D, Rudow DL, Rodrigue JR, Hays R, Cooper M, et al. Living donor kidney transplantation: improving efficiencies in live kidney donor evaluation – recommendations from a consensus conference. Clin J Am Soc Nephrol. 2015;10(9):1678–86. https://doi. org/10.2215/CJN.01040115.

[47] Rodrigue JR, Kazley AS, Mandelbrot DA, Hays R, LaPointe Rudow D, Baliga P. Living donor kidney transplantation: overcoming disparities in live kidney donation in the US – recommendations from a consensus conference. Clin J Am Soc Nephrol. 2015;10(9):1687–95. https://doi.org/10.2215/CJN.00700115.

[48] Muzaale AD, Massie AB, Wang MC, Montgomery RA, McBride MA, Wainright JL, et al. Risk of end-stage renal disease following live kidney donation. JAMA. 2014;311(6):579–8. https://doi.org/10.1001/jama.2013.285141.

[49] Steiner RW. "Normal for now" or "at future risk": a double standard for selecting young and older living kidney donors. Am J Transplant. 2010;10(4):737–41. https://doi.org/10.1111/j.1600-6143.2010.03023.x.

[50] Delanaye P, Glassock RJ, Grams ME, Sang Y, Levey AS, Matsushita K, et al. Kidney-failure risk projection for the living kidney-donor candidate. N Engl J Med. 2016;374(5):411–21. https://doi.org/10.1056/NEJMoa1510491.

[51] Purnell TS, Xu P, Leca N, Hall YN. Racial differences in determinants of live donor kidney transplantation in the United States. Am J Transplant. 2013;13(6):1557–65. https://doi. org/10.1111/ajt.12258.

[52] Mostafazadeh-Bora M, Zarghami A. The crucial role of cultural and religious beliefs on organ transplantation. Int J organ Transplant Med. 2017;8(1):54. http://www.ncbi.nlm.nih. gov/pubmed/28299030.

[53] Taler SJ, Messersmith EE, Leichtman AB, Gillespie BW, Kew CE, Stegall MD, et al. Demographic, metabolic, and blood pressure characteristics of living kidney donors spanning five decades. Am J Transplant. 2013;13(2):390–8. https://doi. org/10.1111/j.1600-6143.2012.04321.x.

[54] Gill J, Dong J, Gill J. Population income and longitudinal

trends in living kidney donation in the United States. J Am Soc Nephrol. 2015;26(1):201–7. https://doi.org/10.1681/ASN.2014010113.

[55] Gill J, Joffres Y, Rose C, Lesage J, Landsberg D, Kadatz M, et al. The change in living kidney donation in women and men in the United States (2005-2015): a population-based analysis. J Am Soc Nephrol. 2018;29(4):1301–8. https://doi.org/10.1681/ASN.2017111160.

[56] Gore JL, Danovitch GM, Litwin MS, Pham PTT, Singer JS. Disparities in the utilization of live donor renal transplantation. Am J Transplant. 2009;9(5):1124–33. https://doi.org/10.1111/j.1600-6143.2009.02620.x.

[57] Mucsi I, Bansal A, Famure O, Li Y, Mitchell M, Waterman AD, et al. Ethnic background is a potential barrier to living donor kidney transplantation in Canada. Transplantation. 2017;101(4):e142–51. https://doi.org/10.1097/TP.0000000000001658.

[58] Purnell TS, Luo X, Cooper LA, Massie AB, Kucirka LM, Henderson ML, et al. Association of race and ethnicity with live donor kidney transplantation in the United States from 1995 to 2014. JAMA. 2018;319(1):49. https://doi.org/10.1001/jama.2017.19152.

[59] Van Pilsum Rasmussen SE, Henderson ML, Kahn J, Segev D. Considering tangible benefit for interdependent donors: extending a risk-benefit framework in donor selection. Am J Transplant. 2017;17(10):2567–71. https://doi.org/10.1111/ajt.14319.

[60] Ommen ES, LaPointe Rudow D, Medapalli RK, Schrröpel B, Murphy B. When good intentions are not enough: obtaining follow-up data in living kidney donors. Am J Transplant. 2011;11:2575–81. https://doi.org/10.1111/j.1600-6143.2011.03815.x.

[61] Lam NN, Lentine KL, Levey AS, Kasiske BL, Garg AX. Long-term medical risks to the living kidney donor. Nat Rev Nephrol. 2015;11(7):411–9. https://doi.org/10.1038/nrneph.2015.58.

[62] Jowsey SG, Jacobs C, Gross CR, Hong BA, Messersmith EE, Gillespie BW, et al. Emotional well-being of living kidney donors: findings from the RELIVE study. Am J Transplant. 2014;14(11):2535–44. https://doi.org/10.1111/ajt.12906.

[63] Clemens K, Boudville N, Dew MA, Geddes C, Gill JS, Jassal V, et al. The long-term quality of life of living kidney donors: a multicenter cohort study. Am J Transplant. 2011;11(3):463–9. https://doi.org/10.1111/j.1600-6143.2010.03424.x.

[64] Lam NN, McArthur E, Kim SJ, Prasad GVR, Lentine KL, Reese PP, et al. Gout after living kidney donation: a matched cohort study. Am J Kidney Dis. 2015;65(6):925–32. https://doi.org/10.1053/j.ajkd.2015.01.017.

[65] Lentine KL, Koraishy FM, Sarabu N, Naik AS, Lam NN, Garg AX, et al. Associations of obesity with antidiabetic medication use after living kidney donation: an analysis of linked national registry and pharmacy fill records. Clin Transpl. 2019;33(10):e13696. https://doi.org/10.1111/ctr.13696.

[66] Lam NN, Garg AX, Segev DL, Schnitzler MA, Xiao H, Axelrod D, et al. Gout after living kidney donation: correlations with demographic traits and renal complications. Am J Nephrol. 2015;41(3):231–40. https://doi.org/10.1159/000381291.

[67] Lentine KL, Lam NN, Axelrod D, Schnitzler MA, Garg AX, Xiao H, et al. Perioperative complications after living kidney donation: a national study. Am J Transplant. 2016;16(6):1848–57. https://doi.org/10.1111/ajt.13687.

[68] Lentine KL, Schnitzler MA, Xiao H, Axelrod D, Davis CL, McCabe M, et al. Depression diagnoses after living kidney donation: linking U.S. registry data and administrative claims. Transplantation. 2012;94(1):77–83. https://doi.org/10.1097/TP.0b013e318253f1bc.

[69] Garg AX, Meirambayeva A, Huang A, Kim J, Prasad GVR, Knoll G, et al. Cardiovascular disease in kidney donors: matched cohort study. BMJ. 2012;344:e1203. https://doi.org/10.1136/bmj.e1203.

[70] Thomas SM, Lam NN, Welk BK, Nguan C, Huang A, Nash DM, et al. Risk of kidney stones with surgical intervention in living kidney donors. Am J Transplant. 2013;13(11):2935–44. https://doi.org/10.1111/ajt.12446.

[71] Garg AX, Nevis IF, McArthur E, Sontrop JM, Koval JJ, Lam NN, et al. Gestational hypertension and preeclampsia in living kidney donors. New Engl J Med. 2015;372(2):124–33.https://doi.org/10.1056/NEJMoa1408932.

[72] Lam N, Huang A, Feldman LS, Gill JS, Karpinski M, Kim J, et al. Acute dialysis risk in living kidney donors. Nephrol Dial Transplant. 2012;27(8):3291–5. https://doi.org/10.1093/ndt/gfr802.

[73] Thomas SM, Lam NN, Huang A, Nash DM, Prasad GV, Knoll GA, et al. Risk of serious gastrointestinal bleeding in living kidney donors. Clin Transpl. 2014;28(5):530–9. https://doi.org/10.1111/ctr.12344.

[74] Lentine KL, Kasiske BL, Levey AS, Adams PL, Alberú J, Bakr MA, et al. KDIGO Clinical Practice Guideline on the Evaluation and Care of Living Kidney Donors. Transplantation. 2017;101(8):S1–109. https://doi.org/10.1097/TP.0000000000001769.

[75] Lentine KL, Segev DL. Understanding and communicating medical risks for living kidney donors: a matter of perspective. J Am Soc Nephrol. 2017;28(1):12–24. https://doi.org/10.1681/ASN.2016050571.

[76] Lentine KL, Lam NN, Segev DL. Risks of living kidney donation: current state of knowledge on outcomes important to donors. Clin J Am Soc Nephrol. 2019;14(4):597–608.

https://doi. org/10.2215/CJN.11220918.

[77] Segev DL, Muzaale AD, Caffo BS, Mehta SH, Singer AL, Taranto SE, et al. Perioperative mortality and long-term survival following live kidney donation. JAMA. 2010;303(10):959–66. https://doi.org/10.1001/jama.2010.237.

[78] Mjøen G, Øyen O, Holdaas H, Midtvedt K, Line PD. Morbidity and mortality in 1022 consecutive living donor nephrectomies: benefits of a living donor registry. Transplantation. 2009;88(11):1273–9. https://doi.org/10.1097/TP.0b013e3181bb44fd.

[79] Garcia-Ochoa C, Feldman LS, Nguan C, Monroy-Cuadros M, Arnold J, Boudville N, et al. Perioperative complications during living donor nephrectomy: results from a multicenter cohort study. Can J Kidney Heal Dis. 2019;6:1–14. https://doi.org/10.1177/2054358119857718.

[80] Li SS, Huang YM, Wang M, Shen J, Lin BJ, Sui Y, et al. A meta-analysis of renal outcomes in living kidney donors. Medicine (Baltimore). 2016;95(24):e384. https://doi.org/10.1097/MD.0000000000003847.

[81] Pabico RC, McKenna BA, Freeman RB. Renal function before and after unilateral nephrectomy in renal donors. Kidney Int. 1975;8(3):166–75. https://doi.org/10.1038/ki.1975.96.

[82] Kasiske BL, Anderson-Haag T, Ibrahim HN, Pesavento TE, Weir MR, Nogueira JM, et al. A prospective controlled study of kidney donors: baseline and 6-month follow-up. Am J Kidney Dis. 2013;62(3):577–86. https://doi.org/10.1053/j.ajkd.2013.01.027.

[83] Garg AX, Muirhead N, Knoll G, Yang RC, Prasad GVR, Thiessen-Philbrook H, et al. Proteinuria and reduced kidney function in living kidney donors: a systematic review, meta-analysis, and meta-regression. Kidney Int. 2006;70(10):1801–10. https://doi.org/10.1038/sj.ki.5001819.

[84] Mjøen G, Hallan S, Hartmann A, Foss A, Midtvedt K, Øyen O, et al. Long-term risks for kidney donors. Kidney Int. 2014;86(1):162–7. https://doi.org/10.1038/ki.2013.460.

[85] Massie AB, Muzaale AD, Segev DL. Outcomes after kidney donation. JAMA. 2014;312(1):94–5. https://doi.org/10.1001/jama.2014.6120.

[86] Lam NN, Lentine KL, Garg AX. End-stage renal disease risk in live kidney donors: what have we learned from two recent studies? Curr Opin Nephrol Hypertens. 2014;23(6):592–6. https://doi.org/10.1097/MNH.0000000000000063.

[87] Lentine KL, Segev DL. Health outcomes among non-Caucasian living kidney donors: knowns and unknowns. Transpl Int. 2013;26(9):853–64. https://doi.org/10.1111/tri.12088.

[88] Massie AB, Muzaale AD, Luo X, Chow EKH, Locke JE, Nguyen AQ, et al. Quantifying postdonation risk of ESKD in living kidney donors. J Am Soc Nephrol. 2017;28(9):2749–55. https://doi.org/10.1681/ASN.2016101084.

[89] Garg AX, Pouget J, Young A, Huang A, Boudville N, Hodsman A, et al. Fracture risk in living kidney donors: a matched cohort study. Am J Kidney Dis. 2012;59(6):770–6. https://doi.org/10.1053/j.ajkd.2012.01.013.

[90] Wirken L, van Middendorp H, Hooghof CW, Sanders JS, Dam RE, van der Pant KAMI, et al. Pre-donation cognitions of potential living organ donors: the development of the donation cognition instrument in potential kidney donors. Nephrol Dial Transplant. 2017;32(3):573–80. https://doi.org/10.1093/ndt/gfw421.

[91] Barnieh L, Klarenbach S, Arnold J, Cuerden M, Knoll G, Lok C, et al. Non-reimbursed costs incurred by living kidney donors: a case study from Ontario, Canada. Transplantation. 2019;103(6):e164–71. https://doi.org/10.1097/TP.0000000000002685.

[92] Przech S, Garg AX, Arnold JB, Barnieh L, Cuerden MS, Dipchand C, et al. Financial costs incurred by living kidney donors: a prospective cohort study. J Am Soc Nephrol. 2018;29(12):2847–57. https://doi.org/10.1681/ASN.2018040398.

[93] Sickand M, Cuerden MS, Klarenbach SW, Ojo AO, Parikh CR, Boudville N, et al. Reimbursing live organ donors for incurred non-medical expenses: a global perspective on policies and programs. Am J Transplant. 2009;9(12):2825–36. https://doi.org/10.1111/j.1600-6143.2009.02829.x.

[94] Lentine KL, Mannon RB. The Advancing American Kidney Health (AAKH) Executive Order: Promise and Caveats for Expanding Access to Kidney Transplantation. Kidney360. 2020;1(6):557–60. https://doi.org/10.34067/KID.0001172020.

[95] Glannon W, Cronin AJ. Is it unethical for doctors to encourage healthy adults to donate a kidney to a stranger? No. BMJ. 2011;343:d7140. https://doi.org/10.1136/bmj.d7140.

[96] Ratner LE, Ciseck LJ, Moore RG, Cigarroa FG, Kaufman HS, Kavoussi LR. Laparoscopic live donor nephrectomy. Transplantation. 1995;60(9):1047–9. http://www.ncbi.nlm.nih.gov/pubmed/7491680.

[97] Wilson CH, Sanni A, Rix DA, Soomro NA. Laparoscopic versus open nephrectomy for live kidney donors. In: Wilson CH, editor. Cochrane database of systematic reviews. Chichester: Wiley; 2011. p. CD006124. https://doi.org/10.1002/14651858.CD006124.pub2.

[98] Yuan H, Liu L, Zheng S, Yang L, Pu C, Wei Q, et al. The safety and efficacy of laparoscopic donor nephrectomy for renal transplantation: an updated meta-analysis. Transplant Proc. 2013;45(1):65–76. https://doi.org/10.1016/j.transproceed.2012.07.152.

[99] Horgan S, Vanuno D, Sileri P, Cicalese L, Benedetti E.

Robotic-assisted laparoscopic donor nephrectomy for kidney transplantation. Transplantation. 2002;73(9):1474–9. https://doi. org/10.1097/00007890-200205150-00018.

[100] Jeong IG, Khandwala YS, Kim JH, Han DH, Li S, Wang Y, et al. Association of roboticassisted vs laparoscopic radical nephrectomy with perioperative outcomes and health care costs, 2003 to 2015. JAMA. 2017;318(16):1561. https://doi.org/10.1001/jama.2017.14586.

[101] Giacomoni A, Di Sandro S, Lauterio A, Concone G, Buscemi V, Rossetti O, et al. Robotic nephrectomy for living donation: surgical technique and literature systematic review. Am J Surg. 2016;211(6):1135–42. https://doi. org/10.1016/j.amjsurg.2015.08.019.

[102] Creta M, Calogero A, Sagnelli C, Peluso G, Incollingo P, Candida M, et al. Donor and recipient outcomes following robotic-assisted laparoscopic living donor nephrectomy: a systematic review. Biomed Res Int. 2019;2019:1–10. https://doi.org/10.1155/2019/1729138.

[103] Ratner LE, Buell JF, Kuo PC. Laparoscopic donor nephrectomy: pro. Transplantation. 2000;70(10):1544–6. https://doi.org/10.1097/00007890-200011270-00029.

[104] Starzl T, Brittain R, Stonnington O, Coppinger W, Waddell W. Renal transplantation in identical twins. Arch Surg. 1963;86(4):600–7. https://doi.org/10.1001/archsurg.1963.01310100084013.

[105] Terasaki PI, Cecka JM, Gjertson DW, Takemoto S. High survival rates of kidney transplants from spousal and living unrelated donors. N Engl J Med. 1995;333(6):333–6. https://doi.org/10.1056/NEJM199508103330601.

[106] Halloran PF. Immunosuppressive drugs for kidney transplantation. N Engl J Med. 2004;351(26):2715–29. https://doi.org/10.1056/NEJMra033540.

[107] Gentry SE, Montgomery RA, Segev DL. Kidney paired donation: fundamentals, limitations, and expansions. Am J Kidney Dis. 2011;57(1):144–51. https://doi.org/10.1053/j.ajkd.2010.10.005.

[108] Kuppachi S, Axelrod DA. Desensitization strategies: is it worth it? Transpl Int. 2019;tri.13532. https://doi.org/10.1111/tri.13532.

[109] Segev DL, Gentry SE, Warren DS, Reeb B, Montgomery RA. Kidney paired donation and optimizing the use of live donor organs. JAMA. 2005;293(15):1883. https://doi.org/10.1001/jama.293.15.1883.

[110] Malik S, Cole E. State of the art practices and policies in kidney paired donation. Curr Transplant Rep. 2014;1(1):10–7. https://doi.org/10.1007/s40472-013-0002-5.

[111] Rapaport FT. The case for a living emotionally related international kidney donor exchange registry. Transplant Proc. 1986;18(3 Suppl. 2):5–9. http://www.ncbi.nlm.nih.gov/ pubmed/11649919.

[112] de Klerk M, Keizer KM, Claas FHJ, Witvliet M, Haase-Kromwijk BJJM, Weimar W. The Dutch National Living Donor Kidney Exchange Program. Am J Transplant. 2005;5(9):2302–5. https://doi.org/10.1111/j.1600-6143.2005.01024.x.

[113] Garonzik-Wang JM, Sullivan B, Hiller JM, Cass V, Tchervenkow J, Feldman L, et al. International Kidney Paired Donation. Transplant J. 2013;96(7):e55–e56. https://doi. org/10.1097/TP.0b013e3182a68879.

[114] Cole EH, Nickerson P, Campbell P, Yetzer K, Lahaie N, Zaltzman J, et al. The Canadian kidney paired donation program: a National Program to increase living donor transplantation. Transplantation. 2015;99(5):985–90. https://doi.org/10.1097/TP.0000000000000455.

[115] Shukhman E, Hunt J, LaPointe-Rudow D, Mandelbrot D, Hays RE, Kumar V, et al. Evaluation and care of international living kidney donor candidates: strategies for addressing common considerations and challenges. Clin Transpl. 2020;34(3):e13792. https://doi.org/10.1111/ctr.13792.

[116] Treat E, Chow EKH, Peipert JD, Waterman A, Kwan L, Massie AB, et al. Shipping living donor kidneys and transplant recipient outcomes. Am J Transplant. 2018;18(3):632–41. https://doi.org/10.1111/ajt.14597.

[117] D'Alessandro T, Veale JL. Innovations in kidney paired donation transplantation. Curr Opin Organ Transplant. 2019;24(4):429–33. https://doi.org/10.1097/MOT.0000000000000669.

[118] Hendren E, Gill J, Landsberg D, Dong J, Rose C, Gill JS. Willingness of directed living donors and their recipients to participate in kidney paired donation programs. Transplantation. 2015;99(9):1894–9. https://doi.org/10.1097/TP.0000000000000533.

[119] Gentry SE, Segev DL, Simmerling M, Montgomery RA. Expanding kidney paired donation through participation by compatible pairs. Am J Transplant. 2007;7(10):2361–70. https://doi. org/10.1111/j.1600-6143.2007.01935.x.

[120] Veale JL, Capron AM, Nassiri N, Danovitch G, Gritsch HA, Waterman A, et al. Vouchers for future kidney transplants to overcome "chronological incompatibility" between living donors and recipients. Transplantation. 2017;101(9):2115–9. https://doi.org/10.1097/TP.0000000000001744.

[121] Gill JS, Tinckam K, Fortin MC, Rose C, Shick-Makaroff K, Young K, et al. Reciprocity to increase participation of compatible living donor and recipient pairs in kidney paired donation. Am J Transplant. 2017;17(7):1723–8. https://doi.org/10.1111/ajt.14275.

活体捐献与知情同意
Informed Consent and Framework of Living Donor Care

Anji E. Wall　Elisa J. Gordon　Rebecca E. Hays **著**

石炳毅　陈文 **译**

第2章

一、活体捐献的背景和历史

1954 年，在波士顿的 Peter Bent Brigham 医院，Joseph Murray 在一对同卵双胞胎之间成功进行了活体肾移植手术。供者 Ronald Herrick 在捐献后存活了 54 年，这次手术被认为是现代器官移植的开端 [1]。在当时医疗条件相对落后的情况下，手术切除健康人的正常肾脏具有很大的挑战性。为了减少移植团队潜在或现实的利益冲突，Murray 专门组建了一个独立团队对供者进行评估和医疗保障 [2]。

活体供肾移植（living donor kidney transplantation，LDKT）是终末期肾病（end-stage kidney disease，ESKD）患者的首选治疗手段，约占全球肾移植总量的 40%。与死亡供体移植或透析相比，LDKT 显著提高了移植肾的存活率和患者的生活质量，且医疗成本更低 [3-6]。随着免疫学研究的深入及新型免疫抑制药的不断研发，LDKT 受者的预后显著提高，无血缘关系活体供肾移植也逐步在临床开展。20 世纪 90 年代晚期，腹腔镜取肾手术的出现提高了公众对活体捐献的接受度（手术切口更小、术后恢复时间更短），促进了肾脏配对捐献（kidney paired donation，KPD）和非指定性捐献的发展，最终引起活体供者数量快速增加 [7]。

通过全面评估和严格的准入标准，活体供肾切除术目前被认为是一种低风险的外科手术，供者 90d 死亡率约为 0.031% [8]。不可否认的是，肾切除对供者会造成一定的不良影响。临床研究显示捐献后 ESKD 发病率十分低，但仍显著高于健康人群。也有研究显示捐献后先兆子痫发生率更高，心血管疾病的发生风险可能也会有所增加 [9, 10]。大多数供者在手术后能维持稳定的生活质量和乐观的精神状态 [11-14]。然而，也有少量供者表现出术后抑郁等症状，捐献相关经济负担也有所增加 [15]。

二、活体供者的评估及医疗保健概述

鉴于活体捐献是一种对供者没有任何医疗益处的外科手术，监督管理机构制订了候选供者评估、知情同意、医疗保健和随访的最低标准 [16-19]。许多医疗部分也发布了监管指南和共识建议，以保障捐献者的权益和安全[20-22]。在国际上，世界卫生组织（World Health Organization，WHO）制订了活体捐献指导原则，全球改善肾脏病预后组织（Kidney Disease: Improving Global Outcomes，KDIGO）发布了临床实践指南[17, 23]。在美国，医疗保险和医疗补助服务中心（Centers for Medicare and Medicaid Services，CMS）、器官获取和移植网络（Organ Procurement and Transplantation Network，OPTN）颁布了医疗保健实践和文件要求的监管指南和政策[16, 24]。

多学科团队成员共同参与了器官移植的各项工作，包括进行评估、宣教和咨询、推荐和确定候选者，以及提供医疗保健。捐献医疗团队成员在不同的医疗岗位分工不同，但也有一些共同之处。临床工作者主要包括医生（外科医生、肾内科医生及相关初级保健医生）、护士、心理社会服务提供者[心理学家、临床社会工作者和（或）精神病学家]，以及其他学科会诊专家（营养师和组织相容性领域的专家等）。在知情同意过程中，每位临床医生提供其专业领域相关的宣教、咨询和风险评估[16, 17]。

不同国家、地区的卫生保健系统，捐献团队的组成可能有很大的差异[17]。在捐献团队共同为候选供者提供知情同意的过程中，我们总结了下面几种方法。医生提供有关手术风险和收益的宣教，评估候选人的医疗风险概况，并提供有关预期结果和术后医疗的建议；护士提供捐献过程及医疗保健宣教的前期指导；营养学家提供营养状况的指导；社会工作者、心理学家和精神病学家评估社会心理风险概况，并进行影响供者生活质量的潜在因素宣教。

建立活体供者医疗团队的好处之前已经简要描述。具体来说，团队中的临床工作者可将大部分的精力用于关注供者的需求，减少与移植受者医疗相关的利益冲突风险，并不断累积自身的专业知识与临床经验[22, 25]。然而，建立供者医疗专职团队在经济上、现实中均不具有可行性，也很难得到监管机构的授权[16, 17]。

在美国，活体候选供者进行评估之前必须接受供者权利和捐献相关风险的宣教，并需要签署一份同意书。应告知候选供者捐献评估是自愿和保密的，他们可以选择在任何时候秘密退出捐献。多学科供者团队成员将对其健康状况和捐献风险进行循证学评估，并在多学科选择会议上确定最终的供者。同时，应告知候选供者活体捐献规范中的一些禁忌证，以及不同移植项目中额外增加的条款。关于供者权利和捐献程序的更多细节，特别是保密方面的内容，将在本章后面详细讨论。独立活体供者倡导者（independent living donor advocate，ILDA）的作用见下文和表 2-1。

表 2-1　ILDA 的主要作用

	主要作用
独立性	不属于受者医疗团队，减少来自移植项目的压力
评估	评估供者同意能力，促进供者的理解
透明度	坦诚告知供者捐献过程及披露信息
合作	促进宣教和指导
保密	保证供者信息不被受者团队获取

引自 Rudow 等[30]

ILDA 的作用

ILDA 是活体供者医疗保健中的新设立角色，他们不参与受者的医疗处置，而是活体供者权利、医疗保健和知情同意的重要保障者。在美国，根据 CMS 和 OPTN 的要求，所有候选活体供者和实际活体供者必须由 ILDA 提供。KDIGO 指南也明确了 ILDA 是活体供者评估和医疗团队的重要组成部分 [17]。2007 年，CMS 移植中心要求将 ILDA 整合到所有活体候选供者的医疗保健过程中，OPTN 进一步将其纳入相关规范 [26, 27]。美国监管指南界定了 ILDA 的部分作用，其他作用允许各移植中心进一步阐释（表 2–1）。移植中心可以确定 ILDA 的专业准则、评估时间及其在候选供体选择会议上的作用。在捐献的各个阶段，ILDA 提供专业指导和发声渠道，以保证候选供者的权利和对相关政策法规的理解 [28]。理想情况下，ILDA 是候选供者与医疗团队之间的桥梁，可帮助供者尽可能了解移植相关的风险和收益 [29, 30]，并在确保供者评估和医疗保健符合伦理规范中发挥着核心作用。

三、活体肾脏捐献的伦理框架

活体肾脏捐献是在没有个人医疗收益的情况下摘除一个健康的肾脏，以实现另一个人的医疗收益，因此从伦理上它是一种特殊的外科手术 [21, 22, 31]。供体和受体手术的风险和收益必须进行分别和综合的考量 [22]。相比于其他医疗干预措施，活体捐献不适用于生命伦理的一般原则，因为这种做法具有自身独特的特点：在没有医疗收益的情况下，不伤害原则不仅仅被界定为对身体的伤害；有利原则必须综合考虑供体和受体的风险和收益；尊重原则的标准很高，因为供者必须明白捐献会带来一定的医疗风险，而不会带来直接的医疗收益 [23, 32]。这一节描述了如何平衡生物伦理的不伤害、有利和尊重原则，以实现活体肾脏捐献的伦理合理化。

（一）不伤害原则

在评估活体肾脏捐献时，首先考虑的原则是不伤害原则，这也遵循了希波克拉底誓言的基本准则。不伤害原则规定，医疗保健提供者不应实施只对患者有害的干预措施 [32]。活体捐献是否适用于这一原则存在一定的争议，因为肾切除术并不符合供者的最佳医学收益。目前不伤害原则的主要问题是供肾切除手术是否完全有害。如果活体捐献对供者造成了绝对的伤害，且没有任何收益，其将被认为是不可接受的，不需要再进一步评估是否符合伦理。然而，供者可因移植受者的预期获益及相关的社会心理收益来平衡肾脏切除手术所带来的伤害 [33]。器官捐献的目的是直接帮助他人，供者自主选择捐献，并可能从捐献行为中获得心理社会收益。因此，活体肾脏捐献在伦理上是正当的，献血和骨髓捐献等也适用于这一伦理原则。

（二）有利原则

生命伦理的第二个原则是有利原则，要求医疗保健提供者最大限度地发挥医疗干预措施的作用，并将其伤害降到最低 [32]。活体肾脏捐献的"有利原则"需要在手术干预对供体和受体的风险和预期收益之间取得可接受的平衡。受者需求、供者风险及受者预后被称为三角平衡 [34]。常规评估结果必须表明供者的风险是可接受的、供者将获得心理利益、受者的风险是可接受的，以及受者可能从肾移植中受益。当然，仍有一些地方存在争议，例如临床证据中使用"可接受的"和"可能的"等限定词，都具有较大的主观性，必须根据每个供者的预期目标和临床价值进行综合评估[35]。

（三）尊重原则

如果满足不伤害和有利原则的条件，肾脏移植最后需要考虑的原则是尊重原则。这一原则指出，个人有权就自己的健康和医疗保健做出选择，以符合其价值观和生活目标；对自主权的尊重是通过知情同意的过程来表达的[32]。在活体捐献中，候选供者必须充分了解自身的风险及候选受者的风险、收益和可选方案，同时必须充分了解捐献评估过程，并理解活体捐献移植是一项涉及 3 个"决策者"的共享交易（受体、供体和移植团队）[17, 31, 36]。移植团队可以创造一种氛围，鼓励候选供者表达自己的价值观、预期目标和捐献意愿；讨论影响捐献决定的负性因素；告知供者有权在任何时候停止捐献过程[31]。

四、知情同意的一般要求

知情同意的要求包括决策能力、信息披露、理解、自愿和同意[32]。尽管捐献团队成员可能负责评估潜在供者的不同内容，但是每个成员均有责任确保这些一般需求得到满足[17]。此外，ILDA 已经被越来越多的国家纳入捐献评估团队之中，这能确保候选供者在充分理解的情况下自愿进行器官捐献。本节将进一步描述 ILDA 在供体知情同意过程中发挥的作用。

（一）决策能力

知情同意的第一个要求是患者必须有决策能力，这意味着他们有能力对自己接受的医疗保健做出决定。这种能力的基本要求包括理解和鉴别医疗干预措施、充分考虑风险、收益和替代方案，并在此基础上做出合理的决定[37]。患者的决策能力可由任何医生来鉴定，但如果对捐献者的能力存在疑问，可邀请精神科医生或心理学家使用精神状态评价量表等协助鉴定。

在活体肾脏捐献过程中，如果候选供者被诊断为认知功能障碍（如发育迟缓、痴呆、创伤性脑损伤史和亨廷顿病等），或者医疗小组成员发现候选供者在信息保留或处理、选择方面出现问题，建议采用其他方法评估其决策能力。评估方法包括精神评估、神经认知评估或刑事受审能力鉴定等。

（二）信息披露

知情同意的第二个要求是治疗提供者披露拟采取医疗保健措施的具体信息及其相关风险、收益和替代方案。美国关于医疗保健信息披露的法律标准有两种：理性病患标准和专业实践标准。理性病患标准要求向患者披露在相同情况下理性患者想知道的信息[37]。专业实践标准要求披露的信息与其他医生在相同情况下披露的信息相同。未按照这些标准披露信息可能导致医生因疏忽承担相应的法律责任。在不同的国家，信息披露的标准和指导方针各不相同[18, 38-40]。

知情同意不只限于医生的披露和建议，它还涉及医疗提供者和患者以理解为主要目标，在一段时间的信息共享和相互沟通。比如临床医生提供以患者为中心的心理教育，患者分享个人病史和疑问，临床医生反过来根据患者分享的内容进行针对性的宣教和风险评估[40, 41]。

1. 活体供者信息披露的具体要求

对于活体捐献，各国卫生系统陆续颁布了供者信息披露的专业实践指导方针和政策，具体的内容可能有所相同[24, 42, 43]。2017 年，KDIGO 共识小组制订了一份广义的国际指南，描述了无论医疗环境如何都应该公开的基本要素，包括公开供体评估过程、捐献风险、预期捐献结果、保密指南、可供受者选择的替代治疗方法及移植受者选择过程[17]。

在美国，OPTN 政策确定了活体供者的权利、医疗保健和评估过程各方面的基本要求；候选供者的评估内容、候选资格要求和保密的权利；作为活体供者知情同意的一部分，需要披露相关风险[16]。OPTN 还具体明确了候选供者进行 KPD 和非直接捐献时需要披露的信息[16, 44]。OPTN 政策在 2012—2018 年进行了数次修订，纳入了新出现的临床证据。表 2-2 至表 2-4 列出了不同阶段 OPTN 政策活体供者的信息披露要求。英国和西班牙等其他国家医疗保健机构也制订了信息披露准则，这些内容得到了欧盟活体捐献工作组的支持[18, 20, 45]。

表 2-2　OPTN 要求的活体供者知情同意的要素（第一部分）[16]

知情同意要素
1. 任何人在知情的情况下获取或以其他方式转移人体器官来牟利，均构成犯罪
2. 医院必须提供一名 ILDA
3. 受者的替代治疗方案，包括死亡捐献器官移植
4. 完成活体捐献者评估或活体捐献移植之前，死亡捐献器官也可以供受者使用
5. 医院根据现有政策方针或临床实践来确定候选者
6. 医院将采取一切合理的预防措施，为活体捐献者和受者保密
7. 移植候选者的所有不良结局（包括但不限于移植物失功、并发症和死亡率）的发生可能会增加： • 超过当地或全国平均水平 • 不一定禁止移植 • 不会透露给活体捐献者
8. 医院只有在移植候选者同意的情况下，才能向活体捐献者透露候选者的某些信息，包括： • 移植候选者不良结局可能性增加的原因 • 在移植候选者评估期间收集的个人健康信息，该信息是保密的，受隐私法保护
9. 在活体捐献者评估过程中收集的健康信息与所有医疗记录遵循相同的规则，如可能披露必须向当地卫生管理机构报告的信息
10. 医院必须： • 按照政策 18-5（活体捐献者数据提交要求）规定的时间间隔，报告活体捐献者随访信息 • 让捐献者承诺由移植医院协调进行捐献后的随访检测
11. 在供者的前 2 年随访中，发现与受者相似的任何急性感染性疾病或恶性肿瘤： • 可能需要向当地卫生管理机构报告 • 将告知受者的移植医院 • 通过 OPTN 患者安全改善门户报告
12. 活体捐献者必须根据政策 14-4（活体捐献者的医学评估要求）和政策 14-1（活体捐献者的社会心理评估要求）进行社会心理评估
13. 医院可能拒绝活体捐献。在这种情况下，医院必须告知活体捐献者，不同医院可能会使用不同的选择标准进行评估
14. 与活体捐献评估相关的固有风险： • 造影剂过敏反应 • 发现需报告的感染 • 发现严重疾病 • 发现活体捐献者的风险基因 • 发现某些异常，需要活体捐献者做更多的检查，或者需要移植团队做特殊处理

表 2-3 OPTN 要求的活体供者知情同意的要素（第二部分）[16]

知情同意要素
潜在的医疗或手术风险
• 死亡
• 瘢痕、疝气、伤口感染、肺炎、神经损伤、疼痛、疲劳，以及任何外科手术的常见后果
• 腹部症状，如腹胀、恶心和肠梗阻
• 活体供者的发病率和死亡率可能受到年龄、肥胖、高血压等影响
潜在的社会心理风险
• 身体形象问题
• 术后抑郁或焦虑
• 如果器官移植受者经历任何复发性疾病或死亡，可能会感到情绪痛苦或悲伤
• 改变活体捐献者的生活方式
潜在财务影响
• 个人的差旅费、住房费用、托儿费用和捐献相关的工资损失可能无法报销
• 需要终身随访，费用由活体捐献者承担
• 失去工作或收入
• 对未来就业能力的负面影响
• 对获得、维持或负担健康保险、残疾保险和人寿保险的能力产生负面影响
• 活体捐献者在捐献后可能出现的健康问题可能不在移植受者的保险范围内

表 2-4 OPTN 要求的活体供者知情同意的要素（第三部分）[16]

知情同意要素
关于捐献后预期肾功能的宣教，以及 CKD 和 ESKD 对活体捐献未来的潜在影响，包括：
• 活体捐献者在捐献后平均会永久性丧失 25%～35% 的肾功能
– 虽然活体肾脏捐献者的 ESKD 风险不超过具有相同人口统计学特征的普通人群，但可能超过具有相似医学特征的非供者健康人群
• 活体捐献者的风险必须根据 CKD 和 ESKD 的已知流行病学来解释
– 当 CKD 或 ESKD 发生时，CKD 通常发生在中年（40—50 岁），ESKD 通常发生在 60 岁以后
– 对年轻活体捐献者的医学评估不能预测 CKD 或 ESKD 的终身风险
• 活体捐献者剩余的肾脏如果受到损害，患 CKD 的风险可能更高
– CKD 病情进展和发展到 ESKD 可能会更快
• 如果活体捐献者出现 ESKD，则需要进行透析
• 目前的做法是根据政策 8-3（肾脏分配要点）优先考虑活体肾脏捐献者成为肾脏移植候选者
手术风险可能是暂时的或永久性的，包括但不限于：
• 肾功能下降
• 术后立即发生急性肾衰竭，需要对活体供者进行透析或肾移植
向所有女性活体肾脏捐献者披露：捐献后妊娠子痫前期或妊娠高血压的风险可能会增加
作为知情同意程序的一部分，医院还必须向活体捐献者提供移植受者的结果和移植器官存活数据

CKD. 慢性肾病；ESKD. 终末期肾病

2. 活体供者的权利

OPTN 政策和 KDIGO 指南均建议移植中心应制订捐献者保密、保密限制及候选供者随时退出权利的相关规定。在美国，供者的保密权利受健康保险携带和责任法案（Health Insurance Portability and Accountability Act，HIPAA）保护；保密的方式应与候选供者进行讨论和沟通[46]。限制保密的条款也应同时披露。例如候选供者应该被告知美国公共卫生部规定的捐献者"风险增加"评估部分，如果捐献被批准，必须向移植受者披露发现的"风险增加"内容[47]。同样，地方公共卫生部门规定上报的特定疾病（如莱姆病、梅毒、艾滋病等）信息应告知候选供者。候选供者应被告知他们有权在任何时候秘密退出捐献，并明确描述移植中心协助捐献者退出的做法（例如一些中心提供"不适合捐赠"的一般声明）[48, 49]。应告知考虑 KPD 的候选供者他们不能自主选择实际受者，同时告知匹配者会议的相关政策。非直接捐献者应被告知所有的捐献选项，包括参加 KPD 或捐献给死亡供者候补名单上的患者。

移植中心应说明和披露供体团队的组成，包括要求指定一名 ILDA（每个国家政策可能不一致）、捐献程序概述（包括候选程序和移植中心拒绝移植或候选供者的权利），以及活体捐献后的随访建议（在美国需要随访 2 年）。考虑 KPD 的候选供者应被告知配对交换中一些不可预测的情况，包括与预期受者匹配的推迟、额外的检测负担，配对结果之间存在差异，以及匹配失败的补救措施。

3. 受者的权利

候选供者应了解有关移植受者医疗保健和预期结果、权利和评估过程等基本信息，包括 ESKD 总体治疗方案、受者和移植物的平均预期生存时间，并告知移植候选供者常见不良后果的风险[16, 17]。活体候选供者还应被告知受者信息保护的相关内容，在美国和欧盟的大多数国家，受者风险概况的细节只有在受者签署书面同意的情况下才会披露。一些学者提出，在活体捐献者知情同意过程中，应披露受者潜在风险增加的相关信息，但这不是强制要求的[50-52]。非直接候选供者或考虑 KPD 的候选供者也必须被告知移植受者匿名的权利。

4. 活体捐献的风险

OPTN 和 KDIGO 建议披露信息应包括捐献手术、医疗、心理和参保等相关风险[16, 17]（表 2-3 和表 2-4）。许多专家和共识小组均呼吁对这些规定的内容和要素进一步标准化，以确保关键要素能得到充分的描述和理解[3, 22, 53, 54]。除了披露已知风险外，医疗提供者还必须披露潜在的未知后果，包括与健康非供者人群相比，供者死亡和长期患病的相对或绝对风险等[3, 54, 55]。

5. 信息披露的方法

尽管监管机构已经详细规定了披露信息的要点，但关于信息披露应如何进行的指导性文件仍十分有限[16]。OPTN 规定，宣教应以潜在供者能够理解的方式进行。KDIGO 推荐在一个友好安静的氛围中使用简单语言披露信息，并预留充足的时间回答供者的疑问[17]。OPTN 要求 ILDA 确认候选供者是否收到所需信息，CMS 则要求 ILDA 确保候选供者能理解这些信息[16, 24]。宣教的方法由各移植中心自行决定，包括一对一的宣教、小组会议或以视频的方式进行。研究表明，不同国家和地区信息披露方式存在很大的差异[36]。

标准化信息披露和知情同意过程的好处在于能提高候选供者宣教的一致性和完整性，并保证候选供者获得足够的信息[3, 53, 56]。对特定人群信息披露的方法，包括不同民族、文化或个人特定需求等，可以在标准中进行适当的补充。披露可以是有针对性的，在标准化的基础上增加目标群体需要了解的信息，并以目标群体最能理解的方式进行宣教。信息披露可以根据不同患者对其他信息的需求情况，以信息分层的方式来定制。开发一种简单可行并能满足所有患者信息需求的方法确实具有很大的难度，但通过标准化和个性化结合可以较好满足针对不同人群宣教的目的 [57, 58]。

6."建议"与共享决策

除了向患者披露必要信息外，医生通常还有义务提供一些建议 [37]。在其他疾病的知情同意方案中，医生会根据现有医疗证据就什么治疗最符合患者的利益提出专业建议，而候选供体必须自己权衡利弊 [35]。移植医生鼓励 ESKD 患者自己寻找活体供者，因为 LDKT 是最好的治疗手段。然而移植团队成员也必须避免过度影响候选供者接受没有任何医学适应证的手术。建议的目标应该是让候选供者表达他们真实的自主意愿，且这一意愿是不能受移植团队影响的。为预防捐献者评估小组的不当影响，应优先考虑潜在捐献者的需求和最大利益。

共享决策模式不需要医生的建议，可以考虑应用于活体捐献 [59]。对于活体候选供者，共享决策模式包括需要考虑候选供者的风险承受能力、期望和动机强度，并结合医疗系统和移植中心设定的活体候选供者的标准和风险阈值进行综合考量。共享决策的应用可加强候选供者的自主性，并允许移植中心对相对禁忌证（如高血压、肥胖和葡萄糖耐受不良）的候选供者采用不同的风险阈值 [60, 61]。

（三）理解

知情同意的下一个要求是理解，可通过多种方式进行评估，包括辅导、测验和同伴指导。理解不仅包括评估，还需要以一种促进理解的方式传递相关信息。2014 年，美国移植学会联合 11 个专业协会召开了活体捐献最佳实践共识会，明确候选供者的最佳实践应符合卫生知识普及指南，在符合其文化特征的基础上，以供者的母语进行宣教，保证其能更好地理解相关内容 [3]。理想情况下，应该在多个时间点提供宣教，并给候选供者预留充足的时间提出问题，表达他们内心的真实想法 [3, 17, 62]。

活体供者的心理社会评估应记录具体的学习需求，供者团队应根据这些需要调整教学内容和方式 [11]。此外，越来越多的证据阐明了文化教育在提高参与度、理解 LDKT 和活体捐献方面的优势 [63, 64]。可惜的是，大多数在线捐献教育网站都不具有可读性，内容质量较差 [58, 65, 66]。此外，大多数移植中心也没有正式评估候选供者对披露信息的理解 [31]。

在美国，ILDA 的关键作用之一是评估候选供者的理解，并帮助其获得必要的额外教育 [16, 24]。Hays 建议 ILDA 使用结构化面谈方法，其中包括对 OPTN 要求的披露要素进行讲解 [28]。这种方法使候选供者能够展示他们的理解，认识到他们知识的不足，并反馈给临床医生，在适当的时机进行针对性的重复宣教。

（四）自愿

知情同意的第四个要求是自愿，即一个人在没有不当影响或胁迫的情况下做出决定。活体候选供者必须在没有不适当影响或 OPTN 所称的"不适当压力"的情况下做出积极、自愿的决定 [16, 67]。在后续部分中，我们将展示评估自愿、风险和候选供者是否愿意继续捐献的方法。

1.不当影响或"不当压力"

在评估过程中，无论是自我感觉还是外部强加，对候选供者的影响是普遍存在的。在一项单中心研究中，Valapour 等发现约 40% 的供者在决策时感到了一定的压力[68]。供者必须在没有不当影响或不当压力（包括胁迫）的情况下自主做出是否继续捐献的决定。心理社会评估和 ILDA 评估探讨了候选供者的动机，并阐明了胁迫等不当压力的存在（情境案例 1）。胁迫和不当影响具有很大的主观性，因此可能很难评估。建议进行细致入微的临床访谈，包括逐步分享信息、心理教育和风险因素评估。KDIGO 建议，至少应该在受者不在的情况下，对候选供者进行部分心理社会评估，以确保其自愿性[17]。在英国，活体捐献者的自愿性是由专业人员进行独立评估的；西班牙规定在批准捐献者资格之前，应由法官进行独立审查[20, 26]。

许多候选供者的捐献动机是源于内心想帮助或与家庭角色相关的道德义务（情境案例 2）[68]。对于另一些人来说，供者和受者之间的家庭关系可能是姐妹或兄弟等，在这个过程中，候选供者具有做出是否捐献的自主决定权[69]。因此，影响力本身并不是器官捐献的禁忌证。在我们看来，当外部影响强大到足以限制或引导候选供者是否捐献的决定时，它们就符合不当影响的标准。

不当影响往往与权力差距相伴而生。因此，对供者动机和自主性的评估应该包括讨论候选供者和预期受者之间的权力不平等（即社会地位、年龄、供者对受者的潜在依赖、供者的认知或情感脆弱性），以及权力不平等对捐献决策的影响。权力不平等本身并不是捐献的禁忌证，但应该探索一些方法来削弱其潜在的影响。影响力评估应包括候选供者在决定不捐献后，他或她认为会有什么后果（例如是否会受到某种惩罚？）[28, 49]。

2. 胁迫

胁迫是指以威胁为手段，迫使他人做出违背自身意愿的行为。目前直接强迫捐献已经十分罕见，但确实存在相关案例，因此必须将其作为候选供者评估内容的一部分（情境案例 3）。目前候选供者被胁迫的真实数据尚未见相关报道。根据笔者的临床经验，胁迫可能是上级领导建议员工捐献，否则将面临解雇；施虐者命令被虐待对象捐献。显然，在这些情况下，捐献都是不被允许的，捐献团队应该给出保密的退出方式，包括候选供者不适合捐献等。

3. 对价报酬

在中国、美国和世界上大多数国家，活体捐赠必须在无偿的前提下进行的[17, 67]。美国国家器官移植法案（National Organ Transplant Act，NOTA）已经明确 KPD 和捐献相关费用的报销均不构成对价。OPTN 政策规定，应确认候选供者理解、并同意遵守 NOTA 的这些规定[16]。美国移植中心建议至少应该明确记录活体供者已经理解且同意遵守 NOTA 的这些规定，并自愿进行器官捐献。如果候选供者明确表明了对经济赔偿的期望，那么这种捐献是应该被禁止的。如果存在财务补偿或对价报酬的风险，在候选供者选择会议上应该给予仔细的审查。

（五）协议

知情同意过程的最后一步是签署协议，这一般在患者和医生签署手术书面同意书时进行。虽然候选供者可能在手术前几天或几周已经签署了捐献同意书，但这个同意书并不是具有约束力的捐献协议。候选供者可以选择在手术麻醉前任何时间退出捐献。

目前全世界仍没有一个国家对活体供者检查或手术同意书实现标准化，只有英国一个团队正在进行相关研究[70,71]。2013 年美国的一项调查显示，绝大部分移植项目使用的知情同意表格没有包含全部 CMS 或 OPTN 规定的必须要素[72]。此外，这些同意书很多过于专业，活体供者很难清晰地理解[73]。监管机构对信息披露进行了明确规定和强制要求，有专业人士建议进一步对供者评估和活体肾脏捐献的知情同意表格和相关程序同样实施标准化管理[53,72,73]。

肯定型决策

多数候选供者的决策过程是顺利、迅速、凭"直觉"做出的。研究表明做决定主要是由个体情绪驱动的[74]。然而，一些候选供者对于是否捐献感到矛盾，他们希望捐献的同时，害怕手术带来的风险；另一些人觉得有责任帮助家庭成员，但担心受者不会珍惜自己捐献的肾脏。在活体捐献过程中，候选供者从未说过"不"，但这并不代表他同意捐献。在候选供者明确表示他们确实想要捐献之前，不应该安排手术，这是器官捐献的必要条件。

研究数据表明内心矛盾捐献者的不良社会心理后果的风险更高[75,76]。一项单中心研究结果显示，减少候选供者矛盾心理可有效地减少捐献相关不良后果的发生，包括躯体症状、家庭问题、焦虑和过长恢复时间[77]。还有人提出了采用一些措施来帮助有矛盾情绪的候选供者，包括提供一段等待或"冷静"期，并对其提供心理辅导和咨询；重申候选供者有权在任何时间退出捐献，并提供一份保密退出方案的说明[49,78]。

五、知情同意特殊注意事项

在本节中，我们将讨论活体捐献中一些特殊的注意事项，这些特殊情况可能会增加潜在活体捐献人群的脆弱性，并可能需要捐献团队专业医疗保健知识的支撑。知情同意中可能需要明确的供体评估内容，我们探索了错误认定的亲子关系和载脂蛋白 L1（apolipoprotein L1，APOL1）遗传变异。我们讨论了需要额外保护的潜在弱势捐献者群体，包括被监禁的人和未成年人。我们讨论了可能需要特殊知情同意过程的具体情况，包括非定向捐赠、公开征求捐赠和预先捐赠。

（一）错误认定的亲子关系

错误认定的亲子关系（通常是父系关系）可能是在供者评估过程中偶然发现的，对于这一发现的披露，移植中心的做法各不相同。Ross 认为不应该告知，因为父系关系不属于活体捐献团队的专业范围[79]。Hays 则认为父系关系属于评估同意过程的一部分，捐献团队应该事先跟捐献者进行沟通[49]。

（二）高危基因检测

APOL1 的一些基因型属于供者和受者患 ESKD 的高危遗传标记，是当前活体肾脏捐献领域的研究热点[80]。相对于只有一种或者没有基因变异的活体供者，存在 2 种 APOL1 基因变异的活体供者在捐献后肾功能大幅度降低的风险可能会显著升高[81]。APOL1 变异主要出现在西非裔人群中，这可能部分解释了为什么黑人活体肾脏供者在捐献后比欧美捐献者有更大的肾衰竭风险[9,82]。移植界一直在争论是否所有非洲血统的候选活体肾脏捐献者都应该进行 APOL1 基因检测。如果进行了检测，检测结果是否应该告知候选供者潜在的捐献风险[83, 84]。但应该明确的是 APOL1 基因变异不应作为肾脏捐献的绝对禁忌证[85]。

目前，APOL1 及其基因检测还没有纳入知情同意的标准之中。研究报道显示，非裔活体肾脏捐献者倾向于在知情同意中加入这项检测结果，以便他们能更好地了解相关风险，并做出是否捐献的决定[84, 86]。尽管捐献后肾衰竭的风险还未被精确量化，2017 年 KDIGO 指南仍建议非裔人群应该进行 APOL1 基因分型检测，并告知 APOL1 基因变异带来的肾衰竭风险[17]。然而在美国等具有多种族融合历史的国家，很多人并不完全清楚自己的祖先血统。因此一些研究建议对所有的候选供者均应进行 APOL1 基因检测[86]。KDIGO 指南建议进行深入研究以确定 APOL1 基因分型在评估非裔候选供者中的意义。目前美国已经启动了"APOL1 长期预后（APOL1 LongTerm Outcomes，APOLLO）"和"活体供体延长时间（Living Donor Extended Time，LETO）"的大样本临床研究，以期为 APOL1 基因分型在活体和已故供体移植的应用提供有力的证据[87]。

（三）弱势群体：服刑人员

在活体捐献等生物医学研究中，服刑人员被认定为弱势群体[88]。被监禁的活体供者获得信息和社会心理支持的途径十分有限，比如服刑人员基本不能上网或者在图书馆中查阅活体捐献的相关内容，也基本没有机会与至亲、朋友或者爱人共同商量、权衡捐献的风险和获益（情境案例 4）。监狱减刑假释评审委员会可能会将捐献行为评估为"良好行为"，这会给囚犯造成巨大的压力（情境案例 5）。另外，安全方面的考量可能会给被监禁的捐献者和受者带来巨大的额外费用和后勤负担。为了更好地完成评估和对服刑人员的保护，Ross 和 Thistlethwaite 建议，对被监禁候选供者的心理社会评估应包括来自囚犯同事或朋友的意见和信息反馈[88]。

（四）其他弱势群体

具有以下特征的候选供者也应被列为弱势群体。在缺乏全民医疗保险的国家，某些供者在捐献后可能无法获得必要的医疗保障。在美国或其他国家，无证移民可能被允许进行器官捐献，然而这些人将来很难保证自身的肾脏疾病能得到有效的治疗。在美国，没有保险捐献者的医疗费用可由受者的保险支付，但如果这些捐献者将来出现高血压或慢性肾脏疾病等并发症，就可能无法获得足够的医疗保障[12, 89, 90]。这仅仅只能代表一部分的弱势群体，在进行具体供者评估时，必须意识到任何候选供者都可能是弱势群体，需要得到足够的支持和保护。

（五）非定向捐献

非定向捐献者必须对器官捐献的过程和后果有充分的认知。非定向捐献者不了解移植受者的现实身份，需要同意并遵守移植中心的匿名和保密相关政策。他们可能会因捐献的预期结果，获得广义利他主义行为相关的良好心理反馈，但不能像定向捐献者一样，见证受者在移植后的起死回生[91, 92]。

（六）通过社交媒体或公开征集的潜在捐献者

通过社交媒体或公开征集的潜在捐献者，在器官捐献之前应该有明确和现实的期望。捐献者和移植受者关系的本质可能没有能够完全表述清楚，部分公开征集的活体捐献者愿意与受者保持长期的联系。在知情同意过程中，移植中心团队应明确保密规定，就捐献和移植后可能发生的各种社会关系提供宣教，并确定候选捐献者的现实期望[93]。

（七）预先捐献

一些 KPD 系统提出了一种新的捐献方式——预捐献，指个人捐献一个肾脏，以换取将来能够接受一次肾脏移植的保证[94]。然而这种方式引发了很多伦理问题，例如预期受者在未来是否需要肾脏？预期受者在需要时能否保证确定能得到肾脏？预期受者达到肾移植标准时，他们是否会被优先分配肾脏[95, 96]？因此，预先捐献的知情同意必须包括对这些未知因素的同意，以及无论将来何种情况都愿意继续捐献。

（八）"风险增加"的供者

OPTN 要求移植中心在接收可能向受者传播艾滋病、乙型肝炎病毒或丙型肝炎病毒等的高风险器官时，需要获得候选供者的"特定知情同意书"。由于这种信息披露可能会对供者造成心理伤害，Gordon 等建议在评估过程中尽早告知潜在供者"风险增加"捐献的评估要求，并在捐献前应向预期受者披露这些情况[97]。无论是描述"风险增加"捐献还是提供"风险增加"捐献的相关声明，潜在供者应被告知移植中心的信息披露政策（情境案例6）。为了避免信息披露，候选供者可以选择退出捐献，或者推迟捐献到合适的时机。

六、研究展望

虽然大多数活体肾脏供者表示不后悔捐献，但仍有极少数人因捐献而出现并发症和（或）不良后果[98-100]。Schover 等在对 167 名捐献者进行的问卷调查中，发现引起捐献者不满的最密切相关因素之一是术前未充分了解捐献相关信息[100]。另一项研究对 2000 多名捐献者进行问卷调查，发现受体移植失败是负面社会心理后果的唯一预测因素[99]。一项针对术后患 ESKD 的肾脏捐献者的调查研究显示，许多人对捐献后自我照护的必要性缺乏基本的认识，建议移植团队应告知活体供者，他们在捐献后身体是健康的，但也存在一定的风险[101]。此外，对活体肾脏捐献者的研究发现，一些捐献者不认为相关信息得到了充分、完整的披露[102, 103]。鉴于部分捐献者已经表达了对知情同意过程的负面评价，并将其转化为对捐献经历的整体不满，因此需要更多的研究来探讨和改进候选供者的知情同意过程。后续研究应侧重于完善知情同意要素的内容和程序，因为每一要素都可能会适用于特定的活体捐献者。表 2-5 为未来可研究的主要问题。

（一）信息披露

研究应评估活体候选供者需要了解哪些信息，然而目前相关研究很少。例如 Traino 团队对活体肾

表 2-5 活体肾脏捐献知情同意未来可研究的主要问题

主要问题

信息披露
- 移植中心目前信息披露方式是什么？
- 候选供者希望披露哪些信息？
- 不同的候选供者群体是否需要披露不同的信息？
- 什么信息披露方法对增强理解最有效？
- 候选供者对移植受者的结果有哪些披露需求？
- 披露"风险增加"状态的最佳方法是什么？

理解
- 在评估过程中应如何使用理性评估？
- 如何调整宣教以满足不同的学习需求、重点和舒适度，以促进最佳理解？
- 使用不同方法衡量患者宣教的有效性和理解程度的利弊是什么？
- 是否应该对尚未完成理解能力评估测试的候选供者进行手术？
- 在信息披露后，候选供者的信息保留和反馈时间是多长？
- 在供体评估过程中什么时候应该进行理解评估？
- 同伴指导对信息保留有什么好处？
- 哪一种宣教和理解评估方法最有效，能达到告知候选供者所需基本信息的目标？
- 捐献者最喜欢哪种宣教和理解评估方法？
- 在不同的种族和文化群体中，哪种宣教和理解评估方法最合适？

自愿
- 候选供者受到的不当影响有哪些？
- 候选供者在做出决定时是否受到保护，免受不当影响和胁迫？
- 候选供者如何感知他们捐献的确定性水平？
- 评估不当影响的最佳实践标准是什么？
- 评估对价报酬的最佳实践标准是什么？

标准化
- 在同意过程中，什么方法能最有效地减少差异？
- 同意过程的标准化是否也能满足特殊捐献者的信息需求？

满意度
- 候选供者在捐献决策过程中如何进行知情同意？
- 候选供者认为知情同意的哪些方面是令人满意的或需要修改的？

优先级设置
- 候选供者如何参与活体捐献知情同意研究的优先级设置？
- 如何鼓励研究人员将知情同意的研究与候选和实际捐献者的优先次序相一致？

干预措施的制订和评价
- 活体捐赠的知情同意过程如何面向不同的文化群体？
- 哪些候选供者人群受益于具有文化针对性的知情同意？
- 如何评估具有文化针对性的干预措施？

脏捐献者进行了半结构化的访谈，询问 CMS 要求披露哪些信息有助于捐献者做出决策[56, 104, 105]。然而，目前仍缺少民族志定性研究，不同类别的群体各有何种信息需求。一些研究表明不同族裔 / 种族背景的捐献者对捐献有不同的信息需求，目前对少数群体的需求了解仍十分不足[106]。这进而引申出了一个问题，即候选供者的信息需求是否因性别、年龄或其他人口统计学特征而不同。观察性研究应该基于信息披露真实案例，以确定哪些信息可以披露，哪些信息不能披露[73]。

信息披露的核心问题是，披露多少信息及哪些具体信息是确保候选供者知情同意所必需的[107]。这个问题并不是器官捐献独有的，而是适用于所有的临床情况。临床医生认为重要的信息与患者（或捐献者）认为对决策至关重要的信息并不总是相同的。披露实践的可变性，就内容而言，可能导致信息披露不足或对于候选供者而言披露信息过多。这两种情况都可能破坏知情同意过程。因此确定正确的信息内容和数量是非常必要的。

此外，未来的研究应确定候选供者更偏好哪种信息披露方式。目前使用的方法包括小组宣教、一对一宣教、视频演示和书面信息。然而很少有人知道哪种披露方法对候选供者接收、理解相关信息最为有效。偏好的披露方法可能因个人学习风格的不同而不同，例如因社会人口学因素的不同而可能选择书面或口头交流方式，这些均需要在实践中进一步验证[108]。

（二）理解

研究应评估候选供者是否理解向他们披露的信息。随着供体风险、长期供体预后，以及供者性别、年龄和族裔/种族差异对预后影响的最新研究成果不断发布，移植团队应将这些信息及时告知潜在的活体供者。因此，持续评估潜在捐献者的理解对了解目前工作的短板、提高沟通质量至关重要，且能够保证候选供者充分理解他们每种选择的预期结果。

评估候选供者理解能力的方法尚需要进一步研究。尽管CMS要求进行常规评估，然而目前在移植中还没有标准化[109]。移植中心常常选用不同方法来确定候选供者是否理解，包括教学、简短的测验和同伴指导等，有些中心甚至根本不采取任何方法进行评估。目前对活体肝脏供者已经制订了经过实践验证的标准化评估方法，而对活体肾脏供者却未见这些评估手段[73, 110]。

（三）自愿

研究应进一步了解在捐献中不当影响的范围，同时评估造成不当影响的因素，之后确定提高捐献自愿性、减少不当影响的方法。建议相关研究应评估ILDA及相关政策在保护潜在捐献者自愿性方面的有效性[73]。目前调查候选供者真实捐献意愿的研究较少，后续可探讨供者犹豫是否捐献的原因是什么，以及如何进行针对性克服[111]。

（四）标准化

鉴于活体供者知情同意的程序存在差异，一些移植学者呼吁对活体捐献者的知情同意程序进行标准化和规范化，以便所有捐献者都能获得相同的信息披露[31, 53, 111]。可进一步探讨如何最大限度降低知情同意过程中的可变性，评估哪些方法最有效，并确定满足不同捐献者信息需求的最佳方法。

（五）满意度

研究需要进一步评估候选供者从知情同意中获取了哪些信息。对活体肝脏捐献者的调查发现，相对于决策阶段，信息在捐献准备阶段的意义更大[111]。前瞻性研究应该评估潜在活体捐献者的期望，以确定这是否符合捐献后短期和长期的真实预后[31]。后续研究可明确预期与现实差异的原因，并确定如何相应地修改信息披露过程。

（六）优先级设置

可进一步研究潜在和实际活体肾脏捐献者认为活体捐献领域需要开展哪项研究，以及他们考虑优先参加哪些研究。在一项 Meta 分析中，Tong 等总结了 7 篇重点关注活体捐献优先级的研究。这些文章中，有两项研究关注"提高医生和移植项目信息披露的一致性"，一项研究关注"提高对非直接捐献项目的认识"[112]。他们同时建议患者应该参与活体捐献优先级的构建。

（七）干预措施的制订和评估

目前已经开发了一些决策辅助手段来增加受者对 LDKT 优势的理解，后续研究应重点开发和评估提高知情同意效果的干预措施[31, 113]。目前针对特定社会群体和（或）使用新信息交互模式捐献者的措施仍然较少。制订和评估具有文化针对性的干预措施，可解决族裔 / 种族和宗教捐赠团体之间基于文化的共同关切，增进对捐献信息的理解，减少捐献信息获取不一致的情况。例如 Gordon 和他的同事开发并评估了一个针对西班牙裔的双语网站，该网站帮助西班牙裔潜在捐献者、患者和家庭成员了解到更多活体捐献和移植的知识[58]。其他国家也在纷纷效仿这种做法[63, 114]。在中国，也可为少数民族捐献者设计和开发相应的干预措施。由于宣教材料通常使用专业词汇编写的，也可采用通俗语言编写的宣教材料（即小学或中学阅读水平）。此外，可开发针对不同临床情况的知情同意干预措施，以便能够根据现实捐献情况不同而进行适当的调整。

总之，我们建议活体肾脏捐献者作为关键利益相关者和合作伙伴，积极参与相关的研究活动，为未来研究的实验设计、数据收集和研究结果解读提供重要的信息指导。

七、情境案例分析

（一）情境案例 1：不当压力

评估对象 1，女性，30 岁，打算活体肾脏捐献给其叔叔。受者支付了候选供者两个孩子的幼儿园费用。早期主要由候选供者的母亲（非受者）参与沟通。而当候选供者与捐献团队成员单独会面时，她表现出沉默、负面的情绪。

1. 案例评估

- 动机：候选供者透露，在接受叔叔的恩惠之后，很多家庭成员都说她欠叔叔很大的人情。家庭成员表示，对捐献持怀疑态度是"忘恩负义"的表现。
- 决策现状：候选供者表示她"期望捐献"。
- 不捐献的后果：候选供者认为，如果退出捐献，她将会被家人疏远；她描述道，家庭成员认为她利用她叔叔照顾孩子，像一个"水蛭"；如果她不继续捐献，家庭关系就会破裂。

2. 推荐

- 帮助候选供者区分内在感受和外部施加的压力，并解释仅仅因为害怕报复而捐赠是在"不当压力"下进行的。

- 告知候选供者拥有的权利，包括在任何时候从捐献过程中秘密退出的权利，以及移植中心关于捐赠过程中秘密退出的相关政策。
- 对于候选供者描述的家庭压力，引导她做出正确的决策，可能包括冷静一段时间重新考虑、调整情绪，或咨询专业机构来解决家庭矛盾。
- 支持候选供者在不受家庭压力影响的情况下自主决定是否捐献。

（二）情境案例 2：内源性压力

评估对象 2，女性，32 岁，准备活体捐献肾脏给其母亲。候选供者十分感谢受者对她的照顾，并将她成年后所取得的成就均归功于受者在抚养她长大过程中做出的牺牲。候选供者在描述这些的过程中不时啜泣。

1. 案例评估

- 动机：候选供者描述了她对母亲的爱和感激，并确定爱、支持和帮助在她的家庭中的重要性，特别是与受者的亲密关系；她表示："我怎么能让她受苦？帮助她是对的，我很高兴这么做。"
- 决策现状：候选供者表示她"必须"这么做。
- 不捐献的后果：候选供者说："如果母亲死于透析，我将永远都无法释怀。"

2. 推荐

- 回顾自己过去在家庭和社会中做出的贡献，这有助于候选供者确定做出捐献决策是与生活方式 /自我模式是一致的。
- 与候选供者讨论内源性压力和外部压力的区别，确保压力不是她内化的不当外部压力。
- 确保候选供者了解受者治疗的备选方案，特别是死亡后捐献方案，以及该方案的预计等待时间。

（三）情境案例 3：胁迫

评估对象 3，女性，23 岁，活体捐献肾脏给其祖母。候选供者十分健康，且没有任何捐献禁忌证。然而她目前处于失业状态，居住在祖母的地下室里。预期受者首先给捐献协调人员候选供者的评估信息。我们在候选供者与协调人员沟通背景中可以听到，当预期受者被要求离开检查室回避捐献者评估时，她变得十分愤怒。评估医师同时注意到候选供者的情绪波动十分大。

1. 案例评估

- 动机：候选供者说她"猜测这是她欠受者的"。
- 决策现状：候选供者表示她"不得不这么做"。
- 不捐献的后果：候选供者说，她被告知，如果她不捐献，她将"搬到其他地方去住"；候选供者相信如果她不捐献，她将会被赶出去。

2. 推荐

- 这位候选供者面临的是胁迫性压力。应向她进行胁迫相关的宣教，并告知她为避免被驱逐而进行的捐献在道德上是不被允许的，并且不符合捐献者候选标准。

• 告知候选供者可选择以不适合捐献的常见理由秘密退出。

（四）情境案例 4：被监禁的捐献者

评估对象 4，男性，55 岁，打算活体捐献肾脏给其兄弟。他处于监禁状态，最初的供体筛查结果基本正常，且没有明确的医学禁忌证。

1. 案例评估

• 动机：候选供者表示在长期监禁过程中，他的兄弟一直支持他，他想给予回报。

• 决策现状：候选供者说他想要尽可能地帮助他的兄弟。

• 捐献 / 不捐献的后果："如果自己不能捐献，我将感到十分难过"。候选供者已经被定罪和判刑，也没有假释或减刑的计划。在这种情况下，捐献应该不会影响他在刑事司法系统的相关评估。

2. 推荐

• 探讨患者在刑事司法系统中的现状，以确定任何可能影响捐献决策的次要压力。即将开始的审判、量刑或假释等可能会给候选供者造成压力或者带来潜在的收益。

• 在得到候选供者同意后，可与监狱部门确认捐献者能够在合适的住宿中恢复和进行后续治疗。

• 应告知候选供者需要承担监禁期间捐献相关的费用，包括住院期间的安保费用。

（五）情境案例 5：被监禁的捐献者

评估对象 5，男性，38 岁，希望活体捐献肾脏给其邻居。候选供者正在狱中等待审判，最初的供体筛查结果基本正常，且没有明确的医学禁忌证。

1. 案例评估

• 动机：候选供者说他想帮助他的邻居，他还承认捐献可能会改善他在审判中的形象。

• 决策现状：清晰且十分明确，候选供者期望捐献，也希望捐献能减轻他的量刑。

• 捐献 / 不捐献的后果：候选供者表示法官在早期听证会上对他的捐献表现出乐观情绪，捐赠可能会影响审判的结果。

2. 推荐

• 移植团队可考虑候选供者在审判和量刑完毕后，再进行供者评估。这样，他关于捐献的决策就脱离了外界要求他"做好事"的压力。

• 鉴于候选供者的社会心理状况和获得医疗保障会因是否被监禁（以及在什么地方监禁）而发生重大变化，因此在宣判前的评估中应进行充分的了解和宣教。

• 可能的话，捐献者团队应与熟悉监狱 / 监狱系统的社会工作者或心理学家合作，以便更好地了解监禁等对捐献者个体做出决策和获得医疗保障的影响。

（六）情境案例 6：符合美国公共卫生服务"风险增加"标准候选供者的临床处置

评估对象 6，女性，19 岁，希望活体捐献肾脏给其叔叔。候选捐献者十分健康，且没有任何捐献禁忌证。艾滋病、乙型肝炎和丙型肝炎病毒核酸检测均为阴性。她 9 个月前衣原体感染，目前已经完成了相关治疗。然而，由于最近被诊断为衣原体，她符合美国公共卫生服务的规定，即捐赠者向移植受者传播乙型肝炎、丙型肝炎和艾滋病病毒等传染病的风险增加。候选供者被告知美国的政策要求，如果她选择继续捐献，将向她的预期受者披露这一情况。

1. 案例评估

- 动机：候选供者说她想帮助他的叔叔。
- 决策现状：清晰且明确。
- 影响她捐献的因素：在听到需要强制披露"风险增加"信息时，她感到十分苦恼。 她在想要帮助叔叔和个人隐私之间左右为难。

2. 推荐

- 当候选供者选择捐献时，应告知她将披露哪些信息，以及如何向受者披露。 移植中心可以增加"风险增加"的一般声明，但对具体原因保密，而不是公开具体原因。
- 提供保护捐献者隐私的选项。例如性传播疾病治疗 12 个月后，不再被认为风险增加。 她可以选择推迟捐献，直到不再符合"风险增加"的标准。
- 或者，她也可以选择参加一个配对交换项目，这样收到她"风险增加"信息披露的是一个陌生的受者。
- 提供捐献者权利的宣教，包括捐献者为避免信息披露，随时可选择退出捐献的权利。

参考文献

[1] Kasiske BL. Outcomes after living kidney donation: what we still need to know and why. Am J Kidney Dis. 2014;64(3):335–7. https://doi.org/10.1053/j.ajkd.2014.04.013.

[2] Murray JE. Surgery of the soul: reflections on a curious career. Science History Publications. Sagamore Beach, MA, USA; 2004.

[3] Tan JC, Gordon EJ, Dew MA, LaPointe RD, Steiner RW, Woodle ES, Hays R, Rodrigue JR, Segev DL, American Society of Transplantation. Living donor kidney transplantation: facilitating education about live kidney donation–recommendations from a consensus conference. Clin J Am Soc Nephrol. 2015;10(9):1670–7. https://doi.org/10.2215/CJN.01030115.

[4] Hart A, Lentine KL, Smith JM, Miller JM, Skeans MA, Prentice M, et al. OPTN/SRTR 2019 Annual Data Report: Kidney. Am J Transplant. 2021;21(Suppl 2):21–137. https://doi. org/10.1111/ajt.16502.

[5] Axelrod DA, Schnitzler MA, Xiao H, Irish W, Tuttle-Newhall E, Chang S-H, Kasiske BL, Alhamad T, Lentine KL. An economic assessment of contemporary kidney transplant practice. Am J Transplant. 2018;18(5):1168–76. https://doi.org/10.1111/ajt.14702.

[6] World Health Organization (WHO)- Organización Nacional de Trasplantes (ONT). Global Observatory on Donation and Transplantation (GODT). Available at: http://www.transplantobservatory. org/. Accessed: 7 Sept 2020.

[7] United States Renal Data System (USRDS). 2018 USRDS Annual Data Report: Epidemiology of kidney disease in the United States. Bethesda: National Institutes of Health, National Institute of Diabetes and Digestive and Kidney Diseases. Available at: https://www.usrds. org/annual-data-report/. Accessed: 7 Sept 2020.

[8] Segev DL, Muzaale AD, Caffo BS, Mehta SH, Singer AL, Taranto SE, et al. Perioperative mortality and long-term survival following live kidney donation. JAMA. 2010;303(10):959–66. https://doi.org/10.1001/jama.2010.237.

[9] McKay DB, Josephson MA. Reproduction and Transplantation: Report on the AST Consensus Conference on Reproductive Issues and Transplantation. Am J Transplant. 2005;5(7):1592–99. https://doi.org/10.1111/j.1600-6143.2005.00969.x.

[10] Matas AJ, Hays RE, Ibrahim HN. Long-term non–end-stage renal disease risks after living kidney donation. Am J Transplant. 2017;17(4):893–900. https://doi.org/10.1111/ajt.14011.

[11] Dew MA, Myaskovsky L, Steel JL, DiMartini AF.

Managing the psychosocial and financial consequences of living donation. Curr Transplant Rep. 2013;1(1):24–34. https://doi. org/10.1007/s40472-013-0003-4.

[12] Tushla L, Rudow DL, Milton J, Rodrigue JR, Schold JD, Hays R. Living-donor kidney transplantation: reducing financial barriers to live kidney donation--recommendations from a consensus conference. Clin J Am Soc Nephrol. 2015;10(9):1696–702. https://doi. org/10.2215/CJN.01000115.

[13] Lentine KL, Schnitzler MA, Xiao H, Axelrod D, Davis CL, McCabe M, et al. Depression diagnoses after living kidney donation: linking U.S. registry data and administrative claims. Transplantation. 2012;94(1):77–83. https://doi.org/10.1097/TP.0b013e318253f1bc.

[14] Wirken L, van Middendorp H, Hooghof CW, Rovers MM, Hoitsma AJ, Hilbrands LB, et al. The course and predictors of health-related quality of life in living kidney donors: a systematic review and meta-analysis. Am J Transplant. 2015;15(12):3041–54. https://doi.org/10.1111/ajt.13453.

[15] Gordon EJ. Living organ donors' stories: (unmet) expectations about informed consent, outcomes, and care. Narrat Inq Bioeth. 2012;2(1):1–6. https://doi.org/10.1353/nib.2012.0001.

[16] Organ Procurement and Transplantation Network (OPTN)/United Network for Organ Sharing (UNOS). Policy 14: Living Donation. Available at: https://optn.transplant.hrsa.gov/governance/policies/. Accessed: 7 Sept 2020.

[17] Lentine KL, Kasiske BL, Levey AS, Adams PL, Alberú J, Bakr MA, et al. KDIGO clinical practice guideline on the evaluation and care of living kidney donors. Transplantation. 2017;101(8S Suppl 1):S1–S109. https://doi.org/10.1097/TP.0000000000001769.

[18] British Transplantation Society (BTS). Guidelines for living donor kidney transplantation. Available at: https://bts.org.uk/wp-content/uploads/2018/07/FINAL_LDKT-guidelines_June-2018.pdf. Accessed: 7 Sept 2020.

[19] Abramowicz D, Cochat P, Claas FHJ, Heemann U, Pascual J, Dudley C, et al. European renal best practice guideline on kidney donor and recipient evaluation and perioperative care. Nephrol Dial Transplant. 2015;30:1790–7. https://doi.org/10.1093/ndt/gfu216.

[20] Working Group on Living Donation under the European Union. Action plan on organ donation and transplantation (2009–2015): strengthened cooperation between member states. Available at: https://ec.europa.eu/health//sites/health/files/blood_tissues_organs/docs/eutoolbox_living_kidney_donation_en.pdf. Accessed: 7 Sept 2020.

[21] Delmonico F, Council of the Transplantation Society. A report of the Amsterdam forum on the Care of the Live Kidney Donor: data and medical guidelines. Transplantation. 2005;79(6 Suppl):S53–66. https://pubmed.ncbi.nlm.nih.gov/15785361/.

[22] Ethics Committee of the Transplantation Society. The consensus statement of the Amsterdam forum on the Care of the Live Kidney Donor. Transplantation. 2004;78(4):491–2. https://doi. org/10.1097/01.TP.0000136654.85459.1E.

[23] World Health Organization (WHO). World Health Organization guiding principles on human cell, tissue, and organ transplantation. Available at: www.who.inttransplantationGuidingPrinciplesTransplantationWHA. en.pdf. Accessed: 7 Sept 2020.

[24] U.S. Department of Health and Human Services (HHS), Centers for Medicare and Medicaid Services (CMS). CFR parts 405, 482, 488, and 498 Medicare program; Hospital Conditions of Participation: Requirements for Approval and Reapproval of Transplant Centers; Final Rule. Available at: https://www.cms.gov/Medicare/Provider-Enrollment-and-Certification/GuidanceforLawsAndRegulations/Downloads/TransplantFinalLawandReg.pdf. Accessed: 7 Sept 2020.

[25] Rudow DL. The living donor advocate: a team approach to educate, evaluate, and manage donors across the continuum. Prog Transplant. 2009;19(1):64–70. https://doi.org/10.7182/prt r.19.1.53n8ju8520238465.

[26] Lennerling A, Lovén C, Dor FJMF, Ambagtsheer F, Duerinckx N, Frunza M, et al. Living organ donation practices in Europe – results from an online survey. Transplant Int. 2013;26(2):145–53. https://doi.org/10.1111/tri.12012.

[27] Advisory Committee on Organ Transplantation, U.S. Department of Health and Human Services Recommendations 1-18, issued November 18–19, 2002. Available at: organdonor. gov/about-dot/acot/acotrecs118.html. Accessed: 7 Sept 2020.

[28] Hays RE, Rudow DL, Dew MA, Taler SJ, Spicer H, Mandelbrot DA. The independent living donor advocate: a guidance document from the American Society of Transplantation's Living Donor Community of Practice (AST LDCOP). Am J Transplant. 2015;15(2):518–25. https://doi.org/10.1111/ajt.13001.

[29] Hays R, Matas AJ. Ethical review of the responsibilities of the patient advocate in living donor liver transplant. Clin Liver Dis. 2016;7(3):57–9. https://doi.org/10.1002/cld.533.

[30] Rudow DL, Swartz K, Phillips C, Hollenberger J, Smith T, Steel JL. The psychosocial and independent living donor advocate evaluation and post-surgery care of living donors. J Clin Psychol Med Settings. 2015;22(2–3):136–49. https://doi.org/10.1007/s10880-015-9426-7.

[31] Gordon EJ. Informed consent for living donation: a review of key empirical studies, ethical challenges and future research. Am J Transplant. 2012;12(9):2273–80. https://doi.org/10.1111/j.1600-6143.2012.04102.x.

[32] Beauchamp TL, Childress JF. Principles of biomedical

ethics. New York: Oxford University Press, USA; 2001.

[33] Jowsey SG, Jacobs C, Gross CR, et al. Emotional well-being of living kidney donors: findings from the RELIVE study. Am J Transplant. 2014;14(11):2535–44. https://doi.org/10.1111/ajt.12906.

[34] Miller CM. Ethical dimensions of living donation: experience with living liver donation. Transplant Rev. 2008;22(3):206–9. https://doi.org/10.1016/j.trre.2008.02.001.

[35] Ross LF, Thistlethwaite JR. Developing an ethics framework for living donor transplantation. J Med Ethics. 2018;44(12):843–50. https://doi.org/10.1136/medethics-2018-104762.

[36] Henderson ML, Gross JA. Living organ donation and informed consent in the United States: strategies to improve the process. J Law Med Ethics. 2017;45(1):66–76. https://doi.org/10.1177/1073110517703101.

[37] Ferreres AR, Angelos P, Singer EA, editors. Ethical issues in surgical care. Chicago: American College of Surgeons; 2017.

[38] Parekh AM, Gordon EJ, Garg AX, Waterman AD, Kulkarni S, Parikh CR. Living kidney donor informed consent practices vary between US and non-US centers. Nephrol Dial Transplant. 2008;23(10):3316–24. https://doi.org/10.1093/ndt/gfn295.

[39] Housawi AA, Young A, Boudville N, Thiessen-Philbrook H, Muirhead N, Rehman F, et al. Transplant professionals vary in the long-term medical risks they communicate to potential living kidney donors: an international survey. Nephrol Dial Transplant. 2007;22(10):3040–5. https://doi.org/10.1093/ndt/gfm305.

[40] General Medical Council UK. Consent: patients and doctors making decisions together, proposed document under review 2019. Available at: www.gmc-uk.orgethical-guidanceethicalguidance-for-doctorsconsent.pdf. Accessed: 7 Sept 2020.

[41] Faden RR, Beauchamp TL. A history and theory of informed consent. New York: Oxford University Press; 1986.

[42] Organ Procurement and Transplantation Network (OPTN)/United Network for Organ Sharing (UNOS). Living donor informed consent checklist. 2017. Available at: optn.transplant.hrsa. gov/media/2162/living_donor_consent_checklist.pdf. Accessed: 7 Sept 2020.

[43] Abecassis M, Adams M, Adams P, et al. Consensus statement on the live organ donor. JAMA. 2000;284(22):2919–26. https://doi.org/10.1001/jama.284.22.2919.

[44] Organ Procurement and Transplantation Network (OPTN)/United Network for Organ Sharing (UNOS). Policy 13: Kidney Paired Donation. Available at: https://optn.transplant.hrsa.gov/media/1200/optn_policies.pdf. Accessed: 7 Sept 2020.

[45] Ministerior de Sanidad. Disposiciones generales. Available at: https://www.finanzas.gob.ec/disposiciones-generales/. Accessed: September 7, 2020.

[46] U.S. Department of Health and Human Services Health Information Privacy. Available at: www.hhs.gov/hipaa/for-professionals/privacy/laws-regulations/index.html. Accessed: 7 Sept 2020.

[47] Organ Procurement and Transplantation Network (OPTN)/United Network for Organ Sharing (UNOS). Understanding the risk of transmission of HIV, Hepatitis B and Hepatitis C from U.S. PHS increased risk donors. Available at: https://optn.transplant.hrsa.gov/media/2116/guidance_increased_risk_organ_offers_20170327.pdf. Accessed: 7 Sept 2020.

[48] Thiessen C, Kim YA, Formica R, Bia M, Kulkarni S. Opting out: confidentiality and availability of an "alibi" for potential living kidney donors in the USA. J Med Ethics. 2015;41(7):506–10. https://doi.org/10.1136/medethics-2014-102184.

[49] Hays RE. Informed consent of living kidney donors: pitfalls and best practice. Curr Transplant Rep. 2015;2(1):29–34. https://doi.org/10.1007/s40472-014-0044-3.

[50] Meadow J, Thistlethwaite JR, Rodrigue JR, Mandelbrot DA, Ross LF. To tell or not to tell: attitudes of transplant surgeons and transplant nephrologists regarding the disclosure of recipient information to living kidney donors. Clin Transpl. 2015;29(12):1203–12. https://doi.org/10.1111/ctr.12651.

[51] Mataya L, Meadow J, Thistlethwaite JR, Mandelbrot DA, Rodrigue JR, Ross LF. Disclosing health and health behavior information between living donors and their recipients. Clin J Am Soc Nephrol. 2015;10(9):1609–16. https://doi.org/10.2215/CJN.02280215.

[52] Rodrigue JR, Ladin K, Pavlakis M, Mandelbrot DA. Disclosing recipient information to potential living donors: preferences of donors and recipients, before and after surgery. Am J Transplant. 2011;11(6):1270–8. https://doi.org/10.1111/j.1600-6143.2011.03580.x.

[53] Kortram K, Lafranca JA, Ijzermans JNM, Dor FJMF. The need for a standardized informed consent procedure in live donor nephrectomy: a systematic review. Transplantation.2014;98(11):1134–43. https://doi.org/10.1097/TP.0000000000000518.

[54] Lentine KL, Segev DL. Understanding and communicating medical risks for living kidney donors: a matter of perspective. J Am Soc Nephrol. 2017;28(1):12–24. https://doi.org/10.1681/ASN.2016050571.

[55] Serur D, Gordon EJ. Kidney donors at risk: how to inform the donor. Prog Transplant. 2015;25(4):284–6. https://doi.org/10.7182/pit2015682.

[56] Traino HM, Nonterah CW, Gupta G, Mincemoyer J. Living kidney donors' information needs and preferences.

Prog Transplant. 2016;26(1):47–54. https://doi. org/10.1177/1526924816633943.

[57] Gordon EJ, Sohn M-W, Chang C-H, McNatt G, Vera K, Beauvais N, Warren E, Mannon RB, Ison MG. Effect of a mobile web app on kidney transplant candidates' knowledge about increased risk donor kidneys: a randomized controlled trial. Transplantation. 2017;101(6):1167–76. https://doi. org/10.1097/TP.0000000000001273.

[58] Gordon EJ, Feinglass J, Carney P, et al. A culturally targeted website for Hispanics/Latinos about living kidney donation and transplantation: a randomized controlled trial of increased knowledge. Transplantation. 2016;100(5):1149– 60. https://doi.org/10.1097/TP.0000000000000932.

[59] Gordon EJ, Butt Z, Jensen SE, et al. Opportunities for shared decision making in kidney transplantation. Am J Transplant. 2013;13(5):1149–58. https://doi.org/10.1111/ ajt.12195.

[60] Thiessen C, Gordon EJ, Reese PP, Kulkarni S. Development of a donor-centered approach to risk assessment: rebalancing nonmaleficence and autonomy. Am J Transplant. 2015;15(9):2314–23. https://doi.org/10.1111/ajt.13272.

[61] Reese PP, Allen MB, Carney C, et al. Outcomes for individuals turned down for living kidney donation. Clin Transpl. 2018;10(9):e13408. https://doi.org/10.1111/ ctr.13408.

[62] LaPointe Rudow D, Hays R, Baliga P, et al. Consensus conference on best practices in live kidney donation: recommendations to optimize education, access, and care. Am J Transplant. 2015;15(4):914–22. https://doi. org/10.1111/ajt.13173.

[63] Strigo TS, Ephraim PL, Pounds I, et al. The TALKS study to improve communication, logistical, and financial barriers to live donor kidney transplantation in African Americans: protocol of a randomized clinical trial. BMC Nephrol. 2015;16(1):160. https://doi.org/10.1186/s12882-015-0153-y.

[64] Gordon EJ, Lee J, Kang R, Ladner DP, Skaro AI, Holl JL, French DD, Abecassis MM, Caicedo JC. Hispanic/ Latino disparities in living donor kidney transplantation: role of a culturally competent transplant program. Transplant Direct. 2015;1(8):e29. https://doi. org/10.1097/ TXD.0000000000000540.

[65] Gordon EJ, Rodde J, Gil S, Caicedo JC. Quality of internet education about living kidney donation for Hispanics. Prog Transplant. 2012;22(3):294–303. https://doi.org/10.7182/ pit2012802.

[66] Rodrigue JR, Feranil M, Lang J, Fleishman A. Readability, content analysis, and racial/ethnic diversity of online living kidney donation information. Clin Transpl. 2017;31(9):e13039.https://doi.org/10.1111/ctr.13039.

[67] U.S. Department of Health and Human Services. National Organ Transplant Act. 1984. Available at: www.congress.

gov/bill/98th-congress/senate-bill/2048. Accessed: 7 Sept 2020.

[68] Valapour M, Kahn JP, Bailey RF, Matas AJ. Assessing elements of informed consent among living donors. Clin Transpl. 2011;25(2):185–90. https://doi.org/10.1111/j.1399-0012.2010.01374.x.

[69] Halverson CME, Crowley-Matoka M, Ross LF. Unspoken ambivalence in kinship obligation in living donation. Prog Transplant. 2018;28(3):250–5. https://doi. org/10.1177/1526924818781562.

[70] Kortram K, Spoon EQW, Ismail SY, d'Ancona FCH, Christiaans MHL, van Heurn LWE, et al. Towards a standardised informed consent procedure for live donor nephrectomy: the PRINCE (Process of Informed Consent Evaluation) project-study protocol for a nationwide prospective cohort study. BMJ Open. 2016;6(4):e010594. https://doi.org/10.1136/bmjopen-2015-010594.

[71] Kortram K, IJzermans JNM, Dor FJMF. Towards a standardized informed consent procedure for live donor nephrectomy: what do surgeons tell their donors? Int J Surg. 2016;32:83–8. https://doi.org/10.1016/j.ijsu.2016.05.063.

[72] Thiessen C, Kim YA, Formica R, Bia M, Kulkarni S. Written informed consent for living kidney donors: practices and compliance with CMS and OPTN requirements. Am J Transplant. 2013;13(10):2713–21. https://doi.org/10.1111/ ajt.12406.

[73] Gordon EJ, Bergeron A, McNatt G, Friedewald J, Abecassis MM, Wolf MS. Are informed consent forms for organ transplantation and donation too difficult to read? Clin Transpl. 2012;26(2):275–83. https://doi.org/10.1111/j.1399-0012.2011.01480.x.

[74] Tong A, Chapman JR, Wong G, Kanellis J, McCarthy G, Craig JC. The motivations and experiences of living kidney donors: a thematic synthesis. Am J Kidney Dis. 2012;60(1):15–26. https://doi.org/10.1053/ j.ajkd.2011.11.043.

[75] Switzer GE, Dew MA, Simmons RG. Donor ambivalence and postdonation outcomes: implications for living donation. Transplant Proc. 1997;29(1–2):1476. https://doi. org/10.1016/s0041-1345(96)00590-8.

[76] Dew MA, Zuckoff A, DiMartini AF, DeVito Dabbs AJ, McNulty ML, Fox KR, Switzer GE, Humar A, Tan HP. Prevention of poor psychosocial outcomes in living organ donors: from description to theory-driven intervention development and initial feasibility testing. Prog Transplant. 2012;22(3):280–92. https://doi.org/10.1002/14651858. CD002098.

[77] Dew MA, DiMartini AF, DeVito Dabbs AJ, Zuckoff A, Tan HP, McNulty ML, Switzer GE, Fox KR, Greenhouse JB, Humar A. Preventive intervention for living donor psychosocial outcomes: feasibility and

efficacy in a randomized controlled trial. Am J Transplant. 2013;13(10):2672–84. https://doi.org/10.1111/ajt.12393.

[78] Guerin RM, O'Toole E, Daly B. The will reconsidered: hard choices in living organ donation. Narrat Inq Bioeth. 2018;8(2):179–86. https://doi.org/10.1353/nib.2018.0055.

[79] Ross LF. Good ethics requires good science: why transplant programs should not disclose misattributed parentage. Am J Transplant. 2010;10(4):742–6. https://doi. org/10.1111/j.1600-6143.2009.03011.x.

[80] Lentine KL, Mannon RB. Apolipoprotein L1: role in the evaluation of kidney transplant donors. Curr Opin Nephrol Hypertens. 2020;29(6):645–55. https://pubmed.ncbi.nlm.nih. gov/33009133/; https://doi.org/10.1097/MNH.0000000000000653.

[81] Doshi MD, Ortigosa-Goggins M, Garg AX, Li L, Poggio ED, Winkler CA, Kopp JB. APOL1 genotype and renal function of black living donors. J Am Soc Nephrol. 2018;29(4):1309–16. https://doi.org/10.1681/ASN.2017060658.

[82] Nadkarni GN, Gignoux CR, Sorokin EP, Daya M, Rahman R, Barnes KC, Wassel CL, Kenny EE. Worldwide frequencies of APOL1 renal risk variants. N Engl J Med. 2018;379(26):2571–2. https://doi.org/10.1056/NEJMc1800748.

[83] Newell KA, Formica RN, Gill JS, Schold JD, Allan JS, Covington SH, Wiseman AC, Chandraker A. Integrating APOL1 gene variants into renal transplantation: considerations arising from the American Society of Transplantation Expert Conference. Am J Transplant. 2017;17(4):901–11. https://doi.org/10.1111/ajt.14173.

[84] Gordon EJ, Amórtegui D, Blancas I, Wicklund C, Friedewald J, Sharp RR. African American living donors' attitudes about APOL1 genetic testing: a mixed methods study. Am J Kidney Dis. 2018;72(6):819–33. https://doi.org/10.1053/j.ajkd.2018.07.017.

[85] Thomas CP, Mansilla MA, Sompallae R, et al. Screening of living kidney donors for genetic diseases using a comprehensive genetic testing strategy. Am J Transplant. 2017;17(2):401–10. https://doi.org/10.1111/ajt.13970.

[86] Gordon EJ, Amortegui D, Blancas I, Wicklund C, Friedewald J, Sharp RR. African American living donors' treatment preferences, sociocultural factors, and health beliefs about Apolipoprotein L1 genetic testing. Prog Transplant. 2019. In Press. https://doi.org/10.1177/1526924819854485.

[87] Freedman BI, Moxey-Mims MM, Alexander AA, Astor BC, Birdwell KA, Bowden DW, et al. APOL1 Long-term Kidney Transplantation Outcomes Network (APOLLO): design and rationale. Kidney Int Rep. 2020;5(3):278–88. https://doi.org/10.1016/j.ekir.2019.11.022.

[88] Ross LF, Thistlethwaite JR. Prisoners as living donors: a vulnerabilities analysis. Camb Q Healthc Ethics. 2018;27(1):93–108. https://doi.org/10.1017/S0963180117000433.

[89] Rodrigue JR, Fleishman A. Health insurance trends in United States living kidney donors (2004 to 2015). Am J Transplant. 2016;16(12):3504–11. https://doi.org/10.1111/ajt.13827.

[90] Lawson T, Ralph C. Perioperative Jehovah's witnesses: a review. Br J Anaesth. 2015;115(5):676–87. https://doi.org/10.1093/bja/aev161.

[91] Dew MA, Jacobs CL, Jowsey SG, Hanto R, Miller C, Delmonico FL. Guidelines for the psychosocial evaluation of living unrelated kidney donors in the United States. Am J Transplant. 2007;7:1047–54. https://doi.org/10.1111/j.1600-6143.2007.01751.x.

[92] Jacobs C, Berglund DM, Wiseman JF, Garvey C, Larson DB, Voges M, Radecki Breitkopf C, Ibrahim HN, Matas AJ. Long-term psychosocial outcomes after nondirected donation: a single-center experience. Am J Transplant. 2018;343(6):433. https://doi.org/10.1111/ajt.15179.

[93] Henderson ML, Adler JT, Van Pilsum Rasmussen SE, et al. How should social media be used in transplantation? A survey of the American Society of Transplant Surgeons. Transplantation. 2018. April 21: Publish Ahead of Print. https://doi.org/10.1097/TP.0000000000002243.

[94] Veale JL, Capron AM, Nassiri N, et al. Vouchers for future kidney transplants to overcome "chronological incompatibility" between living donors and recipients. Transplantation. 2017;101(9):2115–9. https://doi.org/10.1097/TP.0000000000001744.

[95] Ross LF, Rodrigue JR, Veatch RM. Ethical and logistical issues raised by the advanced donation program "pay it forward" scheme. J Med Philos. 2017;42(5):518–36. https://doi.org/10.1093/jmp/jhx018.

[96] Wall AE, Veale JL, Melcher ML. Advanced donation programs and deceased donor-initiated chains-2 innovations in kidney paired donation. Transplantation. 2017;101(12):2818–24. https://doi.org/10.1097/TP.0000000000001838.

[97] Gordon EJ, Beauvais N, Theodoropoulos N, Hanneman J, McNatt G, Penrod D, Jensen S, Franklin J, Sherman L, Ison MG. The challenge of informed consent for increased risk living donation and transplantation. Am J Transplant. 2011;11(12):2569–74. https://doi.org/10.1111/j.1600-6143.2011.03814.x.

[98] Rodrigue JR, Vishnevsky T, Fleishman A, Brann T, Evenson AR, Pavlakis M, Mandelbrot DA. Patient-reported outcomes following living kidney donation: a single center experience. J Clin Psychol Med Settings. 2015;22(2–3):160–8. https://doi.org/10.1007/s10880-015-9424-9.

[99] Jacobs CL, Gross CR, Messersmith EE, et al. Emotional and financial experiences of kidney donors over the

past 50 years: the RELIVE study. Clin J Am Soc Nephrol. 2015;10(12):2221–31. https://doi.org/10.2215/CJN.07120714.

[100] Schover LR, Streem SB, Boparai N, Duriak K, Novick AC. The psychosocial impact of donating a kidney: long-term follow-up from a urology based center. J Urol. 1997;157(5):1596–601. https://doi.org/10.1016/s0022-5347(01)64803-1.

[101] Halverson CME, Wang JY, Poulson M, Karlin J, Crowley-Matoka M, Ross LF. Living kidney donors who develop kidney failure: excerpts of their thoughts. Am J Nephrol. 2016;43(6):389–96. https://doi.org/10.1159/000446161.

[102] Haljamäe U, Nyberg G, Sjöström B. Remaining experiences of living kidney donors more than 3 yr after early recipient graft loss. Clin Transpl. 2003;17(6):503–10. https://doi. org/10.1046/j.1399-0012.2003.00078.x.

[103] Cabrer C, Oppenhaimer F, Manyalich M, et al. The living kidney donation process: the donor perspective. Transplant Proc. 2003;35(5):1631–2. https://doi.org/10.1016/s0041-1345(03)00697-3.

[104] Ruck JM, Van Pilsum Rasmussen SE, Henderson ML, Massie AB, Segev DL. Interviews of living kidney donors to assess donation-related concerns and information-gathering practices. BMC Nephrol. 2018;19(1):130. https://doi.org/10.1186/s12882-018-0935-0.

[105] Hanson CS, Ralph AF, Manera KE, Gill JS, Kanellis J, Wong G, Craig JC, Chapman JR, Tong A. The lived experience of "being evaluated" for organ donation: focus groups with living kidney donors. Clin J Am Soc Nephrol. 2017;12(11):1852–61. https://doi.org/10.2215/CJN.03550417.

[106] Gordon EJ, Mullee JO, Ramirez DI, MacLean J, Olivero M, Feinglass J, Carney P, O'Connor K, Caicedo JC. Hispanic/Latino concerns about living kidney donation: a focus group study. Prog Transplant. 2014;24(2):152–62. https://doi.org/10.7182/pit2014946.

[107] Tong A, Chapman JR, Wong G, Craig JC. Living kidney donor assessment: challenges, uncertainties and controversies among transplant nephrologists and surgeons. Am J Transplant. 2013;13(11):2912–23. https://doi.org/10.1111/ajt.12411.

[108] Grady C. Enduring and emerging challenges of informed consent. N Engl J Med. 2015;372(9):855–62. https://doi.org/10.1056/NEJMra1411250.

[109] U.S. Department of Health and Human Services (HHS), Centers for Medicare and Medicaid Services (CMS). Organ Transplant Interpretive Guidelines. Available at: https://www.cms. gov/Regulations-and-Guidance/Guidance/Transmittals/2019Downloads/R189SOMA.pdf. Accessed: 7 Sept 2020.

[110] Freeman J, Emond J, Gillespie BW, et al. Computerized assessment of competence-related abilities in living liver donors: the adult-to-adult living donor liver transplantation cohort study. Clin Transpl. 2013;27(4):633–45. https://doi.org/10.1111/ctr.12184.

[111] Gordon EJ, Rodde J, Skaro A, Baker T. Informed consent for live liver donors: a qualitative, prospective study. J Hepatol. 2015;63(4):838–47. https://doi.org/10.1016/j.jhep.2015.05.003.

[112] Tong A, Sautenet B, Chapman JR, et al. Research priority setting in organ transplantation: a systematic review. Transplant Int. 2017;30(4):327–43. https://doi.org/10.1111/tri.12924.

[113] Gander JC, Gordon EJ, Patzer RE. Decision aids to increase living donor kidney transplantation. Curr Transplant Rep. 2017;4(1):1–12. https://doi.org/10.1007/s40472-017-0133-1.

[114] Rodrigue JR, Paek MJ, Egbuna O, Waterman AD, Schold JD, Pavlakis M, Mandelbrot DA. Making house calls increases living donor inquiries and evaluations for blacks on the kidney transplant waiting list. Transplantation. 2014;98(9):979–86. https://doi.org/10.1097/TP.0000000000000165.

活体供肾捐献者肾小球滤过率、蛋白尿和血尿的评估

Evaluation of Glomerular Filtration Rate, Albuminuria and Hematuria in Living Donor Candidates

第 **3** 章

Andrew S. Levey　Nitender Goyal　Lesley A. Inker　**著**

王　强　杨　洋　**译**

一、概述

2017 年 KDIGO 肾脏捐献者评估指南是在基于捐献者利益和风险的共同决策框架下制订的 [1]。与之前的指南不同，KDIGO 捐献者评估指南提出不能孤立地进行单一风险因素的评估，而是要对不良结局的所有风险因素进行全面和综合的评估。最新数据表明，与具有相同风险特征的非捐献者相比，肾脏捐献者发生肾衰竭和慢性肾病（chronic kidney disease，CKD）相关疾病的风险增加。风险增加的原因尚不明确，可能与捐献者肾脏功能或结构改变，特别是捐献前已存在不符合 CKD 诊断标准的病变情况下，二次"打击"导致 CKD 易感性增加有关 [2]。GFR、蛋白尿和血尿是评估肾脏捐献者术前 CKD 的主要方法，这些指标的改变与一般人群肾衰竭风险增加密切相关。肾脏的影像检查（详见其他章节）主要是评估肾脏血管、集合系统和输尿管以指导手术，但同时也可提供肾脏合并疾病的资料，以便告知捐献者存在的风险或供肾与受者的匹配度。本章综述了 GFR、蛋白尿和血尿的病理生理学、相关检测方法，以及这些检测结果相关的肾衰竭风险，同时摘录了最新的 KDIGO 活体捐献者评估指南建议，并与以往的指南进行了比较。

KDIGO 活体捐献者评估指南中关于检测相关的推荐建议是基于生理学原理和普遍的临床实践建议提出的，包括了 2012 年 KDIGO 慢性肾病 GFR 和蛋白尿评估及管理的临床实践指南 [3]，以及 2012 年 AUA 血尿相关指南 [4]。没有证据表明活体捐献者或供肾者与其他人群在检测推荐意见上存在差异。

二、肾小球滤过率

（一）病理生理学和检测

目前一致认为肾小球滤过率（glomerular filtration rate，GFR）水平是反应健康人群和疾病患者肾脏功能的最佳综合指标。其原因在于 GFR 是肾脏特有的生理功能，具有较广泛的可变范围，并可受到生理、药理和病理条件的影响。而且 GFR 的下降不仅与许多生理和临床结局相关，并且与其他导致肾脏

功能下降疾病相关。GFR 降低是急慢性肾脏疾病定义和分期的标准之一 [3]。

正常范围和变异 GFR 不仅与肾脏大小成正比，而且与体型也成正比。因此，正常水平的 GFR 采用每 1.73m² 体表面积（body surface area，BSA）来表示，以降低健康个体中 GFR 的变异性。因此，根据 BSA 调整 GFR 并联合 GFR 阈值做出捐献决策，适用于普遍体型的肾脏捐献者的评估。

年轻健康的白种成人的 GFR 正常值范围较广，平均约为 125ml/（min·1.73m²）[5]。GFR 受多种生理和病理状况的影响，并随一天中的时间、膳食蛋白质摄入量、运动、年龄、妊娠、肥胖、高血糖、使用抗高血压药物、细胞外液过多或不足及急慢性肾脏疾病的变化而改变。一些证据（但并非所有的）表明，不同种族间 GFR 的正常水平存在差异 [6, 7]。健康成人的平均肾脏长度为 12cm，体积约 300ml，与 GFR 的水平相关，但因年龄、性别和体型差异 GFR 又有所不同 [8-10]。正常情况下，右肾 GFR 比左肾要小约 5%。

年龄越大，则 GFR 越低。大多数的研究为横断面研究（图 3-1）[5]，少数纵向研究显示个体间 GFR 的下降率存在很大的差异。GFR 下降的原因并不明确。肾脏的其他功能在老年人群中也普遍较低（如肾血浆流量、最大尿浓度），同时肾脏结构在老年人群中也会发生改变（如皮质萎缩、广泛肾小球硬化、肾硬化）。因此，关于老年人肾脏功能和结构的异常是否代表正常衰老或是疾病仍存在争议。

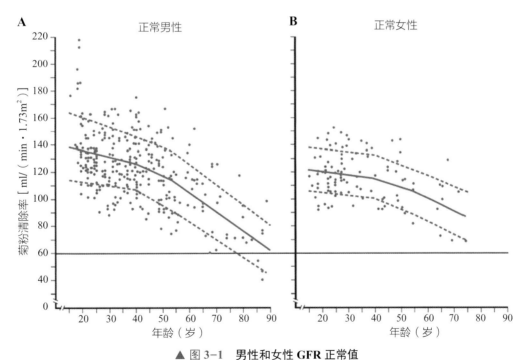

▲ 图 3-1　男性和女性 GFR 正常值

图中显示了不同年龄男性和女性 GFR（菊粉清除率）的正常值。实线表示每隔 10 岁 GFR 的平均值，虚线表示每隔 10 岁 GFR 平均值 ±1 个标准差（引自 Wesson[5]）

2012 年 KDIGO CKD 指南将 GFR ＜ 60ml/（min·1.73m²）持续 3 个月或以上定义为 CKD 的诊断标准 [3]。年轻男性和女性的 GFR ＞ 90ml/（min·1.73m²）视为正常，而与年轻成人的正常水平相比，GFR 在 60～89ml/（min·1.73m²）范围内视为 GFR 下降。GFR ＜ 30ml/（min·1.73m²）定义为 GFR

重度下降，GFR $<$ 15ml/（min·1.73m^2）定义为肾衰竭（2012 KDIGO CKD 评估建议）。由于无法直接检测人体的 GFR，因此我们无法确切地知道"真实"的 GFR 值。GFR 可通过外源性滤过标志物的清除率来间接地测量，也可根据内源性滤过标志物的血清水平进行估计，但测量的 GFR（measured GFR，mGFR）和估计的 GFR（estimated GFR，eGFR）均存在一定的测定误差。各种测量和估计 GFR 的方法的准确性尚不明确，无法确定每种方法特定的阈值。

2012 年 KDIGO CKD 指南建议将肾脏功能表示为 GFR，而不是内源性滤过标志物的血清浓度，并建议将 GFR 的单位表示为 ml/（min·1.73m^2），而不是 ml/min[3]。该指南建议进行两阶段检测（初始检测和确证性检测）。基于血清肌酐的 eGFR（eGFR$_{cr}$）是推荐的初始检测方法。而当 eGFR$_{cr}$ 不太准确时，则需要进行确证性检测。

2012 年 KDIGO CKD 指南建议，血清肌酐测定应溯源至国际参考标准。检测溯源对于所有内源性滤过标志物测定都很重要，由于血清肌酐浓度低，检测溯源对于更高 GFR 范围的 GFR 估计尤为重要。

2012 年 KDIGO CKD 指南建议在北美、欧洲和澳大利亚使用已得到广泛验证的 2009 年 CKD-EPI 肌酐公式。该公式在计算正常 GFR 时偏倚极小，但是不够精确（图 3-2），因此适用于初始的评估[11]。在北美、欧洲和澳大利亚以外的地区，2009 年 CKD-EPI 肌酐公式的准确性较低。如果在特定地区有更准确的公式则建议使用特定的公式计算 GFR。目前有多种 GFR 确证性检测的方法。2012 年 KDIGO CKD 指南建议使用血清胱抑素 C（eGFR$_{cys}$）或血清肌酐和胱抑素 C 联合（eGFR$_{cr-cys}$）的 GFR 估计值或清除率测量值来进行 GFR 的确认。该指南进一步建议，当需要更准确地确定 GFR 以制订治疗决策时使用外源性滤过标志物检测 GFR，同时指南还给出了评估肾脏捐献者的具体实例。

GFR 估计公式是使用回归方式建立的，它将 mGFR 与稳态血清肌酐（serum creatinine，S$_{cr}$）或血清胱抑素 C（serum cystatin C，S$_{cys}$）浓度相关联，并结合人口统计学和临床变量作为 S$_{cr}$ 或 S$_{cys}$ 的非 GFR 决定因素的替代指标。在研究人群中，使用 S$_{cr}$ 或 S$_{cys}$ 浓度的 GFR 估计值在估算 mGFR 方面比单独使用血清浓度更为准确。依据 S$_{cr}$ 或 S$_{cys}$ 浓度估计的 GFR 的误差来源包括非稳定的状态、S$_{cr}$ 或 S$_{cys}$ 的非 GFR 决定因素、GFR 较高时的测量误差及 S$_{cr}$ 或 S$_{cys}$ 检测中的干扰（表 3-1）[3]。GFR 水平较高时的 GFR 估计值不如 GFR 水平较低时精确。在评估供肾捐献者肾脏功能时需要了解这些误差的来源，才能更好地理解 GFR 估计值。

一般而言，eGFR$_{cys}$ 并不比 eGFR$_{cr}$ 更为准确；与单独使用任一标志物相比，使用两种滤过标志物可提高 GFR 估计值的准确性；因此，通常推荐使用 eGFR$_{cr-cys}$ 优于 eGFR$_{cr}$ 或 eGFR$_{cys}$[12, 13]。与肌酐相比，胱抑素 C 的优势在于 S$_{cys}$ 不受肌肉质量的影响，也不需要限定特定的人种。因此，在肌肉质量很大或很小、肉类摄入量很高或很低，黑人（非裔美国人或非裔欧洲人）及白人以外的人群中，使用 eGFR$_{cys}$ 可能比 eGFR$_{cr-cys}$ 更为准确。测量 S$_{cys}$ 的检测应参考国际标准，并且如果没有其他更准确的公式，应使用 2012 年 CKD-EPI 的 eGFR$_{cys}$ 或 eGFR$_{cr-cys}$ 公式测量 S$_{cys}$。

使用外源性滤过标志物测定 mGFR 和计算清除率的方法有很多种，但其准确度各不相同[14]。

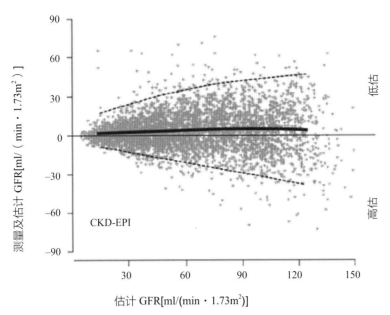

▲ 图 3-2　**CKD-EPI 公式估计 GFR 测量值的效能**

图中显示了 CKD-EPI 外部验证数据中 GFR 测量值和估计值（偏倚）与 GFR 估计值之间的差异（*N*=3896）。95%CI 显示出一条平滑的回归线。CKD-EPI. 慢性肾病流行病学协作组（引自 Levey 等[11]）

表 3-1　**估计 GFR 的误差来源**

误差来源	应用 eGFR_cr 举例	应用 eGFR_cys 举例
非稳定状态	急性肾损伤	急性肾损伤
非 GFR 决定因素 [a]		
人种	• 除了美国和欧洲的黑人和白人之外的种族 / 民族 • 极端体型 • 饮食和营养状况（高蛋白饮食、肌酸补充）	• 非美国和欧洲黑人和白人的种族 / 民族 • 甲状腺功能紊乱 • 皮质类固醇的使用 • 其他假设因素（糖尿病、肥胖）
小管重吸收或分泌	• 抑制小管分泌（甲氧苄啶、西咪替丁、非诺贝特）	尚未证实
肾外去除	• 透析 • 抗生素抑制肠道肌酐酶 • 大量细胞外液丢失	GFR 严重下降
测定干扰	• 光谱干扰（胆红素、药物） • 化学干扰（葡萄糖、酮、胆红素、药物）	异染抗体
较高的 GFR	• 相对于 GFR，非 GFR 决定因素具有更高的生物学变异性 • 更高的 GFR 测量误差 • 更高的 S_{cr} 测量误差	• 相对于 GFR，非 GFR 决定因素具有更高的生物学变异性 • 更高的 GFR 测量误差 • 更高的 S_{cys} 测量误差

eGFR. 估计 GFR；S_{cr}. 血清肌酐；S_{cys}. 血清胱抑素 C

a. 非 GFR 决定因素，与建立 GFR 估计公式的研究人群不同

引自 KDIGO 2012[3]

mGFR 并非适用于所有的移植中心，因此如果有其他替代检测也可使用。肌酐清除率（measured creatinine clearance，mCl_{cr}）的测定不如 mGFR 准确[14]，但如果 mGFR 不可用，那么也可以应用 mCl_{cr}。但由于肌酐的分泌，会高估 mGFR[15]。基于较早的非标准化的 S_{cr} 检测数据，当 GFR 正常时 mCl_{cr} 被高估的程度可达 15% 或以上；而使用标准化检测时，高估的程度可能更高。当进行捐献者评估，GFR 水平较低时，平均肌酐和尿素氮的清除率可准确地估计 mGFR，但 GFR 水平较高时，其准确性反而降低。

一项研究表明，eGFR 可以对肾脏捐献者提供准确的评估决策[16]。检测后概率计算是根据 mGFR 的预检测概率和 $eGFR_{cr}$ 或 $eGFR_{cr-cys}$ 的检测效能得来。极高的检测后概率为 mGFR 提供了高于决策阈值水平的保证，而极低的检测后概率为 mGFR 提供了低于决策阈值水平的保证。基于互联网的计算器可用于计算 mGFR 高于或低于阈值概率的检测后概率（http://ckdepi.org/equations/donor-candidate-gfr-calculator/），以供做出捐献决策。移植中心可以确定在缺乏 mGFR 和 mCl_{cr} 的情况下，选择哪些检测后概率方法以用于临床决策。另一项在供肾捐献者中验证这些计算结果的研究已经发表[17]，但尚未在 eGFR 准确性未知的人种和种族（例如黑人及白人之外的人种）中进行验证以确定其准确性。

在美国，器官获取和移植网络（Organ Procurement and Transplantation Network，OPTN）供体评估政策要求使用 mGFR 或 mCl_{cr} 方法进行评估[18]。在使用清除率方法评估 GFR 的国家，可以采用一种有效的策略，即基于外源性滤过标志物清除率的 mGFR 和尿白蛋白/肌酐比值（albumin-to-creatinine ratio，ACR）进行决策，而省略定时的尿液采集（讨论详见下文）。而在不需要清除率评估 GFR 的国家，可采取在候选捐献者到移植中心前就事先获得 $eGFR_{cr}$、$eGFR_{cr-cys}$ 和尿液 ACR 的评估方式[19]。

所有候选肾脏捐献者均需要行肾脏成像，以检测肾脏实质、血管或泌尿系统的异常。双侧肾脏大小不对称往往意味着肾脏功能的不对称。在这种情况下，可通过放射性核素显像评估单侧肾脏（分肾）的 GFR。

（二）肾衰竭风险与肾小球滤过率降低有关

1. 一般人群中的风险

一般人群中 GFR 降低与 CKD 并发症风险升高相关，包括终末期肾病（end-stage renal disease，ESKD）（定义为开始肾脏替代治疗时）、心血管疾病和死亡。在普通人群中，与 eGFR 参考值 95ml/（min·1.73m²）相比，eGFR 降低相关并发症的相对风险（relative risk，RR）在 60～75ml/（min·1.73m²）范围凸显，而在 eGFR 更低时 RR 呈指数上升（图 3-3）[20-22]。然而，较低的 eGFR 与较高的不良结局风险的相关性也与 GFR 较低时合并发生的其他疾病密切相关，如高血压、糖尿病和心血管疾病。老年人 GFR 较低与 CKD 结局风险增加相关，包括 ESKD、心血管疾病和死亡。与 eGFR 参考值相比，eGFR 较低的老年人发生这些结局的相对风险低于年轻人；但是，老年人的绝对风险增量高于年轻人[23]。然而，由于捐献者通常没有这些不利的情况且年龄更小，GFR 降低与 CKD 并发症风险的相关研究对捐献候选者不一定适用。

近期一项针对美国 7 个普通人群队列的 Meta 分析，纳入近 500 万健康者（健康者特征与候选

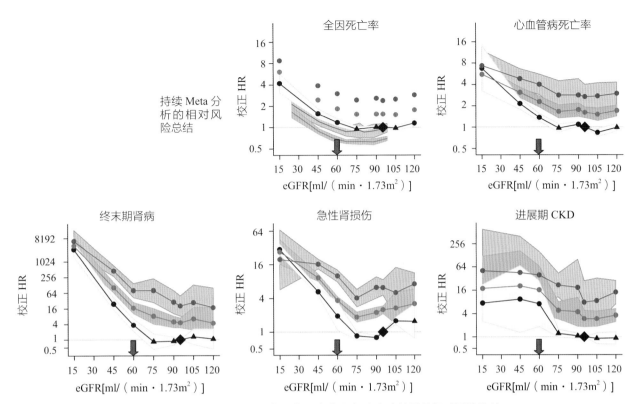

图 3-3　基于 eGFR 和蛋白尿的死亡率和肾脏疾病结局的相对风险总结

图中数据是基于使用 MDRD 研究公式的 eGFR$_{cr}$。mGFR 则没有可比较的数据。并且使用 2009 年 CKD-EPI 肌酐公式和 2012 年 CKD-EPI 胱抑素 C 和肌酐 - 胱抑素 C 公式的研究证实了以上结果。不同颜色阴影代表 ACR 的分组：蓝色为 < 30mg/g，绿色为 30~300mg/g，红色为 > 300mg/g。eGFR. 估计 GFR；eGFR$_{cr}$. 基于肌酐的 eGFR；MDRD. 肾病饮食调整；CKD-EPI. 慢性肾病流行病学协作组；ACR. 白蛋白 / 肌酐比值（引自 Levey 等[20]）

供肾者相似）数据，结果显示在中位随访的 4~16 年，GFR 降低（非捐献）与 ESKD 风险增加相关[24]。基于基线人口统计学和健康特征，可通过互联网计算器计算 ESKD（非捐献）的 15 年和终身的发生风险（http://www.ckdpcrisk.org/esrdrisk/）。根据健康人群的年龄、性别和人种[1]，本研究中 eGFR 水平的预测风险变化如图 3-4 和图 3-5 所示[24]。该分析表明，在所有人口统计学亚组中，较低的 eGFR 与 ESKD 发生的终身风险增加相关。当 eGFR ≥ 90ml/（min·1.73m^2）时，所有年龄段的白人男性和白人女性发生 ESKD 的终身风险均小于 1%，但年龄小于 30 岁的黑人男性和小于 20 岁的黑人女性则超过 2%（图 3-5）。当年龄大于 60 岁时，eGFR 在 60~89ml/（min·1.73m^2）范围的终身 ESKD 发生风险低于 1%。

2. 肾脏捐献后的风险

供体肾切取术会使肾脏质量降低约 50%，保留的肾脏会快速代偿性超滤，使得捐献后 GFR 的降低仅在 30% 左右（25%~40%），即 GFR 减少 25~40ml/（min·1.73m^2）[25-28]。肾脏切取术后肾脏疾病的发生是有理论依据的。在动物实验中，肾脏质量减少后超滤相关的血流动力学的改变可导致与肾脏疾病相关的结构和功能异常。一般而言，肾脏质量减少的严重程度与随后肾脏疾病的发展速度直接相关。近期一些临床研究也报道了肾脏捐献后保留肾脏超滤相关的类似血流动力学变化[28, 29]。有限的数据显

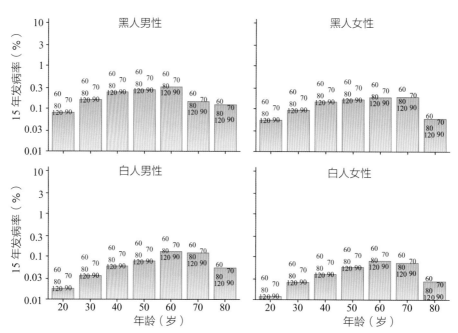

▲ 图 3-4　基于基线 eGFR 和人口统计学数据，估计美国 ESKD 的终身发病率

基本情况如下：年龄特异性 [年龄 20、30、40、50、60、70 和 80 岁时 eGFR 分别为 114、106、98、90、82、74 和 66ml/（min·1.73m²）]，收缩压 120mmHg，尿 ACR 4mg/g（0.4mg/mmol），BMI 26kg/m²，无糖尿病或抗高血压药物使用等。这些人群被认可代表近期美国活体供肾者，除 eGFR 外，不同年龄段的健康特征变化很小。eGFR. 估计 GFR；ACR. 白蛋白 / 肌酐比值；BMI. 体重指数（引自 Grams 等 [24]）

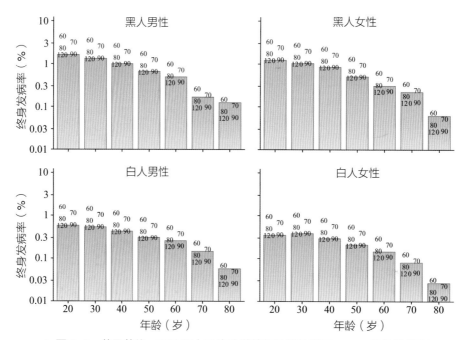

▲ 图 3-5　基于基线 eGFR 和人口统计学特征估算的美国 ESKD 终身发病率

基本情况如下：年龄特异性 [年龄 20、30、40、50、60、70 和 80 岁时 eGFR 分别为 114、106、98、90、82、74 和 66ml/（min·1.73m²）]，收缩压 120mmHg，尿 ACR 4mg/g（0.4mg/mmol），BMI 26kg/m²，无糖尿病或抗高血压药物使用等。这些人群被认可代表近期美国活体供肾者，除 eGFR 外，不同年龄段的健康特征变化很小。终身风险预测模型是基于 15 年的随访数据得出，并根据低风险人群的 ESKD 发生率进行校准，因此可能不够精确。eGFR. 估计 GFR；ACR. 白蛋白 / 肌酐比值；BMI. 体重指数（引自 Grams 等 [24]）

示，捐献前 GFR 较低的供肾者中术后 GFR 降低的风险较高。在一般人群中，肾脏捐献后 ESKD 发生风险并没有超过普通人群的 ESKD 发生率 [26, 30, 31]。对美国 1994—2003 年平均随访 9.8 年活体供肾者的数据分析表明，捐献后 ESKD 的年发生率为 0.134/1000；即使捐献后 GFR 较普通人更低，但这一数据并不高于一般人群的 ESKD 发生率 [32]。然而，考虑到捐献者是经过仔细严格的医学评估与选择，因此以一般人群作为对照组存在一定的局限性 [33]。最近的两项研究对肾脏捐献者与基线健康状况良好的个体进行了比较，结果表明肾脏捐献与 ESKD 风险增加相关，但是风险增加较小，而且捐献后的绝对风险仍然较低。Mjøen 等将 1901 名供肾者与 32 621 名人口统计学匹配的健康对照者进行了比较，结果显示在 15.2 年的中位随访期内，9 例供者（0.47%）及 22 例健康非供者（0.07%）发生了 ESKD[34]。将来自美国供体登记中心的 96 217 例供者数据和来自 NHANES Ⅲ 的健康受试者数据与国家 ESKD 报告表相关联，Muzzale 等估计供者 15 年时 ESKD 的累积发病率为 30.8/10 000，而相匹配的非供者为 3.9/10 000（归因于捐献的风险为 26.9/10 000）[35]。在这项研究中，捐献时年龄高比年龄低、男性比女性、黑人比白人，以及生物学上有血缘关系比无血缘关系的供者的 ESKD 发病率更高。本研究的作者随后开发了一个预测模型，根据年龄、性别、人种、BMI 和 ESKD 家族史预测捐献后 20 年以上 ESKD 的发生风险 [36]，并制作了一个网页版计算器：http://www.transplantmodels.com/donesrd/。模型中不包括捐献前的 eGFR、蛋白尿和血尿。目前还没有捐献者终身的 ESKD 估计数据。

　　2017 年 KDIGO 活体捐献者指南推荐了一个两阶段的评估流程（框 3–1），首先使用 CKD–EPI 公式的 eGFR$_{cr}$ 作为评估的第一步，然后使用移植中心可选择的最准确的方法复核 GFR（在许多中心可能有一种以上的方法可供选择）。在美国，OPTN 政策要求通过清除率测定以复核 GFR。2017 年 KDIGO 指南建议通过尿液或血浆特异外源滤过标志物的清除率来测定 GFR，因为这些标志物比 mCl$_{cr}$ 更准确，但也允许使用其他的方法。

　　2017 年 KDIGO 指南建议将 mGFR ≥ 90ml/（min·1.73m^2）作为常规可接受候选供者的阈值；将 mGFR ＜ 60ml/（min·1.73m^2）作为常规排除候选供者的阈值；对于 mGFR 在 60～89ml/（min·1.73m^2）的，移植中心可以根据其他风险因素进行个体化决策。该指南建议，在得出 GFR 水平和风险的结论时，应包含所有来自 GFR 估计和检测的信息（图 3–6）[19, 37]。此外，该指南建议应向候选捐献者交代 ESKD 风险小幅增加的可能性，目前在 OPTN/UNOS 的政策中已包含了此类知情告知的要求 [18]。

　　基于与受者最佳结局相关的供者 GFR 水平（未根据 BSA 调整）的研究，一些既往的指南建议将 GFR ≥ 80ml/min 作为可接受捐献的阈值 [38]。此外，一些指南建议 GFR 水平控制在年龄和性别正常的两个标准差范围内。总体而言，无论是应根据 BSA 调整阈值或根据性别、人种和年龄提供标准化的参考值，其他指南没有具体规定用于 GFR 的检测方法 [39]。

　　2017 年 KDIGO 指南指出，没有充分的证据表明未根据 BSA 或年龄特异性阈值校正的 80ml/min 作为单一阈值是否合理。相比之下，KDIGO 指南与一般临床实践中公认的测量方法和阈值保持一致，不仅承认 GFR 的检测方法存在差异，并且决定接受或拒绝供体候选者恰当的 GFR 阈值确实存在不确定性。值得注意的是，中间范围为 60～89ml/（min·1.73m^2）通常包含了 80ml/min 的 mCl$_{cr}$，以及之前推

框 3-1　2017 年 KDIGO 活体捐献者指南中有关捐献前 GFR 的推荐意见

检测
- 5-1：供体肾脏功能评估应选择肾小球滤过率，而不是血清肌酐浓度。
- 5-2：供体 GFR 单位应表示为 ml/（min·1.73m^2），而不是 ml/min。
- 5-3：遵循 2012 KDIGO CKD 指南的建议，应根据血清肌酐（eGFR$_{cr}$）估计供体 GFR 用于初始评估。
- 5-4：根据可操作性，应使用以下一种或多种测量值确定供体 GFR。
  - 使用外源性滤过标志物测量 GFR，最好是菊粉的尿液或血浆清除率、碘酞酸盐的尿液或血浆清除率、^{51}Cr-EDTA 的尿液或血浆清除率、碘海醇的尿液或血浆清除率及 ^{99m}Tc-DTPA 的尿清除率。
  - 测量的肌酐清除率。
  - 根据 2012 KDIGO CKD 指南的建议，结合血清肌酐和胱抑素 C（eGFR$_{cr-cys}$）估计的 GFR。
  - 从 eGFR$_{cr}$ 中重复估计的 GFR。
- 5-5：如果存在肾脏实质、血管或泌尿系统异常或肾脏成像显示肾脏大小不对称，应使用经肾小球滤过排泄的放射性核素或造影剂（如 ^{99m}Tc-DTPA）显像以评估单侧肾脏的 GFR。

选择
- 5-6：GFR ≥ 90ml/（min·1.73m^2）是肾脏捐献的可接受肾脏功能水平。
- 5-7：GFR 在 60～89ml/（min·1.73m^2）的候选捐献者应根据人口统计学和健康特征及移植中心可接受的风险阈值进行个体化决策。
- 5-8：GFR < 60ml/（min·1.73m^2）的候选者不应进行捐献。
- 5-9：当存在 GFR 不对称、肾实质异常、血管异常或泌尿系统异常但不得不捐献时，应选择受累更严重的一侧肾脏进行捐献。

咨询
- 5-10：我们建议候选捐献者应被告知，由于捐献肾脏，未来发生需要透析或移植治疗的肾衰竭的风险会略有增加；然而捐献后 15 年内的平均绝对风险仍然较低。

荐的 mGFR 年龄和性别阈值。

并非所有候选供肾者都需要评估单侧肾（分肾）GFR。多种因素决定了移植时首选切取的肾脏。如果 GFR 在可接受范围，但存在肾脏实质、血管或泌尿系统的异常或肾脏功能不对等，那么移植时最好选择受累更严重或功能相对较低的那侧肾脏进行捐献。因为证据审查小组未发现符合审查标准的研究，因此 2017 年 KDIGO 指南未对个体肾脏 GFR 的标准提出推荐意见。基于低质量研究证据，一项既往的指南建议如果肾脏长度之间的差异 ≥ 2cm 且肾脏之间的功能差异 ≥ 10%，则建议行放射性核素显像检测可能更有价值[40]。今后的进一步研究建议包括了目前正在开展的工作，例如确定 eGFR$_{cr}$、eGFR$_{cys}$ 和 eGFR$_{cr-cys}$ 在评价和选择候选活体捐献者时预测 mGFR 的准确性，并根据捐献前的 GFR 量化活体候选者和活体供体的长期风险，包括发生 ESKD 的终身风险。

三、蛋白尿

（一）病理生理学和检测

蛋白尿水平升高是被广泛接受的一种肾脏损害指征。蛋白尿升高与众多的临床疾病相关，是 CKD 定义和分期的标准之一[3]。在糖尿病肾病和其他肾小球疾病中，蛋白尿通常在 GFR 下降前已出现升高。

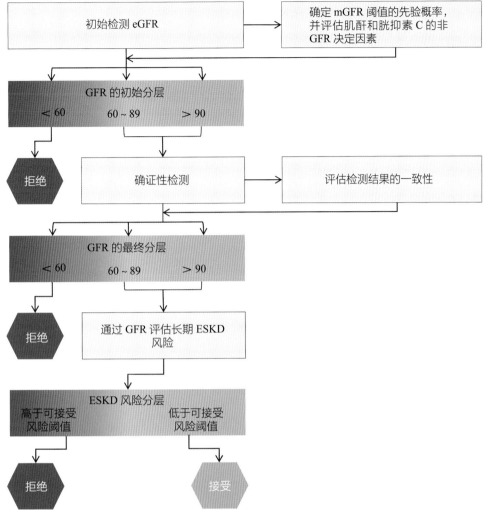

▲ 图 3-6　供体 GFR 评估的推荐步骤

初始检测：eGFR$_{cr}$ 是大多数候选者的初始检测。对于血清肌酐非 GFR 决定因素存在变异（如肌肉质量或饮食）的候选者，eGFR$_{cys}$ 可能是首选的初始检测方法（表 3-1）。对 eGFR 的解释应包括考虑 mGFR 高于或低于决策阈值的可能性（http://ckdepi.org/equations/donor-candidate-gfr-calculator/）。mGFR < 60ml/（min·1.73m^2）是不再进一步评估而拒绝捐献的标准。确证性检测：在美国要求供 mGFR 和 mCl$_{cr}$。其他地区，如果 mGFR 和 mCl$_{cr}$ 不适用且 eGFR$_{cys}$ 未用作初始检测，则可使用 eGFR$_{cr-cys}$ 作为替代。如果没有其他可用的确证性检测，那么可以接受重复的 eGFR$_{cr}$ 检测，但通常不作为首选方案。检测结果不一致表明有一次或多次的检测不准确，应当舍弃或进行重复检测。mGFR < 60ml/（min·1.73m^2）是不再需要进一步评估而拒绝捐献的标准。使用 GFR 估计长期 ESKD 发生风险：将 ESKD 的长期估计风险与移植中心可接受风险的阈值进行比较。根据人口统计学和临床特征计算无捐献情况下的长期风险，包括 GFR（http://www.transplantmodels.com/esrdrisk/）。因为捐献而产生的额外风险可能比没有捐献的风险高 3.5～5.2 倍，但也存在很大的不确定性，尤其对于年轻的候选捐献者，我们建议在决策时应更加谨慎。捐献后风险高于阈值是拒绝捐献的依据。风险低于阈值的候选者可以自行决定是否捐献。eGFR$_{cys}$. 基于胱抑素 C 的估计 GFR；mGFR. 测量的 GFR；mCL$_{cr}$. 测量的肌酐清除率；eGFR$_{cr-cys}$. 基于肌酐和胱抑素 C 估计的 GFR（引自 Garg 等[45]）

1. 正常范围和变异

白蛋白是尿液中可检出的多种蛋白质之一。尿蛋白是由少量大分子量蛋白质（主要是白蛋白）组成，其滤过通常受肾小球的限制，低分子量血清蛋白通常由肾小球滤过再被肾小管重吸收，泌尿系统可分泌蛋白质。一般认为尿蛋白增加是肾脏损害的标志：蛋白尿反映肾小球的渗透性增加（称为肾小球性蛋白尿），低分子量血清蛋白尿反映肾小管重吸收减少（称为肾小管性蛋白尿）。此外，肾小管中的蛋白质可直接引起肾脏的损伤。肾小球或肾小管间质疾病引起的慢性肾病通常与肾小球和肾小管蛋白尿（蛋白尿和低分子量血清蛋白尿）都有关。一些肾小管间质疾病可能引起以肾小管性蛋白尿为主的疾病，包括 Dent 病、重金属（镉和铅）或马兜铃酸（巴尔干和中国的草药）毒性所致的肾病、干燥综合征、多发性骨髓瘤或与 Fanconi 综合征相关的遗传性疾病和急性肾小管坏死。蛋白尿也可由肾病以外的其他疾病引起：低分子量血清蛋白也可能反映生成的增加（例如淋巴增生性疾病中的轻链蛋白尿），高分子量和低分子量蛋白也可能来自于尿蛋白的分泌增加（由下尿路疾病所致）。

尿白蛋白是评估肾脏损害首选的尿蛋白指标。目前正在努力直接建立尿白蛋白作为血清白蛋白标准化参考物检测的可溯性[41, 42]。因为尿蛋白的组成不同，且没有能追溯到标准化的参考物质，所以尿液总蛋白的检测无法实现标准化。还可进行一些其他特定尿蛋白的检测，如 α_1- 微球蛋白、β_2- 微球蛋白和单克隆重链或轻链（也称为"本周"蛋白）。

健康年轻男性和女性的白蛋白丢失率的 [以下简称白蛋白排泄率（albumin excretion rate，AER）] 正常水平低于 10mg/d，重复检测的变异系数约为 30%[43]。由于变异系数较高，评估蛋白尿首选重复检测。一些横断面的研究显示，AER 随年龄增长而升高，升高的原因尚不清楚，而升高的速度出现广泛的变异性（图 3-7）[44]。如前所述，肾脏功能和结构的异常在老年人中很常见，老年人较高的 AER 是代表着正常衰老还是代表疾病状态尚存在争议。

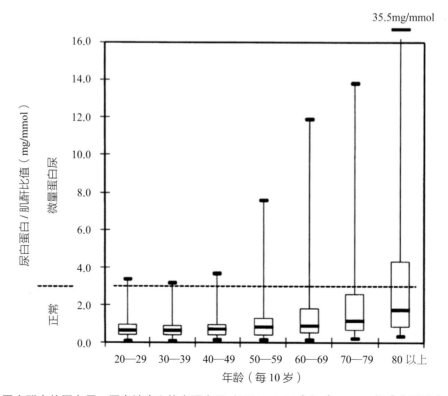

▲ 图 3-7　美国人群中的蛋白尿。国家健康和检查调查Ⅲ（1988—1994 年）中 14 622 例成人受试者的随机尿白蛋白 / 肌酐比值的箱式图。方框代表四分位距（数值的 50%）。方框中的黑线表示中位数。上下边缘分别表示 95% 和 5% 的百分位数（引自 Garg 等 [44]）

2012 年 KDIGO CKD 指南将 AER > 30mg/d，持续 3 个月或以上定义为满足 CKD 的诊断标准 [3]。青年男女 AER < 30mg/d 为正常或轻度升高；相比于年轻成人水平，AER 在 30～300mg/d 定义为中度升高，AER > 300mg/d 定义为重度升高。其他尿蛋白指标的大致范围见表 3-2[3]。

表 3-2　蛋白尿与白蛋白尿分组的关系

测　量	分　组		
	正常至轻度增加（A1）	中度增加（A2）	重度增加（A3）
AER（mg/24h）	< 30	30～300	> 300
PER（mg/24h）	< 150	150～500	> 500
ACR			
（mg/mmol）	< 3	3～30	> 30
（mg/g）	< 30	30～300	> 300
PCR			
（mg/mmol）	< 15	15～50	> 50
（mg/g）	< 150	150～500	> 500
蛋白试纸	阴性至微量	微量至 +	+ 或以上

可通过定时尿液采集中的排泄率、随机尿样中蛋白浓度与肌酐浓度的比值和随机尿样中试剂条来检测白蛋白尿和蛋白尿。同一类别的检测方法之间的关系并不确切。例如 AER 和 ACR 之间，以及 PER 和 PCR 之间的关系是基于平均肌酐排泄率约为 1.0g/d 或 10mmol/d 的假设。出于实用原因，转换被四舍五入（肌酐 mg/g 到 mg/mmol 的精确转换需要乘以 0.113）。肌酐的排泄会随年龄、性别、人种和饮食的变化而变化。因此，检测项目之间的关系仅为近似值。ACR 低于 10mg/g（< 1mg/mmol）为正常；ACR 10～30mg/g（1～3mg/mmol）为"正常高限"。ACR > 2200mg/g（> 220mmol/mol）被认为是"肾病范围"。尿液试纸结果和其他检测之间的关系取决于尿液的浓度。ACR. 白蛋白 / 肌酐比值；AER. 白蛋白排泄率；PCR. 蛋白 / 肌酐比值；PER. 蛋白排泄率（引自 KDIGO 2012[3]）

2. 2012 年 KDIGO CKD 指南评估建议

2012 年 KDIGO CKD 一般人群蛋白尿评估指南推荐进行两阶段检测（初始检测和随后根据需要进行的确证性检测）。初始试验，按照优先顺序排列，其基本原理描述如下：在所有情况下，首选清晨的尿液样本作为初始检测，因为清晨的尿液样本可最大限度地减少由于白蛋白排泄和尿液浓度的昼夜变化而导致的变异。

3. 尿 ACR

与白蛋白浓度相比，首选 ACR 的依据是尿液的浓度和稀释度在个体间和一天中的差异可达 10 倍以上。因此，2012 年 KDIGO CKD 指南建议，临床检验科在检测尿液白蛋白的同时应检测尿液肌酐，除白蛋白浓度外，还应给出 ACR 的结果。通过尿肌酐浓度测定尿白蛋白虽然克服了由于尿液浓度和稀释导致的变化，但同时也带来了由肌酐生成导致的差异。为了克服肌酐生成的变异性，有人提出使用估计肌酐排泄率（creatinine excretion rate, CER），并将该数值乘以 ACR 来估计 AER[46]。除肾脏疾病外，影响尿 ACR 的其他因素见表 3-3[3]。一项研究报道了应用 ACR 水平检测 30mg/d 时 AER 的性能，受

表 3-3 影响尿白蛋白/肌酐比值的因素

因　素	影响举例
分析前因素	
暂时性蛋白尿升高	• 月经血污染 • 尿路感染 • 运动 • 直立姿势（直立性蛋白尿） • 其他会增加血管通透性的情形（如败血症）
个体变异	• 内在生物差异 • 遗传变异
分析前储存条件	• 分析前白蛋白的降解
肌酐清除变异的非肾脏因素	• 年龄（儿童和老年人较低） • 种族（白人比黑人低） • 肌肉质量（如截肢、截瘫、肌肉萎缩症患者的肌肉质量较低） • 性别（女性较少）
肌酐清除的变化	• 非稳定状态的肌酐（AKI）
分析因素	
抗原过剩效应（"前带反应"）	• 使用某些分析方法时白蛋白浓度非常高的样品可能被错误地报告为较低或正常

尿白蛋白（或总蛋白）的检测分析需要新鲜尿液，尿液可在 4℃下储存 1 周，或在 -70℃下储存更长时间。在 -20℃下冷冻似乎会导致白蛋白的丢失，因此不推荐使用。分析储存样本时，应使其达到规定温度并在分析前充分混合。AKI. 急性肾损伤（引自 KDIGO 2012[3]）

试者工作曲线下面积（area under the receiver operator curve，AUROC）为 0.93[47]。ACR 阈值 10mg/g 与 AER 阈值 30mg/d 的灵敏度和特异性的相关度为 88%。由于年龄、性别、人种和体重不同，AUROC 存在微小的差异。

4. 尿液 PCR

总尿蛋白检测不能替代尿白蛋白检测。由于 PCR 的灵敏度低于 ACR，因此即使是阴性检测结果也必须通过白蛋白的检测来证实。PCR 增高提示 ACR 增高，但是尿液中非白蛋白的蛋白可以导致检测的阳性，因此即使检测阳性也应通过白蛋白的检测加以证实。PCR 升高而白蛋白检测阴性的患者可能有肾小管性蛋白尿、轻链蛋白尿或尿路系统的疾病。

5. 自动读取总蛋白的尿常规试纸检测

试剂条检测可以即时的、半定量的评估尿液总蛋白浓度。试剂条（"试纸"）对白蛋白的灵敏度高于其他蛋白质，但缺乏特异性。自动读取器比人工手动读取更为准确。如果没有自动读取仪，也可以使用试剂条人工手动读数进行尿中总蛋白的分析检测。

（二）与蛋白尿升高相关的肾衰竭风险

1. 普通人群中的风险

普通人群中蛋白尿升高与 CKD 并发症（包括 ESKD、心血管疾病和死亡）风险升高相关。在普通人群中，以 ACR 5mg/g（0.5mg/mmol）为参考值，ACR 升高相关并发症的 RR 在以对数刻度表示时无明显阈值[48]。基于这个原因，10～29mg/g 被定义为"正常高限"。ACR 升高相关的风险与 eGFR 无关（图 3-3）。蛋白尿升高与不良结局风险升高的相关性可能与蛋白尿伴随发生的其他疾病相关，如高血压、糖尿病和心血管疾病。老年人蛋白尿升高与 CKD 结局风险增加相关，包括 ESKD、心血管疾病和死亡。与参考尿液 ACR 相比，尿液中 ACR 升高的老年人不良结局的 RR 低于年轻人。但是，老年人绝对风险的增加高于年轻人[23]。

最近一项 Meta 分析纳入了来自美国 7 个普通人群队列的 500 万健康人群，研究发现在中位随访 4～16 年间，ACR 每增加 10 倍，ESKD 的发生风险增加 3 倍，但该结果并没有统计学意义 [校正风险比（HR）=2.94，95%CI 0.99～8.75][24]。根据 ACR、年龄、性别和健康人群人种的差异，发生 ESKD 的 15 年及终身风险如图 3-8 和图 3-9 所示[24]。其中关键的发现是，在所有亚组中，ACR 升高与发生 ESKD 的终身风险升高相关，且男性风险高于女性，黑人风险高于白人。如果尿液中 ACR ＜ 10mg/g，所有年龄的白人男性和白人女性的 ESKD 终身风险均低于 1%，但年龄小于 30 岁的黑人男性和小于 20 岁的黑人女性则超过 2%。在白人中，ACR 100mg/g 的男性年龄大于 50 岁和女性年龄大于 40 岁时 ESKD 的终身风险低于 1%。在黑人中，ACR 30mg/g 的男性和女性在 60 岁以上时 ESKD 的终身风险低于 1%。

2. 肾脏捐献后的风险

一项系统评价量化了 42 项研究中的 4793 名活体供者捐献肾脏后蛋白尿的发生率，平均随访 7 年

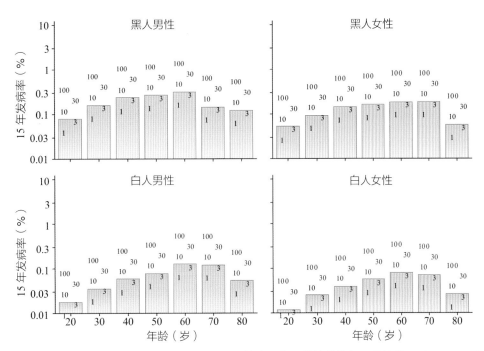

▲ 图 3-8　根据白蛋白 / 肌酐比值（ACR，mg/g）基线和人口统计学特征，估计的 15 年 ESKD 发病率

年龄特异性 [年龄 20、30、40、50、60、70 和 80 岁时 eGFR 分别为 114、106、98、90、82、74 和 66ml/（min·1.73m²）]，收缩压 120mmHg，尿 ACR 4mg/g（0.4mg/mmol），BMI 26kg/m²，无糖尿病或抗高血压药物使用。这些人群被认可代表近期美国活体供肾者，除 eGFR 外，不同年龄段的健康特征变化很小。eGFR. 估计 GFR；ACR. 白蛋白 / 肌酐比值；BMI. 体重指数（引自 Grams 等[24]）

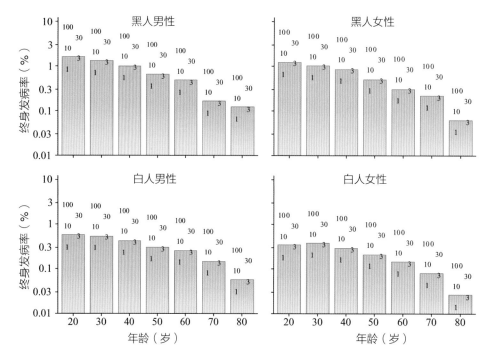

▲ 图 3-9 　根据白蛋白 / 肌酐比值（ACR，mg/g）基线和人口统计学特征，估计的美国 ESKD 终身发病率

基本情况如下：年龄特异性 [年龄 20、30、40、50、60、70 和 80 岁时 eGFR 分别为 114、106、98、90、82、74 和 66ml/（min·1.73m²）]，收缩压 120mmHg，尿 ACR 4mg/g[0.4mg/mmol]，BMI 26kg/m²，无糖尿病或抗高血压药物使用。这些人群被可代表近期美国活体供肾者，除 eGFR 外，不同年龄段的健康特征变化很小。终身风险预测是基于 15 年的随访数据得出，并根据低风险人群的 ESKD 发生率进行校准，因此可能不够精确。eGFR. 估计 GFR；ACR. 白蛋白 / 肌酐比值；BMI. 体重指数；ESKD. 终末期肾病（引自 Grams 等 [24]）

（2～25 年）（图 3-10）[27]。这些研究之间存在实质性的差异。一些研究报告蛋白尿的发生率超过 20%，而另外一些研究的发生率低于 5%。蛋白尿的总发生率为 12%（95%CI　8%～16%）。将蛋白尿定义为 24h 尿蛋白＞ 300mg/d 的只有 9 项研究，但这些研究得出的结论与以上研究是一致的，蛋白尿发生率为 10%（95%CI　7%～12%）。

　　供肾者捐献肾脏后发生蛋白尿相关的风险因素尚不明确，但肾切取术后发生肾脏疾病具有一定的理论基础。首先，在动物实验中，肾脏质量的减少与肾小球对白蛋白的通透性增加相关，也与肾脏疾病相关的其他结构和功能异常相关。其次，考虑到肾脏捐献后 GFR 会下降，因此白蛋白的滤过负荷也将降低。捐献后蛋白尿无变化或加重提示每个肾单位的白蛋白滤过将增加。

　　2017 年 KDIGO 活体捐献指南建议筛查蛋白尿，并建议将随机尿 ACR 作为评估的第一步（框 3-2）。由于尿液 ACR 的变异性及其与尿液 AER 的关系，指南建议所有情况下都应进行复核确认。首选的确证性检验是尿液 AER，单位为 mg/d。因为尿液的非白蛋白排泄没有公认的正常范围，因此除检测白蛋白外，KDIGO 不建议进行总的尿蛋白检测。肾小管性蛋白尿（肾小管间质性肾病）和蛋白过剩导致的蛋白尿（浆细胞或 B 淋巴细胞疾病）有关的疾病并不常见，患有这些疾病的患者通常存在其他临床异常，这些异常可在供体评估期间被发现。如果怀疑有显著的非白蛋白性蛋白尿，可进行特异性的尿蛋白检测。这些检测可以与白蛋白尿检测同时进行。在美国，现行的 OPTN 政策要求同时测定总的尿蛋白和

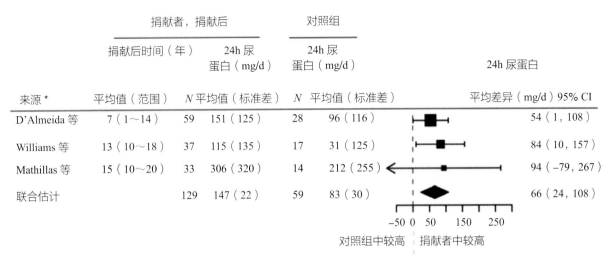

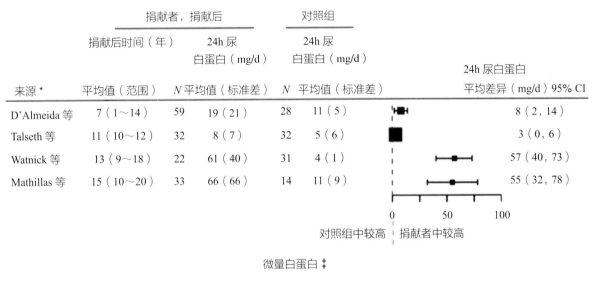

微量白蛋白 ‡

来源 *	捐献后时间（年）	捐献者	对照组	微量白蛋白相对风险 95%CI
	平均值（范围）	n/N	n/N	
Sobh 等	2（1～10）	8/45	2/20	1.8（0.4，7.6）
Watnick 等	13（9～18）	6/22	0/31	18.1（1.1，305.3）
联合估计		14/67	2/51	3.9（1.2，12.6）

▲ 图 3-10　肾脏捐献后蛋白尿

肾脏捐献后蛋白尿的对照研究，每平方的大小与研究估计值的变异性成反比。研究按照捐献后的平均年数排列。24h 尿液测定微量白蛋白。由于研究之间的统计学异质性，汇总结果没有以图表形式表示。N. 受试者数量；n. 事件数量（引自 Garg 等[27]）

框 3-2　2017 年 KDIGO 活体捐献者指南中有关捐献前蛋白尿的推荐意见

检测
- 6-1：应以测定尿白蛋白作为供体的蛋白尿诊断，而不是总的尿蛋白。
- 6-2：应使用随机（不定期）尿液样本中的尿白蛋白/肌酐（ACR）进行蛋白尿的初步评估（筛查）。
- 6-3 应用以下内容确认供体蛋白尿情况：
  - 定时尿液样本中的白蛋白排泄率（AER）。
  - 如果无法获得 AER，则重复检测 ACR。

供体蛋白尿可接受的标准
- 6-4 尿液 AER < 30mg/d 视为可行肾脏捐献的标准。
- 6-5 AER 在 30～100mg/d 的捐献候选者应根据移植中心可接受的风险阈值相关的人口统计学和健康特征进行个体化决策。
- 6-6 尿液 AER > 100mg/d 的捐献候选者不适合进行捐献

白蛋白排泄情况[18]。

2017 年 KDIGO 活体捐献指南推荐 AER < 30mg/d 是接受候选捐献者的阈值，相当于正常或轻度增高的蛋白尿的范围。并推荐 AER > 100mg/g 作为拒绝候选捐献者的阈值，相当于中度蛋白尿的低限。对于 AER 30～100mg/d，该指南推荐应根据供者其他的风险因素进行是否适合捐献的个体化决策。

2017 年 KDIGO 指南认为 AER 30～100mg/d 已符合 CKD 诊断标准，既往的指南均努力将 CKD 排除在候选捐献者之外。但是在 GFR 没有降低和没有其他临床风险因素的情况下，ACR 处于该范围内的老年人捐献前终身 ESKD 的发生风险估计值非常低，因此仅以 AER 在 30～100mg/d 的范围内作为单一因素而排除候选捐献者的理由并不充分[24]，并且这与允许具有相似的其他临床风险因素的候选者进行捐献的拟定原则不一致。

已有的一些指南建议，基于通常接受的正常范围，候选活体捐献者的蛋白质排泄率（protein excretion rate，PER）应低于每天 150～300mg，一般不需要考虑选用的测量方法。2007 年报道的美国移植中心实践调查发现，约 76% 的案例在 24h 尿液采集中使用 PER，50% 的案例使用 300～1000mg 作为捐献阈值，该阈值对应中度的尿蛋白（其中约 1/3 需要通过其他评估进行定性）[49]。值得注意的是，36% 的患者使用 < 150mg/d 的阈值，大致相当于 AER < 30mg/d，包括正常或轻度的尿蛋白。

相比之下，2017 年 KDIGO 活体供体指南更符合最新的临床实践常用的标准、测量方法和阈值。同时也承认蛋白尿的筛查确实存在差异，决定接受或拒绝候选捐献者的恰当阈值存在不确定性。今后的研究建议需要开展更多的工作以评估与 AER 相比尿液 ACR 的准确性，从而评估和选择候选活体捐献者，并在供体评估时量化尿白蛋白与其他肾脏指标（GFR 和肾脏大小）的关联，以及捐献后量化尿白蛋白与肾脏指标及预后结果的关联（GFR、肾衰竭等）。

四、血尿

（一）病理生理学和检测

1. 正常范围和变异性

血尿可发生于泌尿生殖道的任何部位，分为有症状或无症状血尿、肉眼（肉眼血尿）或镜下血尿（微量血尿，需要进行显微镜评估检测）、持续性或一过性血尿、孤立性或伴有其他尿液异常的血尿（蛋白尿或脓尿）。针对其他方面健康的肾脏候选捐献者评估时，应特别关注的是无症状、持续孤立性的镜下血尿。2017 年 KDIGO 指南对于镜下血尿的定义是 AER、GFR 和血压都正常的无症状患者发生的孤立性的血尿[1]。镜下血尿的患病率差异很大（0.18%～16%），与研究人群的年龄和性别分布、诊断方法（试纸与显微镜）和进行筛查的次数有关[50]。泌尿系统疾病（结石、肿瘤）或肾小球疾病 [IgA 肾病、薄基底膜肾病（basement membrane nephropathy，TBMN）和 Alport 综合征] 是最常见的原因（表 3-4）[50-54]。Koushik 等报道了美国单中心的 512 例供者数据，发现包含 14 例（2.7%）无症状、持续性的镜下血尿供者；其中 2 例供者在尿路感染治愈后血尿消退，另外 2 例供者因此拒绝捐献[55]。其余 10 例供者行肾活检提示：TBMN（4/10），正常（2/10），基底膜不均匀异常（1/10），IgA 肾病（1/10），1 例有 Schimke 综合征（免疫骨性发育不良）家族史的供者有 7/30 的肾小球硬化，1 例有高血压改变，合并基底膜变薄。

表 3-4　持续性微量血尿的原因分析：依其在尿路的位置而定

上尿路	下尿路
肾小球疾病 • IgA 肾病 • Alport 综合征（遗传性肾炎） • 薄基底膜病 **非肾小球疾病** • 肾结石 • 高钙尿、高尿酸尿，两者都有但无肾结石 • 肾盂肾炎 • 肾细胞癌 / 移行细胞癌 • 输尿管狭窄 • 动静脉畸形 • 肾结核 • 镰状细胞特征或疾病	• 膀胱炎、前列腺炎、尿道炎 • 尿道狭窄 • 膀胱和输尿管良性肿瘤 / 息肉 • 膀胱癌 / 前列腺癌 • 血吸虫病（北非）

IgA. 免疫球蛋白 A

2. 美国泌尿外科学会（AUA）评估建议

持续性镜下血尿的通常定义是 2～3 次独立的尿常规提示每高倍视野红细胞（red blood cells，RBC）超过 2～5 个，并且与运动、创伤、性活动或月经无关[4, 50, 56, 57]。AUA 基于共识的指南指出，单独的试纸阳性不能定义为微量血尿，应根据尿沉渣显微镜检查结果进行评价。如果试纸读数呈阳性，则需要进行显微镜检查以确认或推翻微量血尿的诊断[4]。在尿液中没有红细胞的情况下，试纸读数阳性的原因包括血红蛋白尿、肌红蛋白尿或检测假阳性。

在普通人群中评估无症状微量血尿的建议包括：仔细询问病史、体格检查和导致血尿的良性病因的实验室检查。一旦排除良性病因，则建议进一步影像学和泌尿系统的评估。这些评估包括使用静脉造影药的泌尿系 CT、磁共振尿路造影、平扫 CT 或磁共振成像（对于无法接受对比剂的患者）和膀胱镜检查（对于 35 岁或以上的患者无须考虑有无抗凝治疗史）。不建议将尿脱落细胞学和尿液生物标志物作为无症状微量血尿的常规检测。

红细胞管型通常提示肾小球性微量血尿，但这一结论的敏感性和特异性尚不明确。通过常规显微镜、相差显微镜或自动分析仪检测到的异形尿红细胞对肾小球性微量血尿诊断的灵敏度（33%～100%）和特异度（33%～100%）的范围很广。在评估导致血尿的肾小球病因时，应评估是否合并异性红细胞或管型，以及其他的临床信息（例如患者及其家族史、体格检查、尿白蛋白排泄和 GFR 水平）。但是，异形红细胞的存在并不能排除潜在的泌尿系统疾病[4]。

（二）血尿与肾衰竭的风险

1. 普通人群中的风险

在年轻成人中孤立性镜下血尿通常被认为是良性的，但在以色列 120 万名年龄在 16—25 岁人群中进行的一项研究显示，持续无症状孤立性镜下血尿相关的长期肾脏病风险增加虽小，但是统计学差异显著；对平均随访 22 年有和无持续性镜下血尿的患者进行比较后，量化的 ESKD 年发生率为 34.0/10 000 vs. 2.05/10 000（校正 HR=18.5，95%CI 12.4～27.6）[57]；本研究中无症状持续性镜下血尿的患病率为 0.3%。虽然该研究要求受试者的 S_{cr} 值"在正常范围内"，且 24h 尿液 PER ＜ 200mg，但研究者并没有在对估计或测量的 GFR 进行综合评价和选择后提供 ESKD 发生风险的相关信息。

2. Alport 综合征、TBMN 和 IgA 肾病患者的风险

Alport 综合征（通常称为遗传性肾炎）是一种基底膜疾病，由编码Ⅳ型胶原的基因突变引起。X 连锁或常染色体隐性 Alport 综合征具有相似的表现和病程，伴有进行性肾衰竭。携带状态也可能与不良肾病结局相关。欧洲一项研究检测了 195 个 COL4A5 突变 X 连锁家系中的 349 例女性携带者；研究分别获得了 234 例和 288 例患者的蛋白尿和肾脏功能信息；其中，75% 的患者发生蛋白尿（176/234 例），18%（51/288 例）发生 ESKD，另外 12%（34/288 例）的 eGFR 降低[58]。最近的另一项研究在 234 例 Alport 携带者（包括 29 例常染色体隐性和 205 例 X 连锁突变携带者）中明确了不良肾病的结局。17.5% 的患者在中位年龄 49 岁时发生 ESKD；X 连锁和常染色体隐性携带者的结局（包括 ESKD、蛋白尿和 eGFR 降低）相似[59]，但常染色体隐性携带者的数量较少。因此，虽然数据有限，但 X 连锁 Alport 综合征（即 COL4A5 突变）的女性携带者发生不良肾病结局的风险似乎更高。

TBMN 病是依据病理描述来诊断的，其唯一的异常是电镜下肾小球基底膜弥漫性变薄。既往这一改变被认为是良性的，其唯一的临床表现可能是孤立性微量血尿。TBMN 的流行病学研究表明，与

一般人群相比，随着时间的推移，高血压和蛋白尿的风险将增加，但如无额外的损伤，临床中进展为 ESKD 比较罕见[60,61]。最近，在 TBMN 患者中发现了许多Ⅳ型胶原基因 COL4A3 和 COL4A4 的杂合突变，但这些突变并不出现在所有的 TBMN 家系中。一些人认为与 COL4A3 或 COLA4A4 杂合突变相关的血尿和薄基底膜是常染色体显性遗传 Alport 综合征的特征[62]。已知 COL4A3/COL4A4 杂合子突变与局灶节段性肾小球硬化（focal segmental glomerulosclerosis，FSGS）、蛋白尿和进行性肾病的发生相关。一项对 13 个塞浦路斯 TBMN 家系的研究显示在 10 个家系（82 人）中发现了 COL4A3 或 COL4A4 的杂合突变；其中 38% 的患者 GFR 下降，19% 的患者在长达 30 年的随访期间发生了 ESKD。对这 10 个家系的 15 例患者进行活检后证实同时存在 FSGS 和 TBMN 的诊断[63]。另一项针对 11 个大家系的研究中，127/236 的高危家族成员携带 COL4A3 或 COL4A4 的杂合突变。33% 的患者（42/127）发生蛋白尿伴随 GFR 下降，14% 的患者（18/127）在平均年龄 60 岁时进展为 ESKD。21 例患者的肾脏活检显示为 FSGS，其中 13/21 例进行了电子显微镜检查，结果均显示合并有 TBMN[64]。在这两项研究中，70 岁以上患者晚期显著进展为蛋白尿和 GFR 降低的患病率是最高的[63,64]。肾小球基底膜变薄也可能是 Alport 综合征早期阶段的唯一发现，尤其是在 X 连锁女性携带者和年轻男性以及常染色体隐性遗传的女性中，这使得区分 TBMN 和 Alport 综合征具有一定的挑战[58,62]。在这种情况下，基因检测对疾病的诊断可能会有所帮助。在孤立性血尿和 TBMN 患者中，蛋白尿、CKD 家族史或 COL4A3/COLA4 基因杂合突变的存在可能提示肾脏疾病进展的风险更大。

表现为血尿和轻微蛋白尿的 IgA 肾病常为进展性疾病。在一项 177 例 GFR 正常且蛋白尿低于 0.4 g/d 的中国 IgA 肾病患者的研究中，在中位随访 9 年后，46% 的患者出现蛋白尿增加至＞ 1g/d，38% 出现高血压，24% 出现 GFR 的恶化[65]。在中国香港的另一项研究中，72 例血压正常的 IgA 肾病患者初始表现为血尿、蛋白尿＜ 0.4g/d 和 GFR 正常，随访中位时间为 84 个月后，其中 33% 的患者发生蛋白尿的进展，26% 发生高血压，7% 发生 GFR 降低[66]。最近的一项研究表明，IgA 肾病患者持续性血尿与肾衰竭风险增加相关，血尿缓解则具有有利的作用[67]。因此，即使没有其他临床发现，IgA 肾病合并血尿似乎与进展性肾病的风险增加相关。

3. 肾脏捐献后的风险

关于 Alport 综合征和 TBMN 患者活体供体评价和捐献结局的数据仅限于短期随访的小样本研究[55,61,68]。在欧洲移植中心，6 例女性 Alport 携带者（5 例 X 连锁，1 例常染色体隐性）给她们的孩子进行了肾脏捐献，平均随访 6.7 年，其中 3 例发生新发的高血压，2 例发生新发的蛋白尿。随访 14 年后，所有供者仍 mCr_{Cl} ＞ 40ml/min[69]。韩国的一个中心最近发表了 2007—2016 年捐献的 11 例经活检证实的 TBMN 供者的结果；2 例供者失访，9/11 例供者在平均随访（41.0±39.1）个月期间 eGFR 稳定。在受者中，1 例移植物因动脉闭塞而失功，其余移植物在（57.4±28.6）个月的随访期间维持了较好的肾功能[61]。这项研究的局限性在于随访期间没有供者的血尿或蛋白尿的数据。另一项包含 5 例活体供体的韩国系列研究（捐献前活检证实为 TBMN）报道了良好的短期结局；在平均（34.7±42.5）个月的随访期内无新发高血压或蛋白尿病例，S_{cr} 为（0.94±0.32）mg/dl[68]。Koushik 等的研究中，4 例 TBMN 候选者中的 2 例（年龄分别为 44 岁和 53 岁）继续进行捐献。随访 15 个月后，2 例供者均无高血压和蛋白尿，受体移植物功能恢复很好[55]。

无明确肾脏组织病理学改变的持续捐献前血尿与捐献后蛋白尿相关。在日本单中心研究中的 242 名活体供肾者中，8.3% 的供者有持续的捐献前血尿。持续性血尿更常见于有 IgA 肾病或 Alport 综合征家族史的供者[70]。在中位时间为 27 个月的随访中，95% 的捐献前持续血尿供者在捐献后仍然有持续的血尿，持续血尿与捐献后持续蛋白尿（试纸 ≥ 1+）的发生可能有关。与无异形红细胞的捐献者相比，以异形红细胞为特征的捐献前持续血尿的供者发生捐献后持续蛋白尿的风险显著增加（校正 OR: 12.3 vs. 3.8）。研究期间，捐献后持续性血尿伴异形红细胞与 GFR 显著下降相关。捐献前未做肾脏活检或基因检测的部分供者可能患有早期的 IgA 肾病，其唯一的表现是持续性的血尿或 COLA3、COLA4 或 COLA5 基因的突变。

2017 年 KDIGO 活体捐献者指南建议对候选捐献者常规进行镜下血尿筛查（框 3-3）。评估的设计原则是先进行无创及成本较低的评估检查，只有当无创及成本较低的检测不能明确是否适合捐献时再选择有创及成本更高的评估检测（图 3-11）[1]。镜下血尿者为可逆病因导致，例如可治愈的尿路感染，通常不应排除在捐献之外。患有泌尿系统恶性肿瘤的候选捐献者应转诊接受进一步治疗，而不应继续捐献。家族史对于识别可能的 Alport 综合征或 TBMN 至关重要。如果血压、尿白蛋白排泄和 GFR 均正常，对于 TBMN 微量血尿的个体或无 COL4A5 突变的常染色体隐性 Alport 综合征携带者，可考虑捐献肾脏。患有 IgA 肾病的候选捐献者应转诊接受治疗，不应进行捐献。

框 3-3　2017 KDIGO 活体捐献者指南中有关捐献前血尿的推荐意见

评估
- 7-1：应评估供体候选者的镜下血尿情况。
- 7-2：患有持续性镜下血尿的候选捐献者应接受检测以明确血尿的原因，包括：
  - 尿液分析和尿培养评估感染情况。
  - 膀胱镜检查和成像评估尿路恶性肿瘤。
  - 24h 尿结石检查评估肾结石和（或）微小结石。
  - 肾脏活检评估肾小球疾病（如 TBMN、IgA 肾病、Alport 综合征）。

供体选择
- 7-3：因可逆性原因导致血尿消退（例如经治愈的感染）的供体候选者可以进行捐献。
- 7-4：患有 IgA 肾病的候选捐献者应转诊接受治疗，而不应进行捐献。

2017 年 KDIGO 指南推荐意见与其他与血尿有关的捐献者评估与选择指南基本一致。其他指南建议，对于供体候选者血尿评估的方法包括尿培养和影像学[40]，年龄超过 40 岁的供者需行膀胱镜检查[40]、尿脱落细胞学检查和"完整"的泌尿系统评价[71]。近期的加拿大方案建议行尿培养、尿脱落细胞学检查、24h 尿钙、代谢性结石筛查；如果血尿原因不明，则进行膀胱镜检查和自体肾脏活检[72]。在没有确定血尿原因的情况下，如果血尿 > 1+[40] 或认为可能由肾小球疾病引起[71, 72]，则建议应选择肾脏活检进行评估以明确原因。

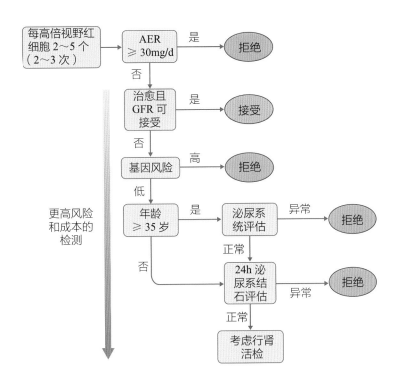

▲ 图 3-11　活体供肾者镜下血尿的序贯评估

一般而言，在每一个步骤，应首选低风险及低成本的检测，仅在必要时进行额外的检测。方框表示候选供体血尿评价的终点
（引自 Lentine 等 [1]）

2011 年英国移植学会指南提供了"中等质量"的建议，即"除薄基底膜疾病外，肾小球疾病均应禁止捐献"[40]。加拿大方案将 IgA 肾病和 Alport 综合征（包括携带者状态）纳入捐献的禁忌证 [72]。

2013 年"Alport 综合征和薄基底膜肾病管理的专家指南"对活体捐献选择相关的几个共识建议包括 [73]：①如果血压、尿蛋白及肾功能正常，且肾脏活检排除了 Alport 综合征的 TBMN 个体可以作为肾脏供者，同时建议密切监测并使用肾脏保护的策略；②来自常染色体隐性遗传 Alport 综合征家系的个体在以下情况下可以作为肾脏供者：a. 只有一种致病突变（父母、后代、兄弟姐妹），且血压、蛋白尿水平和肾功能正常；b. 通过肾脏活检排除了巧合性的肾病；c. 通过基因检测排除了 X 连锁的 Alport 综合征。该指南建议，不鼓励男性 X 连锁 Alport 综合征的母亲进行肾脏捐献，因为她们本身就存在肾衰竭的风险。

上述指南针对 TBMN 或 Alport 携带者供体评估时没有考虑到年龄因素。如果 GFR 和尿蛋白正常，老龄的 TBMN 供体候选者或 Alport 综合征携带者进行捐献可能是合理的。而对年轻患者则需要更详细的评估，包括基因检测，因为在供者中不同胶原基因突变的长期结果及其影响尚不明确。

血尿相关的进一步研究建议包括采用适当的质控措施和较好统计学把握度的方法对活体捐献者进行前瞻性的研究，以评估 ESKD、过早死亡、健康相关生活质量和对供者存在影响的其他事件的风险和预测因素。尤其是对临床中不常见的活体捐献者进行详细、前瞻性、长期的、捐献后随访，例如 Alport

综合征"携带者"、TBMN、肾小球中偶发 IgA 沉积和孤立性血尿或有结石的供者。

致谢：感谢公共卫生硕士 Juhi Chaudhari 协助撰写手稿。

参考文献

[1] Lentine KL, Kasiske BL, Levey AS, Adams PL, Alberu J, Bakr MA, et al. KDIGO Clinical Practice Guideline on the Evaluation and Care of Living Kidney Donors. Transplantation. 2017;101(8S Suppl 1):S1–s109. https://doi.org/10.1097/tp.0000000000001769

[2] Cheng XS, Glassock RJ, Lentine KL, Chertow GM, Tan JC. Donation, Not Disease! A Multiple-Hit Hypothesis on Development of Post-Donation Kidney Disease. Curr Transplant Rep. 2017;4(4):320–6. https://doi.org/10.1007/s40472-017-0171-8

[3] Kidney Disease. Improving Global Outcomes (KDIGO), KDIGO 2012 Clinical Practice Guideline for the Evaluation and Management of Chronic Kidney Disease. Kidney Int Suppl. 2013;3(1):1–150. https://doi.org/https://kdigo.org/wp-content/uploads/2017/02/ KDIGO_2012_CKD_GL.pdf

[4] Davis R, Jones JS, Barocas DA, Castle EP, Lang EK, Leveillee RJ, et al. Diagnosis, evaluation and follow-up of asymptomatic microhematuria (AMH) in adults: AUA guideline. J Urol. 2012;188(6 Suppl):2473–81. https://doi.org/10.1016/j.juro.2012.09.078

[5] Wesson L. Physiology of the human kidney. New York: Grune & Stratton; 1969. p. 96–108.

[6] Jafar TH, Islam M, Jessani S, Bux R, Inker LA, Mariat C, et al. Level and determinants of kidney function in a South Asian population in Pakistan. Am J Kidney Dis. 2011;58(5):764–72. https://doi.org/10.1053/j.ajkd.2011.06.012

[7] Inker LA, Shafi T, Okparavero A, Tighiouart H, Eckfeldt JH, Katz R, et al. Effects of Race and Sex on Measured GFR: The Multi-Ethnic Study of Atherosclerosis. Am J Kidney Dis. 2016;68(5):743–51. https://doi.org/10.1053/j.ajkd.2016.06.021

[8] Wang X, Vrtiska TJ, Avula RT, Walters LR, Chakkera HA, Kremers WK, et al. Age, kidney function, and risk factors associate differently with cortical and medullary volumes of the kidney. Kidney Int. 2014;85(3):677–85. https://doi.org/10.1038/ki.2013.359

[9] Glodny B, Unterholzner V, Taferner B, Hofmann KJ, Rehder P, Strasak A, et al. Normal kidney size and its influencing factors - a 64-slice MDCT study of 1.040 asymptomatic patients. BMC Urol. 2009;9:19. https://doi.org/10.1186/1471-2490-9-19

[10] Emamian SA, Nielsen MB, Pedersen JF, Ytte L. Kidney dimensions at sonography: correlation with age, sex, and habitus in 665 adult volunteers. AJR Am J Roentgenol. 1993;160(1):83–6. https://doi.org/10.2214/ajr.160.1.8416654

[11] Levey AS, Stevens LA, Schmid CH, Zhang YL, Castro AF, 3rd, Feldman HI, et al. A new equation to estimate glomerular filtration rate. Ann Intern Med. 2009;150(9):604–12. https://doi.org/10.7326/0003-4819-150-9-200905050-00006

[12] Inker LA, Schmid CH, Tighiouart H, Eckfeldt JH, Feldman HI, Greene T, et al. Estimating glomerular filtration rate from serum creatinine and cystatin C. N Engl J Med. 2012;367(1):20–9. https://doi.org/10.1056/NEJMoa1114248

[13] Fan L, Inker LA, Rossert J, Froissart M, Rossing P, Mauer M, et al. Glomerular filtration rate estimation using cystatin C alone or combined with creatinine as a confirmatory test. Nephrol Dial Transplant. 2014;29(6):1195–203. https://doi.org/10.1093/ndt/gft509

[14] Soveri I, Berg UB, Bjork J, Elinder CG, Grubb A, Mejare I, et al. Measuring GFR: a systematic review. Am J Kidney Dis. 2014;64(3):411–24. https://doi.org/10.1053/j.ajkd.2014.04.010

[15] Ognibene A, Grandi G, Lorubbio M, Rapi S, Salvadori B, Terreni A, et al. KDIGO 2012 Clinical Practice Guideline CKD classification rules out creatinine clearance 24 hour urine collection? Clin Biochem. 2016;49(1-2):85–9. https://doi.org/10.1016/j.clinbiochem.2015.07.030

[16] Huang N, Foster MC, Lentine KL, Garg AX, Poggio ED, Kasiske BL, et al. Estimated GFR for Living Kidney Donor Evaluation. Am J Transplant. 2016;16(1):171–80. https://doi.org/10.1111/ajt.13540

[17] Gaillard F, Flamant M, Lemoine S, Baron S, Timsit MO, Eladari D, et al. Estimated or Measured GFR in Living Kidney Donors Work-up? Am J Transplant. 2016; https://doi.org/10.1111/ajt.13908

[18] OPTN (Organ Procurement and Transplantation Network)/ UNOS (United Network for Organ Sharing). OPTN Policy 14: Living Donation. Available at: https://optn.transplant.hrsa.gov/governance/policies/. Accessed: 7 Sept 2020.

[19] Inker LA, Koraishy FM, Goyal N, Lentine KL. Assessment of Glomerular Filtration Rate and End-Stage Kidney Disease Risk in Living Kidney Donor Candidates: A Paradigm for Evaluation, Selection, and Counseling. Adv Chronic Kidney Dis. 2018;25(1):21–30. https://doi.org/10.1053/j.ackd.2017.09.002

[20] Levey AS, de Jong PE, Coresh J, El Nahas M, Astor BC, Matsushita K, et al. The definition, classification, and prognosis of chronic kidney disease: a KDIGO Controversies Conference report. Kidney Int. 2011;80(1):17–28. https://doi.org/10.1038/ki.2010.483

[21] Matsushita K, Mahmoodi BK, Woodward M, Emberson JR, Jafar TH, Jee SH, et al. Comparison of risk prediction using the CKD-EPI equation and the MDRD study equation for estimated glomerular filtration rate. JAMA. 2012;307(18):1941–51. https://doi.org/10.1001/jama.2012.3954

[22] Shlipak MG, Matsushita K, Arnlov J, Inker LA, Katz R, Polkinghorne KR, et al. Cystatin C versus creatinine in determining risk based on kidney function. N Engl J Med. 2013;369(10):932–43. https://doi.org/10.1056/NEJMoa1214234

[23] Hallan SI, Matsushita K, Sang Y, Mahmoodi BK, Black C, Ishani A, et al. Age and association of kidney measures with mortality and end-stage renal disease. JAMA. 2012;308(22):2349–60. https://doi.org/10.1001/jama.2012.16817

[24] Grams ME, Sang Y, Levey AS, Matsushita K, Ballew S, Chang AR, et al. Kidney-Failure Risk Projection for the Living Kidney-Donor Candidate. N Engl J Med. 2016;374(5):411–21. https://doi.org/10.1056/NEJMoa1510491

[25] Kasiske BL, Anderson-Haag T, Israni AK, Kalil RS, Kimmel PL, Kraus ES, et al. A prospective controlled study of living kidney donors: three-year follow-up. Am J Kidney Dis. 2015;66(1):114–24. https://doi.org/10.1053/j.ajkd.2015.01.019

[26] Ibrahim HN, Foley R, Tan L, Rogers T, Bailey RF, Guo H, et al. Long-term consequences of kidney donation. N Engl J Med. 2009;360(5):459–69. https://doi.org/10.1056/NEJMoa0804883

[27] Garg AX, Muirhead N, Knoll G, Yang RC, Prasad GV, Thiessen-Philbrook H, et al. Proteinuria and reduced kidney function in living kidney donors: A systematic review, meta-analysis, and meta-regression. Kidney Int. 2006;70(10):1801–10. https://doi.org/10.1038/sj.ki.5001819

[28] Blantz RC, Steiner RW. Benign hyperfiltration after living kidney donation. J Clin Invest. 2015;125(3):972–4. https://doi.org/10.1172/jci80818

[29] Lenihan CR, Busque S, Derby G, Blouch K, Myers BD, Tan JC. Longitudinal study of living kidney donor glomerular dynamics after nephrectomy. J Clin Invest. 2015;125(3):1311–8. https://doi.org/10.1172/jci78885

[30] Fehrman-Ekholm I, Duner F, Brink B, Tyden G, Elinder CG. No evidence of accelerated loss of kidney function in living kidney donors: results from a cross-sectional follow-up. Transplantation. 2001;72(3):444–9. https://doi.org/10.1097/00007890-200108150-00015

[31] Fournier C, Pallet N, Cherqaoui Z, Pucheu S, Kreis H, Mejean A, et al. Very long-term follow-up of living kidney donors. Transpl Int. 2012;25(4):385–90. https://doi.org/10.1111/j.1432-2277.2012.01439.x

[32] Cherikh WS, Young CJ, Kramer BF, Taranto SE, Randall HB, Fan PY. Ethnic and gender related differences in the risk of end-stage renal disease after living kidney donation. Am J Transplant. 2011;11(8):1650–5. https://doi.org/10.1111/j.1600-6143.2011.03609.x

[33] Lentine KL, Segev DL. Understanding and Communicating Medical Risks for Living Kidney Donors: A Matter of Perspective. J Am Soc Nephrol. 2017;28(1):12–24. https://doi.org/10.1681/asn.2016050571

[34] Mjoen G, Hallan S, Hartmann A, Foss A, Midtvedt K, Oyen O, et al. Long-term risks for kidney donors. Kidney Int. 2014;86(1):162–7. https://doi.org/10.1038/ki.2013.460

[35] Muzaale AD, Massie AB, Wang MC, Montgomery RA, McBride MA, Wainright JL, et al. Risk of end-stage renal disease following live kidney donation. JAMA. 2014;311(6):579–86. https://doi.org/10.1001/jama.2013.285141

[36] Massie AB, Muzaale AD, Luo X, Chow EKH, Locke JE, Nguyen AQ, et al. Quantifying Postdonation Risk of ESKD in Living Kidney Donors. J Am Soc Nephrol. 2017;28(9):2749–55. https://doi.org/10.1681/asn.2016101084

[37] Levey AS, Inker LA. GFR Evaluation in Living Kidney Donor Candidates. J Am Soc Nephrol. 2017;28(4):1062–71. https://doi.org/10.1681/ASN.2016070790

[38] Norden G, Lennerling A, Nyberg G. Low absolute glomerular filtration rate in the living kidney donor: a risk factor for graft loss. Transplantation. 2000;70(9):1360–2. https://doi.org/10.1097/00007890-200011150-00016

[39] Zaky ZS, Gebreselassie S, Poggio ED. Evaluation of Kidney Function and Structure in Potential Living Kidney Donors: Implications for the Donor and Recipient. Curr Transpl Rep. 2015;2:12–21. https://dx.doi.org/10.1681%2FASN.2016070790

[40] Association, T.B.T.S.a.T.R. The United Kingdom Guidelines for Living Donor Kidney Transplantation. 2011 [cited Third Edition September 7, 2016]. https://doi.org/10.1097/tp.0b013e318247a7b7

[41] Miller WG. Urine albumin: Recommendations for standardization. Scand J Clin Lab Invest Suppl. 2008;241:71–

2. https://doi.org/10.1080/ 00365510802150125

[42] Miller WG, Bruns DE, Hortin GL, Sandberg S, Aakre KM, McQueen MJ, et al., Current issues in measurement and reporting of urinary albumin excretion. Clin Chem, 2009. 55(1): p. 24-38 https://doi.org/clinchem.2008.106567 [pii] 10.1373/clinchem.2008.106567.

[43] Mogensen C. Microalbuminuria and kidney function. Notes on methods, interpretation, and classification. Methods in. diabetes research. 1986;2:611–31.

[44] Garg AX, Kiberd BA, Clark WF, Haynes RB, Clase CM. Albuminuria and renal insufficiency prevalence guides population screening: results from the NHANES III. Kidney Int. 2002;61(6):2165–75. https://doi.org/10.1046/j.1523-1755.2002.00356.x

[45] Garg AX, Levey AS, Kasiske BL, et al. Application of the 2017 KDIGO Guideline for the Evaluation and Care of Living Kidney Donors to Clinical Practice. Clin J Am Soc Nephrol. 2020;15(6):896-905. https://doi.org/10.2215/cjn.12141019"10.2215/CJN.12141019

[46] Inker LA. Albuminuria: time to focus on accuracy. Am J Kidney Dis. 2014;63(3):378–81. https://doi.org/10.1053/j.ajkd.2014.01.002

[47] Gansevoort RT, Verhave JC, Hillege HL, Burgerhof JG, Bakker SJ, de Zeeuw D, et al. The validity of screening based on spot morning urine samples to detect subjects with microalbuminuria in the general population. Kidney Int Suppl, 2005(94): p. S28-35 https://doi. org/10.1111/j.1523-1755.2005.09408.x.

[48] Matsushita K, van der Velde M, Astor BC, Woodward M, Levey AS, de Jong PE, et al. Association of estimated glomerular filtration rate and albuminuria with all-cause and cardiovascular mortality in general population cohorts: a collaborative meta-analysis. Lancet, 2010. 375(9731): p. 2073-2081. https://doi.org/10.1016/S0140-6736(10)60674-5.

[49] Mandelbrot DA, Pavlakis M, Danovitch GM, Johnson SR, Karp SJ, Khwaja K, et al. The medical evaluation of living kidney donors: a survey of US transplant centers. Am J Transplant. 2007;7(10):2333–43. https://doi.org/10.1111/j.1600-6143.2007.01932.x

[50] Cohen RA, Brown RS. Microscopic hematuria. New England Journal of Medicine. 2003;348(23):2330–8. https://doi.org/10.1056/nejmcp012694

[51] Chow K, Kwan B, Li P, Szeto C. Asymptomatic isolated microscopic haematuria: long-term follow-up. Qjm. 2004;97(11):739–45. https://doi.org/10.1093/qjmed/hch125

[52] Kovačević Z, Jovanović D, Rabrenović V, Dimitrijević J, Djukanović J. Asymptomatic microscopic haematuria in young males. International journal of clinical practice. 2008;62(3):406–12. https://doi.org/10.1111/j.1742-1241.2007.01659.x

[53] Lee YM, Baek SY, Hong Kim J, Soo Kim D, Seung Lee J, Kim PK. Analysis of renal biopsies performed in children with abnormal findings in urinary mass screening. Acta Paediatrica. 2006;95(7):849–53. https://doi.org/10.1080/08035250600652005

[54] Park Y-H, Choi J-Y, Chung H-S, Koo J-W, Kim S-Y, Namgoong M-K, et al. Hematuria and proteinuria in a mass school urine screening test. Pediatric Nephrology. 2005;20(8):1126–30. https://doi.org/10.1007/s00467-005-1915-8

[55] Koushik R, Garvey C, Manivel JC, Matas AJ, Kasiske BL. Persistent, asymptomatic, microscopic hematuria in prospective kidney donors. Transplantation. 2005;80(10):1425–9. https://doi.org/10.1097/01.tp.0000181098.56617.b2

[56] Sutton JM. Evaluation of hematuria in adults. Jama. 1990;263(18):2475–80. https://doi. org/10.1001/jama.1990.03440180081037

[57] Vivante A, Afek A, Frenkel-Nir Y, Tzur D, Farfel A, Golan E, et al. Persistent asymptomatic isolated microscopic hematuria in Israeli adolescents and young adults and risk for end-stage renal disease. Jama. 2011;306(7):729–36. https://doi.org/10.1001/jama.2011.1141

[58] Jais JP, Knebelmann B, Giatras I, De Marchi M, Rizzoni G, Renieri A, et al. X-linked Alport syndrome: natural history and genotype-phenotype correlations in girls and women belonging to 195 families: a "European Community Alport Syndrome Concerted Action" study. J Am Soc Nephrol. 2003;14(10):2603–10. https://doi.org/10.1097/01.asn.0000090034.71205.74

[59] Temme J, Peters F, Lange K, Pirson Y, Heidet L, Torra R, et al. Incidence of renal failure and nephroprotection by RAAS inhibition in heterozygous carriers of X-chromosomal and autosomal recessive Alport mutations. Kidney international. 2012;81(8):779–83. https://doi. org/10.1038/ki.2011.452

[60] Savige J, Rana K, Tonna S, Buzza M, Dagher H, Wang YY. Thin basement membrane nephropathy. Kidney international. 2003;64(4):1169–78. https://doi. org/10.1046/j.1523-1755.2003.00234.x

[61] Choi C, Ahn S, Min SK, Ha J, Ahn C, Kim Y, et al. Midterm Outcome of Kidney Transplantation From Donors With Thin Basement Membrane Nephropathy. Transplantation. 2018;102(4):e180–4. https://doi.org/10.1097/tp.0000000000002089

[62] Kashtan CE, Ding J, Garosi G, Heidet L, Massella L, Nakanishi K, et al. Alport syndrome: a unified classification of genetic disorders of collagen IV alpha345: a position paper of the Alport Syndrome Classification Working Group. Kidney Int. 2018;93(5):1045–51. https://doi. org/10.1016/j.kint.2017.12.018

[63] Voskarides K, Damianou L, Neocleous V, Zouvani

I, Christodoulidou S, Hadjiconstantinou V, et al. COL4A3/COL4A4 mutations producing focal segmental glomerulosclerosis and renal failure in thin basement membrane nephropathy. J Am Soc Nephrol. 2007;18(11):3004–16. https://doi.org/10.1681/asn.2007040444

[64] Pierides A, Voskarides K, Athanasiou Y, Ioannou K, Damianou L, Arsali M, et al. Clinico-pathological correlations in 127 patients in 11 large pedigrees, segregating one of three heterozygous mutations in the COL4A3/COL4A4 genes associated with familial haematuria and significant late progression to proteinuria and chronic kidney disease from focal segmental glomerulosclerosis. Nephrol Dial Transplant, 2009. 24(9): p. 2721-9 https://doi.org/10.1027293/ndt/gfp158.

[65] Shen P, He L, Huang D. Clinical course and prognostic factors of clinical early IgA nephropathy. Neth J Med. 2008;66(6):242–7. https://pubmed.ncbi.nlm.nih.gov/18689907/

[66] Szeto C-C, Lai FM-M, K.-F. To, Wong TY-H, Chow K-M, Choi PC-L, et al. The natural history of immunoglobulin a nephropathy among patients with hematuria and minimal proteinuria. The American journal of medicine. 2001;110(6):434–7. https://doi.org/10.1016/ s0002-9343(01)00659-3

[67] Sevillano AM, Gutiérrez E, Yuste C, Cavero T, Mérida E, Rodríguez P, et al. Remission of hematuria improves renal survival in IgA nephropathy. J Am Soc Nephrol. 2017;28:3089–99. https://doi.org/10.1681/asn.2017010108

[68] Choi S, Sun I, Hong Y, Kim H, Park H, Chung B, et al. The role of kidney biopsy to determine donation from prospective kidney donors with asymptomatic urinary abnormalities. in Transplantation proceedings. 2012. Elsevier. https://doi.org/10.1016/j. transproceed.2011.12.008

[69] Gross O, Weber M, Fries JW, Müller G-A. Living donor kidney transplantation from relatives with mild urinary abnormalities in Alport syndrome: long-term risk, benefit and outcome. Nephrology Dialysis Transplantation. 2008;24(5):1626–30. https://doi.org/10.1093/ndt/gfn635

[70] Kido R, Shibagaki Y, Iwadoh K, Nakajima I, Fuchinoue S, Fujita T, et al. Persistent glomerular hematuria in living kidney donors confers a risk of progressive kidney disease in donors after heminephrectomy. American Journal of Transplantation. 2010;10(7):1597–604. https://doi.org/10.1111/j.1600-6143.2010.03077.x

[71] Organisation SSoNaST. SEN-ONT recommendations for living-donor kidney transplantation. Nefrologia. 2011;30(52):0–105.

[72] Richardson R, Connelly M, Dipchand C, Garg AX, Ghanekar A, Houde I, et al. Kidney paired donation protocol for participating donors 2014. Transplantation. 2015;99:S1–S88. https://doi. org/10.1097/tp.0000000000000918

[73] Savige J, Gregory M, Gross O, Kashtan C, Ding J, Flinter F. Expert guidelines for the management of Alport syndrome and thin basement membrane nephropathy. Journal of the American Society of Nephrology. 2013;24(3):364–75. https://doi.org/10.1681/asn.2012020148

第4章

活体捐献者肾脏解剖结构和结石情况的评估

Evaluation of Renal Anatomy, Structure and Nephrolithiasis in Living Donor Candidates

Emilio D. Poggio　　Nasir Khan　　Christian Bolanos　　Thomas Pham　　Jane C. Tan　**著**

吕竞成　　王　强　**译**

一、概述

移植前对活体供肾捐献者进行肾脏解剖结构和功能的详细评估是非常重要的环节。评估的目的是为了充分了解捐献者在捐献一侧肾脏后是否还有足够的肾脏功能储备，以及拟捐献的肾脏是否适合捐献。移植前常规的活体供肾捐献者的评估主要包括临床检查、病史采集和实验室检查，筛查可能会导致慢性肾病（chronic kidney disease，CKD）的各种潜在的危险因素。近年来，活体肾脏捐献者的肾脏解剖结构和功能评估方法逐步得到完善。在临床工作中，捐献者的评估主要集中在检测血液和尿液的肾脏功能标志物，如肾小球滤过率（glomerular filtration rate，GFR），是否存在蛋白尿（详见第3章），以及通过影像学检查明确肾脏解剖。最近，对活体肾脏捐献者的肾脏进行组织学评价也有不少相关报告。虽然在临床中，组织学与肾功能相关，但组织学评估却并不是常规的检查项目，但该项检查可以作为移植术后捐献者预后判断的重要依据。总之，解剖结构、肾脏功能标志物和组织学三方面的评估可以共同为我们提供有价值的临床判断。

自从活体肾脏移植用于治疗肾衰竭以来，对肾脏捐献者进行肾脏功能和解剖结构的评估就变得非常重要。随着医学技术的不断进步，临床上可以获得更高分辨率的影像资料并将其应用于活体供肾捐献者的评估。在过去的几十年里，影像学评价手段从原来的超声诊断和肾盂造影检查逐渐发展到广泛应用CT或者MRI检查。影像学评估手段的进步可以更精确地判断肾脏的大小、解剖结构、血管走行和容积等。高分辨率的影像检查还能发现一些微小病变（例如小的肾结石等），这些微小病变在以往的检查中容易被漏掉。这些肾脏功能和解剖结构的评估资料，现在可以用于捐献和移植之后的肾脏功能的综合评价，为捐献者和移植受者的长期随访提供重要的临床参考。

在手术过程中可以进行肾脏活检用于组织学检查。目前，该方法主要用于一些临床研究。最近，一些多中心的肾脏活检临床研究的发表深化了活体肾脏捐献组织学的认识。目前，一些移植机构已常规开展移植肾脏的活检，这些研究将为活体捐献者健康和移植临床结局的预测提供了基础。值得注意的是，虽然一部分活体捐献者常规的实验室检查和影像学检查结果是正常的，但在组织学水平的确存在非常重要的亚临床疾病，这些组织学改变可能具有更重要的临床意义，可以用于指导移植后的管理和随访。当前，活体捐献者可能存在着越来越多的健康问题，如轻度代谢性疾病、肥胖和老龄化等。单纯依靠实验室和影像学检查已经不足以提供能够精准指导捐献者的移植后医学观察和监测的足够信息。同时，某些肾脏轻微的组织学异常可能是慢性肾脏疾病的早期表现，可能并不适合进行捐献。本章将系统回顾当前与候选供者肾功能评估相关的肾脏解剖学和组织学方面的文献。

二、肾脏的结构和解剖

2017 年 KDIGO 在《活体捐献者评估和管理指南》中建议所有候选捐献者术前均行肾脏影像学检查（如 CT 等），以评估肾脏的解剖结构[1]。决定肾脏切取的外科手术方法见第 13 章。

（一）肾脏的发育

在胚胎发育过程中，肾脏形成于脊柱的两旁。胚胎肾脏最早位于盆腔的骶骨前方，随着胚胎的发育逐渐上升至 $L_1 \sim L_4$ 腰椎的椎旁部位。盆腔内的胚胎肾脏的血供来源于远端主动脉和髂总动脉的分支血管。当胚胎肾向头侧移动时，腹主动脉发育出新分支为胚胎肾供血，主动脉的远端分支血管逐渐退化并消失。最终，肾脏的血供主要来源于腹主动脉。

（二）肾动脉解剖

大约 70% 的成年人的两侧肾脏为单支动脉和单支静脉，分别起源于腹主动脉和下腔静脉。其中 20%～30% 的人群有 2 支或者更多支的动脉和（或）静脉。肾动脉双支的概率是肾静脉的 2 倍。这些额外的肾动脉也可进入肾门，或直接供应肾上极或肾下极。肾下极存在副动脉的概率是肾脏上极的 2 倍[2]。左侧肾脏距离主动脉近，因此通常左侧肾动脉较右侧肾动脉短。

肾段动脉（segmental artery）可以起源于主肾动脉或者直接起源于主动脉。在移植手术时，我们更关注起源于主动脉的或者发自主动脉 2～3cm 内的肾动脉。主肾动脉过早发出分支动脉可以分别作为供应移植肾脏的血管。左肾动脉可以通过分支血管为左肾上腺甚至为左侧生殖腺提供血供。右侧肾动脉位于下腔静脉后侧，通常有为右肾上腺提供血供的分支血管。活体捐献者肾脏切取时这些分支血管需要认真加以考虑。大约 5% 的起源于主动脉的右肾副动脉位于下腔静脉的前方[3]，活体捐献者肾脏切取时尤其需要注意（图 4-1）。

（三）肾动脉狭窄

肾动脉狭窄（renal artery stenosis，RAS）最常见的原因是动脉粥样硬化和纤维肌肉发育不良（fibromuscular dysplasia，FMD）。如发现活体捐献者肾动脉狭窄，考虑到将来捐献者自身的保留肾脏可能发生异常，通常不适合肾脏捐献。动脉粥样硬化性 RAS 是肾血管性高血压的常见原因。2017 年 KDIGO 指南推荐，双侧肾动脉因动脉粥样硬化和纤维肌肉发育不良导致狭窄，并累及肾动脉开口，不

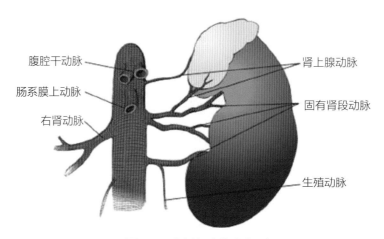

▲ 图 4-1　左侧肾脏的动脉血供

副肾动脉可能起源于腹主动脉或者肾动脉主干，注意肾动脉与肠系膜上动脉距离很近（引自 MacLennan 等[4]）

能进行肾脏捐献[1]。某些特殊情况下，允许有单侧肾动脉狭窄者作为活体捐献赠者，通常要求狭窄部分位于肾动脉开口位置，在肾脏移植手术时可以切除该部位。也有个案报道，基础血压较高的活体捐献者的肾脏在肾脏移植手术后的近期效果是在可接受范围之内[5]。

肾动脉狭窄第二个常见的原因是 FMD，FMD 常常导致肾血管性高血压，占无症状性高血压的 4.4%[6, 7]。多数 FMD 表现为胶原沉积在动脉壁中间层，导致血管呈串珠样改变（图 4-2）。有少数机构曾尝试将 FMD 患者作为活体肾捐献者进行了肾脏移植手术[5, 8]。在这种情况下，建议采取 FMD 较重的一侧肾脏捐献，以确保捐献者的利益，捐献移植受者和捐献者都要详细了解移植后 FMD 可能进展的风险并签署知情同意书[6]。

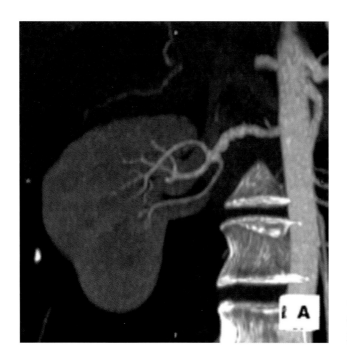

◀ 图 4-2　纤维肌肉发育不良
CT 血管造影检查显示肾动脉呈明显的串珠样改变（引自 Quaia 等[9]）

（四）肾静脉解剖

左侧的肾静脉通常位于主动脉和肾动脉的前方。左侧的肾静脉平均长度为 6～10cm，右侧肾静脉平均长度为 2～4cm，左侧的肾静脉长度通常是右侧肾静脉的 2 倍。肾静脉变异通常来源于胚胎发育形成的，最为常见的变异为左侧腔静脉和主动脉后肾静脉。左侧生殖腺静脉和肾上腺静脉通常回流至左肾静脉。文献报道腹腔镜肾切除手术后的左侧睾丸疼痛发生率可高达 9.6%[10, 11]。分析其原因为多方面的，其中左侧生殖腺静脉在真假骨盆分界处发生分叉是一个很重要的解剖因素。在手术中保留左侧生殖腺静脉可以解决这个问题，但相关研究报道病例数较少[11]。腰静脉通常回流至左肾静脉，数量和长短常常变异很大。约 20% 生殖腺静脉直接回流至右肾静脉。右肾静脉很少有分支静脉，通常这些分支直接回流入腔静脉。

（五）腹主动脉后左肾静脉

左肾静脉变异主要有以下 4 种类型（图 4-3）[12]。其中第 1、2 和 4 型左肾静脉变异为孤立性腹主动脉后型，其发生率为 4%。15% 的人群可以有多支肾静脉，大多数左侧副肾静脉位于主动脉后方[13]。孤立性腹主动脉后左肾静脉变异不影响接受捐献者的手术方案，不是肾移植捐献的禁忌。重要的是在肾切取术前进行影像学检查以充分了解这些变异，制订更为充分的手术方案。

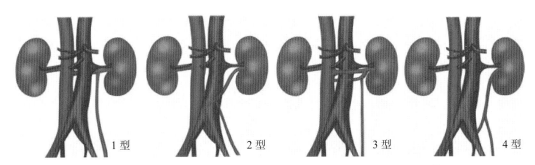

▲ 图 4-3　左侧的肾静脉异常主要有以下 4 种类型（引自 Nam 等[14]）

1 型：通常位置的孤立性腹主动脉后左肾静脉；2 型：腹主动脉后左肾静脉在腰椎水平汇入下腔静脉；3 型：环主动脉肾静脉；4 型：腹主动脉后左肾静脉汇入左髂总静脉

第 3 型又称为环主动脉型，是左肾静脉最常见的变异类型，发生率为 2%～16%。该型静脉环位于主动脉后的部分很短，切除后不影响肾静脉回流。该型肾静脉环可以被认为是冗余部分，在进行肾切取时很容易处理。

（六）左肾静脉胡桃夹综合征

胡桃夹静脉表现为远端肾静脉被腹主动脉和肠系膜上动脉压迫，类似胡桃夹样改变。左肾静脉受压导致近端静脉扩张，进一步导致静脉的曲张、静脉性高血压和血尿等（图 4-4）。CT 和 MRI 扫描检查的特征性改变为 "喙征"（beak sign），表现为左肾静脉在腹主动脉与肠系膜上动脉之间受压迫而发生狭窄，腹膜后和肾门处侧支静脉正常，肾门和主动脉肠系膜入口处左肾静脉直径比率可达 4.9，腹主动

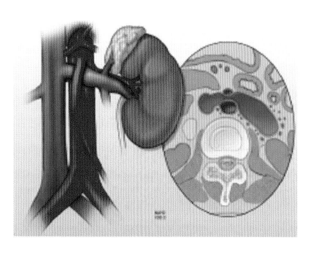

◀ 图 4-4　胡桃夹肾静脉
肾静脉被腹主动脉和肠系膜上动脉压迫，
近端肾静脉扩张（引自 Said 等[15]）

脉与肠系膜上动脉形成低于 41° 的夹角[14]。

胡桃夹现象是指无临床症状的胡桃夹静脉异常，捐献者肾脏胡桃夹静脉异常通常是捐献前影像学检查时偶然发现。胡桃夹静脉不是肾脏捐献的禁忌，可以将发生胡桃夹现象的一侧肾捐献，不影响移植效果。但如果保留了该侧肾，术后该侧肾脏的血流代偿性改变可能加重胡桃夹静脉损伤。

（七）输尿管解剖

额外肾（多肾异常）在临床极其罕见，是输尿管芽在胚胎发育时完全分裂的结果。临床中更为常见是重复肾盂和重复输尿管，输尿管芽不完全分裂导致一侧肾脏发育成为具有双肾盂和双输尿管的融合肾脏，双输尿管可以分别进入膀胱，也可以在进入膀胱前双输尿管分开走行，进入膀胱时融合为一个共同开口。这种输尿管变异不是肾脏捐献的禁忌，但需要在供肾切取前进行评估以制订详尽的手术方案。

（八）马蹄肾

马蹄肾是一种最为常见的先天性肾实质发育畸形，发生率为 1∶500～1∶1000[2]。马蹄肾是先天性肾脏融合畸形，多数发生于肾下极，也可以发生于上极。曾有使用整个马蹄肾进行尸体供肾移植，并取得了较好的疗效。在过去的几十年来，也有马蹄肾用于活体供肾移植的一些报道[16, 17]。这些研究报道了在峡部分离马蹄肾，分离的部分马蹄肾可以行常规方式的肾移植。尽管总体上并不常见，但对于尸体器官移植尚不发达的地区可以作为将马蹄肾作为活体供肾移植的选择[17]。

三、肾脏的结构

（一）肾脏的大小和体积

以往的研究通常采用超声评估肾脏大小和体积，左右侧肾脏中位长度分别为 11.2cm 和 10.9cm，左右侧肾脏中位体积分别为 146cm³ 和 134cm³。尽管差别可能不显著，但一些研究认为左侧肾脏较右肾长，因此体积更大[18, 19]。通常男性肾脏体积均较女性大，与男性体表面积（body surface area，BSA）更大有关。已证实 BSA 与肾脏体积呈正相关。肾脏皮质体积直接与肾脏单位数量相关，是预测肾脏功能的可靠指标[20, 21]。2017 年 KDIGO 指南推荐，当活体捐献者两侧肾脏 GFR 不同，或者肾实质、血管或泌尿系存在异常但不影响捐献时，应选择受累更为严重的一侧肾脏进行移植。两侧肾功能是否具有显著差异通常由供体评估团队决定，不同移植中心可能存在差异。

（二）捐献前后肾脏功能的影响因素

GFR 被认为是临床上最好的肾脏功能指标。捐献前的肾脏功能评估详见第 3 章。两侧肾脏大小和功能相近的供者捐献一侧肾脏后，即刻损失 50% 的肾单位和几乎相应程度的 GFR。但对于正常个体，保留的肾脏会通过增加 GFR 而快速代偿其肾单位和功能的损失[22]，并可长时间维持[23]。假定移植前两侧肾脏分别在负担 50% 的 GFR，保留肾脏的 GFR 将在其自身基线水平上提高 10%～40%，最终可以使 GFR 达到移植前总 GFR 的 60%～70%[24]。如前所述，有数据表明 GFR 的提高可以持续较长的时间。Kasiske 等研究发现在 3 年的随访时间里，使用肾碘海醇清除率计算的 GFR 在肾脏切除后持续上升，每年上升 1.47ml/（min·1.73m^2）[25]。另一项更长随访时间的研究显示，GFR 增加的趋势在肾切除后的几年内可持续上升[26]。

一些基线临床因素可以影响捐献后保留肾脏的功能，其中，年龄、体型，肾病危险因素（如高血压等）、肾病家族史和捐献前 GFR 等被证实与捐献后 GFR 密切相关。如下所述，其中某些因素还与肾脏大小和组织学改变密切相关。

Ibrahim 等[27] 的研究认为捐献前 GFR 和年龄是两个主要影响因素。这些研究使用大的单中心供肾者的队列，为我们描述了主要为高加索人种的活体肾脏捐献者关于肾脏健康的自然病史；早期的活体捐献者主要是高加索人种，为受者的一级亲属。最近，其他导致捐献后肾功能快速恶化的风险因素如肾病家族史等也有报道[28]。供肾切除后，肾功能的进行性下降可延迟数年之后发生[29]。

年龄相关的 GFR 加速下降可能只是肾脏储备功能下降的表现，并不一定是肾单位减少后保留肾脏代偿性超滤过反应不足。因此，与年轻捐献者相比，尽管捐献时老年供者 GFR 绝对值可能更低，但仍可以保持其肾单位水平的早期代偿能力。研究发现捐献后 GFR 代偿能力部分取决于捐献前的 GFR 水平。GFR 随着年龄下降，老年供者捐献后 GFR 水平较低通常表现为老年供者"肾脏功能损害"。年龄相关的 GFR 下降并不一致，而是在以年龄分层的不同人群中呈现不同的速率，并在个体之间高度变异[30]。例如年轻捐献者在 45 岁以下捐献，每 10 年的 GFR 下降速度可能为 4ml/（min·1.73m^2），而老年供者下降速度则更快[31]。

关于捐献者肾脏生理学、组织学和形态学等方面的研究发现，供者捐献肾脏切取后 GFR 代偿性增加的程度很大程度上取决于捐献前的 GFR 水平。通过对年轻尸体供者（≤ 45 岁）和老年尸体供者（≥ 55 岁）的供肾进行活检和组织学检查，并进行形态学分析，Tan 等发现捐献肾切取后 GFR 代偿性增加反应与有功能的肾小球的数量关系更密切，而不是其超滤过能力[32]。老年供者有功能的肾小球的数量更少，也就是其肾切取后 GFR 更低。Rook 等提出了一个假说，强调老年活体供者捐献后较低的 GFR 水平是由于老年供者保留肾单位的"储备功能"更低导致的[33, 34]。在 Ohashi 等的研究中观察到捐献后 GFR 与移植肾活检中肾脏硬化 / 肾脏微血管病程度更相关，而不是年龄[35]。通常年老者较年轻者肾脏硬化程度更为严重，可能解释了老年供者捐献后 GFR 水平较低的原因，其随年龄增长而逐渐下降。慢性肾脏疾病（chronic kidney disease，CKD）的诊断基于估算的 GFR（estimated GFR，eGFR），其诊断标准为 eGFR（estimated GFR）持续低于 60ml/（min·1.73m²）≥ 3 月，且 GFR 水平越低，CKD 分期越高。老年肾脏捐献者捐献后 eGFR 常常低于 60ml/（min·1.73m²），按上述通用诊断标准应该诊断为 CKD[36]。但应该指出，上述 CKD 诊断分期标准是基于双肾人群的大型流行病学调查得到的数据[37]。目前这个诊断标准是否适用于活体捐献者仍值得探讨。

肥胖等其他因素也可能是影响捐献后 GFR 的一个重要因素。Rook 等研究发现，尽管捐献前肾脏储备能力似乎与体重指数（body mass index，BMI）无关，但超重和肥胖捐献者较 BMI < 25kg/m² 的捐献者术后的储备能力明显下降。该研究提示捐献后依然超重的供者发生 CKD 的远期风险高[33]。

（三）捐献者肾脏大小的影响：肾单位数量

来自主要为高加索人种的活体肾供者的预测研究发现，健康个体的每侧肾脏有 480 000～970 000 个有功能的肾单位（860 000 ± 370 000）[38]。对于活体肾脏捐献，肾单位的数量无论对捐献者还是移植受者均具有重要的临床意义。每一个肾脏的有功能肾单位的数量随年龄、性别和体型等而不同。单个肾单位肾小球滤过率（single-nephron GFR）汇集起来成为整个肾脏总的 GFR。从组织学角度分析，肾脏由功能性肾单位（肾小球、肾小管及周围的间质组织）和非功能性肾小球或肾硬化（间质纤维化、肾小球硬化和动脉硬化等）组成，而任何肾脏的组成及其分布只能通过肾脏组织活检来观察。然而，在捐献前对健康供者进行肾脏穿刺活检是有风险的，在当前的临床实践中并不建议作为候选供者评估的常规使用。如果捐献者有强烈捐献意愿，但存在镜下血尿或者微量蛋白尿等情况，则可考虑采取肾脏组织穿刺活检进行评估。因此，肾脏体积是临床上估计健康无病理状态的个体肾单位数量的可靠办法，其可以通过 CT 或者 MRI 的重建公式加以测量[20]。显然，与 GFR 和组织学一样，肾脏体积也与年龄、体型和性别等因素密切相关。

一项纳入 119 例活体捐献者的研究[20]通过 CT 计算肾体积，并计算碘肽酸清除率，结果发现肾脏体积与 GFR 具有较强的相关性。该研究发现，总的肾脏体积和总的 GFR 成明显的线性相关。使用 99mTc-DTPA 肾显像计算的 GFR 与肾脏体积之间关系的研究也证实了单肾体积和单肾 GFR 具有显著相关性[39]。男性和高 BMI（而不是年龄）等与较大的肾脏体积相关，同时男性、高 BMI 和年轻与更高的 GFR 相关[21, 40-42]。

如上所述，活体捐献者肾切取后保留的肾脏会增加其功能以代偿肾组织的减少。已有假说认为肾脏功能的增加部分与保留肾有功能的肾小球滤过率增加有关。由于保留肾脏的增生导致体积增加被认为与捐献后代偿性功能性超滤有关。肾脏切除后对侧肾的体积增加早在捐献后 1 周就可以出现[43]。Song 等采用 MRI 测量保留肾脏的体积，发现肾切除后第 3 天对侧肾就可迅速增大 21.3%，术后 1 周肾脏体积可增大 24.17%。该研究同时发现，保留肾脏的体积增加直接与捐献 1 年后的 GFR 呈正相关，而与捐献献肾切取前的肾脏大小呈负相关。

Jeon 等研究了 222 例在捐献前和捐献后 6 个月行 CT 检查的活体肾脏供者，这些供者同时行 ^{99m}Tc-DTP 肾显像评估 GFR[21]。捐献前和捐献后 6 个月的肾脏体积分别为（154±26）ml 和（193±34）ml，肾脏体积增大约 28%。通过多元线性回归分析发现，捐献者年龄是保留肾脏体积增大程度的一个重要的预测指标。该研究表明年轻捐献者在肾切取后保留肾脏的功能代偿性增加程度更高。

还有一些小规模的研究也得出了相似的结论，捐献 1 年后保留肾脏体积可增大约 25%[44]。其中一项关于包含多种危险因素的复杂捐献者的研究，纳入的供者包括年龄超过 55 岁，还有 11 位供者 BMI > 35kg/m²、9 位供者合并有高血压等，使用 CT 估计其保留肾脏的体积发现，在捐献后 5 年后肾脏体积增大（29.3±18）%[41]。这些数据提示，与捐献 GFR 相同，保留肾脏的增长在捐献后即刻出现并可以长期持续存在。基于上述研究，我们可以得出结论，捐献后保留的肾脏体积可增大约 25%，这和捐献后 GFR 增加程度相似。

一个用于解释上述现象的假说认为捐献前肾脏体积和（或）捐献后肾脏体积增长决定了捐献后的 GFR。一些研究也显示，捐献前肾体积和捐献后 GFR 存在正相关。Hall 等发表了一个关于 151 例活体捐献者为期 1 年的随访研究，这些供者分别在捐献前和捐献后 1 年时行 CT 扫描并使用基于肌酐水平的 GFR 计算公式计算 eGFR[45]。研究发现捐献前后的 GFR 与保留肾脏的体积正相关。一个多因素分析显示捐献前的 GFR 和肾脏体积与较好的术后 1 年 GFR 呈正相关，而与年龄因素负相关。其他多个研究也得出相似的结论[42, 46-48]。

相反，也有一些研究未能显示出捐献前的肾脏体积与术后保留肾 GFR 有直接的相关性[21, 49]。Courbedaisse 等采用 CT 扫描和 ^{51}Cr-EDTA 肾清除率计算 GFR 等方法对 63 例活体捐献者进行了研究。研究者计算了保留肾脏的单位体积 GFR 及其与供者捐献后 5 年后的 GFR 之间的相关性，有意思的是，与年龄的增长和 BMI 的增加相同，供者术前较高的单肾的 GFR 与捐献后 GFR 呈负相关。这些结果提示，这些捐献后 GFR 有限增长的供者，可能在捐献前就已经达到了接近最大程度的超滤能力。如果用捐献后观察到的肾切除后保留肾脏体积增大去解释了保留肾脏 GFR 的增加，那么肾脏的增生需要反映的是有功能肾单位的滤过率增加，这也就是我们常提到的"适应性/代偿性超滤过"。

总之，正如保留肾脏的功能适应了捐献肾脏造成的损失，与之类似，保留的肾脏也出现了体积增大的现象。重要的是，肾脏体积与功能是相关的，因此，当有多个活体供肾者可选时，应当在临床实践中对肾脏体积加以考虑。

（四）移植肾脏活检组织学与捐献者健康的关系

当今，随着对活体捐献后潜在长期风险的认识逐渐深入，加深了人们对候选活体供者中亚临床组织学异常的临床兴趣。最近的流行病学研究发现捐献者较非捐献者人群更容易患终末期肾病（end-stage renal disease，ESKD），并且早在捐献后 5～10 年即开始显现[50, 51]。这些研究对临床实践，如供者选择、风险分层、咨询及随访等方面的影响，是值得商榷的议题。例如，即使已进行了详细的捐献前评估，很明显仍有少数而特定的活体供者人群出现了进行性 CKD 风险增加。由于 ESKD 发生率低，且观察时间漫长，活体供者结局的临床研究比较困难。比如 2014 年的一项研究报道了 102 例捐献活体供者进展为 ESKD 而被列为移植等待者，其从捐献到列为移植等待者的中位时间长达 17.6 年[52]。目前已经建立了用于更好地识别移植后发展为高等级 CKD 风险增加的患者人群的风险计算器，用于指导捐献前的临床决策咨询和捐献后的健康维持咨询等[53, 54]，但该评估计算器是基于平均水平，其在准确评估个体风险方面仍有局限[53]。

预测活体供肾者的捐献后肾脏不良结局目前仍然极其具有挑战。目前随着一些人口统计模式和临床实践相结合的趋势，突出了这一领域研究的紧迫性。这些问题包括：①在器官短缺的现状下，器官供者的需求仍在增长；②捐献在人口老龄化和人群的普遍肥胖这一社会现状下，基于安全性的假设使用存在独立的医学异常的供者（如轻度高血压、BMI 较高和高龄）。

一些基于植肾手术前通过移植肾脏活检病理行组织学检查的研究可能有助于提高识别少数供者捐献后肾脏不良结局的能力。例如具有轻微组织学异常的供者，尽管其临床指标在可接受的范围内，与没有组织学异常的供者相比，可能发展为进展性的肾功能下降。如果是这样，则需要开发识别组织学异常的生物标记物。

肾脏组织学改变通常与肾脏功能相关。但是，目前采取的肾脏功能的评价工具认为肾功能正常的健康个体并不足以说明其肾脏组织学是正常的。即使是相对健康的人，也可能会存在亚临床组织学异常，活体捐献者也不例外。移植肾植入手术时进行肾脏活检为我们的供者的肾脏组织学研究提供了独特的机会。最近的研究已经发现肾脏组织病理学特征和临床特征之间的相关性。目前已经明确，这些"健康人群"存在肾脏潜在的病理学和（或）组织结构变异的并非罕见。最常见的组织病理学异常为肾小球硬化、间质纤维化和肾小管萎缩（肾硬化）及肾小球和肾小管增大（肾单位肥大）[55]。与肾脏功能和组织相似，人口学和代谢指标与组织学改变有关。肾病的危险因素如高血压和肾病家族史等也与组织学异常相关。

目前研究最为充分的与肾实质组织学改变有关的供者因素是年龄。有力的证据表明年龄和肾小球硬化之间存在显著的线性相关。Rule 等用肾单位和肾实质综合评分系统评估肾小球硬化的程度，他们发现随着年龄增长，肾小球硬化的发病人群数量呈线性增加，30 岁以下成人的发病率为 2.7%，而 70—77 岁人群的发病率则高达 73%[56]。其他风险因素，如男性、较高的 GFR、蛋白尿水平、肾病家族史和高 BMI 等，是肾单位肥大的独立风险因素，其表现为肾小球体积大或者肾小管区域增大[57]。

在对同一队列的分析中，Chauhan 等发现在捐献者组织学中，中重度的慢性组织学变化可见于 4.1% 的患者，且在 60 岁以上人群的发生率明显高于年轻人群（分别为 11% 和 3.5%，$P < 0.001$）。与正常血压供者相比，收缩压高于 140mmHg 的捐献者的中度到重度慢性组织学异常的发生率也高（分别为 12% 和 5.7%，$P=0.01$）[58]。该研究的短期随访（4 个月）中各组捐献后 GFR 未发现显著差异。

最近的研究采用经典的组织学、形态学和生理学技术用于以下三个方面的评估：①描述肾小球和肾小管间质组织学研究；②检测整体肾脏 GFR 和肾小球体积；③评估单个肾单位 GFR 和肾小球压力，以便于发现在活体供者亚组中可能最终导致快速进展为高级别 CKD 的早期病理生理学因素。Denic 等对临床各项指标非常健康的捐献者进行移植前肾脏穿刺活检，发现了非常显著的结构和病理学异常。这些异常发现主要分两大类：肾单位肥大（测量肾小球或肾小管可表现为更大的肾单位体积）和肾脏硬化（动脉硬化引起的缺血性慢性改变，导致组织纤维化、肾小球硬化和肾小管萎缩等）。捐献后保留肾脏的肾单位肥大并不一定是病理性改变，其反映了捐献后功能性肾单位数量减少而导致代谢需求增加。与之相反，肾脏硬化反映了慢性病理性过程。进行性或者严重的肾脏硬化不可避免地导致功能性肾单位减少（nephropenia），这将最终反应在肾脏影像学上表现为肾囊肿或者皮质 – 髓质比例下降。

尸检研究已经较好地证实了肾脏硬化和功能性肾单位数量减少与年龄相关[59, 60]。该现象在尸体和活体供肾捐献中均有发现[32, 61, 62]。过去的 10 年来，更多的移植肾脏活检组织学研究提供了丰富的早期肾组织学改变资料。有些研究集中在与捐献后较差的肾脏组织学和临床结局相关的捐献者特征。例如预测可能发生 CKD 的临床因素等。Choi 等对 121 活体捐献者进行移植肾穿刺活检并随访 2 年[63]，对组织学发现进行了描述。通过将这些发现与捐献者的临床特征、捐献前肾脏功能、手术情况、围手术肾脏功能参数（肌酐和 GFR）等因素进行统计，致力于发现与捐献后 1 年肾脏功能的组织学异常。他们确认了供者年龄和手术前 GFR 是影响捐献者术后肾脏功能的显著影响因素，而其他捐献前的临床因素与捐献后 1 年的肾脏功能均无关系。同样，Chauhan 等[58] 研究了更大的一组捐献者队列，包含 10 年间（2001—2011 年）1600 例供者的活检。他们发现中重度组织学异常其实并不常见（4%，N=65）。年龄和收缩压是仅有的与组织学异常显著相关的影响因素，而性别、BMI、舒张压、GFR 和微量蛋白尿等其他临床特征与组织学异常均无相关性。

不同的是，Fahmy 等[64] 对 310 活体捐献者队列（1997—2012 年）进行了中位随访时间为 6.2 年的观察随访，通过供肾活检研究供肾组织学与捐献后 eGFR 的关系。在 310 个供体捐献肾脏中，65.8% 有不同程度的中重度组织学异常，明显高于 Choi 和 Chauhan 等的研究。研究发现大约有 1/3 小动脉存在透明样变和内膜增厚，20% 肾小球硬化，25% 间质硬化和肾小管萎缩（interstitial fibrosis and tubular atrophy，IFTA）。经过调整多个供者人口学和临床指标后，仅 IFTA 与捐献后 eGFR 下降有关，下降程度为 eGFR 5ml/（min · 1.73m^2）。Ohashi 等[35] 的研究也得出相似结论，他们的研究显示捐献肾脏中重度组织学异常与捐献后的 eGFR 下降有关，捐献后 2 年的 eGFR 较捐献即刻的 eGFR 低 0.23%。捐献者年龄和术前 eGFR 也是影响术后 eGFR 的重要的因素，捐献者年龄每增长 10 岁术后 eGFR 就下降 3ml/（min · 1.73m^2）。术前 eGFR 每增加 10ml/（min · 1.73m^2），术后 eGFR 可增加 4ml/（min · 1.73m^2），提示这两个在临床中非常容易观察到的影响因素，是很好的预测捐献后 eGFR 恢复的指标。

近来，Issa 等[28] 研究发现，当使用年龄相关的阈值评估后，活体供者肾脏组织学结构异常可以较好地预测捐献后肾功能。该队列纳入了更多的患者（N=1334），对之前很多小样本的研究无法识别的捐献者的临床特征进行了更加详细的分析。该研究定义了肾单位数量（通过 CT 影响和活检检测）和肾硬化（肾小球硬化、动脉血管硬化程度和 IFTA）的阈值。该研究使用结构参数来预测捐献后的检测的 GFR、24h 蛋白尿定量和高血压。研究发现肾脏皮质体积增大和肾单位数量下降和轻度的微量蛋白尿相关，动脉血管硬化与捐献后高血压相关。该研究表明尽管某些捐献者可能存在临床常规检查手段无法发现早期亚临床肾脏病理表现，捐献肾脏后出现肾单位降低的临床表现可能很轻微。仍需要更大规模的随访研究，以明确这些供者中是否会出现进行性的 CKD、高血压和其他临床异常。

由于目前普通人群的肥胖流行，捐献者中也广泛存在肥胖和体重指数偏高等问题，而各移植团队对肥胖受者的接受程度有异，部分由于对肥胖的相关风险的了解不足[66]。肥胖和代谢综合征与肾脏疾病以肾小球病为表现的肾脏组织学异常密切相关[67, 68]。Rea 等研究发现高 BMI 指数（ > 30kg/m² ）的捐献者有轻度的组织学异常（如肾小球肥大、肾小管扩张和少管空泡化等）。捐献者的上述组织学异常是否会在捐献后随着时间延长以及进一步的代偿性改变而导致慢性肾疾病尚不可知。一项纳入接近 500 万健康人群（4～16 年中位随访时间）的 Meta 分析发现高 BMI 指数（ > 30kg/m² ）在中位随访期 4～16 年中与 ESKD 增加具有一定的相关性（调整后 HR=1.16；95%CI 1.04～1.29 ）[53]。然而，活体供者中，由于肥胖导致的超滤压力可能在供肾切除后肾单位减少而迅速加重，肾脏的滤过负担势必加重，很可能导致肾功能下降。以美国活体供者的国家登记数据为基础的研究发现，尽管肥胖者捐献后发生 ESKD 的绝对风险低（94/10 000 ），但其发生率为非肥胖者的 1.9 倍[69]。上述研究为我们敲响了警钟，合并肥胖和代谢综合征的捐献者远期肾脏结局更差，但目前仍然没有明确的阈值。

目前主要采取两种术中活检方式进行移植肾脏组织学研究：楔形活检（wedge biopsies）和核心活检（core biopsies）。楔形活检与核心活检比较可以取得更多的肾脏组织，并可以减小活检后出血风险，因此楔形活检更容易被大家接受。然而，近期，一项对 812 例根治性肾切除样本行不同深度穿刺的研究发现穿刺深度不同检测到的肾小球体积和肾脏硬化情况差异巨大[70]。研究者将这些差异与人口统计学和疾病相关联，以期描述一种广泛适用的"疾病相关"的肾小球病理学模式。这种模式与肾脏皮质穿刺深度的相关性较小，而在表层皮质中呈现为"年龄相关"的肾小球病理学差异模式。

最近一项关于肾小球高滤过率的研究为我们提供了揭示了 GFR 超生理性升高的潜在表现。Brenner 等对肾小球高滤过与肾损伤之间的关系进行了研究，认为糖尿病、高蛋白摄取和肾脏体积减小导致肾脏慢性血管扩张，增加了单个肾单位的高滤过状态。单个肾单元的高滤过状态可能由于肾小球的表面面积增大（适应性）或肾小球内压力增高（适应不良性），或两者都有。肾小球内压力持续增高会导致肾小球细胞损伤和肾小球硬化。以往资料显示早期 1 型糖尿病、肥胖和肾切除后患者均可以发生高滤过。糖尿病肾病性肾小球高滤过的研究最为充分，但早期糖尿病肾病患者 GFR 升高到何种程度才是病理性超滤过或是超过正常的 GFR 等尚无定论。最近的一项研究试图明确反映超滤过现象在一定范围内升高的 GFR 值是否与 TIDM 患者肾脏不良结局的风险增加有关。该研究使用了糖尿病控制与并发症实验（Diabetes Control and Complications Trial，DCCT）/ 糖尿病干预和并发症的流行病学（Epidemiology of Diabetes Interventions and Complications，EDIC）的数据，Molitch 等研究了存在超滤过 [GFR > 140ml/（min·1.73m² ）] 情况的患者，以研究其与发生 CKD（eGFR < 60）和大量蛋白尿的关系。该研究对符合标准的 110/446 例患者中进行了中位随访期长达 28 年的随访[71]。令人震惊的是，高滤过患者的 CKD 发生率更低，这个发现不支持将高滤过作为 CKD 的预测指标。同时该研究支持活体肾脏捐献，因为保留肾脏会出现适应性的超滤过。目前由于我们缺乏有效的可以直接测量单个肾单位的 GFR

和肾小球压力的手段，通常将总体 GFR 作为衡量高滤过和肾单元功能的指标。肾小球囊内压对糖尿病肾病进展的贡献已经通过药物（如 RAS 抑制药、钠 – 葡萄糖协同转运蛋白 2 抑制药）调节测量肾小球内压力的治疗成功而得以证实。因此，我们提出了少数肾脏捐献者出现进展性 CKD 的多重打击假说[72]。换句话说，肾脏捐献并不会启动自我保护性的损伤导致进展性 CKD。但是，倘若合并其他额外的损伤，如糖尿病和高血压等疾病，则可能会导致级联的慢性肾损伤过程。

总之，肾脏的组织学改变和体积等与肾功能相关的因素均与捐献者术后健康状况相关。活体捐献者出现轻微组织学异常情况并不少见，但这些情况罕有对捐献决策造成影响，主要为捐献者术后随访提供更多的指导和建议。

四、肾结石和肾脏捐献

（一）活体捐献者的肾结石性疾病及其流行病学研究

据统计，男性和女性终身发生有症状性肾结石的发生率分别为 12% 和 5%[73]。20 世纪 60 年代以来美国结石性疾病发病率增加了 1 倍[73]。饮食习惯、肥胖和全球变暖是与结石性疾病发病率增高有关。既往资料显示肾结石男性发生率比女性高，但最新资料发现男女肾结石发生率趋于接近[73]。影像技术的发展使临床早期无症状性的肾脏小结石更容易被发现。随着有症状和无症状性肾结石发病率的增加，在临床活体捐献者中肾结石也已经变得非常常见。

基于对捐献者保留肾脏损伤考虑，肾结石是活体肾捐献的相对禁忌证[74-76]。尽管仍需小心，但接受微小的无症状性的肾结石或肾结石长期未复发的候选供者也在增加，因为有新的研究证据表明，通过代谢工作的对复发性结石性疾病的评估认为捐献者如果无代谢性疾病，结石复发的风险会很低。

（二）伴有肾结石性疾病的捐献者

对有肾结石病史的捐献者，多数肾脏移植机构常规进行 CT 血管造影或尿路造影检查。约 3% 的活体捐献者曾有发作性肾结石病史，5%～11% 活体捐献者可在常规捐献前的影像学检查中发现肾结石[77]。CT 扫描是肾结石影像学检查的金标准。放射影像检查中发现的一些小的钙化有时会被误诊为肾结石。例如临床上发现的 Randall 斑（Randall's plaques），表现为肾乳头部位的 1～2mm 的钙化，并无任何临床意义。2017 KDIGO 指南推荐建议如下[1]。

• 有肾结石病史的捐献者需要进一步检查，对其发生危险因素进行评估。

• 能否接受有肾结石病史的患者为肾脏活体捐献者，需要考虑其捐献后保留肾脏结石复发危险和可能导致的结果。

通常认为，症状性肾结石和非症状性肾结石形成的病理生理学机制和自然过程均不相同。非症状性肾结石很常见，与症状性肾结石不同，患者通常无其他伴随性疾病，也更偏良性表现[78]。

肾结石复发主要通过症状和影像检查两者相结合来明确诊断[78]。症状判断主要来源于患者就诊时的主诉，抑或患者自觉有疼痛等发作。因为肾结石有时短暂发作并没有就诊，所以在临床研究中如果单纯依赖就诊和病例记录往往会漏掉一些复发事件。而如果只凭患者自己的症状判断也有可能把一些其他原因导致的疼痛事件误诊为肾结石的复发。临床上的影像学诊断当然也会发生选择偏差和漏诊等情况。图 4-5 总结肾结石复发的症状和放射学表现之间的关系。

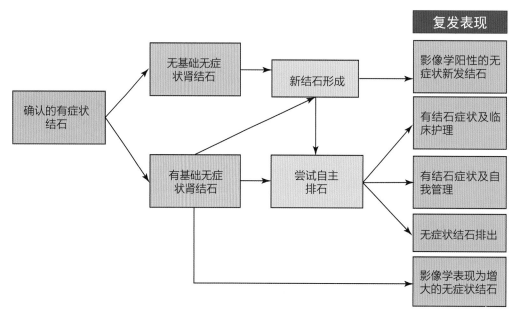

▲ 图 4-5　肾结石复发症状和影像表现之间的关系

由于目前还缺乏活体捐献者在捐献后保留肾脏发生肾结石复发和 CKD 的大型临床研究报告，因此，临床上缺乏可以遵循的相关指南。但是，近期有一项多中心临床研究可提供一定的指导。该研究入组人群的中位年龄为 49 岁，血肌酐 0.9mg/dl。175 例肾结石发生症状为就医确诊或自我报告认为结石复发的比例分别为 19% 和 25%[79]。通过影像学检查发现新发结石为 35%，原有结石增大为 24%，结石排出为 27%。该研究基线水平非症状性结石比例为 54%，51% 人群 5 年内具有影像学诊断结石排出的依据。Thomas 等也进行了一项类比分析[80]。该研究比较了活体肾脏捐献者发生需要外科手术处理的肾结石的比率与非捐献者没有差异（年发生率分别为 8.3/10 000 和 9.7/10 000；比率为 0.85；95%CI 0.47～1.53），因肾结石而就诊的事件发生率也无显著差异（年发生率分别为 12.1/10 000 和 16.1/10 000；比率为 0.75；95%CI 0.45～1.24），进一步表明活体肾脏捐献是安全的。

该研究得出的结果对既往曾患有肾结石的活体捐献者具有一定的指导意义。即"二分法则（rule of halves）"：半数的首次肾结石症状发作者曾有非症状性肾结石病史，半数非症状性肾结石病患者在 5 年内会排出结石，半数会发生症状。该研究显示 CT 测得基线非症状性肾结石的平均直径为 3mm。这样大小的结石常常在 X 线或超声诊断中被漏掉[81]。倘若活体捐献者两侧肾脏大小、解剖结构和血管状况等均相似，一侧肾检测出无症状性结石，建议捐献有结石的肾脏，保留健康肾脏[1]。这种情况下会导致移植受者发生肾结石[82]，也可能发生症状，称之为供体来源的肾结石。以往曾有移植肾本身存在结石而产生后续问题的报告[83]。有的机构在肾脏切除后进行移植手术前行输尿管镜取石，安全有效，值得借鉴[84]。

倘若一个活体捐献者曾有单个非阻塞性肾结石病史，应该在捐献前进行代谢方面的评估，包括 24h 尿（推荐了 2 次）钙、草酸盐、尿酸和柠檬酸盐 [1, 85]。美国泌尿学会（American Urological Association，AUA）推荐的肾结石评估指南见表 4-1 [75]。

表 4-1 美国泌尿学会肾结石评估指南 [75]

评估建议
• 详细的病史和采集饮食习惯、血生化（包括血钙和尿酸）和新确诊肾结石患者的尿液分析
• 疑诊断为原发性甲状旁腺疾病时，临床干预前尽早进行甲状旁腺素检测
• 尽可能对结石进行至少 1 次的成分分析
• 分析影像学资料以协助判断结石的数量
• 高风险人群、首次发作或者复发人群的代谢状况分析
• 随意饮食条件下 1～2 次的 24h 尿液收集和代谢分析，至少包括尿量、pH、草酸钙、尿酸、柠檬酸盐、钠、钾和肌酐等

（三）活体捐献者保留肾脏的结石性疾病

保留肾脏的再发结石常常是捐献前患有肾结石的活体捐献者的主要担忧。一旦结石复发，可能导致保留肾脏的输尿管阻塞、泌尿系感染以及临床上采取碎石术等进行干预。以上因素都可能导致唯一的保留肾脏的损害 [74, 75]。复发危险因素包括年龄、肾结石家族史、结石有关症状首发时间和发作频率等（表 4-2）[75]。由于年轻人捐献者的生命预期更长，年轻捐献者较年老者累积肾结石复发危险更大。

表 4-2 活体捐献者保留肾脏的结石性疾病相关危险因素

高复发危险因素	低复发危险因素
• 年龄＜ 40 岁 • 肾结石家族史 • 反复复发的肾结石	• 年龄＞ 40 岁 • 捐献前无肾结石症状 • 肾结石＜ 15mm • 单个结石或单侧肾结石 • 既往肾结石病史＞ 10 年

肾结石反复复发和高复发风险的人群均是肾脏活体捐献的绝对禁忌。代谢性疾病（如高钙血症）、慢性腹泻、吸收不良、痛风、胱氨酸结石、尿酸盐结石或者鸟粪结石（struvite stones）等均是肾结石高复发风险因素 [1]。既往有肾结石病史的活体捐献者可以参照 2014 年肾结石复发风险评估系统（Recurrence of Kidney Stone，ROKS）进行结石复发评估 [86]，该评分系统于 2019 年进行了修改 [87]。尽管该系统最初并不是基于活体肾捐献者的数据所制订，但是是基于人群的流行病学和临床资料分层研究制订的，可以作为临床参考。

以往有几个小规模的临床研究报道了患有肾结石的活体捐献者保留肾脏再发结石的情况，显示结石复发率为 5%～9.7%，结石大小为 2～3mm，长期随访结石相关的临床事件发生率很低 [88]。一项研究报告捐献后保留肾脏结石年复发率为 15%[89]。Serur 等随访了 18 例非症状性肾结石活体捐献者，捐献后 6 年内无任何结石相关事件发生。

加拿大的一项回顾性研究随访了 2019 例捐献前均患有肾结石病史的活体捐献者，其保留肾脏结石发病率与非捐献者健康对照组无差异[80]。

五、结论

我们这个时代对活体捐献肾脏需求非常大。同时，采取无关供体作为活体捐献者越来越被人们接受，且具有一定危险因素的活体捐献者也有增多的趋势。临床上对于活体捐献者需要进行长期的观察，尤其对于具有一定危险因素的捐献者更需要进行长期的随访，以提高我们的认知，更好地指导临床实践。

参考文献

[1] Lentine KL, Kasiske BL, Levey AS, Adams PL, Alberu J, Bakr MA, et al. KDIGO Clinical Practice Guideline on the Evaluation and Care of Living Kidney Donors. Transplantation. 2017;101(8S Suppl 1):S1–S109. https://doi.org/10.1097/TP.0000000000001769

[2] MacLennan GT, Hinman F, Kidney SPH. ureter and adrenal gland. Hinman's atlas of urosurgical anatomy. 2nd ed. Philadelphia: Elsevier Saunders; 2012. p. 151–210.

[3] Yeh BM, Coakley FV, Meng MV, Breiman RS, Stoller ML. Precaval right renal arteries: prevalence and morphologic associations at spiral CT. Radiology. 2004;230(2):429–33. https://doi.org/10.1148/radiol.2302021030

[4] MacLennan GT. Kidney, ureter and adrenal gland. In: Hinman's atlas of urosurgical anatomy. 2nd ed. Philadelphia: Saunders; 2012. p. 151–210.

[5] Reddy VS, Guleria S, Bora GS. Donors with renal artery stenosis: fit to donate. Saudi J Kidney Dis Transpl. 2012;23(3):577–80. https://pubmed.ncbi.nlm.nih.gov/22569449/

[6] Andreoni KA, Weeks SM, Gerber DA, Fair JH, Mauro MA, McCoy L, et al. Incidence of donor renal fibromuscular dysplasia: does it justify routine angiography? Transplantation. 2002;73(7):1112–6. https://doi.org/10.1097/00007890-200204150-00018

[7] Balzer KM, Grotemeyer D, Pfeiffer T, Voiculescu A, Sandmann W. Fibromuscular dysplasia and renal transplantation. Lancet. 2007;369(9557):187. author reply 188 https://doi.org/10.1016/S0140-6736(07)60101-9

[8] Kolettis PN, Bugg CE, Lockhart ME, Bynon SJ, Burns JR. Outcomes for live donor renal transplantation using kidneys with medial fibroplasia. Urology. 2004;63(4):656–9. https://doi.org/10.1016/j.urology.2003.11.026

[9] Quaia E, Martingano P, Cavallaro M, Premm M, Angileri R. Normal Radiological Anatomy and Anatomical Variants of the Kidney. In: Radiological Imaging of the Kidney, E. Quaia, Editor. 2014, Springer Berlin Heidelberg. Heidelberg: Berlin. p. 17–74.

[10] Kim FJ, Pinto P, Su LM, Jarrett TW, Rattner LE, Montgomery R, et al. Ipsilateral orchialgia after laparoscopic donor nephrectomy. J Endourol. 2003;17(6):405–9. https://doi.org/10.1089/089277903767923209

[11] Shirodkar SP, Gorin MA, Sageshima J, Bird VG, Martinez JM, Zarak A, et al. Technical modification for laparoscopic donor nephrectomy to minimize testicular pain: a complication with significant morbidity. Am J Transplant. 2011;11(5):1031–4. https://doi.org/10.1111/j.1600-6143.2011.03495.x

[12] Patil AB, Javali TD, Nagaraj HK, Babu S, Nayak A. Laparoscopic donor nephrectomy in unusual venous anatomy - donor and recepient implications. Int Braz J Urol. 2017;43(4):671–8. https://doi.org/10.1590/S1677-5538.IBJU.2016.0309

[13] Reed MD, Friedman AC, Nealey P. Anomalies of the left renal vein: analysis of 433 CT scans. J Comput Assist Tomogr. 1982;6(6):1124–6. https://doi.org/10.1097/00004728-198212000-00013

[14] Nam JK, Park SW, Lee SD, Chung MK. The clinical significance of a retroaortic left renal vein. Korean J Urol. 2010;51(4):276–80. https://doi.org/10.4111/kju.2010.51.4.276

[15] Said SM, Gloviczki P, Kalra M, Oderich GS, Duncan AA, Fleming MD, et al. Renal nutcracker syndrome: surgical options. Semin Vasc Surg. 2013;26(1):35–42. https://doi.org/10.1053/j.semvascsurg.2013.04.006

[16] Justo-Janeiro JM, Orozco EP, Reyes FJ, de la Rosa Paredes R, de Lara Cisneros LG, Espinosa AL, et al. Transplantation of a horseshoe kidney from a living donor: Case report, long term outcome and donor safety. Int J Surg Case Rep.

2015;15:21–5. https://doi.org/10.1016/j. ijscr.2015.08.008

[17] Kaabak, M.M., N.N. Babenko, A.K. Zokoev, V.V. Khovrin, and T.N. Galyan, Renal Transplantation From a Living Donor With a Horseshoe Kidney. Transplant Direct, 2016. 2(1): p. e53. https://doi.org/10.1097/TXD.0000000000000564.

[18] Emamian SA, Nielsen MB, Pedersen JF, Ytte L. Kidney dimensions at sonography: correlation with age, sex, and habitus in 665 adult volunteers. AJR Am J Roentgenol. 1993;160(1):83–6. https://doi.org/10.2214/ajr.160.1.8416654

[19] Thakur V, Watkins T, McCarthy K, Beidl T, Underwood N, Barnes K, et al. Is kidney length a good predictor of kidney volume? Am J Med Sci. 1997;313(2):85–9. https://doi.org/10.1097/00000441-199702000-00003

[20] Poggio ED, Hila S, Stephany B, Fatica R, Krishnamurthi V, del Bosque C, et al. Donor kidney volume and outcomes following live donor kidney transplantation. Am J Transplant. 2006;6(3):616–24. https://doi.org/10.1111/j.1600-6143.2005.01225.x

[21] Jeon HG, Lee SR, Joo DJ, Oh YT, Kim MS, Kim YS, et al. Predictors of kidney volume change and delayed kidney function recovery after donor nephrectomy. J Urol. 2010;184(3):1057–63. https://doi.org/10.1016/j.juro. 2010. 04.079

[22] Velosa JA, Offord KP, Schroeder DR. Effect of age, sex, and glomerular filtration rate on renal function outcome of living kidney donors. Transplantation. 1995;60(12):1618–21. https://pubmed.ncbi.nlm.nih.gov/8545901/

[23] Poggio ED, Braun WE, Davis C. The science of Stewardship: due diligence for kidney donors and kidney function in living kidney donation–evaluation, determinants, and implications for outcomes. Clin J Am Soc Nephrol. 2009;4(10):1677–84. https://doi.org/10.2215/CJN.02740409

[24] Tan JC, Busque S, Workeneh B, Ho B, Derby G, Blouch KL, et al. Effects of aging on glomerular function and number in living kidney donors. Kidney Int. 2010;78(7):686–92. https://doi.org/10.1038/ki.2010.128

[25] Kasiske BL, Anderson-Haag T, Israni AK, Kalil RS, Kimmel PL, Kraus ES, et al. A prospective controlled study of living kidney donors: three-year follow-up. Am J Kidney Dis. 2015;66(1):114–24. https://doi.org/10.1053/j.ajkd.2015.01.019

[26] Matas AJ, Vock DM, Ibrahim HN. GFR </=25 years postdonation in living kidney donors with (vs. without) a first-degree relative with ESKD. Am J Transplant. 2018;18(3):625–31. https://doi.org/10.1111/ajt.14525

[27] Ibrahim HN, Foley RN, Reule SA, Spong R, Kukla A, Issa N, et al. Renal Function Profile in White Kidney Donors: The First 4 Decades. J Am Soc Nephrol. 2016;27(9):2885–93. https://doi.org/10.1681/ASN.2015091018

[28] Issa N, Vaughan LE, Denic A, Kremers WK, Chakkera HA, Park WD, et al. Larger nephron size, low nephron number, and nephrosclerosis on biopsy as predictors of kidney function after donating a kidney. Am J Transplant. 2019; https://doi.org/10.1111/ajt.15259

[29] Matas AJ, Berglund DM, Vock DM, Ibrahim HN. Causes and timing of end-stage renal disease after living kidney donation. Am J Transplant. 2018;18(5):1140–50. https://doi.org/10.1111/ajt.14671

[30] Denic A, Glassock RJ, Rule AD. Structural and Functional Changes With the Aging Kidney. Adv Chronic Kidney Dis. 2016;23(1):19–28. https://doi.org/10.1053/j.ackd.2015.08.004

[31] Poggio, E.D., A.D. Rule, R. Tanchanco, S. Arrigain, R.S. Butler, T. Srinivas, et al., Demographic and clinical characteristics associated with glomerular filtration rates in living kidney donors. Kidney Int, 2009. https://doi.org/ki200911 [pii]10.1038/ki.2009.11.

[32] Tan, J.C., B. Workeneh, S. Busque, K. Blouch, G. Derby, and B.D. Myers, Glomerular function, structure, and number in renal allografts from older deceased donors. J Am Soc Nephrol, 2009. 20(1): p. 181-8 https://doi.org/ASN.2008030306 [pii]10.1681/ASN.2008030306.

[33] Rook, M., R.J. Bosma, W.J. van Son, H.S. Hofker, J.J. van der Heide, P.M. ter Wee, et al., Nephrectomy elicits impact of age and BMI on renal hemodynamics: lower postdonation reserve capacity in older or overweight kidney donors. Am J Transplant, 2008. 8(10): p. 2077-85 https://doi.org/AJT2355 [pii]10.1111/j.1600-6143.2008.02355.x.

[34] Rook M, Hofker HS, van Son WJ, Homan van der Heide JJ, Ploeg RJ, Navis GJ. Predictive capacity of pre-donation GFR and renal reserve capacity for donor renal function after living kidney donation. Am J Transplant. 2006;6(7):1653–9. https://doi.org/10.1111/j.1600-6143.2006.01359.x

[35] Ohashi Y, Thomas G, Nurko S, Stephany B, Fatica R, Chiesa A, et al. Association of metabolic syndrome with kidney function and histology in living kidney donors. Am J Transplant. 2013;13(9):2342–51. https://doi.org/10.1111/ajt.12369

[36] Tan JC, Ho B, Busque S, Blouch K, Derby G, Efron B, et al. Imprecision of creatinine-based GFR estimates in uninephric kidney donors. Clin J Am Soc Nephrol. 2010;5(3):497–502. https://doi.org/10.2215/CJN.05280709

[37] Levey AS, Stevens LA, Schmid CH, Zhang YL, Castro AF 3rd, Feldman HI, et al. A new equation to estimate glomerular filtration rate. Ann Intern Med. 2009;150(9):604–12. https://doi. org/10.7326/0003-4819-150-9-200905050-00006

[38] Denic A, Mathew J, Lerman LO, Lieske JC, Larson JJ, Alexander MP, et al. Single-Nephron Glomerular Filtration Rate in Healthy Adults. N Engl J Med. 2017;376(24):2349–

57. https://doi.org/10.1056/NEJMoa1614329

[39] Diez A, Powelson J, Sundaram CP, Taber TE, Mujtaba MA, Yaqub MS, et al. Correlation between CT-based measured renal volumes and nuclear-renography-based split renal function in living kidney donors. Clinical diagnostic utility and practice patterns. Clin Transplant. 2014;28(6):675–82. https://doi.org/10.1111/ctr.12365

[40] Tatar E, Sen S, Harman M, Kircelli F, Gungor O, Sarsik B, et al. The relationship between renal volume and histology in obese and nonobese kidney donors. Eur J Clin Invest. 2015;45(6):565–71. https://doi.org/10.1111/eci.12444

[41] Taner T, Iqbal CW, Textor SC, Stegall MD, Ishitani MB. Compensatory hypertrophy of the remaining kidney in medically complex living kidney donors over the long term. Transplantation. 2015;99(3):555–9. https://doi.org/10.1097/TP.0000000000000356

[42] Gardan E, Jacquemont L, Perret C, Heudes PM, Gourraud PA, Hourmant M, et al. Renal cortical volume: High correlation with pre- and post-operative renal function in living kidney donors. Eur J Radiol. 2018;99:118–23. https://doi.org/10.1016/j.ejrad.2017.12.013

[43] Song T, Fu L, Huang Z, He S, Zhao R, Lin T, et al. Change in renal parenchymal volume in living kidney transplant donors. Int Urol Nephrol. 2014;46(4):743–7. https://doi.org/10.1007/s11255-013-0592-y

[44] Chen KW, Wu MW, Chen Z, Tai BC, Goh YS, Lata R, et al. Compensatory Hypertrophy After Living Donor Nephrectomy. Transplant Proc. 2016;48(3):716–9. https://doi.org/10.1016/j.transproceed.2015.12.082

[45] Hall IE, Shaaban A, Wei G, Sikora MB, Bourija H, Beddhu S, et al. Baseline Living Donor Kidney Volume and Function Associate with 1-Year Post-Nephrectomy Kidney Function. Clin Transplant. 2019:e13485. https://doi.org/10.1111/ctr.13485

[46] Kwon HJ, Kim DH, Jang HR, Jung SH, Han DH, Sung HH, et al. Predictive Factors of Renal Adaptation After Nephrectomy in Kidney Donors. Transplant Proc. 2017;49(9):1999–2006. https://doi.org/10.1016/j.transproceed.2017.09.024

[47] Narasimhamurthy M, Smith LM, Machan JT, Reinert SE, Gohh RY, Dworkin LD, et al. Does size matter? Kidney transplant donor size determines kidney function among living donors. Clin Kidney J. 2017;10(1):116–23. https://doi.org/10.1093/ckj/sfw097

[48] Lange D, Helck A, Rominger A, Crispin A, Meiser B, Werner J, et al. Renal volume assessed by magnetic resonance imaging volumetry correlates with renal function in living kidney donors pre- and postdonation: a retrospective cohort study. Transpl Int. 2018;31(7):773–80. https://doi.org/10.1111/tri.13150

[49] Courbebaisse M, Gaillard F, Tissier AM, Fournier C, Le Nestour A, Correas JM, et al. Association of mGFR of the Remaining Kidney Divided by Its Volume before Donation with Functional Gain in mGFR among Living Kidney Donors. Clin J Am Soc Nephrol. 2016;11(8):1369–76. https://doi.org/10.2215/CJN.12731215

[50] Cherikh WS, Young CJ, Kramer BF, Taranto SE, Randall HB, Fan PY. Ethnic and gender related differences in the risk of end-stage renal disease after living kidney donation. Am J Transplant. 2011;11(8):1650–5. https://doi.org/10.1111/j.1600-6143.2011.03609.x

[51] Muzaale AD, Massie AB, Wang MC, Montgomery RA, McBride MA, Wainright JL, et al. Risk of end-stage renal disease following live kidney donation. JAMA. 2014;311(6):579–86. https://doi.org/10.1001/jama.2013.285141

[52] Gibney EM, King AL, Maluf DG, Garg AX, Parikh CR. Living kidney donors requiring transplantation: focus on African Americans. Transplantation. 2007;84(5):647–9. https://doi.org/10.1097/01.tp.0000277288.78771.c2

[53] Grams ME, Sang Y, Levey AS, Matsushita K, Ballew S, Chang AR, et al. Kidney-Failure Risk Projection for the Living Kidney-Donor Candidate. N Engl J Med. 2016;374(5):411–21. https://doi.org/10.1056/NEJMoa1510491

[54] Massie AB, Muzaale AD, Luo X, Chow EKH, Locke JE, Nguyen AQ, et al. Quantifying Postdonation Risk of ESKD in Living Kidney Donors. J Am Soc Nephrol. 2017;28(9):2749–55. https://doi.org/10.1681/ASN.2016101084

[55] Denic A, Lieske JC, Chakkera HA, Poggio ED, Alexander MP, Singh P, et al. The Substantial Loss of Nephrons in Healthy Human Kidneys with Aging. J Am Soc Nephrol. 2017;28(1):313–20. https://doi.org/10.1681/ASN.2016020154

[56] Rule AD, Amer H, Cornell LD, Taler SJ, Cosio FG, Kremers WK, et al. The association between age and nephrosclerosis on renal biopsy among healthy adults. Ann Intern Med. 2010;152(9):561–7. https://doi.org/10.7326/0003-4819-152-9-201005040-00006

[57] Elsherbiny HE, Alexander MP, Kremers WK, Park WD, Poggio ED, Prieto M, et al. Nephron hypertrophy and glomerulosclerosis and their association with kidney function and risk factors among living kidney donors. Clin J Am Soc Nephrol. 2014;9(11):1892–902. https://doi.org/10.2215/CJN.02560314

[58] Chauhan A, Diwan TS, Franco Palacios CR, Dean PG, Heimbach JK, Chow GK, et al. Using implantation biopsies as a surrogate to evaluate selection criteria for living kidney donors. Transplantation. 2013;96(11):975–80. https://doi.org/10.1097/TP.0b013e3182a2b455

[59] Hoy WE, Bertram JF, Denton RD, Zimanyi M, Samuel

T, Hughson MD. Nephron number, glomerular volume, renal disease and hypertension. Curr Opin Nephrol Hypertens. 2008;17(3):258–65. https://doi.org/10.1097/MNH.0b013e3282f 9b1a500041552-200805000-00004 [pii]

[60] Nyengaard JR, Bendtsen TF. Glomerular number and size in relation to age, kidney weight, and body surface in normal man. Anat Rec. 1992;232(2):194–201. https://doi.org/10.1002/ar.1092320205

[61] Lenihan CR, Busque S, Derby G, Blouch K, Myers BD, Tan JC. Longitudinal study of living kidney donor glomerular dynamics after nephrectomy. J Clin Invest. 2015;125(3):1311–8. https://doi.org/10.1172/JCI78885

[62] Lenihan CR, Busque S, Derby G, Blouch K, Myers BD, Tan JC. The association of predonation hypertension with glomerular function and number in older living kidney donors. J Am Soc Nephrol. 2015;26(6):1261–7. https://doi.org/10.1681/ASN.2014030304

[63] Choi AI, Rodriguez RA, Bacchetti P, Bertenthal D, Hernandez GT, O'Hare AM. White/black racial differences in risk of end-stage renal disease and death. Am J Med. 2009;122(7):672–8. https://doi.org/10.1016/j.amjmed.2008.11.021

[64] Fahmy LM, Massie AB, Muzaale AD, Bagnasco SM, Orandi BJ, Alejo JL, et al. Long-term Renal Function in Living Kidney Donors Who Had Histological Abnormalities at Donation. Transplantation. 2016;100(6):1294–8. https://doi.org/10.1097/TP.0000000000001236

[65] Naik AS, Cibrik DM, Sakhuja A, Samaniego M, Lu Y, Shahinian V, et al. Temporal trends, center-level variation, and the impact of prevalent state obesity rates on acceptance of obese living kidney donors. Am J Transplant. 2018;18(3):642–9. https://doi.org/10.1111/ajt.14519

[66] Davis CL, Cooper M. The state of U.S. living kidney donors. Clin J Am Soc Nephrol. 2010;5(10):1873–80. https://doi.org/10.2215/CJN.01510210

[67] Abrass CK. Overview: obesity: what does it have to do with kidney disease? J Am Soc Nephrol. 2004;15(11):2768–72. https://doi.org/10.1097/01.ASN.0000141963.04540.3E

[68] Kambham N, Markowitz GS, Valeri AM, Lin J, D'Agati VD. Obesity-related glomerulopathy: an emerging epidemic. Kidney Int. 2001;59(4):1498–509. https://doi.org/10.1046/j.1523-175 5.2001.0590041498.x

[69] Locke JE, Reed RD, Massie A, MacLennan PA, Sawinski D, Kumar V, et al. Obesity increases the risk of end-stage renal disease among living kidney donors. Kidney Int. 2017;91(3):699–703. https://doi.org/10.1016/j.kint.2016.10.014

[70] Denic A, Ricaurte L, Lopez CL, Narasimhan R, Lerman LO, Lieske JC, et al. Glomerular Volume and Glomerulosclerosis at Different Depths within the Human Kidney. J Am Soc Nephrol. 2019;30(8):1471–80. https://doi.org/10.1681/ASN.2019020183

[71] Molitch ME, Gao X, Bebu I, de Boer IH, Lachin J, Paterson A, et al. Early Glomerular Hyperfiltration and Long-Term Kidney Outcomes in Type 1 Diabetes: The DCCT/EDIC Experience. Clin J Am Soc Nephrol. 2019;14(6):854–61. https://doi.org/10.2215/CJN.14831218

[72] Cheng XS, Glassock RJ, Lentine KL, Chertow GM, Tan JC. Donation, Not Disease! A Multiple-Hit Hypothesis on Development of Post-Donation Kidney Disease. Curr Transplant Rep. 2017;4(4):320–6. https://doi.org/10.1007/s40472-017-0171-8

[73] Stamatelou KK, Francis ME, Jones CA, Nyberg LM, Curhan GC. Time trends in reported prevalence of kidney stones in the United States: 1976-1994. Kidney Int. 2003;63(5):1817–23. https://doi.org/10.1046/j.1523-1755.2003.00917.x

[74] Lorenz EC, Lieske JC, Vrtiska TJ, Krambeck AE, Li X, Bergstralh EJ, et al. Clinical characteristics of potential kidney donors with asymptomatic kidney stones. Nephrol Dial Transplant. 2011;26(8):2695–700. https://doi.org/10.1093/ndt/gfq769

[75] Hughes, P. and I. Caring for Australians with Renal, The CARI guidelines. Kidney stones epidemiology. Nephrology (Carlton), 2007. 12 Suppl 1: p. S26-30 https://doi.org/10.1111/j.1440-1797.2006.00724.x.

[76] Kasiske BL, Ravenscraft M, Ramos EL, Gaston RS, Bia MJ, Danovitch GM. The evaluation of living renal transplant donors: clinical practice guidelines. Ad Hoc Clinical Practice Guidelines Subcommittee of the Patient Care and Education Committee of the American Society of Transplant Physicians. J Am Soc Nephrol. 1996;7(11):2288–313. https://pubmed. ncbi.nlm.nih.gov/8959619/

[77] Ennis J, Kocherginsky M, Schumm LP, Worcester E, Coe FL, Josephson MA. Trends in kidney donation among kidney stone formers: a survey of US transplant centers. Am J Nephrol. 2009;30(1):12–8. https://doi.org/10.1159/000197115

[78] Fink HA, Wilt TJ, Eidman KE, Garimella PS, MacDonald R, Rutks IR, et al. Medical management to prevent recurrent nephrolithiasis in adults: a systematic review for an American College of Physicians Clinical Guideline. Ann Intern Med. 2013;158(7):535–43. https://doi.org/10.7326/0003-4819-158-7-201304020-00005

[79] D'Costa MR, Haley WE, Mara KC, Enders FT, Vrtiska TJ, Pais VM, et al. Symptomatic and Radiographic Manifestations of Kidney Stone Recurrence and Their Prediction by Risk Factors: A Prospective Cohort Study. J Am Soc Nephrol. 2019;30(7):1251–60. http://doi. org/10.1681/ASN.2018121241.

[80] Thomas SM, Lam NN, Welk BK, Nguan C, Huang A, Nash DM, et al. Risk of kidney stones with surgical intervention in living kidney donors. Am J Transplant.

2013;13(11):2935–44. https://doi.org/10.1111/ajt.12446

[81] Kanno T, Kubota M, Funada S, Okada T, Higashi Y, Yamada H. The Utility of the Kidneys-ureters-bladder Radiograph as the Sole Imaging Modality and Its Combination With Ultrasonography for the Detection of Renal Stones. Urology. 2017;104:40–4. https://doi. org/10.1016/ j.urology.2017.03.019

[82] Kim IK, Tan JC, Lapasia J, Elihu A, Busque S, Melcher ML. Incidental kidney stones: a single center experience with kidney donor selection. Clin Transplant. 2012;26(4):558–63. https://doi.org/10.1111/j.1399-0012.2011.01567.x

[83] Strang AM, Lockhart ME, Amling CL, Kolettis PN, Burns JR. Living renal donor allograft lithiasis: a review of stone related morbidity in donors and recipients. J Urol. 2008;179(3):832–6. https://doi.org/10.1016/ j.juro.2007.10.022

[84] Olsburgh J, Thomas K, Wong K, Bultitude M, Glass J, Rottenberg G, et al. Incidental renal stones in potential live kidney donors: prevalence, assessment and donation, including role of ex vivo ureteroscopy. BJU Int. 2013;111(5):784–92. https://doi. org/10.1111/j.1464-410X. 2012.11572.x

[85] Organ Procurement and Transplantation Network (OPTN) / United Network for Organ Sharing (UNOS). Policy 14: Living Donation. Available at: https://optn.transplant.hrsa. gov/governance/policies/. Accessed: 7 Sept 2020.

[86] Rule AD, Lieske JC, Li X, Melton LJ 3rd, Krambeck AE, Bergstralh EJ. The ROKS nomogramfor predicting a second symptomatic stone episode. J Am Soc Nephrol. 2014;25(12):2878–86.https://doi.org/10.1681/ ASN.2013091011

[87] Vaughan LE, Enders FT, Lieske Jc, et al. Predictors of Symptomatic Kidney Stone Recurrence After the First and Subsequent Episodes. Mayo Clin Proc 2019;9(2):202–210. https://doi. org/10.1016/j.mayocp.2018.09.016.

[88] Delmonico F, S. Council. of the Transplantation, A Report of the Amsterdam Forum On theCare of the Live Kidney Donor: Data and Medical Guidelines. Transplantation. 2005;79(6 Suppl):S53–66. https://pubmed.ncbi.nlm.nih. gov/15785361/

[89] Ferraro PM, Curhan GC, D'Addessi A, Gambaro G. Risk of recurrence of idiopathic calcium kidney stones: analysis of data from the literature. J Nephrol. 2017;30(2):227–33. https://doi.org/10.1007/s40620-016-0283-8

活体供体高血压评估

Evaluation of Hypertension in Living Donor Candidates

第 5 章

Mona D. Doshi　Sandra J. Taler　**著**

陈　正　张　磊　赖兴强　**译**

一、概述

在活体器官捐献实践的早期，高血压被认为是肾脏捐献的排除标准之一[1]。既往的实践可能部分反映了过去对高血压的定义，该定义使用较高的血压水平阈值进行诊断，超过该阈值提示有明确证据表明存在靶器官损伤[2, 3]。一些流行病学研究和治疗试验证实非黑人受试者在轻度高血压（收缩压＜165mmHg 和舒张压＜106mmHg），但无糖尿病、尿路异常或蛋白尿情况下，肾功能可保持稳定[4-8]。在过去 40 年，美国人群诊断和治疗高血压的推荐血压阈值不断降低，最终 2017 年美国心脏病学院（American College of Cardiology，ACC）/ 美国心脏协会（American Heart Association，AHA）高血压指南根据高血压治疗的随机对照试验数据，推荐诊断和治疗高血压的血压阈值为 130/80mmHg[9]。推荐较低的高血压诊断阈值是为了教育公众更早采取可能防止心血管疾病发生的生活方式，以及教育医疗机构更早地开始治疗，以防止心血管高危人群的发病和死亡[10]。然而，不断变化的诊断标准也在肾脏移植界造成了进退两难的窘境，即针对其他健康的活体候选供体的血压接受标准仍缺乏较低血压阈值的详细数据，从国际指南和美国专家及各个移植中心对此观点不一致即可得到反映[11, 12]。

根据高血压诊断阈值降低的趋势，以及了解到衰老会促进血压升高，人们可以提出这样的观点：血压轻度升高的老年供体的风险可能与血压正常的年轻供体相似或更低。随着潜在的肾移植受体年龄的增长，以及他们潜在的肾脏供体的年龄增长，加上基于队列研究的安全性证据[13]，将具有单一医学异常，例如可控的 1 期高血压（既往定义为血压 140～159/90～99mmHg），同时其他健康状况良好的老年人，考虑作为器官候选供体已逐渐被大众接受。多数移植中心普遍采用 Mayo 医学中心的早期经验，即 40 岁以上的候选供体，通过调整生活方式联合服用 1～2 种降压药物能将血压控制在目标水平，同时肾功能、尿白蛋白排泄正常，认为可以捐献器官[13, 14]。对于这些供体，在捐献器官后 1 年内的随访证实其肾功能和改善的血压水平均在可接受范围。然而，需要注意的是供体队列的纳入标准，以及不要过度扩大标准纳入包括年轻人、黑人或与多种心血管危险因素相关的高血压患者，因为这些人的风险仍不确定。

二、评估

（一）捐献前的血压评估

准确的血压测量是供体评估最重要的步骤之一[11]。高血压会导致肾脏产生细微的瘢痕改变（肾脏硬化）并可能限制供体捐献器官后肾功能代偿[15, 16]。在诊所测量的血压可能并不能反映一个人的真实血压，血压在诊室内测量可能会更高（称为"白大衣高血压"）；或在诊室外测量可能会更高（称为"隐匿性高血压"）。据报道，20%～35%的候选供体会发生白大衣高血压，这可能反映了他们在评估时存在焦虑情绪，并错误地将他们排除出捐献队伍[17, 18]。大多数研究表明，白大衣高血压患者的心血管事件风险低于持续高血压患者，尽管最近来自西班牙一项多中心注册的大型队列研究和一项 Meta 分析的证据表明，两组人群的死亡风险相当[19, 20]。此外，隐匿性高血压，即办公室血压正常的候选供体在动态血压监测中出现高血压的情况发生率较低，约为3%[21]。与持续高血压患者相比，隐匿性高血压患者心血管风险和死亡率更高[19, 22]，因此应予以治疗。如果未认识到这一点，候选供体可能会在未充分考虑风险和未确保充分控制血压的情况下，错误地被纳入为器官供体。

所有潜在供体均应多次检查血压情况。在美国，器官获取和移植网络（Organ Procurement and Transplantation Network，OPTN）的政策要求，供体的评估包括至少两次的血压测量，可以通过听诊法、诊室的自动血压计测量，或通过 24h 或过夜的动态血压监测[23]。无论采用哪种测量方式，关键是要遵守标准的技术并使用经过验证的仪器来获得准确的测量结果。在某些情况下，不同的测量方法可能有不同的推荐阈值来定义高血压（表 5-1）。下文中我们将详细讨论每种方法，包括其优点和局限性，以及定义高血压的相关血压阈值。

（二）门诊血压评估

门诊血压测量是临床实践中最广泛使用的评估血压的方法，并在一些临床试验中使用。血压可以通过听诊法手动测量，也可以由门诊工作人员使用自动化仪器测量。利用新的自动化仪器，门诊工作人员与患者一起在诊室进行初次测量，然后患者独自留在诊室的情况下自己再进行 2～5 次测量，以减少患者的白大衣反应[10, 24]。正如最近的一项 Meta 分析所证明，门诊自动化仪器测量的血压可能比门诊手动测量的血压收缩压低 10～15mmHg。因此，根据这种测量方式被误诊为高血压的病例将减少，更多人将达到目前的较低血压的目标[25]。

无论采用哪种方法，关键是要确保在裸露的手臂上使用适当大小的袖带（气囊应至少环绕手臂周长的 80%），在测量之前，候选供体应坐在椅子上休息 5min，手臂保持在心脏水平。应定期检查和校准设备的准确性。门诊工作人员应接受培训并定期再培训，以确保血压测量的准确性。目前的指南倾向于使用办公室自动化血压计（通过编程在一次测量中进行多项测量）。与手动测量相比，这一方法与日间动态血压测量值高度一致[10]。

表 5-1 根据 KDIGO 活体供体指南和 ACC/AHA 高血压指南按测量方式对高血压的定义

	KDIGO 活体供体指南 [11]	ACC/AHA 高血压指南 [10]
年份	2017（基于 2003 JNC-7 [27]）	2017
门诊血压		
正常	＜ 120/80mmHg	＜ 120/80mmHg
高血压前期 / 血压升高	120～139/80～89mmHg	120～129/ ＜ 80mmHg
1 期高血压	140～149/90～99mmHg[a]	130～139/80～89mmHg[b]
2 期高血压	≥ 160/100mmHg	≥ 140/90mmHg[c]
24h 动态血压监测		
日间	≥ 135/85mmHg	≥ 130/80mmHg
夜间	≥ 120/75mmHg	≥ 110/65mmHg

a. 开始服用降压药，但患有慢性肾病或糖尿病的患者将接受较低水平的治疗除外

b. 根据既往存在的心血管事件或疾病开始服用降压药，如糖尿病、慢性肾病，或 10 年内估计的心血管疾病风险事件≥ 10%

c. 开始服用降压药物，但患有慢性肾病、糖尿病、既往有心血管事件或疾病，或 10 年内心血管事件预估风险≥ 10% 并接受低水平治疗的患者除外

　　虽然采用自动化血压计测量血压价格低廉且方便，但测量值更有可能受到候选供体焦虑情绪的影响而导致白大衣高血压，或可能漏掉隐匿性高血压。动态血压监测（ambulatory blood pressure monitoring，ABPM）是通过使用可穿戴设备在较长的时间内进行多次测量和记录血压的方法，通常作为首选，因为该方法可以检测出患有白大衣高血压的人，否则他们可能会被排除作为器官供体，同时动态血压监测可以识别出隐匿性高血压患者，这些患者在血压控制未得到改善的情况下，不应被纳入成为器官供体 [26]。

　　虽然根据既往指南，如第 7 届国家联合委员会关于预防、检测、评估和治疗高血压的指南（JNC-7）[27]，低于 140/90mmHg 的血压值在传统上被认为可以捐献器官。如前文所述，在一般人群中定义高血压的推荐阈值已经降低。由 ACC/AHA 与另外九个专业组织联合制订的 2017 年美国高血压指南，现在将高血压定义为血压≥ 130/80mmHg[10]。由于既往排除候选供体的绝对门槛可能取决于年龄、体重、种族和其他危险因素——或最近的对将来肾脏和（或）心脏疾病的综合风险状况——这一修订的定义对接受候选供体的确切影响尚不清楚 [11]。2017 年 KDIGO "活体肾脏供体评估和护理临床实践指南" 建议，对于特定的候选供体，应单独评估每种风险，并与其他风险因素相结合，利用各个移植中心确定的接受阈值考虑总风险 [11]。关键是要认识到并向候选供体解释，这种高血压定义阈值的差异可能会影响其他医疗机构对他们的诊断，这与有关供体基于 eGFR（estimated glomerular filtration rate，eGFR）水平的慢性肾病定义引起的争议相似。

（三）动态血压监测

　　使用 24h 动态血压监测可减少患者焦虑和读者偏倚对血压测量的影响。动态血压监测提供多个读

数，在白天个人进行日常活动时每 10~30min 获得 1 次，在夜间每 20~60min 获得 1 次。该方式提供了整个 24h 监测期间的平均血压以及白天和夜间读数的平均值。此外，动态血压监测提供关于血压变异性的信息，包括夜间下降和对环境应激的反应。通常应该有夜间血压下降的依据，定义为与白天的读数相比，夜间的血压读数下降 10%~20%。虽然不被认为是捐献的绝对禁忌证，但据报道，具有"非下降"动态血压监测模式的人发生心血管事件的风险比具有夜间下降的人高 27%[28]。

通过 24h 动态血压监测定义高血压的血压阈值也有所下降，2017 年 ACC/AHA 指南对存在以下一个或多个标准时定义高血压：24h 平均血压≥ 125/75mmHg，日间平均血压≥ 130/80mmHg 和（或）夜间平均血压≥ 110/65mmHg[10]。表 5-1 比较了 KDIGO 活体供体指南[11] 中采用的高血压定义，该指南基于 2003 年"美国预防、检测、评估和治疗高血压联合委员会第 7 次报告"（JNC-7）指南，以及 2017 年 ACC/AHA 高血压指南[10]，均采用门诊血压测量和动态血压监测。动态血压监测是测量血压的金标准和首选方法，与心血管疾病的死亡率有更强的相关性。虽然既往由于成本较高和一些中心不容易获得该技术而限制了其常规使用，但现在有一些全国性服务公司能够以合理的成本远程安排动态血压监测，从而避免了对设备的投资。动态血压监测应在以下临床情况下进行。

• 门诊血压读数≥ 130/80mmHg 或高于根据年龄和其他肾脏疾病风险因素认为对特定候选供体可接受的数值。某些项目可能对年轻人使用较低的血压阈值。

• 年龄较大的候选供体，他们更有可能患上高血压，而且对他们而言，在短期内发病和死亡的风险更大。

• 既往被诊断为高血压，目前正在接受药物治疗，以验证在捐献前得到有效控制。

• 当不确定是否存在高血压时（高、正常或不稳定）。

• 既往有妊娠高血压病史。

表 5-2 对测量血压的方法进行了比较。

表 5-2　血压评估类型的优点和局限性

	单次门诊测量	自动化门诊测量（多次）	动态血压监测（18~24h）
优点	①价格低廉 ②应用广泛	在无医生在场的情况下检查多个读数，消除了白大衣效应，相当于日间动态血压监测	①在患者自己的环境中进行多次读数 ②与心血管疾病的预后有更强的相关性 ③消除了白大衣效应 ④可检测出隐匿性高血压
局限性	①如果操作不正确，则结果不准确 ②白大衣效应 ③可能漏诊隐匿性高血压	①设备的成本适中，需要额外的测量时间 ②可能漏诊隐匿性高血压	①价格昂贵 ②并非每个移植中心都能广泛提供，但可以使用邮递服务将动态血压检测仪直接寄给供体 ③使用者会感到不适和使用不方便

（四）药物审查

候选供体使用的所有药物都必须仔细审查，并考虑使用的指征。在某些情况下，β- 受体拮抗药等降压药可能用于偏头痛的预防或心动过速，而不是用于高血压。在为有高血压病史和正在接受药物治疗的候选供体测量血压时，必须要询问药物摄入的时间。候选供体应咨询某些药物的潜在影响，如减充血药、减肥药和兴奋剂对血压的影响。应仔细了解有关吸烟、饮酒、使用非甾体抗炎药等非处方药、补充剂和体重变化的历史 [11, 23]。

三、根据血压读数选择候选供体

虽然理想的肾脏供体血压正常，但针对高血压患者，一旦确定其仅需要有限的药物治疗即可将血压控制在正常水平，并且如果对其肾脏健康的额外风险可以接受，考虑适合捐献（图 5-1）。既往有心肌梗死、卒中或其他心血管事件病史者，无论血压高低，通常都不考虑作为候选供体。此外，有高血压相关靶器官损伤证据者，如左心室肥大、舒张功能障碍或微量白蛋白尿，不应纳入为器官供体 [11, 23]。在无明确定义的高血压患者中，如血压得到控制，血压读数的绝对阈值和纳入为器官供体的可能性取决于他们的肾脏疾病综合风险状况，考虑因素包括年龄、种族、体质量指数（BMI）、吸烟史和是否存在代谢综合征。2017 年 KDIGO 指南强调根据整体人口和健康状况来评估潜在供体的候选资格 [11]。目前有几个风险计算器已经得到开发用于确定未来的肾衰竭风险，包括考虑高血压 [29-31]。这些计算器结合多个风险因素的数据，并预测未来的肾衰竭风险，但由于缺乏长期随访，对其预测的准确性仍有争议 [32]。

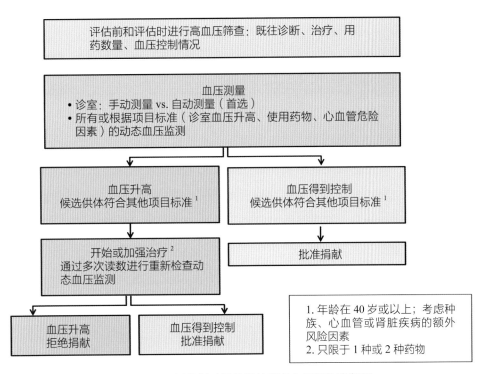

▲ 图 5-1　活体肾脏候选供体的高血压评估流程图

在某些情况下，如血压处于临界状态的候选供体，他们宁愿改变生活方式而不服药，但候选供体必须明白，如果他们的血压在器官捐献后升高，或者他们不能保持改变生活方式（例如控制体重），未来可能需要服用降压药物。如果整体心血管风险较低，则很难决定何时开始服用降压药物治疗，尤其是由于心血管疾病风险计算器在计算时未考虑肾功能或肾脏捐献。

四、特殊考虑因素

（一）患有高血压的候选供体

一般认为满足以下条件：年龄在 50 岁以上，白种人，无靶器官损伤，如心电图或超声心动图提示左心室肥大、舒张功能障碍，白蛋白尿（即尿白蛋白排泄率 > 30mg/d），或高血压病，服用 1～2 种降压药（其中 1 种通常是利尿药）血压得到良好控制的候选供体适合捐献。根据移植计划设置的标准，这些候选供体应具有可接受的肾功能、血糖控制情况和 BMI。对该方案的支持源于一项早期安慰剂控制的高血压临床试验中对照组结果的回顾性研究，其中中度高血压但无蛋白尿的受试者大多数预后良好 [8]。

对有高血压的候选供体需进行其他检测项目，包括以下内容。

- 行 18～24h 动态血压监测，证实血压得到良好控制。
- 评估靶器官损伤，包括视网膜检查、心电图。如提示心电图电压升高，可考虑做超声心动图。
- 糖化血红蛋白和口服葡萄糖耐量试验（oral glucose tolerance testing，OGTT），如糖化血红蛋白异常，还需进行血脂检查和尿酸检查，以评估可能增加肾脏或心血管疾病综合风险的其他并发症。
- 关注医疗随访和医疗保险的适用性。

至于上述标准以外的高血压候选供体（如 40—49 岁、非白色人种、肥胖或有其他心血管危险因素的人），可在筛查肾脏和心血管疾病的危险因素并与供体和遴选委员会充分讨论潜在风险后，再根据个人情况进行选择。

如果候选供体在评估过程中被诊断出患有高血压，而他们在其他方面符合捐献标准，那么在批准捐献之前，应开始治疗，并根据数周内的几次血压读数或通过反复动态血压监测以确认血压得到良好控制 [11]。应告知患有高血压的候选供体捐献肾脏后高血压可能会恶化 [11]，如不加以治疗，可能会导致终末期器官损伤。必须强调的是，捐献肾脏的高血压供体需定期进行捐献后随访（可以由主管医生进行随访），并采取和保持健康的生活方式。

（二）其他考虑因素

对于女性候选供体，作为常规评估病史的一部分，应询问既往妊娠高血压病史（如妊娠高血压、子痫前期或子痫）[11]。发生子痫前期或妊娠高血压病史久远的候选供体，如符合所有其他的捐献标准，包括存在可接受的肾功能，可以批准捐献。有生育能力的妇女应被告知捐献器官对未来怀孕的影响，包括被诊断为妊娠高血压或子痫前期的可能性更大 [33]。应使用动态血压监测进行详细的血压评估。

有与肥胖相关的高血压病史或因肥胖而高血压加剧的候选供体（包括接受过减肥手术的人），如在达到减肥目标（如 BMI＜30kg/m²）血压恢复正常并能维持一段时间，或用药物能得到控制，如果达到其他符合捐献的标准，则可以批准捐献。对既往行减肥手术，尤其是肠道旁路或 Roux-en-Y 胃旁路手术的候选供体，应包括对肾结石风险的评估（如血清草酸盐水平和 24h 尿液结石分析）[11]。表 5-3 总结了血压在筛选供体中的应用。

表 5-3　基于血压的活体肾脏捐献禁忌证

绝对禁忌证	相对禁忌证
• 不可控高血压或需 3 种或以上药物才能控制的高血压	• 患有高血压合并有其他肾脏和（或）心血管疾病危险因素——直系亲属有肾脏疾病或心血管疾病的家族史、肥胖、高胆固醇血症、糖尿病前期或主动吸烟
• 高血压得到控制，伴有靶器官损害证据，例如心电图或超声心动图显示左心室肥大、舒张功能障碍或高血压性心脏病，或视网膜检查显示高血压改变，或尿检显示微量白蛋白尿	• 决定同意捐献可能取决于具体的危险因素、严重程度和移植计划的可接受风险上限
• 既往有心肌梗死、卒中或短暂性脑缺血发作	• 缺乏医疗保险和随访困难的高血压患者

五、供体肾切除术对血压、心血管事件风险和肾脏存活率的影响

几个小规模研究报道，捐献肾脏后血压会升高[34]。目前尚不清楚这是否与捐献相关的肾脏质量和功能受损、血管张力或容积状态的变化有关和（或）由于衰老、体重增加或供体随访时加大了检查力度。由于样本量少和准确率低的原因，现有证据尚不足以支持上述结论。虽然与年龄和性别匹配的非捐献者相比，有私人保险的捐献者降压药物使用率较低[35]，但一项对捐献时血压正常的大多数白人供体的 Meta 分析显示，在捐献肾脏后 7 年，收缩压比非供体健康对照组升高 6mmHg，舒张压升高 4mmHg[34]。一项涉及 1278 名加拿大捐献者的官方研究显示，与基线水平健康状况良好相匹配的非捐献者相比，活体供体诊断为基于声明的高血压比率更高。然而，死亡或主要心血管事件的风险并没有增加，作者认为较高的检测率可能是由监测过程中产生的偏倚所致[36]。最近，来自 1295 名活体供体的健康和健康结果（WHOLE-Donor）多中心研究报道称，与社区动脉粥样硬化（ARIC）研究中的对照组受试者自我报告降压药使用情况或中位随访 23 年的年轻人发生冠状动脉的风险（CARDIA）研究中受试者自我报告高血压比率相比，器官供体在 6 年的随访中自我报告的高血压比率更高[16]。供体高血压发病率较高，其中白人供体为 23%，黑人供体为 42%，而白人和黑人非器官供体高血压发病率仅分别为 8% 和 9%。肾脏捐献增加 19% 的高血压发病风险，并且与种族不相关，而捐献后预期升高的 eGFR 在发生高血压时达到平稳状态。虽然这些数据是在不同年代收集，可能会受到不同的高血压定义的影响，并且对照组例数比供体例数少，但这些研究表明，捐献后高血压发生率较高，突出了血压随访的重要性。然而，这些研究并没有说明捐献前患有高血压的供肾者的预后。

捐献后高血压的发病存在种族差异，非裔和西班牙裔美国人与白人供体相比，发生高血压的风险更高[35, 37, 38]，这与普通人群高血压发病率的种族差异相似。一些小规模临床队列研究报道，许多供

体并不清楚捐献肾脏后会发生高血压[37, 38]。对美国 50 岁以上供体的登记数据进行分析发现，与无高血压的老年供体（0.2%）相比，患有高血压的供体在捐献肾脏后 15 年内发生终末期肾病的风险更高（0.8%）[39, 40]。这一风险估计值与其他已公布的所有供体的估计值 30.8/10 000 和按年龄分层的供体估计值相似，50—59 岁供体的风险为 54.6/10 000，60 岁及以上供体的风险为 70.2/10 000。有高血压和无高血压的供体死亡率无差异。在这种情况下，高血压供体发生终末期肾病增加的绝对风险非常小。适当的做法是对这一群体提供辅导并强调长期治疗和随访的重要性。

在活体供体中，肾功能本身可能会影响到捐献后发生高血压的可能性。一项研究将美国的捐献登记数据与电子健康记录中的药品报销和实验室数据联系起来，发现捐献肾脏后随着 eGFR 的降低，供体使用降压药的比率亦逐步增加。与 $\geqslant 75\text{ml}/(\text{min} \cdot 1.73\text{m}^2)$ 相比，捐献后 eGFR $< 30\text{ml}/(\text{min} \cdot 1.73\text{m}^2)$ 与使用降压药的相关系数达 2.5 倍[41]。捐献后使用降压药物的其他重要相关因素包括：捐献时年龄较大、黑人、肥胖、供体与受体为直系亲属、捐献时存在"高血压前期"，以及捐献后的时间间隔等。

六、供体肾切除术对未来怀孕的影响

有生育能力的女性供体应被告知捐献可能对未来怀孕的影响，包括被诊断为妊娠高血压或子痫前期的可能性更大[33]。一些小规模研究评估了捐献肾脏对后续妊娠结果的影响。Garg 等回顾了加拿大与 510 名非器官供体在年龄、种族、收入、城市或农村居住地，以及既往怀孕次数等方面相匹配的 85 名女性活体供体[33]，研究报道，与健康的非器官供体相比，肾脏供体合并子痫前期和妊娠高血压的风险增加（OR=2.4，95%CI 1.2～5.0），但当单独评估结果时，差异无统计学意义[33]。在美国一项病例对照队列研究中，59 名在捐献后怀孕的女性供体与年龄和种族相匹配的非供体相比，供体总体上妊娠高血压或先兆子痫的发生率并未升高，但在初次分娩的年轻供体（< 30 岁）中发生率较高[42]。一项分析挪威出生登记数据的研究考察了 326 名肾脏供体的妊娠结局，与随机抽样分娩的对照组相比，主要分析显示未增加妊娠高血压或子痫前期的风险，但研究提示多胎肾脏供体的发病率更高[43]。在所有这些研究中，各组之间在住院时间、早产、需要剖腹产或低出生体重等方面无差异，这表明在供体中出现的子痫前期或妊娠高血压可能症状较轻微。目前尚缺乏关于非白人供体怀孕预后的具体数据。

七、供体捐肾后的血压护理

如同一般西方人群观察结果，大约一半的肾脏供体在捐肾后 10～40 年可能会出现高血压，非裔美国人的发病时间通常早于白人供体[37, 44]。老年人、有高血压家族史、BMI 较高、空腹血糖水平较高和吸烟者捐肾后发生高血压的风险更高[44]。应建议所有供体每年接受医疗随访，以监测血压和肾脏健康状况（例如检测 eGFR 和白蛋白尿），并遵循健康的生活习惯，包括定期锻炼、健康饮食和戒烟。还应建议供体避免常规使用非甾体抗炎药和减充血药。

对高血压供体应进行特别辅导：除上述建议外，还应建议高血压供体限制盐的摄入。一项研究表明，既往患有高血压的供体使用血管紧张素转化酶抑制药（angiotensin-converting enzyme inhibitor，ACEI）或血管紧张素受体拮抗药（angiotensin receptor blocker，ARB），发生 eGFR < 45ml/min 和终末期肾病的风险较低[44]。目前有关捐献后需要进行 24h 或缩短的（缩短监测时长，如 18h）动态血压监测方面的数据有限。供体应坚持长期随访，包括维持足够的医疗保险以支付药物和随访护理的费用，以及监测血压控制和评估并治疗可能出现的并发症。

八、开展更多研究的必要性

2017 年 ACC/AHA 血压指南中确定的定义高血压的阈值较低，将 120～129/ < 80mmHg 的血压定义为高血压，130～139/80～89mmHg 的血压定义为 1 期高血压。目前尚不清楚上述阈值是否应适用于决定批准活体肾脏候选供体。尽管这些新的阈值增加了供体高血压患病率，应用于供体资格筛选可能会排除一些本来可以捐献的候选供体，但较低的阈值提高了门诊血压的敏感性，降低了漏诊高血压的发生率[26]。由于普通人群中肥胖和高血压发病率不断上升，在候选供体中也出现了类似的趋势[45, 46]，而且随着时间推移可能只会恶化。因此迫切需要建立一个全国性的供体登记系统，尤其是高血压和肥胖症患者，以评估肾脏捐献对肾脏和心血管结局的长期影响。活体供体集中试点项目旨在美国建立一个全国性的活体供体长期登记体系[47]。

九、病例讨论

以下病例说明了本章的指导原则在临床实践中的应用。

（一）病例 1

白人女性，45 岁，每天口服避孕药，偶尔服用布洛芬。既往无高血压、心血管疾病或肾脏病史。BMI 24.6kg/m^2。

患者血压通过以下几种方法测量。

- 诊室自动血压计测量血压（五个读数的平均值）：140/92mmHg，心率 93 次 / 分。
- 专业护士手动测量血压：136～144/88～90mmHg，双臂。
- 18h 动态血压监测，日间平均值：148/91mmHg，HR 85 次 / 分；夜间平均值：142/84mmHg，HR 73 次 / 分。

动态血压监测结果如图 5-2 所示。实验室检查如下。

- 空腹血糖：95mg/dl。
- 糖化血红蛋白：5.3%。
- 血脂水平：总胆固醇 210mg/dl，高密度脂蛋白 52mg/dl，低密度脂蛋白 122mg/dl；甘油三酯 179mg/dl。
- 肌酐清除率：133ml/（min·1.73m^2）。

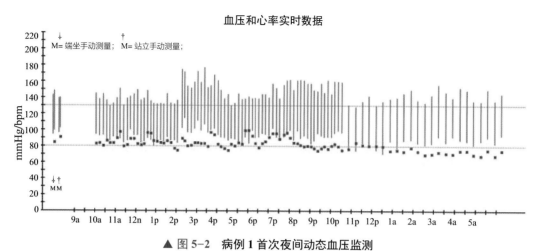

▲ 图 5-2　病例 1 首次夜间动态血压监测

X 轴表示钟点时间，Y 轴上各垂线的顶点和底点表示收缩压和舒张压，红色方块表示心率。血压单位为 mmHg，心率单位为次 / 分（bpm）

- GFR（GFR）：133ml/（min·1.73m^2）。
- 24h 尿微量蛋白和蛋白排泄量：在正常范围。

由于患者有明确的高血压证据，每天接受利辛普利 5mg 治疗。医生建议患者停止使用非甾体抗炎药，考虑患者年龄和高血压，建议采用其他避孕措施。治疗 6 周后，患者复查动态血压监测。

动态血压监测日间平均值：121/76mmHg，心率 81 次 / 分；夜间平均值：110/72mmHg，心率 76 次 / 分。动态血压监测结果如图 5-3 所示。

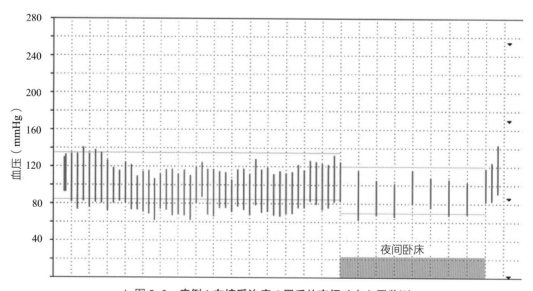

▲ 图 5-3　病例 1 在接受治疗 6 周后的夜间动态血压监测

X 轴表示钟点时间，Y 轴上各垂线的顶点和底点表示收缩压和舒张压。血压单位：mmHg

建议和决策：经服用小剂量单种降压药和改变生活方式，患者血压得到控制。考虑患者体重、血脂水平、糖代谢和肾功能，无其他值得关注的发现。尚无证据表明患者高血压会造成靶器官损伤，无论患者是否成为肾脏供体，均需治疗。该候选人被批准获得捐献资格。

（二）病例 2

白人男性，45 岁，自诉偶服阿司匹林 / 对乙酰氨基酚 / 咖啡因复合片治疗头痛。患者既往无高血压、心血管疾病或肾脏疾病史。BMI 30.2kg/m^2。

患者血压通过以下几种方法测量。

- 门诊自动血压计测量血压（1 个读数的平均值）：127/92mmHg，心率 77 次 / 分。

- 专业护士手动测量血压：122～140/100～106mmHg，双臂。

- 动脉血压监测日间平均值：139/85mmHg，心率 72 次 / 分；夜间平均值：123/75mmHg，心率 68 次 / 分。

患者动态血压监测结果如图 5-4 所示。实验室检查如下。

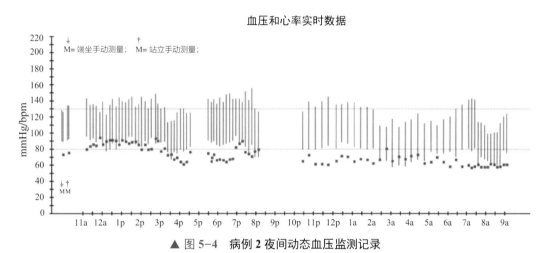

▲ 图 5-4　病例 2 夜间动态血压监测记录

X 轴表示钟点时间，Y 轴上各垂线的顶点和底点表示收缩压和舒张压，红色方块表示心率。血压单位为 mmHg，心率单位为次 / 分（bpm）

- 空腹血糖：101mg/dl。

- 糖化血红蛋白：5.1%。

- 血脂水平：总胆固醇 144mg/dl，高密度脂蛋白 38mg/dl，低密度脂蛋白 61mg/dl，甘油三酯 223mg/dl。

- 肌酐清除率：116ml/（min·1.73m^2）。

- GFR：117ml/（min·1.73m^2）。

- 尿液分析：正常。

- 24h 尿微量白蛋白排泄量：42mg（＞ 30mg，升高）。

- 其他检查：胸部 X 线提示心脏轮廓轻度扩大，心电图提示临界性左心室向心性肥厚及主动脉根部扩张。

建议和决策：除高血压外，患者合并一级肥胖和轻度高甘油三酯血症。由于存在高血压靶器官损害，包括早期左心室肥厚和白蛋白尿，该患者不适宜器官捐献。建议患者向初级保健医生寻求治疗。

（三）病例 3

白人男性，59 岁，因高血压每天服用厄贝沙坦 75mg 持续 1 年。既往无心血管事件或肾脏疾病病史。BMI 25.2kg/m²。

患者血压通过以下几种方法测量。

- 门诊自动血压计测量血压（5 个读数的平均值）：146/94mmHg，心率 77 次 / 分。

- 专业护士手动测量血压：126/66mmHg，双臂。

- 动脉血压监测日间平均值：122/78mmHg，心率 78 次 / 分；夜间平均值：106/66mmHg，心率 61 次 / 分。需注意夜间 19∶30 平躺时血压下降，这影响了自动血压计测量的血压值。

患者动脉血压监测结果如图 5-5 所示。实验室检查如下。

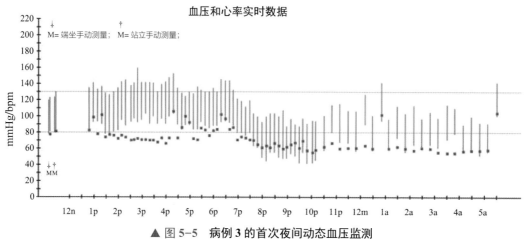

▲ 图 5-5　病例 3 的首次夜间动态血压监测

X 轴表示钟点时间，Y 轴上各垂线的顶点和底点表示收缩压和舒张压，红色方块表示心率。血压单位为 mmHg，心率单位为次 / 分（bpm）

- 血脂水平：总胆固醇 205mg/dl，高密度脂蛋白 64mg/dl，低密度脂蛋白 130mg/dl，甘油三酯 56mg/dl。

- 肌酐清除率：100ml/（min・1.73m²）。

- GFR：96ml/（min・1.73m²）。

- 24h 尿微量白蛋白和蛋白排泄量：在正常范围内。

患者治疗方案是将厄贝沙坦的剂量增加到每天 150mg，治疗 6 周后，再次进行动态血压监测检查。

动态血压监测：日间平均值 119/79mmHg，心率 68 次 / 分；夜间平均值 110/70mmHg，心率 60 次 / 分。

动态血压监测结果如图 5-6 所示。

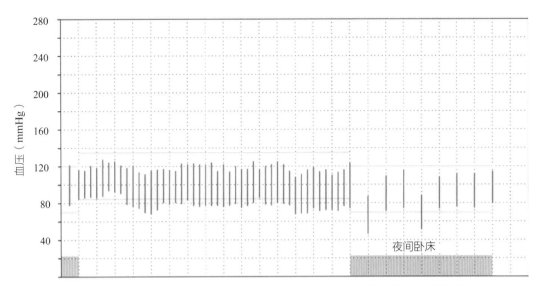

▲ 图 5-6 病例 3 在接受较高剂量的厄贝沙坦治疗 6 周后的夜间动态血压监测记录

X 轴表示钟点时间，Y 轴上各垂线的顶点和底点表示收缩压和舒张压。血压单位：mmHg

　　建议和决策：患者提高单种降压药剂量后，血压得到控制。患者体重控制良好，肾功能良好，建议在保健医生帮助下努力降低胆固醇和甘油三酯水平。尚无证据表明患者高血压会造成靶器官损伤，无论是否成为肾脏供体，均需有效治疗。该候选人已被批准获得捐献资格。

（四）病例 4

　　白人女性，57 岁，既往无高血压病史，但在商店用血压计测量血压提示收缩压 130～140mmHg。BMI 29.3kg/m²。

　　患者血压通过以下几种方法测量。

- 门诊自动血压计测量血压（5 个读数的平均值）：141/88mmHg，心率 84 次 / 分。

- 专业护士手动测量血压：134～136/70～74mmHg，双臂。

- 动脉血压监测：日间平均值 144/79mmHg，心率 80 次 / 分；夜间平均值 127/64mmHg，心率 64 次 / 分。

动态血压监测结果如图 5-7 所示。实验室检查如下。

- 空腹血糖：108mg/dl。

- 糖化血红蛋白：5.5%。

- 血脂水平：总胆固醇 199mg/dl，高密度脂蛋白 46mg/dl，低密度脂蛋白 127g/dl，甘油三酯 130mg/dl。

- 肌酐清除率：92ml/（min · 1.73m²）。

- GFR：120ml/（min · 1.73m²）。

- 24h 尿微量白蛋白排泄量：61mg（＞ 30mg，升高）。

　　建议和决策：由于患者有明确的高血压证据，开始每天服用氯沙坦 25mg。微量白蛋白尿的出现是

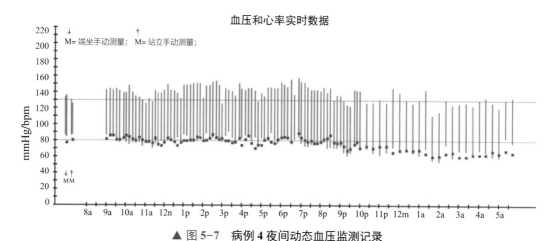

▲ 图 5-7　病例 4 夜间动态血压监测记录

X 轴表示钟点时间，Y 轴上各垂线的顶点和底点表示收缩压和舒张压，红色方块表示心率。血压单位为 mmHg，心率单位为次 / 分（bpm）

靶器官损伤的征兆，如果持续存在，将取消患者的捐献资格。患者 2 周后停药，并且不愿意尝试其他药物。由于患者拒绝所需的高血压治疗，其捐献资格被取消。

参考文献

[1] Delmonico F, Council of the Transplantation Society. A report of the Amsterdam forum on the care of the live kidney donor: data and medical guidelines. Transplantation. 2005;79(6 Suppl):S53–66. https://pubmed.ncbi.nlm.nih.gov/15785361/.

[2] Veterans Administration Cooperative Study Group. Effects of treatment on morbidity in hypertension. Results in patients with diastolic blood pressures averaging 115 through 129 mm Hg. JAMA. 1967;202(11):1028–34. https://pubmed.ncbi.nlm.nih.gov/4862069/.

[3] Veterans Administration Cooperative Study Group. Effects of treatment on morbidity in hypertension. II. Results in patients with diastolic blood pressure averaging 90 through 114 mm Hg. JAMA. 1970;213(7):1143–52. https://pubmed.ncbi.nlm.nih.gov/4862069/.

[4] Klag MJ, Whelton PK, Randall BL, Neaton JD, Brancati FL, Ford CE, et al. Blood pressure and end-stage renal disease in men. N Engl J Med. 1996;334(1):13–8. https://doi.org/10.1056/NEJM199601043340103.

[5] Hsu CY. Does non-malignant hypertension cause renal insufficiency? Evidencebased perspective. Curr Opin Nephrol Hypertens. 2002;11(3):267–72. https://doi.org/10.1097/00041552-200205000-00001.

[6] Perry HM Jr, Miller JP, Fornoff JR, Baty JD, Sambhi MP, Rutan G, et al. Early predictors of 15-year end-stage renal disease in hypertensive patients. Hypertension. 1995;25(4 Pt 1):587–94. https://doi.org/10.1161/01.hyp.25.4.587.

[7] Tozawa M, Iseki K, Iseki C, Kinjo K, Ikemiya Y, Takishita S. Blood pressure predicts risk of developing end-stage renal disease in men and women. Hypertension. 2003;41(6):1341–5. https://doi.org/10.1161/01.HYP.0000069699.92349.8C.

[8] Beevers DG, Lip GY. Does non-malignant essential hypertension cause renal damage? A clinician's view. J Hum Hypertens. 1996;10(10):695–9. https://pubmed.ncbi.nlm.nih.gov/9004097/.

[9] Wright JT Jr, Williamson JD, Whelton PK, Snyder JK, Sink KM, et al. A randomized trial of intensive versus standard blood-pressure control. N Engl J Med. 2015;373(22):2103–16. https://doi.org/10.1056/NEJMoa1511939.

[10] Whelton PK, Carey RM, Aronow WS, Casey DE Jr, Collins KJ, Dennison Himmelfarb C, et al. 2017 ACC/AHA/AAPA/ABC/ACPM/AGS/APhA/ASH/ASPC/NMA/PCNA guideline for the prevention, detection, evaluation, and management of high blood pressure in adults: a report of the American College of Cardiology/American Heart Association task force on clinical practice guidelines. Circulation. 2018;138(17):e484–594. https://doi.org/10.1161/CIR.0000000000000596.

[11] Lentine KL, Kasiske BL, Levey AS, Adams PL, Alberu J, Bakr MA, et al. KDIGO clinical practice guideline on the evaluation and care of living kidney donors. Transplantation. 2017;101(8S Suppl 1):S1–S109. https://doi.org/10.1097/TP.0000000000001769.

[12] Taler SJT, Textor SC. Living kidney donor criteria based on blood pressure, body mass index, and glucose: age-stratified decision-making in the absence of hard data. Curr Transplant Rep. 2016;3:33. https://doi.org/10.1007/s40472-016-0091-z.

[13] Textor SC, Taler SJ, Larson TS, Prieto M, Griffin M, Gloor J, et al. Blood pressure evaluation among older living kidney donors. J Am Soc Nephrol. 2003;14(8):2159–67. https://doi.org/10.1097/01.asn.0000077346.92039.9c.

[14] Textor SC, Taler SJ, Driscoll N, Larson TS, Gloor J, Griffin M, et al. Blood pressure and renal function after kidney donation from hypertensive living donors. Transplantation. 2004;78(2):276–82. https://doi.org/10.1097/01.tp.0000128168.97735.b3.

[15] Denic A, Alexander MP, Kaushik V, Lerman LO, Lieske JC, Stegall MD, et al. Detection and clinical patterns of nephron hypertrophy and nephrosclerosis among apparently healthy adults. Am J Kidney Dis. 2016;68(1):58–67. https://doi.org/10.1053/j.ajkd.2015.12.029.

[16] Holscher CM, Haugen CE, Jackson KR, Garonzik Wang JM, Waldram MM, Bae S, et al. Self-reported incident hypertension and long-term kidney function in living kidney donors compared with healthy nondonors. Clin J Am Soc Nephrol. 2019;14(10):1493–9. https://doi. org/10.2215/CJN.04020419.

[17] DeLoach SS, Meyers KE, Townsend RR. Living donor kidney donation: another form of white coat effect. Am J Nephrol. 2012;35(1):75–9. https://doi.org/ 10.1159/000335070.

[18] Ommen ES, Schroppel B, Kim JY, Gaspard G, Akalin E, de Boccardo G, et al. Routine use of ambulatory blood pressure monitoring in potential living kidney donors. Clin J Am Soc Nephrol. 2007;2(5):1030–6. https://doi.org/10.2215/CJN.01240307.

[19] Banegas JR, Ruilope LM, de la Sierra A, Vinyoles E, Gorostidi M, de la Cruz JJ, et al. Relationship between clinic and ambulatory blood-pressure measurements and mortality. N Engl J Med. 2018;378(16):1509–20. https://doi.org/10.1056/NEJMoa1712231.

[20] Cohen JB, Lotito MJ, Trivedi UK, Denker MG, Cohen DL, Townsend RR. Cardiovascular events and mortality in white coat hypertension: a systematic review and meta-analysis. Ann Intern Med. 2019;170(12):853–62. https://doi.org/10.7326/M19-0223.

[21] Burkard T, Mayr M, Winterhalder C, Leonardi L, Eckstein J, Vischer AS. Reliability of single office blood pressure measurements. Heart. 2018;104(14):1173–9. https://doi.org/10.1136/heartjnl-2017-312523.

[22] Bobrie G, Clerson P, Menard J, Postel-Vinay N, Chatellier G, Plouin PF. Masked hypertension: a systematic review. J Hypertens. 2008;26(9):1715–25. https://doi.org/10.1097/ HJH.0b013e3282fbcedf.

[23] Organ Procurement and Transplantation Network (OPTN)/United Network for Organ Sharing (UNOS). Policy 14: Living Donation. Available at: https://optn.transplant.hrsa.gov/governance/policies/. Accessed: 7 Sept 2020.

[24] Myers MG, Godwin M, Dawes M, Kiss A, Tobe SW, Kaczorowski J. Measurement of blood pressure in the office: recognizing the problem and proposing the solution. Hypertension. 2010;55(2):195–200. https://doi.org/10.1161/HYPERTENSIONAHA.109.141879.

[25] Roerecke M, Kaczorowski J, Myers MG. Comparing automated office blood pressure readings with other methods of blood pressure measurement for identifying patients with possible hypertension: a systematic review and meta-analysis. JAMA Intern Med. 2019;179(3):351–62. https://doi.org/10.1001/jamainternmed.2018.6551.

[26] Armanyous S, Ohashi Y, Lioudis M, Schold JD, Thomas G, Poggio ED, et al. Diagnostic performance of blood pressure measurement modalities in living kidney donor candidates. Clin J Am Soc Nephrol. 2019;14(5):738–46. https://doi.org/10.2215/CJN.02780218.

[27] Chobanian AV, Bakris GL, Black HR, Cushman WC, Green LA, Izzo JL Jr, et al. The seventh report of the joint National Committee on prevention, detection, evaluation, and treatment of high blood pressure: the JNC 7 report. JAMA. 2003;289(19):2560–72. https://doi.org/10.1001/jama.289.19.2560.

[28] Salles GF, Reboldi G, Fagard RH, Cardoso CR, Pierdomenico SD, Verdecchia P, et al. Prognostic effect of the nocturnal blood pressure fall in hypertensive patients: the ambulatory blood pressure collaboration in patients with hypertension (ABC-H) meta-analysis. Hypertension. 2016;67(4):693–700. https://doi.org/10.1161/HYPERTENSIONAHA.115.06981.

[29] Grams ME, Sang Y, Levey AS, Matsushita K, Ballew S, Chang AR, et al. Kidney-failure risk projection for the living kidney-donor candidate. N Engl J Med. 2016;374(5):411–21. https://doi.org/10.1002/lt.24714.

[30] Massie AB, Muzaale AD, Luo X, Chow EKH, Locke JE, Nguyen AQ, et al. Quantifying postdonation risk of ESKD in living kidney donors. J Am Soc Nephrol. 2017;28(9):2749–55. https://doi.org/10.1056/NEJMoa1510491.

[31] Ibrahim HN, Foley RN, Reule SA, Spong R, Kukla A, Issa N, et al. Renal function profile in white kidney donors: the first 4 decades. J Am Soc Nephrol. 2016;27(9):2885–93. https://doi.org/10.1681/ASN.2016101084.

[32] Ibrahim, H.N., R.N. Foley, S.A. Reule, R. Spong, A. Kukla, N. Issa, et al., Renal Function Profile in White Kidney Donors: The First 4 Decades. J Am Soc Nephrol, 2016;27(9):2885–93. https://doi.org/10.1681/ASN.2015091018.

[33] Steiner RW. Amending a historic paradigm for selecting living kidney donors. Am J Transplant. 2019;19(9):2405–6. https://doi.org/10.1111/ajt.15469.

[34] Garg AX, Nevis IF, McArthur E, Sontrop JM, Koval JJ, Lam NN, et al. Gestational hypertension and preeclampsia in living kidney donors. N Engl J Med. 2015;372(2):124–33. https://doi. org/10.1056/NEJMoa1408932.

[35] Boudville N, Prasad GV, Knoll G, Muirhead N, Thiessen-Philbrook H, Yang RC, et al. Meta-analysis: risk for hypertension in living kidney donors. Ann Intern Med. 2006;145(3):185–96. https://doi.org/10.7326/0003-4819-145-3-200608010-00006.

[36] Lentine KL, Schnitzler MA, Xiao H, Saab G, Salvalaggio PR, Axelrod D, et al. Racial variation in medical outcomes among living kidney donors. N Engl J Med. 2010;363(8):724–32. https://doi.org/10.1056/NEJMoa1000950.

[37] Garg AX, Prasad GV, Thiessen-Philbrook HR, Ping L, Melo M, Gibney EM, et al. Cardiovascular disease and hypertension risk in living kidney donors: an analysis of health administrative data in Ontario, Canada. Transplantation. 2008;86(3):399–406. https://doi.org/10.1097/TP.0b013e31817ba9e3.

[38] Nogueira JM, Weir MR, Jacobs S, Haririan A, Breault D, Klassen D, et al. A study of renal outcomes in African American living kidney donors. Transplantation. 2009;88(12):1371–6. https://doi.org/10.1097/TP.0b013e3181c1e156.

[39] Al Ammary F, Luo X, Muzaale AD, Massie AB, Crews DC, Waldram MM, et al. Risk of ESKD in older live kidney donors with hypertension. Clin J Am Soc Nephrol. 2019. https://doi.org/10.2215/CJN.14031118.

[40] Muzaale AD, Massie AB, Wang MC, Montgomery RA, McBride MA, Wainright JL, et al. Risk of end-stage renal disease following live kidney donation. JAMA. 2014;311(6):579–86. https://doi.org/10.1001/jama.2013.285141.

[41] Lentine KL, Holscher CM, Naik AS, Lam NN, Segev DL, Garg AX, et al. Postdonation eGFR and new-onset antihypertensive medication use after living kidney donation. Transplant Direct. 2019;5(8):e474. https://doi.org/10.1097/TXD.0000000000000913.

[42] Davis S, Dylewski J, Shah PB, Holmen J, You Z, Chonchol M, et al. Risk of adverse maternal and fetal outcomes during pregnancy in living kidney donors: a matched cohort study. Clin Transpl. 2019;33(1):e13453. https://doi.org/10.1111/ctr.13453.

[43] Reisaeter AV, Roislien J, Henriksen T, Irgens LM, Hartmann A. Pregnancy and birth after kidney donation: the Norwegian experience. Am J Transplant. 2009;9(4):820–4. https://doi.org/10.1111/j.1600-6143.2008.02427.x.

[44] Sanchez OA, Ferrara LK, Rein S, Berglund D, Matas AJ, Ibrahim HN. Hypertension after kidney donation: incidence, predictors, and correlates. Am J Transplant. 2018;18(10):2534–43. https://doi.org/10.1111/ajt.14713.

[45] Naik AS, Cibrik DM, Sakhuja A, Samaniego M, Lu Y, Shahinian V, et al. Temporal trends, center-level variation, and the impact of prevalent state obesity rates on acceptance of obese living kidney donors. Am J Transplant. 2018;18(3):642–9. https://doi.org/10.1111/ajt.14519.

[46] Taler SJ, Messersmith EE, Leichtman AB, Gillespie BW, Kew CE, Stegall MD, et al. Demographic, metabolic, and blood pressure characteristics of living kidney donors spanning five decades. Am J Transplant. 2013;13(2):390–8. https://doi.org/10.1111/j.1600-6143.2012.04321.x.

[47] Kasiske BL, Asrani SK, Dew MA, Henderson ML, Henrich C, Humar A, et al. The living donor collective: a scientific registry for living donors. Am J Transplant. 2017;17(12):3040–8. https://doi.org/10.1111/ajt.14365.

活体候选供体的代谢和心血管风险评估

Evaluation of Metabolic and Cardiovascular Risks in Living Donor Candidates

Margaux N. Mustian　Vineeta Kumar　Jayme E. Locke　著
陈　正　张　磊　赖兴强　译

第 6 章

一、概述

　　肾移植是治疗终末期肾病（end-stage kidney disease，ESKD）患者的首选治疗方法，尤其是活体移植与尸体供体移植相比，患者预后更佳[1]。为了应对全球肾移植器官短缺，以及普通人群的人口学变化，包括老龄化和肥胖症的流行[2]，人们一直在探索扩大活体肾脏捐献的范围，包括接受有个别医学异常的供体，如有高血压或肥胖症的候选供体[3-8]。据报道，截至 20 世纪末，超过 20% 的活体肾脏供体存在医学异常[9, 10]，而且大多数活体肾脏供体属于超重或肥胖[11]。在美国，属于超重或肥胖范畴的活体肾脏供体比例在过去几十年中持续增加，在 2016 年占供体的 66%[2]。在澳大利亚和新西兰，从 2004—2012 年，将近 1/3 的候选供体成为活体肾脏供体，与国家指南相比，他们有相对或绝对的医疗禁忌[12]。

　　尽管慎重选择医学复杂的候选供体可能是增加活体移植机会的有效措施，但保护供体安全始终是一个重要的考虑因素。在评估供体捐献预后时，Ibrahim 等发现，在慎重选择的供体中，活体肾脏捐献是安全的，供体的生存率和发生终末期肾病的风险与非供体对照组相似[13]。Segev 等评估了美国活体肾脏供体的大型队列研究的长期观察结果，并与国家健康和营养检查调查计划（National Health and Nutrition Examination Survey，NHANES）中的健康对照组进行了比较，发现供体与相匹配的非供体对照组生存率相似，中位数为 6.3 年[14]。重要的是，调查对象包括国家登记处的所有活体肾脏供体（与单中心、主要是白人种族的明尼苏达大学队列研究作对比），并将供体与"健康"的非供体对照组进行比较。然而，与其他供体相比，一些供体亚组的围术期和长期死亡率都有所增加，包括年龄较大（相较于年轻供体）的供体和患有（相较于无）高血压的供体。

　　2014 年，Muzaale 等报道，与 NHANE Ⅲ 中相匹配的健康非供体相比，在平均 7.6 年的随访中，肾脏供体发生终末期肾病的风险增加[15]。在亚组分析中，终末期肾病的累积发病率因年龄、种族和性别而有很大差异，40—49 岁供体累积发病率为 17.4/10 000，而 ≥ 60 岁供体累积发病率为 70.2/10 000[15]。重要的是，在整个研究过程中，96 217 例活体肾脏供体中只有 99 人发展为终末期肾病[15]。该研究小组随后的研究还表明，许多继发于糖尿病或高血压的终末期肾病发生于捐献后晚期，与捐献后早期（< 10 年）相比，糖尿病终末期肾病风险增加 7.7 倍，继发于高血压的终末期肾病风险增加 2.6 倍[16]。此外，Locke 等证实，与非肥胖供体相比，肥胖供体发生终末期肾病的风险增加 86%[17]。

活体供体的特征也可能影响受体的移植结果[18-22]。某些供体特征，包括年龄、体重指数（body mass index，BMI）和吸烟史，已被纳入活体供体档案指数，该指数反映了用于评估尸体供体肾脏质量的指数[23]。这个工具有助于预测受体移植的存活率，并且在有多个候选供体时，可以帮助选择。接受医学情况复杂的供体而增加活体肾移植的机会所带来的好处，必须与供体的潜在短期和（或）长期风险相权衡。彻底和全面的供体选择过程至关重要，尤其是存在医学情况复杂的候选供体中。

二、代谢和心血管危险因素评估

当潜在的活体肾脏供体与移植中心联系进行候选资格评估后，随后需进行医疗评估，以评估是否存在可能使候选供体处于不良事件风险增加的医疗、家庭和社会心理状况，如围术期并发症或慢性肾脏疾病（chronic kidney disease，CKD）或终末期肾病等长期健康结果[24]。所有候选供体必须进行一般病史采集和体格检查，重点是与发生肾脏疾病相关的危险因素。作为心血管和代谢风险评估的一部分，应询问供体有关高血压、血脂异常、糖尿病、妊娠期糖尿病和妊娠期高血压的个人史和家族史。应评估药物使用情况，包括处方药和非处方药。生活习惯，包括吸烟和使用其他烟草或尼古丁产品的历史，是候选供体既往史的重要内容。

为进一步评估代谢或心血管风险，评估应包括血压评估，至少要进行两次不同的测量或 24h 动态血压监测[25]。潜在供体应有身高和体重的测量，以计算 BMI[25]。除评估肾功能以外，实验室评估应包括空腹血糖和血脂检查[25]。对于糖尿病风险增加的候选供体（如糖尿病家族史、妊娠糖尿病史、肥胖或空腹血糖升高），应测量糖化血红蛋白或口服葡萄糖耐量试验[24]。美国政策要求对所有候选供体进行心电图检查。对于有心血管危险因素的候选供体也可能需要进一步的心脏评估，如超声心动图检查或压力测试[25]。

三、医学情况复杂供体的特殊考虑

（一）肥胖症

1. 衡量

应计算所有候选供体的 BMI，并根据世界卫生组织的标准对个人进行分类，该标准将肥胖定义为 BMI ≥ 30kg/m^2，或特定种族的分类。目前移植界对活体肾脏捐献的适当 BMI 分界线尚未达成共识，该争议可能部分与缺乏数据支持排除捐献者的特定 BMI 阈值有关。

2. 研究结果数据

一项研究表明，在其他方面均健康的高加索人肥胖供体在供肾切除术后有良好的整体短期预后，如住院时间，尽管肥胖供体的切口并发症，包括术后感染、血肿和切口疝的发生率更高[26]。对美国登记数据和某学术联盟的官方数据进行整合，发现 BMI > 30kg/m² 与严重（Clavien 分级系统 4 级或 5 级）围术期并发症的风险增加 55% 有关（aHR=1.55，*P*=0.0005）[27]。一些研究发现，与非肥胖供体相比，肥胖供体供肾切除术的手术时间增加[26, 28, 29]。相比之下，某研究系统回顾了 8 个供体肾切除术的研究，发现 BMI 与围术期并发症并无关联[30]。

关于捐献后的肾功能，关注肥胖候选供体的原因之一是肥胖与肾脏变化和重塑有关。即使在 GFR 升高或正常的情况下，研究发现肥胖者的肾脏毛细血管间静水压差增加，此外还有高滤过导致的结构变化[31, 32]。在因捐献以外的原因而接受单侧肾切除术的患者中，肥胖与蛋白尿和肾切除术后的慢性肾衰竭有关[33]。

基于近 500 万健康人数据的 Meta 分析发现，在 4～16 年的队列随访中，BMI > 30kg/m² 与终末期肾病风险增加有一定关联（aHR=1.16；95%CI 1.04～1.29）[34]。然而，在活体供体中，肥胖症引起的高滤过压可能因供肾切除术后肾脏质量下降而进一步加剧[35, 36]。在一项从医疗保险和医疗补助服务中心（centers for medicare and medicaid services，CMS）索赔数据链接中获得的具有长期结果的活体肾脏供体队列研究中，Locke 等发现，与非肥胖供体相比，肥胖供体在捐献后发生 ESKD 的风险要高 1.9 倍，尽管发生终末期肾病的绝对风险很低（94/10 000）[17]（图 6-1）。

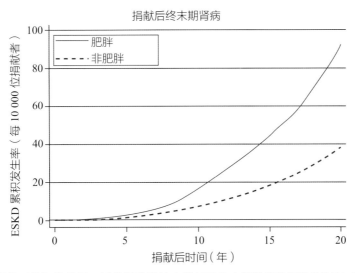

▲ 图 6-1　根据捐献时的肥胖状况，活体肾脏供体中捐献后终末期肾病的累积发生率（引自 Locke 等[17]）

一些关于活体供体肾脏结局的研究不仅考察了肥胖的存在，还考察了脂肪的分布。Pek 等通过横断面成像，将内脏肥胖定义为脐部≥ 100cm²，并发现内脏肥胖的供体在捐献后的 eGFR 下降更严重[37]。当比较计算机断层扫描测量值（包括腰围、皮下脂肪、内脏脂肪和肾脏脂肪）和计算出的 BMI 时，Chakkera 等发现，在捐献后平均 7 个月的随访中，BMI 与肾小球肿胀的相关性更强[38]。然而，作者也指出，在这个短期随访中，由 GFR 和白蛋白尿证明的肾功能在所有 BMI 分类中相似[38]。

肥胖也是发生医疗状况的危险因素之一，它可能随时间推移进一步增加慢性肾脏疾病的风险，如糖尿病和高血压。在美国某移植中心对主要是高加索人的活体肾脏供体的单中心研究中（1975—2014年），Serrano 等发现，与非肥胖供体相比，肥胖供体在捐献后患糖尿病（aHR=3.14）的风险增加 3 倍以上，患高血压的风险增加 75%[39]。对美国全国供体登记数据与药房报销记录的链接数据分析（2007—2016 年）发现，捐献时超重和肥胖供体的 BMI 与捐献后 9 年内使用降糖药的可能性分别是 2 倍（aHR=2.23，95%CI 1.62～3.06）和 4 倍（aHR=4.59，95%CI 3.36～6.27）的关系[40]。

3. 当前选择建议

关于目前临床实践的应用，在澳大利亚，BMI 30kg/m^2 通常作为可能排除活体捐献的相对禁忌证[12, 41]。然而，在美国，虽然一些中心使用 30kg/m^2 的临界值，但其他中心将这一临界值扩大到 35kg/m^2 [24]。2006—2007 年美国活体肾脏捐献项目的调查报告显示，多达 50% 的被调查项目使用 35kg/m^2 的 BMI 作为排除供体的临界值[5]。一些国际指南也采用 35kg/m^2 的 BMI 临界值[42-44]。2005 年阿姆斯特丹活体肾脏供体护理论坛建议，应不鼓励 BMI 为 35kg/m^2 的潜在供体进行捐献，尤其是在有合并症的情况下[42]。该论坛还赞同除了健康生活方式的教育外，对肥胖的候选供体提出减肥建议[42]。2017 年 KDIGO 关于活体肾脏供体评估和护理的临床实践指南建议，批准肥胖候选供体的决定应基于其他人口统计学和健康特征，包括终身预测的终末期肾病风险，并应在每个中心可接受的捐献后风险阈值的背景下进行个体化[43]。该指南还主张进行更多的研究，以更好地量化供体与肥胖相关的风险，从而为批准供体资格提供依据。

捐献后的体重管理亦非常关键。因此，捐献前的减肥干预措施不应仅仅关注体重的变化，而应关注行为变化和可持续生活方式的改变。Issa 等发现，捐献后体重增加也与高血压和 2 型糖尿病发生有关[45]。2017 年 KDIGO 指南强调有必要研究预捐献干预措施对供体长期预后的影响，包括咨询和改变体重或生活方式，这是研究重点之一。活体肾脏供体在捐献后的随访至关重要，尤其是医学情况复杂的供体，以优化他们的长期健康，并尽量减少不良后遗症。

（二）葡萄糖不耐受

1. 衡量

除了审查候选供体的病史和家族史以外，还应通过检测空腹血糖和（或）糖化血红蛋白来评估葡萄糖耐量。2017 年 KDIGO 指南建议，有直系亲属糖尿病家族史、妊娠期糖尿病史或空腹血糖升高者，应进一步进行 2h 葡萄糖耐量试验（OGTT）或糖化血红蛋白的实验室检测[43]。虽然存在 1 型糖尿病是活体肾脏捐献的绝对禁忌，但根据个体化的风险评估，患有糖尿病前期的活体肾脏候选供体或使用单一药物控制良好的 2 型糖尿病的老年候选供体可以批准捐献[43]。

2. 研究结果数据

在普通人群中，糖尿病是慢性肾病和终末期肾病的强危险因素之一，这一点已得到公认[46]。此外，Plantinga 等发现，在全国健康与营养检查调查（NHANES）队列研究参与者中，糖尿病前期（空腹血

糖 $100\sim125$mg/dl）或未诊断为糖尿病（空腹血糖 $\geqslant126$mg/dl）的参与者慢性肾病发病率很高[47]。患糖尿病前期的人也会增加患糖尿病、慢性肾病和心血管疾病的可能性[46]。然而，糖尿病危险因素、糖尿病前期或控制良好的 2 型糖尿病对活体供体健康结果的影响仍存在争议，并可能随其他人口和健康因素（如年龄）而变化。

一项小规模研究表明，空腹血糖异常的活体肾脏供体短期内发生受损肾衰竭的风险未明显增加[48]。最近，一项大型队列研究发现，捐献后晚期终末期肾病通常继发于糖尿病或高血压[16]。尽管该研究无法量化与葡萄糖耐量等基线因素有关的风险，但这一发现支持有必要在医学异常情况下谨慎选择供体并就捐献后的长期风险进行咨询[43]。另一项研究强调了在潜在活体肾脏供体中通过调整生活方式来预防糖耐量受损的重要性[49]。

妊娠期糖尿病增加 2 型糖尿病的发病风险，一项大型的系统回顾和 Meta 分析表明，其风险增加大于 7 倍（RR=7.43；95%CI 4.79～11.51）[24, 50]。如果有妊娠糖尿病史，在活体肾脏捐献前应及时进行进一步的检查和咨询。具体而言，如果有妊娠糖尿病史，必须进行 2h 葡萄糖耐量测试，如果该后续检测结果异常，候选人就不应批准捐献[24]。

捐献后糖尿病的发生与其他并发症有关。在对 4362 名活体肾脏供体的分析中，Ibrahim 等发现捐献后糖尿病与高血压（aHR=2.19；95%CI 1.74～2.75）和蛋白尿（aHR=2.65；95%CI 1.89～3.70）发生风险增加有关[51]。这些发现再次强调了捐献后随访和获得适当的医疗保健的重要性。

3. 当前选择建议

关于对当前相关实践的影响，欧洲指南主张对患有 2 型糖尿病或糖尿病前期的候选供体进行个体化评估，指出血糖控制良好且无内脏损伤证据的候选供体可以考虑捐献[44, 52]。还有人主张，糖尿病前期不适合捐献[53, 54]。2017 年 KDIGO 指南建议，批准患有糖尿病前期或 2 型糖尿病的候选供体捐献资格的决定，应根据人口和健康状况与移植计划可接受的风险阈值进行个性化处理。该指南还建议，应劝告患有糖尿病前期或 2 型糖尿病的候选供体，他们的病情可能会随时间推移而发展，并可能最终导致器官并发症。

（三）血脂异常和代谢综合征

1. 衡量

代谢综合征的定义满足以下 3 个或以上条件：甘油三酯升高（＞150mg/dl），高密度脂蛋白降低（男性＜50mg/dl，女性＜40mg/dl），血压异常（≥130/85mmHg），腹部肥胖（女性腰围≥88.9cm，男性腰围≥101.6cm），以及空腹血糖受损（空腹血糖≥100mg/dl）。一些指南推荐在候选供体评估中检测血脂组合，作为心血管风险评估的一部分[43, 44, 53]。

2. 研究结果数据

代谢综合征是普通人群发生心血管疾病的危险因素，可以预测慢性肾病的发展[55]。例如已发现代谢综合征与老年人群（≥70 岁）中 3b 期慢性肾病的发病率增加有关[56]。此外，在活体肾移植受体中，Yoon 等发现几个供体因素与移植肾功能延迟恢复有关，包括甘油三酯升高、肥胖和高血糖症[57]。在评估活体肾脏供体的短期预后时，另一项研究发现，与捐献前相比，捐献 1 年后的活体肾脏供体的肥胖比率增加，他汀类药物使用率增加，但未评估长期预后和心血管疾病[58]。关于血脂水平对预后的影响，一项在 500 万健康人中进行的终末期肾病风险研究，旨在为选择活体候选供体提供帮助，发现在 4～16 年的中位队列随访中，总胆固醇或低密度脂蛋白水平与终末期肾病发病风险之间并无关联[34]。

3. 当前选择建议

血脂水平并不常规地单独用于确定活体肾脏捐献的候选资格，而应结合潜在供体的其他合并症和危险因素来考虑[43]。一份共识声明认为代谢综合征是捐献的相对禁忌证[53]。这些建议反映了一些实践模式，因为来自墨西哥和美国的一些单中心研究报道称，肥胖、空腹血糖异常或代谢综合征是排除供体的主要原因[59, 60]。2017 年 KDIGO 指南建议，批准血脂异常候选供体的决定应根据人口和健康状况与移植计划可接受的风险阈值进行个性化评估。

（四）高血压

1. 衡量

血压评估是活体候选供体评估的重要组成部分。标准化的血压测量应在门诊中分两次进行，或通过动态血压监测进行[43]。血压应根据计划捐献的国家或地区的一般人群的指南进行分类。各个移植中心对患高血压供体的接受程度各不相同，这主要是由于普通人群数据对供体的适用性尚不确定，以及活体供体人群的研究数据有限[24]。

2. 研究结果数据

高血压的发病率和预后可能随人口统计学特征而变化。来自"脑卒中的地理和种族差异原因"研究的数据，是一项主要由美国东南部参与者组成的大规模横断面分析，研究发现 62.9% 的非裔美国人有高血压前期，而白人参与者中只有 54.1%[61]。Chu 等证明，捐献年龄是捐献后发生高血压的重要预测因素之一[62]。需要强调的是，虽然血压可能会随着年龄的增长而上升，但捐献可能会加速血压的上升，并需要降压治疗，超过正常老化的预期；2017 年 KDIGO 指南建议向候选供体披露这一风险。

在普通人群中，高血压与发生终末期肾病[63, 64]和心血管疾病风险的形成[65, 66]之间的相关性已得到证实。一项对近 500 万健康人数据的 Meta 分析发现，在 4～16 年的中位队列随访中，收缩压每增加 20mmHg，发生终末期肾病的风险增加 42%（aHR=1.42；95%CI 1.27～1.58）[34]。有人担心，由于高滤过率，供肾切除术可能会加速高血压患者肾功能下降的进程[24]。关于活体肾脏供体的现有风险数据，Segev 等根据供体登记和国家死亡记录数据发现，与血压正常的供体相比，患有高血压的供体围术期的死亡风险增加（36.7/10 000 vs. 1.3/10 000）[14]。与收缩压＜120mmHg 的供体相比，收缩压＞140mmHg 的供体在捐献后 9 年内的死亡风险也增加 3 倍以上（aHR=3.3；95%CI 1.1～9.7）[14]。最近一项关联供体登记和终末期肾病记录的研究发现，在 50 岁以上的供体中，捐献前有高血压的供体在捐献后 15 年内发生终末期肾病的风险较高，但死亡率无差别[67]。然而，终末期肾病的绝对风险很小（0.8% vs. 0.2%）。

3. 当前选择建议

许多中心会根据其他并发症或风险因素评估高血压，以决定捐献资格。根据美国器官获取和移植网络（Organ Procurement and Transplantation Network，OPTN）的政策，恶性高血压或高血压合并末梢器官功能障碍的证据（以左心室肥大、白蛋白尿或眼底镜检查中高血压视网膜病变的证据为特征）被视为捐献禁忌证[68]。2017 年 KDIGO 指南建议，使用 1～2 种降压药可将高血压控制在收缩压＜ 140 mmHg 和舒张压＜ 90mmHg 的候选供体，如果无靶器官损伤证据，可以批准捐献。该指南建议，决定批准患有高血压的供体的捐献资格应根据人口和健康状况及移植计划的可接受风险阈值进行个性化处理[43]。

对活体肾脏供体捐献后的随访和持续护理至关重要，因为对移植受体科学登记（Scientific Registry of Transplant Recipients，SRTR）数据进行的一项大型全国性队列研究发现，3% 捐献前无高血压的活体供体在捐献后 2 年内出现新发高血压[69]。关于活体候选供体评估中的高血压问题，请参见第 5 章的综合讨论。

（五）烟草使用情况

1. 衡量

应询问所有候选供体的吸烟史，以及使用其他烟草和尼古丁产品的情况，包括目前或既往的使用情况。使用情况应以频率和持续时间进行量化 [例如评估每年吸烟量（包）]。

2. 研究结果数据

普通人群烟草使用与发生心血管疾病的风险增加有关[70, 71]，烟草使用时间和数量的增加通常与风险增加呈正相关。吸烟可加速动脉粥样硬化，在微血管肾脏疾病发生中起作用，烟草使用与慢性肾病的发病和进展有关[72, 73]。为支持活体供体评估，一项对来自 7 个普通人群队列近 500 万人数据的 Meta 分析发现，在 4～16 年的随访中，与不吸烟者相比，现时吸烟者患终末期肾病的风险增加 76%（aHR=1.76；95%CI 1.29～2.41），戒烟者的风险增加 45%（aHR=1.45；95%CI 1.23～1.71）[34]。吸烟也与围术期手术并发症有关，包括肺部并发症和切口愈合不良[74]。

与烟草使用有关的风险在活体肾脏供体群体中已经得到证实。Yoon 等发现，尽管肾功能的预测估计值相似，但既往吸烟者和现吸烟者在捐献后的 eGFR 都低于非吸烟者[75]。作者还证实，吸烟年数增加与捐献后 eGFR 下降有关[75]。此外，有 12 包 / 年以上吸烟史的供体在捐献后发生慢性肾病的风险增加 7 倍（OR=7.5；95%CI 1.97～28.61）[75]。

吸烟对活体肾脏供体和相应受体均有影响。Heldt 等发现，在肾移植受体中，供体的吸烟状况与移植后肾功能的改善程度明显相关，量化为术后血清肌酐的下降百分比较小[76]。同样，与非吸烟者相比，吸烟供体在随访中发现捐献后血清肌酐的上升幅度较大[76]。Underwood 等发现，评估阶段供体吸烟与移植受体死亡率增加有关（HR= 1.93；95%CI 1.27～2.94）[77]。

3. 当前选择建议

2017 年 KDIGO 指南建议在吸烟史方面对候选供体进行个体化评估，并考虑潜在供体的其他心血管风险[43]。其他指南建议要求在捐献前戒烟，范围从捐献前 4 周～6 个月[42, 78]。还有指南主张戒烟，但未明确划定基于持续吸烟的捐献排除标准[44]。我们为供体提供吸烟和使用烟草及尼古丁产品（包括吸食）的风险咨询。我们还鼓励那些使用烟草制品的人戒烟，并承诺终身戒烟，建议根据他们的其他围术期、肾脏和心血管危险因素来确定是否适合捐献。

（六）心血管风险

1.衡量

如前所述，候选供体的心血管风险评估包括评估心血管疾病的危险因素，如肥胖、高血压、糖耐量异常、血脂异常和吸烟史。此外，美国器官获取和移植网络（OPTN）政策[25]强制要求在供体筛选过程中获取心电图和胸部 X 线评估结果。关于推荐进一步的心脏检测，如超声心动图或压力测试，大多数活体肾脏供体指南未明确要求[25]。

2.研究结果数据

在评估活体肾脏供体的心血管风险时，Garg 等表明，在近 7 年的中位随访中，活体肾脏供体与非供体对照组相比，主要心血管风险相似[79]。Reese 等在中位数为 7.8 年的随访中，观察到与匹配的健康对照组相比，老年供体（年龄 ≥ 55 岁）心血管疾病或死亡的综合发生率相似[80]。然而，在挪威一项 15 年的长期随访中，Mjøen 等发现，与健康的非供体对照组相比，活体肾脏供体的心血管死亡风险增加（aHR=1.40；95%CI 1.03～1.91）[81]。因此，活体肾脏供体的心血管风险在短期内似乎与健康的非供体相似，但随时间推移可能会恶化[25]。这些发现强调了在捐献前及捐献后谨慎选择供体和优化健康的重要性，以确保活体肾脏供体保持心血管健康。

3.当前选择建议

阿姆斯特丹论坛建议遵循美国心脏协会指南，其中低风险患者术前无须进一步心脏检查[25, 82]。同样，2017 年 KDIGO 指南建议，候选供体应该接受其他非心脏手术所使用的基于指南的评估和管理[43]。英国移植协会建议，潜在的活体肾脏供体如果运动能力受损（＜ 4 个代谢当量），表现为无法走上一段楼梯，就应进一步进行心脏评估[25, 52]。同样地，加拿大的协议要求对心脏危险因素增加的活体候选供体，例如存在高龄、高血压、高脂血症或有烟草使用史，进行额外的心脏测试[25, 83]。

（七）载脂蛋白 L1 基因

1.衡量

基因检测是可以帮助评估、选择和（或）咨询一些活体候选供体的另一种筛选工具。大约 13% 的非裔美国人载脂蛋白 L1（APOL1）基因中拥有 2 个肾脏风险变异，这种基因型与除肾脏捐献以外的终末期肾病风险增加有关[84]。然而，并非所有具有两个肾脏风险变异的人都会发展至终末期肾病，这表明在肾衰竭发展过程中存在"二次打击"[84]。事实上，这些人在其一生中患肾脏疾病的风险约为 15%。尽管如此，有人担心供肾切除术可能成为二次打击，或者由于捐献手术造成的 GFR 受损而开始有较低的基线储备功能，进一步增加他们在具有高风险 APOL1 基因型的活体供体中发生终末期肾病的可

能性 [24]。

2. 研究结果数据

在一项针对年轻成年人的研究中，Locke 等预测了 25 年内发生慢性肾脏病的风险，定义为 eGFR ＜ 60ml/（min·1.73m²），并发现具有两种 APOL1 风险变异的年轻非裔美国人发生慢性肾脏病的风险最高 [85]。然而，合并其他危险因素，如空腹血糖异常或高血压或糖尿病家族史，进一步增加了长期风险 [85]。因此，对潜在供体的全面评估，尤其是对非裔美国人，除了遗传信息外，还可以包括可调整的危险因素。

3. 当前选择建议

目前，并非所有移植中心都会对活体肾脏候选供体进行 APOL1 基因分型，仅在一些中心开展 [24]。2016 年美国移植学会专家会议建议，就 APOL1 与肾衰竭发展之间的相关性向非裔美国人潜在供体提供咨询，并为希望接受测试的人提供基因检测，作为评估过程的一部分 [84]。2017 年 KDIGO 指南建议向有撒哈拉以南非洲祖先的候选供体提供 APOL1 基因分型检测 [43]。该指南建议告知候选供体，拥有两个 APOL1 等位基因风险变异会增加终身肾衰竭的风险，但目前无法量化受影响个体在捐献后发生肾衰竭的确切风险。KDIGO 指南还强调，需要不断进行研究，以确定 APOL1 基因分型在活体候选供体评估中的作用，这一主题正在新的倡议中得到解决，例如美国国立卫生研究院（NIH）发起的 APOL1 长期肾移植预后网络（APOL1 Long-term Kidney Transplantation Outcomes Network，APOLLO）研究和活体供体远期预后（Living Donor Extended Time Outcomes，LETO）研究 [86]。

在《美国肾脏病杂志》一篇关于肾脏供体评估的核心论文中，Sawinksi 和 Locke 描述了针对潜在供体的评估策略（图 6-2）[24]。他们提出，如果没有肥胖、吸烟史、高血压或糖尿病家族史或空腹血糖异常，候选供体应被批准捐献（等待其他医疗/社会心理方面的许可）。然而，当非裔美国人潜在供体中存在一个不可变的危险因素（即糖尿病家族史）时，如果有 APOL1 检测，并且有零或一个肾脏风险变异支持批准捐献的情况下，则应继续进行检测。出现两个 APOL1 肾脏风险变异将被视为"高风险"。对于具有可变危险因素的潜在供体，应鼓励其进行行为调整，但不一定排除捐献。第 8 章进一步讨论了 APOL1 基因分型在候选供体评估中的应用。

四、结论

评估活体候选供体以确定其是否适合肾脏捐献可能是一项挑战。移植小组有责任在捐献前评估候选供体的心血管和代谢风险，并将这些风险充分传达给潜在供体。尤其是存在医学复杂的候选供体，许多与最终候选资格确定有关的决定需要个性化。一些病情复杂的活体候选供体可以安全地批准捐献。然而，最重要的是要充分沟通风险和知情同意，再加上个性化的共同决策。

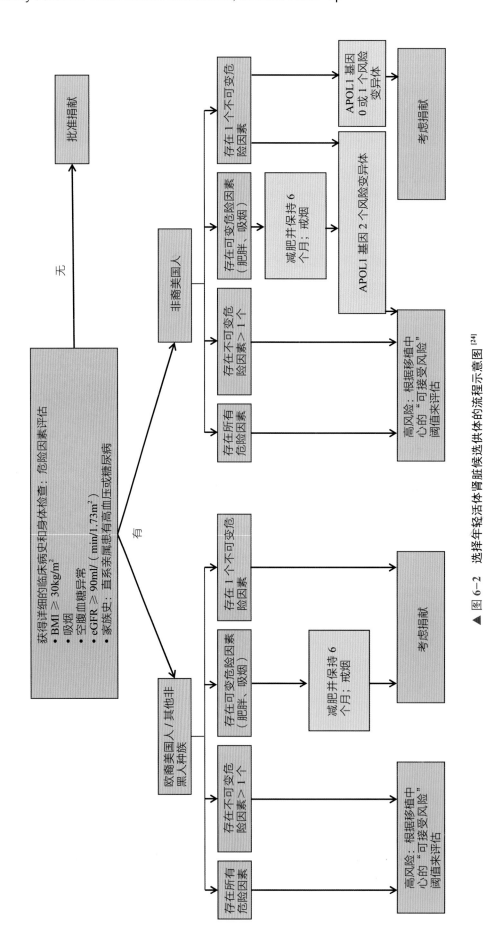

▲ 图 6-2 选择年轻活体肾脏候选供体的流程示意图 [24]

APOL1. 载脂蛋白 L1

参考文献

[1] Wang JH, Skeans MA, Israni AK. Current status of kidney transplant outcomes: dying to survive. Adv Chronic Kidney Dis. 2016;23(5):281–6. https://doi.org/10.1053/j.ackd.2016.07.001.

[2] Naik AS, Cibrik DM, Sakhuja A, Samaniego M, Lu Y, Shahinian V, et al. Temporal trends, center-level variation, and the impact of prevalent state obesity rates on acceptance of obese living kidney donors. Am J Transplant. 2018;18(3):642–9. https://doi.org/10.1111/ajt.14519.

[3] Textor SC, Taler SJ, Driscoll N, Larson TS, Gloor J, Griffin M, et al. Blood pressure and renal function after kidney donation from hypertensive living donors. Transplantation. 2004;78(2):276–82. https://doi.org/10.1097/01.Tp.0000128168.97735.B3.

[4] Matas AJ. Transplantation using marginal living donors. Am J Kidney Dis. 2006;47(2):353–5. https://doi.org/10.1053/j.ajkd.2005.11.025.

[5] Mandelbrot DA, Pavlakis M, Danovitch GM, Johnson SR, Karp SJ, Khwaja K, et al. The medical evaluation of living kidney donors: a survey of US transplant centers. Am J Transplant. 2007;7(10):2333–43. https://doi.org/10.1111/j.1600-6143.2007.01932.x.

[6] Taler SJ, Messersmith EE, Leichtman AB, Gillespie BW, Kew CE, Stegall MD, et al. Demographic, metabolic, and blood pressure characteristics of living kidney donors spanning five decades. Am J Transplant. 2013;13(2):390–8. https://doi.org/10.1111/j.1600-6143.2012.04321.x.

[7] Niemi M, Mandelbrot DA. The outcomes of living kidney donation from medically complex donors: implications for the donor and the recipient. Curr Transplant Rep. 2014;1(1):1–9. https://doi.org/10.1007/s40472-013-0001-6.

[8] Caliskan Y, Yildiz A. Evaluation of the medically complex living kidney donor. J Transplant. 2012;2012:450471. https://doi.org/10.1155/2012/450471.

[9] Reese PP, Feldman HI, McBride MA, Anderson K, Asch DA, Bloom RD. Substantial variation in the acceptance of medically complex live kidney donors across US renal transplant centers. Am J Transplant. 2008;8(10):2062–70. https://doi.org/10.1111/j.1600-6143.2008.02361.x.

[10] Davis CL, Cooper M. The state of U.S. living kidney donors. Clin J Am Soc Nephrol. 2010;5(10):1873–80. https://doi.org/10.2215/cjn.01510210.

[11] Sachdeva M, Rosen LM, Varghese J, Fishbane S, Molmenti EP. Weight trends in United States living kidney donors: analysis of the UNOS database. World J Transplant. 2015;5(3):137–44. https://doi.org/10.5500/wjt.v5.i3.137.

[12] Clayton PA, Saunders JR, McDonald SP, Allen RD, Pilmore H, Saunder A, et al. Risk-factor profile of living kidney donors: the Australia and New Zealand dialysis and transplant living kidney donor registry 2004–2012. Transplantation. 2016;100(6):1278–83. https://doi.org/10.1097/tp.0000000000000877.

[13] Ibrahim HN, Foley R, Tan L, Rogers T, Bailey RF, Guo H, et al. Long-term consequences of kidney donation. N Engl J Med. 2009;360(5):459–69. https://doi.org/10.1056/NEJMoa0804883.

[14] Segev DL, Muzaale AD, Caffo BS, Mehta SH, Singer AL, Taranto SE, et al. Perioperative mortality and long-term survival following live kidney donation. JAMA. 2010;303(10):959–66. https://doi.org/10.1001/jama.2010.237.

[15] Muzaale AD, Massie AB, Wang MC, Montgomery RA, McBride MA, Wainright JL, et al. Risk of end-stage renal disease following live kidney donation. JAMA. 2014;311(6):579–86. https://doi.org/10.1001/jama.2013.285141.

[16] Anjum S, Muzaale AD, Massie AB, Bae S, Luo X, Grams ME, et al. Patterns of end-stage renal disease caused by diabetes, hypertension, and glomerulonephritis in live kidney donors. Am J Transplant. 2016;16(12):3540–7. https://doi.org/10.1111/ajt.13917.

[17] Locke JE, Reed RD, Massie A, MacLennan PA, Sawinski D, Kumar V, et al. Obesity increases the risk of end-stage renal disease among living kidney donors. Kidney Int. 2017;91(3):699–703. https://doi.org/10.1016/j.kint.2016.10.014.

[18] Lin J, McGovern ME, Brunelli SM, Gaccione P, Malek S, Tullius SG, et al. Longitudinal trends and influence of BMI mismatch in living kidney donors and their recipients. Int Urol Nephrol. 2011;43(3):891–7. https://doi.org/10.1007/s11255-011-9921-1.

[19] Berger JC, Muzaale AD, James N, Hoque M, Wang JM, Montgomery RA, et al. Living kidney donors ages 70 and older: recipient and donor outcomes. Clin J Am Soc Nephrol. 2011;6(12):2887–93. https://doi.org/10.2215/cjn.04160511.

[20] Issa N, Stephany B, Fatica R, Nurko S, Krishnamurthi V, Goldfarb DA, et al. Donor factors influencing graft outcomes in live donor kidney transplantation. Transplantation. 2007;83(5):593–9. https://doi.org/10.1097/01.tp.0000256284.78721.ba.

[21] Patel S, Cassuto J, Orloff M, Tsoulfas G, Zand M, Kashyap R, et al. Minimizing morbidity of organ donation: analysis of factors for perioperative complications after living-donor nephrectomy in the United States. Transplantation. 2008;85(4):561–5. https://doi.org/10.1097/

TP.0b013e3181643ce8.

[22] Chen GD, Gu JL, Zhang XD, Qiu J, Wang CX, Chen LZ. Donor factors predictive for poor outcomes of living donor kidney transplantation. Transplant Proc. 2013;45(4):1445–8. https://doi.org/10.1016/j.transproceed.2012.11.015.

[23] Massie AB, Leanza J, Fahmy LM, Chow EK, Desai NM, Luo X, et al. A risk index for living donor kidney transplantation. Am J Transplant. 2016;16(7):2077–84. https://doi.org/10.1111/ajt.13709.

[24] Sawinski D, Locke JE. Evaluation of kidney donors: core curriculum 2018. Am J Kidney Dis. 2018;71(5):737–47. https://doi.org/10.1053/j.ajkd.2017.10.018.

[25] Lam NN, Lentine KL, Garg AX. Renal and cardiac assessment of living kidney donor candidates. Nat Rev Nephrol. 2017;13:420. https://doi.org/10.1038/nrneph.2017.43.

[26] Heimbach JK, Taler SJ, Prieto M, Cosio FG, Textor SC, Kudva YC, et al. Obesity in living kidney donors: clinical characteristics and outcomes in the era of laparoscopic donor nephrectomy. Am J Transplant. 2005;5(5):1057–64. https://doi.org/10.1111/j.1600-6143.2005.00791.x.

[27] Lentine KL, Lam NN, Axelrod D, Schnitzler MA, Garg AX, Xiao H, et al. Perioperative complications after living kidney donation: a national study. Am J Transplant. 2016;16(6):1848–57. https://doi.org/10.1111/ajt.13687.

[28] Jacobs SC, Cho E, Dunkin BJ, Bartlett ST, Flowers JL, Jarrell B, et al. Laparoscopic nephrectomy in the markedly obese living renal donor. Urology. 2000;56(6):926–9. https://doi.org/10.1016/S0090-4295(00)00813-X.

[29] Chow GK, Prieto M, Bohorquez HE, Stegall MD. Hand-assisted laparoscopic donor nephrectomy for morbidly obese patients. Transplant Proc. 2002;34(2):728. https://doi.org/10.1016/S0041-1345(02)02626-X.

[30] Lafranca JA, Hagen SM, Dols LF, Arends LR, Weimar W, Ijzermans JN, et al. Systematic review and meta-analysis of the relation between body mass index and short-term donor outcome of laparoscopic donor nephrectomy. Kidney Int. 2013;83(5):931–9. https://doi.org/10.1038/ki.2012.485.

[31] Mascali A, Franzese O, Nistico S, Campia U, Lauro D, Cardillo C, et al. Obesity and kidney disease: beyond the hyperfiltration. Int J Immunopathol Pharmacol. 2016;29(3):354–63. https://doi.org/10.1177/0394632016643550.

[32] Chagnac A, Weinstein T, Korzets A, Ramadan E, Hirsch J, Gafter U. Glomerular hemodynamics in severe obesity. Am J Physiol Renal Physiol. 2000;278(5):F817–22. https://doi.org/10.1152/ajprenal.2000.278.5.F817.

[33] Praga M, Hernandez E, Herrero JC, Morales E, Revilla Y, Diaz-Gonzalez R, et al. Influence of obesity on the appearance of proteinuria and renal insufficiency after unilateral nephrectomy. Kidney Int. 2000;58(5):2111–8.

https://doi.org/10.1111/j.1523-1755.2000.00384.x.

[34] Grams ME, Sang Y, Levey AS, Matsushita K, Ballew S, Chang AR, et al. Kidney-failure risk projection for the living kidney-donor candidate. N Engl J Med. 2016;374(5):411–21. https://doi.org/10.1056/NEJMoa1510491.

[35] Brenner BM, Lawler EV, Mackenzie HS. The hyperfiltration theory: a paradigm shift in nephrology. Kidney Int. 1996;49(6):1774–7. https://doi.org/10.1038/ki.1996.265.

[36] Hostetter TH, Olson JL, Rennke HG, Venkatachalam MA, Brenner BM. Hyperfiltration in remnant nephrons: a potentially adverse response to renal ablation. Am J Physiol. 1981;241(1):F85–93. https://doi.org/10.1152/ajprenal.1981.241.1.F85.

[37] Pek GXW, Ngoh CLY, Teo BW, Vathsala A, Goh BYS, Yong CHR, et al. Visceral obesity in Asian living kidney donors significantly impacts early renal function after donor nephrectomy. World J Urol. 2019;37:2231–6. https://doi.org/10.1007/s00345-018-2566-2.

[38] Chakkera HA, Chang YH, Thomas LF, Avula RT, Amer H, Lerman LO, et al. Obesity correlates with glomerulomegaly but is not associated with kidney dysfunction early after donation. Transplant Direct. 2015;1(1):1–6. https://doi.org/10.1097/txd.0000000000000510.

[39] Serrano OK, Sengupta B, Bangdiwala A, Vock DM, Dunn TB, Finger EB, et al. Implications of excess weight on kidney donation: long-term consequences of donor nephrectomy in obese donors. Surgery. 2018;164(5):1071–6. https://doi.org/10.1016/j.surg.2018.07.015.

[40] Lentine KL, Koraishy FM, Sarabu N, Naik AS, Lam NN, Garg AX, et al. Associations of obesity with antidiabetic medication use after living kidney donation: an analysis of linked national registry and pharmacy fill records. Clin Transplant. 2019;33:e13696. https://doi.org/10.1111/ctr.13696.

[41] Kaisar MO, Nicol DL, Hawley CM, Mudge DW, Johnson DW, Preston JM, et al. Change in live donor characteristics over the last 25 years: a single centre experience. Nephrology (Carlton). 2008;13(7):646–50. https://doi.org/10.1111/j.1440-1797.2008.01039.x.

[42] Delmonico FJJoM, Philosophy, Council of the Transplantation Society. A report of the Amsterdam forum on the care of the live kidney donor: data and medical guidelines. Transplantation. 2005;79:S53–66, 26:368. https://pubmed.ncbi.nlm.nih.gov/15785361/.

[43] Lentine KL, Kasiske BL, Levey AS, Adams PL, Alberu J, Bakr MA, et al. KDIGO clinical practice guideline on the evaluation and care of living kidney donors. Transplantation. 2017;101(8S Suppl 1):S1–S109. https://doi.org/10.1097/tp.0000000000001769.

[44] Abramowicz D, Cochat P, Claas FH, Heemann U, Pascual J, Dudley C, et al. European renal best practice guideline

on kidney donor and recipient evaluation and perioperative care. Nephrol Dial Transplant. 2015;30(11):1790–7. https://doi.org/10.1093/ndt/gfu216.

[45] Issa N, Sanchez OA, Kukla A, Riad SM, Berglund DM, Ibrahim HN, et al. Weight gain after kidney donation: association with increased risks of type 2 diabetes and hypertension. Clin Transpl. 2018;32(9):e13360. https://doi.org/10.1111/ctr.13360.

[46] Narayan KM, Boyle JP, Thompson TJ, Sorensen SW, Williamson DF. Lifetime risk for diabetes mellitus in the United States. JAMA. 2003;290(14):1884–90. https://doi.org/10.1001/jama.290.14.1884.

[47] Plantinga LC, Crews DC, Coresh J, Miller ER 3rd, Saran R, Yee J, et al. Prevalence of chronic kidney disease in US adults with undiagnosed diabetes or prediabetes. Clin J Am Soc Nephrol. 2010;5(4):673–82. https://doi.org/10.2215/cjn.07891109.

[48] Chandran S, Masharani U, Webber AB, Wojciechowski DM. Prediabetic living kidney donors have preserved kidney function at 10 years after donation. Transplantation. 2014;97(7):748–54. https://doi.org/10.1097/01.TP.0000438625.91095.8b.

[49] Guthoff M, Nadalin S, Fritsche A, Konigsrainer A, Haring HU, Heyne N. The medically complex living kidney donor: glucose metabolism as principal cause of donor declination. Ann Transplant. 2016;21:39–45.

[50] Bellamy L, Casas J-P, Hingorani AD, Williams D. Type 2 diabetes mellitus after gestational diabetes: a systematic review and meta-analysis. Lancet. 2009;373(9677):1773–9. https://doi.org/10.1016/S0140-6736(09)60731-5.

[51] Ibrahim HN, Berglund DM, Jackson S, Vock DM, Foley RN, Matas AJ. Renal consequences of diabetes after kidney donation. Am J Transplant. 2017;17(12):3141–8. https://doi.org/10.1111/ajt.14416.

[52] Andrews PA, Burnapp L, Manas D, Bradley JA, Dudley C. Summary of the British Transplantation Society/Renal Association U.K. guidelines for living donor kidney transplantation. Transplantation. 2012;93(7):666–73. https://doi.org/10.1097/TP.0b013e318247a7b7.

[53] AST/ASTS/NATCO/UNOS Joint Societies Work Group: Evaluation of the living kidney donor—a consensus document from the AST/ASTS/NATCO/UNOS Joint Societies Work Group. Presented at the Joint Societies Work Group of the Joint Societies Steering Committee; September 27–28, 2010, Rockville, MD.

[54] Boudville N, Isbel N. The CARI guidelines. Donors at risk: impaired glucose tolerance. Nephrology (Carlton). 2010;15 Suppl 1:S133–6. https://doi.org/10.1111/j.1440-1797.2009.01222.x.

[55] Chen J, Muntner P, Hamm LL, Jones DW, Batuman V, Fonseca V, et al. The metabolic syndrome and chronic kidney disease in U.S. adults. Ann Intern Med. 2004;140(3):167–74. https://doi.org/10.7326/0003-4819-140-3-200402030-00007.

[56] Zammit AR, Katz MJ, Derby C, Bitzer M, Lipton RB. Metabolic syndrome and smoking are associated with future development of advanced chronic kidney disease in older adults. Cardioren Med. 2016;6(2):108–15. https://doi.org/10.1159/000441624.

[57] Yoon YE, Choi KH, Lee KS, Kim KH, Yang SC, Han WK. Impact of metabolic syndrome on postdonation renal function in living kidney donors. Transplant Proc. 2015;47(2):290–4. https://doi.org/10.1016/j.transproceed.2014.10.051.

[58] Doucet B, Kostner K, Kaiser O, Hawley C, Isbel N. Live donor study - implications of kidney donation on cardiovascular risk with a focus on lipid parameters including lipoprotein A. Nephrology (Carlton). 2016;21(10):901–4. https://doi.org/10.1111/nep.12792.

[59] Mejia-Vilet JM, Cordova-Sanchez BM, Arreola-Guerra JM, Alberu J, Morales-Buenrostro LE. Facing the metabolic syndrome epidemic in living kidney donor programs. Ann Transplant. 2016;21:456–62.

[60] Marcusa DP, Schaubel DE, Woodside KJ, Sung RS. Impact of screening for metabolic syndrome on the evaluation of obese living kidney donors. Am J Surg. 2018;215(1):144–50. https://doi.org/10.1016/j.amjsurg.2017.08.019.

[61] Glasser SP, Judd S, Basile J, Lackland D, Halanych J, Cushman M, et al. Prehypertension, racial prevalence and its association with risk factors: analysis of the REasons for Geographic And Racial Differences in Stroke (REGARDS) study. Am J Hypertens. 2011;24(2):194–9. https://doi.org/10.1038/ajh.2010.204.

[62] Chu KH, Poon CK, Lam CM, Cheuk A, Yim KF, Lee W, et al. Long-term outcomes of living kidney donors: a single centre experience of 29 years. Nephrology (Carlton). 2012;17(1):85–8. https://doi.org/10.1111/j.1440-1797.2011.01524.x.

[63] Klag MJ, Whelton PK, Randall BL, Neaton JD, Brancati FL, Ford CE, et al. Blood pressure and end-stage renal disease in men. N Engl J Med. 1996;334(1):13–8. https://doi.org/10.1056/nejm199601043340103.

[64] Whelton PK, He J, Perneger TV, Klag MJ. Kidney damage in 'benign' essential hypertension. Curr Opin Nephrol Hypertens. 1997;6(2):177–83. https://doi.org/10.1097/00041552-199703000-00012.

[65] Kannel WB, Gordon T, Schwartz MJ. Systolic versus diastolic blood pressure and risk of coronary heart disease. The Framingham study. Am J Cardiol. 1971;27(4):335–46. https://doi.org/10.1016/0002-9149(71)90428-0.

[66] Castelli WP. Epidemiology of coronary heart disease: the Framingham study. Am J Med. 1984;76(2a):4–12. https://

doi.org/10.1016/0002-9343(84)90952-5.

[67] Al Ammary F, Luo X, Muzaale AD, Massie AB, Crews DC, Waldram MM, et al. Risk of ESKD in older live kidney donors with hypertension. Clin J Am Soc Nephrol. 2019;14(7):1048–55. https://doi.org/10.2215/cjn.14031118.

[68] Organ Procurement and Transplantation Network (OPTN)/ United Network for Organ Sharing (UNOS). Policy 14: Living Donation. Available at: https://optn.transplant.hrsa. gov/governance/policies/. Accessed: 7 Sept 2020.

[69] Holscher CM, Bae S, Thomas AG, Henderson ML, Haugen CE, DiBrito SR, et al. Early hypertension and diabetes after living kidney donation: a national cohort study. Transplantation. 2019;103:1216. https://doi.org/10.1097/ tp.0000000000002411.

[70] Buhler FR, Vesanen K, Watters JT, Bolli P. Impact of smoking on heart attacks, strokes, blood pressure control, drug dose, and quality of life aspects in the International Prospective Primary Prevention Study in Hypertension. Am Heart J. 1988;115(1 Pt 2):282–8. https://doi. org/10.1016/0002-8703(88)90651-5.

[71] Dikalov S, Itani HA, Richmond B, Vergeade A, Rahman SMJ, Boutaud O, et al. Tobacco smoking induces cardiovascular mitochondrial oxidative stress, promotes endothelial dysfunction and enhances hypertension. Am J Physiol Heart Circ Physiol. 2019;316:H639–46. https://doi. org/10.1152/ajpheart.00595.2018.

[72] Orth SR, Hallan SI. Smoking: a risk factor for progression of chronic kidney disease and for cardiovascular morbidity and mortality in renal patients–absence of evidence or evidence of absence? Clin J Am Soc Nephrol. 2008;3(1):226–36. https://doi.org/10.2215/cjn.03740907.

[73] Bleyer AJ, Shemanski LR, Burke GL, Hansen KJ, Appel RG. Tobacco, hypertension, and vascular disease: risk factors for renal functional decline in an older population. Kidney Int. 2000;57(5):2072–9. https://doi.org/10.1046/ j.1523-1755.2000.00056.x.

[74] Nolan MB, Martin DP, Thompson R, Schroeder DR, Hanson AC, Warner DO. Association between smoking status, preoperative exhaled carbon monoxide levels, and postoperative surgical site infection in patients undergoing elective surgery. JAMA Surg. 2017;152(5):476–83. https:// doi.org/10.1001/jamasurg.2016.5704.

[75] Yoon YE, Lee HH, Na JC, Huh KH, Kim MS, Kim SI, et al. Impact of cigarette smoking on living kidney donors. Transplant Proc. 2018;50(4):1029–33. https://doi. org/10.1016/j.transproceed.2018.02.050.

[76] Heldt J, Torrey R, Han D, Baron P, Tenggardjaja C, McLarty J, et al. Donor smoking negatively affects donor and recipient renal function following living donor nephrectomy. Adv Urol. 2011;2011:929263. https://doi.

org/10.1155/2011/929263.

[77] Underwood PW, Sheetz KH, Cron DC, Terjimanian MN, Englesbe MJ, Waits SA. Cigarette smoking in living kidney donors: donor and recipient outcomes. Clin Transpl. 2014;28(4):419–22. https://doi.org/10.1111/ctr.12330.

[78] Abecassis M, Adams M, Adams P, Arnold RM, Atkins CR, Barr ML, et al. Consensus statement on the live organ donor. JAMA. 2000;284(22):2919–26. https://doi.org/10.1001/ jama.284.22.2919.

[79] Garg AX, Meirambayeva A, Huang A, Kim J, Prasad GV, Knoll G, et al. Cardiovascular disease in kidney donors: matched cohort study. BMJ (Clinical research ed). 2012;344:e1203. https://doi.org/10.1136/bmj.e1203.

[80] Reese PP, Bloom RD, Feldman HI, Rosenbaum P, Wang W, Saynisch P, et al. Mortality and cardiovascular disease among older live kidney donors. Am J Transplant. 2014;14(8):1853–61. https://doi.org/10.1111/ajt.12822.

[81] Mjoen G, Hallan S, Hartmann A, Foss A, Midtvedt K, Oyen O, et al. Long-term risks for kidney donors. Kidney Int. 2014;86(1):162–7. https://doi.org/10.1038/ki.2013.460.

[82] Fleisher LA, Fleischmann KE, Auerbach AD, Barnason SA, Beckman JA, Bozkurt B, et al. 2014 ACC/AHA guideline on perioperative cardiovascular evaluation and management of patients undergoing noncardiac surgery: a report of the American College of Cardiology/American Heart Association task force on practice guidelines. J Am Coll Cardiol. 2014;64(22):e77–137. https://doi.org/10.1016/ j.jacc.2014.07.944.

[83] Richardson R, Connelly M, Dipchand C, Garg AX, Ghanekar A, Houde I, et al. Kidney paired donation protocol for participating donors 2014. Transplantation. 2015;99(10 Suppl 1):S1–S88. https://doi.org/10.1097/ tp.0000000000000918.

[84] Newell KA, Formica RN, Gill JS, Schold JD, Allan JS, Covington SH, et al. Integrating APOL1 gene variants into renal transplantation: considerations arising from the American Society of Transplantation Expert Conference. Am J Transplant. 2017;17(4):901–11. https://doi. org/10.1111/ajt.14173.

[85] Locke JE, Sawinski D, Reed RD, Shelton B, MacLennan PA, Kumar V, et al. Apolipoprotein L1 and chronic kidney disease risk in young potential living kidney donors. Ann Surg. 2018;267(6):1161–8. https://doi.org/10.1097/ sla.0000000000002174.

[86] Freedman BI, Moxey-Mims MM, Alexander A, Astor BC, Birdwell KC, Bowden DW, et al. On behalf of APOLLO Steering Committee. APOL1 long-term kidney transplantation outcomes network (APOLLO): design and rationale. Kidney Int Rep. 2020;5:278–88. https://doi. org/10.1016/j.ekir.2019.11.022.

活体候选供体的感染和癌症筛查

Infection and Cancer Screening in Living Donor Candidates

Mary Ann Lim　Eric Au　Blair Weikert　Germaine Wong　Deirdre Sawinski **著**

陈　正　张　磊　赖兴强 **译**

第 7 章

一、评估和管理活体候选供体以防止感染传播

活体肾脏供体评估的重要组成部分还包括筛查可能影响候选供体健康的感染和可能无意中传染给移植受体的感染，以评估感染风险。为了促进该评估，器官获取和移植网络（OPTN）和 KDIGO 已经发布活体供体传染病筛查和评估指南[1, 2]。

供体来源感染可分为"预期"和"非预期"感染[2]。如巨细胞病毒（cytomegalovirus，CMV）从 CMV 抗体阳性供体传染给 CMV 抗体阴性受体的情况属于"预期"感染。受体发生这些"预期"感染的频率其实并不低，移植后可通过监测和（或）预防策略对受体进行管理。"非预期"的供体来源感染是指那些由于血清学检测假阴性而在筛查后仍被传播的感染，例如在感染窗口期检测阴性的候选供体传播人类免疫缺陷病毒（HIV）。

彻底的病史、体格检查和实验室检查对于确定潜在供体的既往感染史和传染病危险因素非常必要，有助于减少供体来源的疾病传播。对一些传染病，如 CMV、Epstein-Barr 病毒（EBV）、梅毒、HIV、乙型肝炎病毒（HBV）和丙型肝炎病毒（HCV），建议常规筛查，至于其他传染病的专项检测则取决于特定候选供体的危险因素。

在本章中，我们首先论述正确鉴定增加某些感染风险的个体的考虑因素。然后讨论所有候选供体常规筛查的传染病，以及针对季节性和地域性传染病的考虑。对于每一种具体的感染，我们提供筛查和确认性检测的建议、最佳测试时间，以及检测结果阳性对后续器官捐献的影响。本章还提供了一个汇总表（表 7-1）。

（一）识别危险因素

在评估候选供体感染风险时，应考虑以下因素并将其纳入病史。

- 地理风险：出生地、在某地区的长期居住时间、旅行史和军队任职（如果适用）。

表 7-1 活体候选供体推荐筛查总结*

疾病	筛查对象	筛查性检测	确认性检测	检测时间	对捐献的影响
CMV	所有候选供体	抗 CMV IgG		初次筛查	指导移植后护理
EBV	所有候选供体	抗 EBV IgG		初次筛查	指导移植后护理
梅毒	所有候选供体	快速血浆凝集素试验（RPR）、性病实验室检测或甲苯胺红不加热血清试验（TRUST）	抗梅毒螺旋体抗体	• 初次筛查 • 如存在危险因素，尽可能在接近捐献时再重复一次	在受体知情同意的情况下，可以考虑对患有潜伏性疾病的供体进行适当的治疗后再行捐献，并在移植后进行监测
HIV	所有候选供体	• 抗 HIV 1 型 /2 型抗体或抗原 / 抗体 • 如存在高风险，查 HIV 核酸检测或抗原 / 抗体	HIV 核酸检测或抗原 / 抗体联合检测	• 在初次筛查后 28d 内	除非是经批准的研究方案的一部分，否则禁止 HIV + 候选供体捐献器官
HBV	所有候选供体	抗 HBc 抗体（HBcAb）和乙肝表面抗原（HBsAg）	乙型肝炎病毒核酸检测	• 如存在高风险，考虑在捐献前 14d 重新检测	禁止 HBsAg + 候选供体捐献器官给无免疫力的受体，但对于具有免疫保护力的受体，在受体知情同意情况下，可以考虑捐献，并在移植后进行监测，在移植后可能对受体进行 HBV 治疗
HCV	所有候选供体	抗 HCV 抗体和 HCV 核酸检测			除非是经批准的研究方案的一部分，否则禁止 HCV + 的候选供体捐献器官
组织胞浆菌病	个人史（在高风险地区居住或旅行）、社会（爱好、职业）或医疗危险因素（既往史）	• 胸部 X 线 • 如有活动性疾病的症状：血清和尿液抗原补体结合试验、免疫扩散法			• 推迟捐献，直至活动性疾病得到治疗（至少 3~6 个月），并且血清抗原阴性，尿液抗原 < 2 ng/ml • 密切监测有临床症状的受体，并进行连续的尿液和血清抗原检测
球孢子菌病	个人史（在高风险的地区居住或旅行）、医疗危险因素（既往史）	胸部 X 线、酶联免疫检测	补体固定法和血清学免疫扩散法		• 活动性疾病推迟捐献，直到症状缓解、胸部影像学正常，以及补体滴度至少减少 4 倍 • 受体应进行移植前血清学检测，密切监测受体临床症状，如出现不明原因因发热，则进行血清学检测
类类圆线虫	个人史（在高风险地区居住或旅行）、社会（职业 / 爱好土壤接触）或医疗危险因素（既往史）	粪类圆线虫抗体检测（首选 ELISA）和（或）大便虫卵和寄生虫检查			• 在进行适当的治疗后可以继续捐献 • 如供体存在自体感染风险，可考虑在初次治疗 2 周后再治疗

（续表）

疾　病	筛查对象	筛查性检测	确认性检测	检测时间	对捐献的影响
锥虫病	个人史（在高危地区居住或旅行，母亲的孩子来自流行地区），医疗（既往史，在流行地区接受过输血）	ELISA、间接免疫荧光法、间接血凝法	确认性血清学检测		视具体情况考虑捐献
结核病	个人史（在高风险地区居住或旅行，社会（就业、监禁、无家可归、药物滥用）或医疗危险因素（已知未治疗的结核病，既往史）	胸部 X 线、结核菌素皮肤试验、γ 干扰素释放试验	抗酸杆菌染色和活动性感染的培养	在初次检测时，如存在危险因素，应在接近捐献时重复检测	• 活动性结核为捐献禁忌 • 活动性结核完全治愈后可以考虑捐献 • 潜伏性结核进行化学预防后可以考虑捐献 • 上述两种情况，均须取得受体的知情同意。如供体结核潜伏期未完成治疗，则考虑对受体进行药物预防。移植后须密切随访
西尼罗河病毒	蚊虫暴露，在高风险季节和高风险地点输血	西尼罗河病毒核酸检测			应推迟捐献
寨卡病毒	蚊虫暴露 / 流行地区旅行史、性传播	核酸检测？			应推迟捐献

*. 改编自参考文献 [1-11]

CMV. 巨细胞病毒；EBV. EB 病毒；HIV. 艾滋病病毒；HBV. 乙型肝炎病毒；HCV. 丙型肝炎病毒；ELISA. 酶联免疫吸附试验

- 职业风险：医疗保健工作、兽医护理工作、军事服务、景观设计、园林工作，以及任何涉及旅行的职业。
- 季节性风险：蚊子或蜱虫传播的疾病。
- 娱乐风险：打猎、野营、园艺和其他户外运动。
- 动物接触：宠物、农场动物、实验室 / 研究动物及职业性接触。
- 性风险：按照美国公共卫生署（PHS）的定义，导致 HIV、HBV 或 HCV 感染传播风险增加的行为（表 7-2）[3]。

表 7-2　美国公共卫生署（PHS）2013 年筛查与近期 HIV、HBV 或 HCV 感染可能性增加有关的因素[*]

有关因素
1. 在过去 12 个月，你是否与已知或疑有 HIV、HBV 或 HCV 感染的人发生过性行为？
2. 对于男性——在过去 12 个月，你是否与男性发生过性行为？
3. 对于女性——在过去 12 个月，你是否与有男男性行为（MSM）史的男性发生过性行为？
4. 在过去 12 个月，你是否有过以金钱或毒品为交换条件的性行为？
5. 在过去 12 个月，您是否与以金钱或毒品为交换条件的人发生过性行为？
6. 在过去 12 个月，你是否与因非医疗原因通过静脉注射、肌内注射或皮下注射毒品的人发生过性行为？
7. 在过去 12 个月，你是否因非医疗原因通过静脉注射、肌内注射或皮下注射的方式注射过毒品？
8. 在过去 12 个月，你是否曾在禁闭室、看守所或监狱中连续停留超过 72h？
9. 在过去 12 个月，你最近是否被诊断出患有梅毒、淋病、衣原体或生殖器溃疡，或接受过治疗？

[*]. 引自 Seem 等 [3]

HIV. 艾滋病病毒；HBV. 乙型肝炎病毒；HCV. 丙型肝炎病毒

有季节性或地域性感染危险因素、有个人病史，或与有季节性或地域性感染病史的家庭成员有密切接触的供体，在评估过程中必须咨询移植传染病专家。

（二）常规传染病筛查

1. 巨细胞病毒

巨细胞病毒（CMV）是一种无处不在的疱疹病毒，感染大多数人类，在免疫功能正常的个体中通常引起无症状或自限性的发热性疾病，然后在各种储存细胞中建立终身的潜伏感染 [12]。在肾移植受体中，CMV 可表现为无症状的病毒血症或 CMV 疾病，症状包括发热、乏力和腹泻；移植受体感染 CMV 增加异体移植失败和死亡的风险 [12-14]。移植受体的 CMV 疾病可能是由于受体自身潜伏感染的 CMV 重新激活，也可能是由 CMV 阳性的肾脏供体传播。美国移植学会（American Society of Transplantation，AST）传染病实践社区（Infectious Disease Community of Practice，ID-COP）建议，所有供体和移植候选受体应在移植前进行抗 CMV 抗体（IgG）检测，以便进行风险分层、指导预防策略和（或）预防措施 [2, 12]。

虽然发生 CMV 病的最高风险情况是将 CMV 抗体阳性的供体肾脏移植给 CMV 抗体阴性的受体 [14-16]，但具有抗 CMV IgG 的移植受体仍有 CMV 再激活的风险，发生 CMV 病毒血症的风险与 CMV+/R- 的受体相同，但他们发生症状性疾病的可能性较小 [17]。活体供体体内存在抗 CMV 抗体不应排除器官捐献；而应该为预防受体 CMV 疾病提供必要的预防和防范措施，同时对受体发生 CMV 感染或 CMV 病进行预测、早期识别和及时治疗 [2, 12, 14]。

2. EB 病毒

与疱疹病毒家族的其他成员相似，EB 病毒（Epstein–Barr virus，EBV）在初次急性感染后在淋巴细胞中长期潜伏，在大多数情况下表现为传染性单核细胞增多症；EBV 也有可能在免疫功能低下的情况下重新激活。与免疫功能正常的宿主相比，EBV 在移植受体中的再激活通常无症状，但会增加移植后淋巴增生性疾病（posttransplant lymphoproliferative disorders，PTLD）的发生率 [18, 19]。所有供体和候选移植受体在移植前应进行抗 EBV 抗体（IgG）检测 [2]。抗 EBV IgG 的存在不应排除器官捐献，但供体和受体的 EBV 状态会影响移植后护理——EBV 未感染的受体如果接受来自 EBV 潜伏感染的供体器官，更容易出现 EBV 阳性的移植后淋巴增生性疾病 [18, 19]。

3. 梅毒

自 20 世纪 90 年代末以来，梅毒在美国重新抬头，美国疾病预防控制中心（Centers for Disease Control and Prevention，CDC）报道的病例数量持续增加。2017 年，CDC 报道美国每 10 万人口中有 9.5 例原发性和继发性梅毒 [20]。梅毒的病原体——梅毒螺旋体通常通过性接触传播，但也有通过器官移植传播的报道 [21, 22]。目前建议使用美国食品药品管理局（Food and Drug Administration，FDA）批准的筛查或诊断检测对所有器官供体进行梅毒筛查 [23]。梅毒筛查包括用非特异性检测 [梅毒快速血浆凝集素试验（RPR）或性病实验室检测（VDRL）] 进行初步检测，并使用特异性检测对任何阳性结果进行确认。非特异性检测在 70%～100% 的近期感染者中表现为阳性，在成功治愈 1～5 年后则无法检测；但是，患有免疫学或炎症性疾病的人可能出现非特异性检测假阳性 [24]。相比之下，梅毒螺旋体特异性检测在治疗后仍为阳性，不能区分近期、远期和既往治疗过的感染，但更具特异性 [24]。

确诊梅毒感染的活体供体必须用青霉素治疗；在青霉素过敏的情况下，多西环素是一种可接受的替代药物。血清学检测呈阳性的供体捐献问题有细微差别。在一份报告中，两名受体在接受来自生前治疗过疾病的尸体供体器官后感染梅毒，这促使人们推荐对接受血清学阳性的尸体供体的任何移植受体均需要治疗 [21]。2017 年 KDIGO 指南建议以下情况可以考虑来自潜伏梅毒患者的活体肾脏捐献：①在捐献前充分治疗梅毒；②受体知情同意；③建立受体监测计划 [2]。

4. HIV、HBV、HCV

目前已知 HIV、HBV 和 HCV 均可通过器官移植传播 [4, 5, 25, 26]。所有候选供体的评估应包括美国公共卫生服务危险因素筛查（表 7–2）[3]。任何危险因素筛查呈阳性的候选供体在捐献手术前均应接受个性化的预防 HIV、HBV 和 HCV 暴露的咨询策略。2017 年 KDIGO 指南建议对所有候选供体进行 HIV、HBV 和 HCV 的检测 [2]。检测应尽可能在接近捐献时进行，但应在捐献前 28d 内 [2]。在接近捐献手术时，对高风险候选供体进行重新检测是否必要或有效，目前仍有争议 [6]。在捐献前 14d 内对活体供体进行重新检测的移植计划中，重新检测导致捐献推迟的情况非常罕见，尚无取消器官移植的情况 [27]。

HIV 检测有以下 3 种方法：① HIV 1 型和 2 型抗体检测；② HIV 1、2 型抗体联合 p24 抗原检测；③通过 HIV RNA 核酸检测（nucleic acid testing，NAT）进行病毒检测。从感染到产生可检测抗体的时间可以从 22 天至 6 个月；因此，新近感染 HIV 的人在窗口期不一定会出现抗体检测阳性[7]。核酸检测可以更早地检测出病毒，并将窗口期缩短至 5.6~10.2d[28]。2017 年 KDIGO 指南和 2013 年美国公共卫生服务指南建议所有供体使用抗 HIV 1/2 Ab 检测或 HIV Ag/Ab 联合检测来筛查 HIV 抗体，而高危供体使用 HIV 核酸检测或 HIV Ag/Ab 联合检测[2,3]。

直至最近，HIV 阳性的个人被拒绝活体器官捐献。2013 年，《HIV 器官政策平等法》废除了 1984 年《国家器官移植法》中禁止从 HIV 阳性供体获取或移植器官的内容。目前，允许将 HIV 感染者的器官移植给 HIV 感染者，但只能在伦理委员会批准的研究背景下执行[29]。2019 年，美国报道了首例来自 HIV 感染活体供体的肾移植手术[30]。

2017 年 KDIGO 指南和 2013 年美国公共卫生服务指南建议对所有候选供体进行 HCV 筛查，同时使用抗 HCV 抗体检测和核酸检测方法进行 HCV RNA 检测[2,3]。与 HBV 不同，针对 HCV 的抗体不是保护性的，甚至在自发清除病毒的个体中也会终身存在；因此，了解任何活体候选供体的 HCV 抗体和 HCV RNA（或核酸检测）状态至关重要。在用于治疗 HCV 的直接作用抗病毒药物（direct acting antiviral，DAA）出现之前，活动性 HCV 感染被认为是活体捐献的绝对禁忌证，原因包括：① HCV 传染给受体的风险；②供体患 HCV 相关的肾脏疾病的风险。然而，随着 DAA 的出现，HCV 阳性者作为候选供体的地位正在发生变化。大多数中心普遍接受的做法是将 HCV 抗体阳性但核酸检测阴性的尸体供体肾脏移植给 HCV 阴性的受体；在这种情况下，尚无关于来自供肾传播的报道[31]。由于将 HCV 携带者的肾脏移植给 HCV 阴性受体取得了良好效果，一些移植中心现在正在根据临床实践方案进行移植[32,33]。从既往接受过治疗的 HCV 阳性供体向 HCV 阴性受体捐献活体肾脏在将来可能会成为常态。供体的安全（例如供体的肾脏和肝脏功能）和受体的安全（确保供体有一段时间的持续病毒反应）应该与潜在受体继续透析的健康风险谨慎权衡。

所有候选供体均应接受 HBV 筛查，使用抗 HBcAb 和 HBsAg 检测[2,3]。抗 HBcAb 阳性的供体应进一步接受 HBV 核酸检测，以确定传播风险。抗 HBcAb 阳性，但 HBsAg 和 HBV 核酸检测阴性的供体，在非肝脏器官捐献中的传播风险似乎很低，因此，来自这些供体的肾移植受体无须进一步治疗[33]。然而，如果受体无免疫保护，可以考虑在移植后 1 年内进行抗病毒治疗[34]。由于供体肾脏疾病的潜在风险，不建议 HBsAg 和（或）HBV 核酸检测阳性的活体供体捐献，无论受体是否有免疫保护。

（三）季节性和地域性传染病

1. 地方性真菌感染

(1) 组织胞浆菌病：荚膜组织胞浆菌在全世界都能找到，但在北美和中美洲最常见，尤其是美国的俄亥俄州和密西西比河流域[35]。通常通过吸入空气中的组织胞浆菌孢子导致感染。因此，如果候选供体的职业或爱好涉及接触被污染的鸟类和蝙蝠粪便，例如洞穴探险、清洁鸡舍或建筑，患组织胞浆菌病的风险就会增加。感染通常无症状，但当出现症状时，可包括发热、盗汗、淋巴结病、咳嗽和肺部结节。

然而，即使在流行地区，也只有 0.5% 的移植受体会患上组织胞浆菌病[8]。此外，由于 1%～5% 的健康人的抗原或抗体呈阳性，美国移植协会传染病社区实践（The AST Infectious Disease Community of Practice，AST-ID COP）不建议对来自流行地区的所有供体进行常规抗原和抗体筛查[8]。疾病传播风险较高的供体包括近期或当前感染或有活动性疾病史的人。因此，既往有组织胞浆菌病史、捐献前 2 年内未确诊的肺炎或任何提示活动性感染症状的候选供体应进行肺部影像学检查，同时进行血清学检测[1, 35]。血清或尿液抗原阳性，补体滴度 ≥ 1∶32，以及琼脂凝胶免疫扩散法的 H 沉淀带都表明有活动性感染。对于任何患有活动性疾病的候选供体，应推迟器官捐献，直至他们接受至少 3～6 个月的治疗（通常使用伊曲康唑）、血清抗原阴性，以及尿液抗原 < 2ng/ml。经过充分治疗，抗原血症和抗原尿症治愈后，疾病传播风险很低。因此，移植受体接受经过充分治疗的供体器官无须特殊预防[1, 8, 9]。然而，建议在知情同意情况下，谨慎的做法是对临床症状进行密切监测，并在移植后 1 年内对受体进行连续的（每月至每季度）尿液和血清抗原检测[1]。

(2) 球孢子菌病：粗球孢子菌发现于加利福尼亚的圣华金谷，波萨达斯球孢子菌发现于美国西南部（包括亚利桑那州西南部和得克萨斯州西部）、墨西哥北部，以及中美洲和南美洲部分地区的沙漠土壤中[1, 8, 36]。在流行地区，移植受体的球孢子菌病发病率为 1.5%～8.7%[37]。目前已有供体来源的球孢子菌病感染的报道，并且往往导致显著的发病率和死亡率[38]。

球孢子菌病的传播率很高，即使是由无症状者传播同样如此，由于供体来源的疾病在移植受体中造成了较高的发病率和死亡率，一些专家建议对所有在流行地区生活过或长期停留过的供体进行血清学检测 [酶联免疫吸附测试（ELISA），然后进行确认性补体固定和免疫扩散试验]，结合或不结合胸部影像学检查[1, 38]。对发热、体重减轻、对治疗反应欠佳的"肺炎"或不明原因的胸部影像学异常的供体也应进行筛查，可能需要进行痰培养或支气管镜检查并对支气管肺泡灌洗液进行培养[1]。对已知有球虫病病史的候选供体也应进行血清学检测，因为血清学持续阳性可能提示有活动性感染[1]。

任何潜在供体，如果初步评估表明有活动性球孢子菌病感染证据，应进一步评估以确定疾病程度，这将为治疗类型和治疗时间提供依据。对于活动性球孢子菌病感染，应推迟器官捐献，直至治疗结束，感染得到控制[1, 8]。这通常意味着症状缓解，胸部影像恢复正常，以及补体滴度至少减少 4 倍[1]。指南建议对接受球孢子菌病血清学阳性供体器官的受体进行终身预防，因此在活体移植前应获得受体的知情同意[1, 8]。然而，预防措施并不能完全消除受体的感染风险，建议进行移植后监测，最初最好间隔 3～4 个月，然后每年 1～2 次。抗体滴度上升表明有感染，必须及时治疗。任何接受球孢子菌病血清学阳性供体器官的移植受体出现不明原因发热均有必要进行进一步的血清学检查，以及必要的培养以促进诊断和指导治疗[8]。

2. 地方性寄生虫感染

(1) 粪类圆线虫：粪类圆线虫是一种肠道线虫，主要流行于热带和亚热带国家，但在阿巴拉契亚地区和美国东南部也有发现[38]。当幼虫进入赤脚走在被粪便污染的土壤中的人的皮肤时，就会发生首次粪类圆线虫感染。免疫功能正常者感染后通常无症状，但在免疫功能低下的人群可导致重度感染和播散性疾病[39-43]。虽然罕见，但有报道称通过移植播散有很高的死亡风险[39-41]。美国器官获取和移植网络已经强制要求对来自流行地区的供体进行筛查，以确定是否有粪类圆线虫[1]。

美国移植协会传染病社区实践建议对高风险的候选供体进行粪类圆线虫筛查，其定义为：①出生或生活在流行地区；②从事农业、煤矿等职业，或直接接受污染的土壤、人类粪便或污水的职业；③有嗜酸性细胞增多症和流行地区的旅行史；④曾有粪类圆线虫感染史[10]。

候选供体应接受粪类圆线虫血清学筛查，任何抗体检测呈阳性者均应由传染病专家进行评估。ELISA 具有较高的敏感性（90%）、特异性（99%）、阳性预测值（97%）和阴性预测值（95%），比其他方法更受欢迎[40]。粪便检查是诊断金标准，然而，这只在活动性幼虫脱落期间结果较为可靠，在无症状的慢性感染中可能为阴性。受感染的供体在捐献前应接受至少连续 2 次每天 200μg/kg 伊维菌素治疗[10]。由于存在自体感染风险，一些专家建议在 2 周后重复治疗[10]。治疗后不建议进行后续检测，经过治疗的候选供体通常被认为已经治愈，可以继续捐献，除非发生了再次暴露[10]。

(2) 锥虫病：锥虫是导致锥虫病的原生动物寄生虫，全世界有 600 万～700 万人感染，其中大多数人生活在中美洲[44]。根据最近的估计，美国大约有 30 万人感染克氏锥虫[11, 45]。感染通常是通过接触受感染的三疣昆虫的粪便进行病媒传播，但也有母婴垂直传播，以及通过输血和器官移植进行传播的报道[10, 46]。

尽管在美国尚未见通过活体肾脏捐献传播的报道，但在墨西哥和南美洲已经有过报道[10, 11, 46]。美国也有通过尸体供体器官移植传播的报道[10, 11]。在一份描述美国疾控中心从 2001—2011 年间接受克氏锥虫血清学阳性供体器官的受体累积经验的报告中，中位随访时间为 29 周，在 15 例肾移植受体中的 2 例（13%）和 1 例同期胰肾联合移植受体（100%）中确认了传播[46]。同期胰肾联合移植受体在出现症状后被确诊，并最终死于锥虫心肌炎，而肾移植受体则是通过监测确诊[46]。

锥虫病移植工作组建议对所有出生在拉丁美洲的候选供体进行锥虫病的筛查[11]。美国移植协会传染病社区实践还建议对以下高危人群进行筛查：①出生或生活在流行区的候选人；②生活在流行地区的妇女子女，其克氏锥虫状态为阳性或未知；③在流行地区接受过输血的候选人；④既往有锥虫病史的候选人[10]。在所有这些高危人群中，必须用 3 种市售检测试剂盒中的任何一种进行血清学筛查以检测抗体[10]。如筛选检测呈阳性，应进行确认性检测，并将候选人转给传染病医生。感染美洲锥虫病的活体供体在手术前应接受 30～60d 的锥虫病治疗[47]，治疗类型应在传染病专家的帮助下确定。目前尚不清楚在他们接受治疗后从供体到受体之间的传播风险[47]。在捐献前对候选供体进行治疗后，根据具体情况可考虑血清学检测呈阳性的候选供体捐献肾脏，受体需知情同意，以及移植后需对受体进行监测[2, 10]。只要有适当的长期监测和跟进计划，美洲锥虫病移植工作小组并不反对这些供体捐献肾脏[11]。任何接受克氏锥虫阳性供体肾脏的受体移植后随访必须与当地传染病监管部门协调，并应包括血液聚合酶链反应（polymerase chain reaction，PCR）检测克氏锥虫 DNA 和每周持续 2 个月复查外周血涂片，然后每 2 周复查，持续 3～6 个月，此后每月复查，直至 24 个月或可能长期[9-11, 47]。不建议对受体进行预防性治疗；但是，如发现受体有任何克氏锥虫感染，应及时进行治疗，使用用苄硝唑作为一线治疗药物，或用硝呋替莫作为二线治疗药物[10, 11, 47]。

3. 地方性细菌感染

结核病：结核分枝杆菌是实体器官移植中供体来源感染的最常见致病菌之一[48]。尽管只有 4% 的移植后结核病被认为是由供体引起，但估计有 17% 的受体因感染供体来源结核病而死亡[49]。患有活动性结核的供体传播风险估计约为 30%，尽管未经治疗的潜伏感染结核的供体实际传播风险未知，但普遍认为有可能发生传播[9]。目前已有尸体供体和活体供体将结核病传播给移植受体的报道[49]。基于共识的活体供体结核病筛查建议包括以下内容[2, 49]。

①风险分层。
- 出生地、居住地或旅居高风险地区；
- 社会危险因素，包括就业（医疗、监狱、收容所、军队）、监禁、无家可归、药物滥用和已知的结核病接触史；
- 医疗危险因素，包括未经治疗的结核病史，既往结核病证据，或符合活动性结核病的症状 / 体征。

②胸部 X 线。

③考虑对来自结核病高发地区的候选供体进行尿液分析、尿液抗酸杆菌涂片和培养，以及泌尿生殖系统影像学检查。

④对所有候选供体或被认为是高风险的候选供体进行基于免疫的诊断检测，即结核菌素皮肤试验（tuberculin skin test，TST）或 γ 干扰素释放试验（interferon gamma release assay，IGRA）。

活动性结核被认为是活体器官捐献的禁忌证[2, 49]。在受体知情同意和建立受体监测和必要时进行移植后治疗计划的情况下，活动性结核供体经充分治疗后可以考虑活体肾脏捐献。对于接受既往有活动性结核感染治疗史的活体供体器官的受体移植后是否需要进行结核预防，目前尚有争议，建议由传染病专家对移植受体进行监测。

任何患有潜伏结核病的供体在捐献肾脏前应接受药物预防[2, 49]。在传染病专家指导下，可以考虑由潜伏结核病患者捐献肾脏，在捐献前对供体开始进行药物预防，受体知情同意，并在移植后对受体进行监测[2, 49]。对接受潜伏结核病感染供体器官的肾移植受体进行药物预防，应在传染病专家的指导下进行，并取决于供体在截至捐献时治疗时间[2, 49]。

4. 地方性病毒感染

(1) 西尼罗河病毒：西尼罗河病毒（West Nile virus，WNV）是一种黄病毒，主要感染鸟类和蚊子。尽管对人类的传播主要是通过被感染的库蚊叮咬，但也有通过输血和器官捐献传播的报道[10, 50, 51]。一旦感染，症状可以从无症状疾病到神经侵入性疾病；事实上，自 20 世纪 90 年代末以来，西尼罗河病毒是美国大陆人类神经侵入性虫媒病毒疾病的最常见原因[51]。2016 年，向美国疾控中心报告的西尼罗河病毒感染病例超过 2000 例，其中 1300 多例被认为是具有神经侵入性[52, 53]。免疫低下的个体更容易患神经侵入性疾病（免疫低下的个体每 40 人中有 1 例感染，而免疫正常个体每 150 人中有 1 例感

染)[54]。目前所有关于通过器官移植传播的报道均来自于尸体器官捐献 [10, 50, 51]。在一份包括 2003—2011 年美国和意大利已发表数据的病例报道和文献回顾中，9 名尸体器官供体将西尼罗河病毒传染给 27 名 受体中的 24 名（89%），其中 17 人患上脑炎 [50]。

由于西尼罗河病毒传播具有季节性，全年检测并不具有成本效益。目前美国器官获取和移植网络 特设疾病传播咨询委员会（DTAC）指南建议，在所有活体供体生活、工作或旅行过的地区出现西尼罗 河病毒活动期间，应对他们进行血清学筛查 [55]。为确定西尼罗河病毒活动性，指南提供了两种选择： ①确定当地血库何时从全年的小型血库检测转为个人检测；②假设 5—11 月为西尼罗河病毒活动期， 在这一时间段内对所有人进行检测 [10]。后者的成本效益可能较低，假阳性率较高，但比较简单，涉及 的协调工作较少，移植计划也比较容易实施 [10]。

应建议活体供体采取防止蚊子接触的保护措施，最好在器官捐献前 2 周内进行西尼罗河病毒检测。 测试应包括用美国食品药品管理局批准的两种测试中的任何一种进行西尼罗河病毒核酸检测 [10]。也可 以考虑进行抗体检测，因为在报道的 9 名尸体供体中，有 2 名核酸检测阴性，但 IgM 抗体阳性。然而， 对阳性检测的解释可能会因为以下事实而变得复杂：①用于此目的的抗体检测尚未得到评估和验证； ②西尼罗河病毒 IgM 和 IgG 的持续时间可能超过被认为相关的时间（分别在病毒血症治愈后＞ 500d 和 5 年内呈阳性）；③西尼罗河病毒抗体可能与其他病毒发生交叉反应 [10, 56]。目前对西尼罗河病毒尚无有 效治疗方法；因此，美国移植协会传染病社区实践建议，当西尼罗河病毒核酸检测筛查呈阳性时，捐 献应推迟 28d，然后重复核酸检测和西尼罗河病毒 IgM 抗体检测，并在咨询传染病专家后根据综合结 果做出进一步决定。

(2) 寨卡病毒：寨卡病毒（Zika virus，ZKV）是一种由埃及伊蚊传播的黄病毒。2014 年首次在巴西 被确认，目前美国疾控中心将亚洲、非洲、中南美洲、太平洋岛屿和加勒比地区的许多国家均列为发 现寨卡病毒的地区 [57]。尽管 80% 的寨卡病毒感染者无症状，但 20% 会有临床症状，包括皮疹、关节炎、 结膜炎和脑炎。目前仍缺乏有关免疫抑制患者寨卡病毒感染数据 [58]。寨卡病毒感染可通过性传播，先 天获得性感染与显著的发病率和死亡率有关；因此，对于男性和女性移植受体均需关注寨卡病毒 [59-61]。 通过器官捐献传播寨卡病毒的风险尚不清楚，但从理论上讲是可能的，因为寨卡病毒可通过输血传 播 [62]。2016 年器官获取和移植网络疾病传播咨询委员会（OPTN DTAC）指南建议，如果活体器官供 体（或其性伴侣）在 28d 内有流行地区旅行史，应考虑推迟捐献，经咨询传染病专家，在等待适当时 间后，可以考虑捐献 [58]。对于确认感染寨卡病毒的潜在活体供体，应尽可能推迟捐献。

二、评估和管理活体候选供体以防止癌症传播

肾脏供体传播癌症给移植受体非常罕见，但可导致移植受体发生显著的发病率和死亡率。活体供 体在捐献后患上癌症，在捐献后肾功能下降的情况下，其预后可能受到影响。应制订筛查策略，以保 护供体的健康和安全，并减少通过活体捐献传播疾病的风险。

供体相关恶性肿瘤可源于癌症的直接传播（供体癌症传播）或由于供体来源的细胞中产生的癌症（供

体来源）。供体传播是指由于移植时供体身上存在的肿瘤传播至移植受体而发生的癌症。供体来源的恶性肿瘤是指来自既往无癌症临床病史的供体细胞而发生的癌症。

在本章节，我们首先回顾目前对活体肾脏供体进行癌症筛查和癌症风险评估的原则，并讨论预防供体相关恶性肿瘤的现有方法，以及描述供体癌症传播的流行病学，尤其是既往有癌症病史的供体。最后，我们总结已发表的证据，说明在发生供体来源的癌症或供体传播的癌症时，移植受体的预后情况。

（一）活体候选供体的癌症筛查

在捐献和移植之前，应对所有活体肾脏候选供体进行彻底的病史和体格检查，以评估既往或目前恶性肿瘤的证据。评估应包括评估可能的恶性肿瘤的体征或症状，如新发肿块或结节，肠道习惯改变或便血，非刻意的体重减轻，以及任何既往癌症诊断和相关治疗的细节。应询问供体有关癌症的危险因素，如吸烟史和家族癌症史。2017 年 KDIGO 临床实践指南和各个国家和地区指南都建议候选供体要接受当地适用于普通人群的适龄癌症筛查检测 [2, 63, 64]。对于适当年龄和性别的候选供体而言，这种检测一般包括通过粪便隐血试验或结肠镜检查进行结肠癌筛查，通过乳房 X 线检查进行乳腺癌筛查，以及通过巴氏试验和（或）人乳头瘤病毒（human papillomavirus，HPV）DNA 检测进行宫颈癌筛查 [65, 66]。表 7-3 中列出了常见的癌症筛查项目。

表 7-3　活体候选供体癌症筛查评估（改编自美国癌症协会对普通人群的建议 [65]）

癌症类型	年　龄	筛查项目
乳腺癌	≥ 45 岁	每年（45—54 岁）或每 1～2 年（55 岁或以上且预计活 10 年或以上）进行一次乳房 X 线检查
宫颈癌	21—29 岁	每 3 年进行一次宫颈细胞学检查（巴氏检查）
	30—65 岁	每 3 年单独进行一次宫颈细胞学检查，或每 5 年结合细胞学进行一次高危人乳头瘤病毒（HPV）DNA 检测（联合检测）
	> 65 岁	如果过去 10 年的定期筛查结果正常，则无须筛查
结肠癌	45—75 岁	每年或每 2 年一次的粪便隐血试验或结肠镜检查
肺癌	55—74 岁	对有至少 30 包烟史、目前吸烟或在过去 15 年内戒烟的候选供体，每年进行低剂量的肺部 CT 平扫
前列腺癌	基于风险状况	根据风险和获益，个人决定是否进行筛查。考虑筛查者的年龄标准： • 平均风险：50—69 岁 • 非裔美国人或一个直系亲属患有前列腺癌：≥ 45 岁 • 多个家族成员：≥ 40 岁

（二）癌症传播风险

有关供体癌症传播风险的证据主要来自于观察性研究，如病例报告、病例系列研究和注册登记研究。一项对截至 2012 年 11 月所有已发表的同行评议的包括案例报告、病例系列研究和肾移植中供体癌症传播的注册登记研究的系统回顾发现，共有 104 例癌症传播，其中最常见的癌症传播类型是肾癌

（19%）、黑色素瘤（17%）、淋巴瘤（14%）和肺癌（14%）[67]。最近，来自欧洲和美国的各个国家登记处（包括已故和在世的捐献者）的分析表明，所有供体（包括既往有和无癌症病史的供体）发生通过移植传播癌症的风险总体较低，为0.01%～0.06%[68-71]。在另外两项研究中，其中一项来自意大利移植网络和国家移植中心（CNT）[69]（来自11 271名供体的29 858例移植），另一项来自英国移植登记处（来自14 986名供体的30 765例移植）[68]，已报道的供体传播癌症的案例中，无一例供体在捐献时已知患有癌症。令人欣慰的是，在一项针对1990—2008年间进行的所有实体器官移植的单独研究中，利用英国移植登记处和来自国家癌症数据储存库的匹配癌症数据，检查欧洲委员会和器官获取和移植网络指南所定义的高风险或不可接受的供体癌症传播风险（表7-4），在61名供体对应的133名器官移植受体中未发现供体癌症传播的情况[73]。

供体癌症传播风险取决于供体癌症类型（表7-4）。以色列Penn国际移植肿瘤登记处（一个自愿报告有已知恶性肿瘤病史的尸体和活体供体的实体器官移植结果的登记处）在1965—2003年的296例移植中，有124例供体癌症传播[74]。供体癌症传播率最高的是绒癌（93%）、黑色素瘤（74%）和肾细胞癌（61%）。对于患有原发性颅内恶性肿瘤的尸体供体，英国在1985—2001年间对448名供体的研究未发现癌症传播案例的记录[75]。

表7-4　供体癌症传播风险类别总结（Nalesnik 等[72]）

风险类别	估计传播风险	癌症类型	接受建议（受体风险角度）
无显著风险	0%	良性肿瘤	规范
极低风险	＜0.1%	• 皮肤基底细胞癌和鳞状细胞癌 • 非黑色素瘤皮肤原位癌 • 宫颈原位癌 • 非浸润性乳头状癌 • 已切除的单发肾细胞癌≤1cm，Fuhrman Ⅰ～Ⅱ级	临床判断和知情同意
低风险	0.1%～1%	• 低级别中枢神经系统肿瘤（WHO Ⅰ级或Ⅱ级） • 已切除的单发肾细胞癌＞1～4cm，Fuhrman Ⅰ～Ⅱ级 • 5年以前治疗过的非中枢神经系统恶性肿瘤，治愈概率＞99%	在知情同意的情况下，用于不进行移植则有重大风险的受体
中度风险	1%～10%	• 乳房原位癌 • 结肠原位癌 • 已切除的单发肾细胞癌4～7cm，Fuhrman Ⅰ～Ⅱ级 • 5年前治疗过的非中枢神经系统恶性肿瘤，治愈概率为90%～99%	一般不建议使用
高风险	＞10%	• 恶性黑色素瘤 • 乳腺癌、结肠癌、肺癌 • 肾细胞癌＞7cm或Fuhrman Ⅱ～Ⅳ级 • 中晚期中枢神经系统肿瘤（WHO Ⅲ级或Ⅳ级） • 白血病、淋巴瘤、肉瘤	不推荐使用

然而，这些对供体癌症传播的估计存在局限性，包括选择性报告和出版偏倚，以及供体和移植登

记处不完整和不准确的记录[76]。因此，无法确定供体癌症传播的真实发生率。为了更好地评估供体癌症传播的风险，已经建立了几个项目来改善供体癌症传播事件的报告。在美国，尸体供体和活体供体移植受体的潜在供体疾病传播事件，包括疑似供体传播的肿瘤，都应向器官获取和移植网络报告[77]。此外，NOTIFY 数据库是由世界卫生组织和意大利国家移植中心建立的全球在线警戒和监测数据库，用于监测和收集因器官或组织捐献而发生的不良事件的信息[78]。

（三）有癌症病史的候选供体

对于有癌症病史的候选供体，评估过程需要保护潜在供体的健康，并尽量减少癌症传播给移植受体的风险。应与供体的肿瘤医生讨论，对癌症复发风险和未来治疗的潜在需求进行评估，尤其是那些依赖足够的肾功能或可能导致肾脏损伤，并随后增加供体的慢性肾脏疾病或肾衰竭风险的治疗。还应考虑到随访或重建成像的需要，这可能需要足够的肾脏功能，如计算机断层扫描（CT）和磁共振成像（MRI）扫描与对比。

一般而言，活动性恶性肿瘤是器官捐献的绝对禁忌证，但低度非黑色素瘤皮肤癌和为治疗肾细胞癌而进行肾切除的特定病例除外（下文有述）。对于有癌症病史并有晚期复发可能性的候选供体，如乳腺癌和黑色素瘤，也是禁忌捐献。在其他情况下，根据对癌症传播给受体的风险的观察研究，在成功治愈癌症和经过适当的等待期后，可以考虑活体肾脏捐献[72]。器官获取移植网络疾病传播咨询委员会（OPTN DTAC）[72] 和欧洲药品和保健质量管理局（EDQM）[79] 已经定义了某些癌症类型的供体传播风险类别，并就使用尸体和活体供体器官提供了建议。这些建议是基于对现有文献（包括病例报告、病例系列研究和癌症传播风险的注册登记研究）的审查和专家共识。表 7-4 提供了器官获取移植网络疾病传播咨询委员会对供体癌症传播风险类别和建议的总结[72]。对于经组织病理学检查确认的良性肿瘤也提出了建议（表 7-5）[72]。某些良性肿瘤有恶变的可能，在评估活体候选供体时需考虑这一点；相比之下，其他良性肿瘤恶变的可能性很小，捐献时可以不用担心供体癌症传播。在所有可能由既往有癌症病史的供体捐献器官的情况下，应向移植候选受体提供有关供体传播癌症风险的咨询，以便就移植方案作出知情同意的决定。

（四）已知癌症情况下的活体器官捐献

大多数临床实践指南普遍建议，只有在与移植对象讨论了风险和利益之后，才能在特殊情况下考虑接受既往有实体器官和血液癌病史的供体器官[2, 63, 64]。然而，小的肾细胞癌情况较为独特，即肿瘤切除可能治愈癌症，并充分降低传播风险，使肾脏可以用于移植。已有报道称，从患有小肾细胞癌（TNM 阶段为 T1a）的供体身上摘取的肾脏进行移植，在移植前对肿瘤进行背面切除。总共有近 100 例活体移植的病例报告和病例系列研究描述了良好的移植预后和较低的癌症复发 / 转移率[80-83]。2017 年 KDIGO 活体捐献指南建议，患有高等级 Bosniak 肾囊肿（Ⅲ级或以上）或可通过肾切除术治愈的小（T1a）肾细胞癌的供体可根据具体情况批准捐献[2]。患有 Bosniak 肾囊肿（Ⅲ 或更高）或小的（T1a）肾细胞癌的活体肾脏的获取和移植，可通过肾切除术治愈，并在植入前可完全切除，只有在供受体详细知情同意

表 7-5　良性肿瘤和潜在的恶性肿瘤（Nalesnik 等 [721]）

器官 / 部位	恶性潜能	良性肿瘤类型（及相关的恶性肿瘤）
软组织、脉管、神经、血管	潜在的相关恶性肿瘤	副神经节瘤（恶性副神经节瘤）
	极低恶性潜能	• 软骨瘤 • 皮肤纤维瘤 • 纤维瘤 • 血管瘤 • 髂肌瘤 • 脂肪母细胞瘤 • 脂肪瘤 • 淋巴血管瘤 • 骨瘤
甲状腺和甲状旁腺	潜在的相关恶性肿瘤	• 滤泡状腺瘤（滤泡状癌） • 多形性腺瘤（腺癌）
	极低恶性潜能	甲状旁腺腺瘤
唾液腺	潜在的相关恶性肿瘤	多形性腺瘤（腺癌）
	极低恶性潜能	• 基底细胞腺瘤 • 囊腺瘤 • 肌上皮瘤 • 嗜酸细胞瘤 • 皮脂腺瘤 • 乳头状囊腺瘤
鼻、鼻咽部、口咽部	极低恶性潜能	• 颅咽管瘤 • 鼻咽部血管纤维瘤 • 化脓性肉芽肿 • 鼻窦（Schneiderian）乳头状瘤 • 鳞状上皮乳头状瘤
心脏和心包	潜在的相关恶性肿瘤	• 心房肌瘤 • 房室结间皮瘤（恶性间皮瘤）
	极低恶性潜能	• 纤维瘤 • 乳头状纤维母细胞瘤 • 横纹肌瘤
肺部和胸膜	极低恶性潜能	肺错构瘤
肝脏和胆道	潜在的相关恶性肿瘤	• 肝细胞腺瘤（肝细胞癌） • 胆管癌（Von Meyenburg 综合征）
	极低恶性潜能	• 腺肌瘤 • 胆管腺瘤 • 海绵状血管瘤 • 局灶性结节增生
胃肠道	潜在的相关恶性肿瘤	腺瘤（腺癌）
	极低恶性潜能	胃底腺体息肉

（续表）

器官 / 部位	恶性潜能	良性肿瘤类型（及相关的恶性肿瘤）
肾脏和输尿管	潜在的相关恶性肿瘤	• 血管肌脂瘤（可能与肾细胞肿瘤并存） • 膀胱副神经节瘤（恶性副神经节瘤） • 嗜酸细胞瘤（可能与肾细胞癌并存）
	极低恶性潜能	• 囊性肾瘤 • 纤维上皮性息肉 • 肾小球腺瘤 • 肾髓质间质细胞瘤
肾上腺	潜在的相关恶性肿瘤	嗜铬细胞瘤（恶性嗜铬细胞瘤）
卵巢、输卵管、子宫	极低恶性潜能	• 腺纤维瘤 • 腺瘤样瘤 • 良性囊腺瘤 • 良性卵巢纤维瘤 / 肉瘤 • 囊状纤维瘤 • 皮样囊肿 • 子宫内膜息肉 • 妊娠黄体瘤 • 卵巢表面乳头状瘤 • 子宫肌瘤
胎盘	极低恶性潜能	胎盘绒毛膜瘤
睾丸、前列腺、精囊	极低恶性潜能	• 肾源性腺瘤 • 平滑肌瘤 • 腺体样瘤
乳腺	极低恶性潜能	纤维腺瘤

及供受体了解并接受这些风险后才能进行。同样，2018 年英国移植学会——肾脏协会活体肾移植指南建议，对于偶发的小肾脏肿块（＜4cm）疑似肾细胞癌的供体，在肾脏科、泌尿外科和肿瘤科团队的多学科意见及供体和受体的适当知情同意后，可根据具体情况考虑对肿瘤进行体外切除[64]。

应该强调的是，对肾脏肿瘤的处理决定应始终以特定患者的最佳利益为出发点，考虑到所有可能的治疗方案，包括肾切除术（部分肾切除）、冷冻疗法和放射消融，而不是以器官捐献为目的[64]。潜在的移植受体需要被告知癌症复发的风险，以及与等待死亡捐献器官相比移植的好处。移植后，按照肾脏肿瘤保肾手术后的常规建议，供体和受体都应接受癌症复发可能性的监测[81]。

（五）供体癌症传播预后

尽管供体癌症传播很少发生，但预后往往很差，移植物丢失和死亡率很高[48, 67, 74]。供体传播癌症的治疗方案可能包括减少免疫抑制（伴有移植物排斥和移植物丢失的风险），通过移植肾切除术去除移植肾中供体传播的癌症，以及其他标准的癌症治疗方法，如化疗和放疗[67]。在报告给器官获取和移植网络的供体来源恶性肿瘤中，50% 的受体（20 例中有 10 例）死于供体来源传播的恶性肿瘤[48]。在以色列 Penn 国际移植肿瘤登记处，某些癌症类型的死亡率也很高，传播的绒毛癌的死亡率为 68%，恶性黑色素瘤为 58%，肾细胞癌为 15%[74]。在 Xiao 等[67] 对供体癌症传播的系统回顾中，报道了供体传播的黑色素瘤（从移植到死亡的中位时间为 12.5 个月）和供体传播的肺癌（从移植到死亡的中位时间为 25.0 个月）的高癌症相关死亡率(图 7-1)。据报道，供体传播肾癌的移植受体预后较好，在这项研究中，5 年的存活率超过 70%。

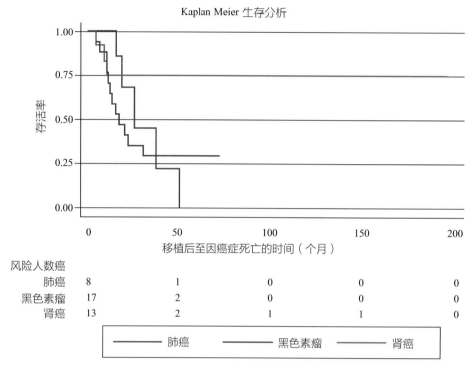

▲ 图 7-1　确诊供体传播癌症后移植受体的存活率（引自 Xiao 等[67]）

（六）结论

活体候选供体必须接受全面的预测评估，以确保潜在供体的健康，并尽量减少无意中将感染和癌症传染给预期受体的风险。

通过获取彻底的病史，包括详细的社会史、全面的体格检查和有针对性的实验室检查，可以减少供体来源感染。建议对所有供体进行 CMV、EBV、梅毒、HIV、HBV 和 HCV 的常规筛查，而对其他可传播的季节性和地域性感染的重点检测将取决于特定候选供体的风险状况。随着新感染的出现和旧感染模式的改变，监测和报告这些感染的标准流程将有助于为将来制订指南。

捐献前还必须进行适龄癌症筛查（例如乳腺癌、结直肠癌和宫颈癌筛查）。患有活动性恶性肿瘤的候选供体一般认为不宜作为器官供体。然而，患有非黑色素瘤皮肤癌的候选供体和患有低度、小面积和局部肾细胞癌的供体，根据具体情况，可以捐献器官。目前的指南还表明，那些既往患有实体器官和血液恶性肿瘤的人，包括黑色素瘤、肺癌和乳腺癌，不适宜捐献。如认为适合捐献的情况下，需要以证据为基础的指导方针来告知有癌症史且传播风险低的潜在供体在捐献前的无癌时间间隔。在全球范围内，迫切需要对疑似和实际的供体传播的癌症进行准确、及时和持续的报告。

参考文献

[1] Organ Procurement and Transplantation Network (OPTN). Recognizing seasonal and geographically endemic infections in organ donors: considerations during living donor evaluation. Available at: https://optn.transplant.hrsa.gov/media/1138/seasonal_disease_guidance.pdf. Accessed: 7 Sept 2020.

[2] Lentine KL, Kasiske BL, Levey AS, Adams PL, Alberú J, Bakr MA, et al. KDIGO clinical practice guideline on the evaluation and care of living kidney donors. Transplantation. 2017;101.(8S Suppl 1:S1–S109. https://doi.org/10.1097/tp.0000000000001769.

[3] Seem DL, Lee I, Umscheid CA, Kuehnert MJ, United States Public Health Service. PHS guideline for reducing human immunodeficiency virus, hepatitis B virus, and hepatitis C virus transmission through organ transplantation. Public Health Rep. 2013;128(4):247–343. https://doi.org/10.1177/003335491312800403.

[4] Natov SN, Pereira BJ. Transmission of viral hepatitis by kidney transplantation: donor evaluation and transplant policies (part 1: hepatitis B virus). Transpl Infect Dis. 2002;4(3):117–23. https://doi.org/10.1034/j.1399-3062.2002.t01-1-01002.x.

[5] Natov SN. Transmission of viral hepatitis by kidney transplantation: donor evaluation and transplant policies (part 2: hepatitis C virus). Transpl Infect Dis. 2002;4(3):124–31. https://doi.org/10.1034/j.1399-3062.2002.t01-2-01002.x.

[6] Blumberg EA, Ison MG, Pruett TL, Segev DL, Optimal Testing of the Live Organ Donor Consensus Conference Participants. Optimal testing of the live organ donor for blood-borne viral Opathogens: the report of a consensus conference. Am J Transplant. 2013;13(6):1405–15. Epub 2013 Apr 19. https://doi.org/10.1111/ajt.12205.

[7] Ison MG, Grossi P, AST Infectious Diseases Community of Practice. Donor-derived infections in solid organ transplantation. Am J Transplant. 2013;13(Suppl 4):22–30. https://doi.org/10.1111/ajt.12095.

[8] Singh N, Huprikar S, Burdette SD, Morris MI, Blair JE, Wheat LJ, American Society of Transplantation, Infectious diseases Community of Practice, Donor-Derived Fungal Infection Working Group. Donor-derived fungal infections in organ transplant recipients: guidelines of the American Society of Transplantation, infectious diseases community of practice. Am J Transplant. 2012;12(9):2414–28. https://doi.org/10.1111/j.1600-6143.2012.04100.x.

[9] Clemente WT, Pierrotti LC, Abdala E, Morris MI, Azevedo LS, López-Vélez R, Cuenca-Estrella M, et al. Recommendations for management of endemic diseases and travel medicine in solid-organ transplant recipients and donors: Latin America. Transplantation. 2018;102(2):193–208. https://doi.org/10.1097/tp.0000000000002027.

[10] Levi ME, Kumar D, Green M, Ison MG, Kaul D, Michaels MG, et al. Considerations for screening live kidney donors for endemic infections: a viewpoint on the UNOS policy. Am J Transplant. 2014;14(5):1003–11. https://doi.org/10.1111/ajt.12666.

[11] Chin-Hong PV, Schwartz BS, Bern C, Montgomery SP, Kontak S, Kubak B, et al. Screening and treatment of Chagas disease in organ transplant recipients in the United States: recommendations from the Chagas in transplant working group. Am J Transplant. 2011;11(4):672–80. https://doi.org/10.1111/j.1600-6143.2011.03444.x.

[12] Razonable RR, Humar A, AST Infectious diseases Community of Practice. Cytomegalovirus in solid organ transplantation. Am J Transplant. 2013;13(Suppl 4):93–106. https://doi.org/10.1111/ajt.12103.

[13] Razonable RR. Epidemiology of cytomegalovirus disease in solid organ and hematopoietic stem cell transplant recipients. Am J Health Syst Pharm. 2005;62(Suppl 1):S7–S13. https://doi.org/10.1093/ajhp/62.suppl_1.s7.

[14] Kotton C, Kumar D, Caliendo AM, Åsberg A, Chou S, Danziger-Isakov L, et al. Updated international consensus guidelines on the management of cytomegalovirus in solid-organ transplantation. Transp J. 2013;96(4):333–60. https://doi.org/10.1097/tp.0b013e31829df29d.

[15] Abbott KC, Hypolite IO, Viola R, Poropatich RK, Hshieh P, Cruess D, et al. Hospitalizations for cytomegalovirus disease after renal transplantation in the United States. Epidemiology. 2002;12(6):402–9. https://doi.org/10.1016/s1047-2797(01)00283-6.

[16] Khoury JA, Storch GA, Bohl DL, Schuessler RM, Torrence SM, Lockwood M, et al. Prophylactic versus preemptive oral valganciclovir for the management of cytomegalovirus infection in adult renal transplant recipients. Am J Transplant. 2006;6(9):2134–43. https://doi.org/10.1111/j.1600-6143.2006.01413.x.

[17] Hartmann A, Sagedal S, Hjelmesaeth J. The natural course of cytomegalovirus infection and disease in renal transplant recipients. Transplantation. 2006;82(2 Suppl):S15–7. https://doi.org/10.1097/01.tp.0000230460.42558.b0.

[18] Walker RC, Marshall WF, Strickler JG, Wiesner RH, Velosa JA, Habermann TM, et al. Pretransplantation assessment of the risk of lymphoproliferative disorder. Clin Infect Dis. 1995;20(5):1346–53. https://doi.org/10.1093/clinids/20.5.1346.

[19] McDonald RA, Smith JM, Ho M, Lindblad R, Ikle D, Grimm P, et al. Incidence of PTLD in pediatric renal

transplant recipients receiving basiliximab, calcineurin inhibitor, sirolimus and steroids. Am J Transplant. 2008;8(5):984–9. https://doi.org/10.1111/j.1600-6143. 2008. 02167.x.

[20] Centers for Disease Control and Prevention. Sexually transmitted diseases surveillance 2017: syphilis. Available at: https://www.cdc.gov/std/stats17/syphilis.htm. Accessed: 7 Sept 2020.

[21] Cortes NJ, Afzali B, MacLean D, Goldsmith DJ, O'Sullivan H, Bingham J, et al. Transmission of syphilis by solid organ transplantation. Am J Transplant. 2006;6(10):2497–9. Epub 2006 Jul 6. https://doi.org/10.1111/j.1600-6143.2006.01461.x.

[22] Tariciotti L, Das I, Dori L, Perera MT, Bramhall SR. Asymptomatic transmission of Treponema pallidum (syphilis) through deceased donor liver transplantation. Transpl Infect Dis. 2012;14:321–5. https://doi.org/10.1111/j.1399-3062.2012.00745.x.

[23] Theodoropoulos N, Jaramillo A, Penugonda S, Wasik C, Brooks K, Ladner DP, et al. Improving syphilis screening in deceased organ donors. Transplantation. 2015;99(2):438–43. https://doi. org/10.1097/tp.0000000000000323.

[24] Seña AC, White BL, Sparling PF. Novel Treponema pallidum serologic tests: a paradigm shift in syphilis screening for the 21st century. Clin Infect Dis. 2010;51(6):700–8. https://doi. org/10.1086/655832.

[25] Ison MG, Llata E, Conover CS, Friedewald JJ, Gerber SI, Grigoryan A, et al. Transmission of human immunodeficiency virus and hepatitis C virus from an organ donor to four transplant recipients. Am J Transplant. 2011;11(6):1218–25. https://doi. org/10.1111/j.1600-6143.2011.03597.x.

[26] Centers for Disease Control and Prevention (CDC). HIV transmitted from a living organ donor--New York City, 2009. MMWR Morb Mortal Wkly Rep. 2011;60(10):297–301. https://pubmed.ncbi.nlm.nih.gov/21412210/.

[27] Echenique IA, Cohen D, Rudow DL, Ison MG. Impact of repeat testing of living kidney donors within 14 days of the transplant procedure: a multicenter retrospective survey. Transpl Infect Dis. 2014;16(3):403–11. https://doi. org/10.1111/tid.12219.

[28] Busch MP, Glynn SA, Stramer SL, Strong DM, Caglioti S, Wright DJ, et al. A new strategy for estimating risks of transfusion-transmitted viral infections based on rates of detection of recently infected donors. Transfusion. 2005;45(2):254–64. https://doi. org/10.1111/j.1537-2995.2004.04215.x.

[29] Health Resources and Services Administration (HRSA), Department of Health and Human Services (HHS). Organ procurement and transplantation: Implementation of the HIV Organ Policy Equity Act. Final rule. Fed Regist. 2015;80(89):26464–7. https://pubmed.ncbi.nlm.nih.

gov/25985481/.

[30] Bernstein L. First living HIV-positive donor provides kidney for transplant in medical breakthrough. The Washington Post 2019. Available at: https://www.washingtonpost.com/national/health-science/first-living-hiv-positive-donor-provides-kidney-for-transplant-in-medical-bre akthrough/2019/03/28/29894312-50bc-11e9-88a1-ed346f0ec94f_story.html. Accessed: 7 Sept 2020.

[31] de Vera ME, Volk ML, Ncube Z, Blais S, Robinson M, Allen N, et al. Transplantation of hepatitis C virus (HCV) antibody positive, nucleic acid test negative donor kidneys to HCV negative patients frequently results in seroconversion but not HCV viremia. Am J Transplant. 2018;18(10):2451–6. https://doi.org/10.1111/ajt.15031.

[32] Reese PP, Abt PL, Blumberg EA, Van Deerlin VM, Bloom RD, Potluri VS, et al. Twelve-month outcomes after transplant of hepatitis C-infected kidneys into uninfected recipients: a single-group trial. Ann Intern Med. 2018;169(5):273–81. https://doi.org/10.7326/m18-0749.

[33] Goldberg DS, Abt PL, Reese PP, THINKER Trial Investigators. Transplanting HCV-infected kidneys into uninfected recipients. N Engl J Med. 2017;377(11):1105. https://doi.org/10.1056/nejmc1709315.

[34] Huprikar S, Danziger-Isakov L, Ahn J, Naugler S, Blumberg E, Avery RK, et al. Solid organ transplantation from hepatitis B virus-positive donors: consensus guidelines for recipient management. Am J Transplant. 2015;15(5):1162–72. https://doi.org/10.1111/ajt.13187.

[35] Manos NE, Ferebee SH, Kerschbaum WF. Geographic variation in the prevalence of histoplasmin sensitivity. Dis Chest. 1956;29(6):649–68. https://doi.org/10.1378/chest.29.6.649.

[36] Sunenshine RH, Anderson S, Erhart L, Vossbrink A, Kelly PC, Engelthaler D, et al. Public health surveillance for coccidioidomycosis in Arizona. Ann N Y Acad Sci. 2007;1111:96–102. https://doi.org/10.1196/annals.1406.045.

[37] Blair JE, Logan JL. Coccidioidomycosis in solid organ transplantation. Clin Infect Dis. 2001;33(9):1536–44. https://doi.org/10.1086/323463.

[38] Kusne S, Taranto S, Covington S, Kaul DR, Blumberg EA, Wolfe C, et al. Coccidioidomycosis transmission through organ transplantation: a report of the OPTN Ad Hoc Disease Transmission Advisory Committee. Am J Transplant. 2016;16(12):3562–7. https://doi.org/10.1111/ajt.13950.

[39] Centers for Disease Control and Prevention (CDC). Transmission of Strongyloides stercoralis through transplantation of solid organs--Pennsylvania, 2012. MMWR Morb Mortal Wkly Rep. 2013;62(14):264–6. https://pubmed.ncbi.nlm.nih.gov/23575239/.

[40] Le M, Ravin K, Hasan A, Clauss H, Muchant DG, Pasko JK, et al. Single donor-derived strongyloidiasis in three solid

organ transplant recipients: case series and review of the literature. Am J Transplant. 2014;14(5):1199–206. https://doi.org/10.1111/ajt.12670.

[41] Abanyie FA, Gray EB, Delli Carpini KW, Yanofsky A, McAuliffe I, Rana M, et al. Donor-derived Strongyloides stercoralis infection in solid organ transplant recipients in the United States, 2009–2013. Am J Transplant. 2015;15(5):1369–75. https://doi.org/10.1111/ajt.13137.

[42] Coster LO. Parasitic infections in solid organ transplant recipients. Infect Dis Clin North Am. 2013;27(2):395–427. Epub 2013 Mar 29. https://doi.org/10.1016/j.idc.2013.02.008.

[43] Abdalhamid BA, Al Abadi AN, Al Saghier MI, Joudeh AA, Shorman MA, Amr SS. Strongyloides stercoralis infection in kidney transplant recipients. Saudi J Kidney Dis Transpl. 2015;26(1):98–102. https://doi.org/10.4103/1319-2442.148752.

[44] World Health Organization. Chagas disease. Available at: http://www.who.int/news-room/fact-sheets/detail/chagas-disease-(american-trypanosomiasis). Accessed: 7 Sept 2020.

[45] Bern C, Montgomery SP. An estimate of the burden of Chagas disease in the United States. Clin Infect Dis. 2009;49(5):e52–4. https://doi.org/10.1086/605091.

[46] Huprikar S, Bosserman E, Patel G, Moore A, Pinney S, Anyanwu A, et al. Donor-derived Trypanosoma cruzi infection in solid organ recipients in the United States, 2001–2011. Am J Transplant. 2013;13(9):2418–25. https://doi.org/10.1111/ajt.12340.

[47] Pierrotti LC, Carvalho NB, Amorin JP, Pascual J, Kotton CN, Lopez-Velez R. Chagas disease recommendations for solid-organ transplant recipients and donors. Transplantation. 2018;102(2S Suppl2):S1–7. https://doi.org/10.1097/tp.0000000000002019.

[48] Ison MG, Nalesnik MA. An update on donor-derived disease transmission in organ transplantation. Am J Transplant. 2011;11(6):1123–30. https://doi.org/10.1111/j.1600-6143.2011.03493.x.

[49] Morris MI, Daly JS, Blumberg E, Kumar D, Sester M, Schluger N, et al. Diagnosis and management of tuberculosis in transplant donors: a donor-derived infections consensus conference report. Am J Transplant. 2012;12(9):2288–300. https://doi.org/10.1111/j.1600-6143.2012.04205.x.

[50] Winston DJ, Vikram HR, Rabe IB, Dhillon G, Mulligan D, Hong JC, et al. Donor-derived West Nile virus infection in solid organ transplant recipients: report of four additional cases and review of clinical, diagnostic, and therapeutic features. Transplantation. 2014;97(9):881–9.https://doi.org/10.1097/tp.0000000000000024.

[51] Iwamoto M, Jernigan DB, Guasch A, Trepka MJ, Blackmore CG, Hellinger WC, et al. Transmission of West Nile virus from an organ donor to four transplant recipients. N Engl J Med. 2003;348(22):2196–203. https://doi.org/10.1056/nejmoa022987.

[52] Centers for Disease Control and Prevention. West Nile virus. Available at: https://www.cdc.gov/westnile/index.html. Accessed: 7 Sept 2020.

[53] Burakoff A, Lehman J, Fischer M, Staples JE, Lindsey NP. West Nile virus and other nationally notifiable arboviral diseases - United States, 2016. MMWR Morb Mortal Wkly Rep. 2018;67(1):13–7. https://doi.org/10.15585/mmwr.mm6701a3.

[54] Kumar D, Prasas GV, Zaltzman J, Levy GA, Humar A. Community-acquired West Nile virus infection in solid-organ transplant recipients. Transplantation. 2004;77:339–402. https://doi.org/10.1097/01.tp.0000101435.91619.31.

[55] Organ Procurement and Transplantation Network (OPTN). Identifying risk factors for West Nile virus (WNV) during evaluation of potential living donors. Available at: https://optn.transplant.hrsa.gov/resources/guidance/identifying-risk-factors-for-west-nile-virus-wnv-during-evaluation-of-potential-living-donors/. Accessed: 7 Sept 2020.

[56] Busch MP, Kleinman SH, Tobler LH, Kamel HT, Norris PJ, Walsh I, et al. Virus and antibody dynamics in acute West Nile virus infection. J Infect Dis. 2008;198(7):984–93. https://doi.org/10.1086/591467.

[57] Centers for Disease Control and Prevention. Zika virus. https://www.cdc.gov/zika/index.html. Accessed: 7 Sept 2020.

[58] Organ Procurement and Transplantation Network (OPTN). Guidance on Zika virus. Available at: https://optn.transplant.hrsa.gov/news/guidance-on-zika-virus/. Accessed: 7 Sept 2020.

[59] Reynolds MR, Jones AM, Petersen EE, Lee EH, Rice ME, Bingham A, et al. Vital signs: update on Zika virus-associated birth defects and evaluation of all U.S. infants with congenital Zika virus exposure - U.S. Zika pregnancy registry, 2016. MMWR Morb Mortal Wkly Rep. 2017;66(13):366–73. https://doi.org/10.15585/mmwr.mm6613e1.

[60] Satterfield-Nash A, Kotzky K, Allen J, Bertolli J, Moore CA, Pereira IO, et al. Health and development at age 19–24 months of 19 children who were born with microcephaly and laboratory evidence of congenital Zika virus infection during the 2015 Zika virus outbreak - Brazil, 2017. MMWR Morb Mortal Wkly Rep. 2017;66(49):1347–51. https://doi.org/10.15585/mmwr.mm6649a2.

[61] Polen KD, Gilboa SM, Hills S, Oduyebo T, Kohl KS, Brooks JT, et al. Update: interim guidance for preconception counseling and prevention of sexual transmission of Zika virus for men with possible Zika virus exposure - United States, august 2018. MMWR Morb Mortal Wkly Rep. 2018;67(31):868–71. https://doi.org/10.15585/mmwr.mm6731e2.

[62] Magnus MM, Espósito DLA, Costa VAD, Melo PS, Costa-

Lima C, Fonseca BALD. Risk of Zika virus transmission by blood donations in Brazil. Hematol Transfus Cell Ther. 2018;40(3):250–4. https://doi.org/10.1016/j.htct.2018.01.011.

[63] Tong A, Chapman JR, Wong G, de Bruijn J, Craig JC. Screening and follow-up of living kidney donors: a systematic review of clinical practice guidelines. Transplantation. 2011;92(9):962–72. https://doi.org/10.1097/tp.0b013e3182328276.

[64] British Transplant Society (BTS). Guidelines for living donor kidney transplantation. 4th ed. 2018. Available at: https://bts.org.uk/wp-content/uploads/2018/07/FINAL_LDKT-guidelines_June-2018.pdf. Accessed: 7 Sept 2020.

[65] American Cancer Society (ACS). Guidelines for the early detection of cancer. 2018. Available at: https://www.cancer.org/healthy/find-cancer-early/cancer-screening-guidelines/american-cancer-society-guidelines-for-the-early-detection-of-cancer.html. Accessed: 7 Sept 2020.

[66] Australian Government Department of Health. Cancer screening. 2018. Available at: http://www.cancerscreening.gov.au/. Accessed: 7 Sept 2020.

[67] Xiao D, Craig JC, Chapman JR, Dominguez-Gil B, Tong A, Wong G. Donor cancer transmission in kidney transplantation: a systematic review. Am J Transplant. 2013;13(10):2645–52. https://doi.org/10.1111/ajt.12430.

[68] Desai R, Collett D, Watson CJ, Johnson P, Evans T, Neuberger J. Cancer transmission from organ donors-unavoidable but low risk. Transplantation. 2012;94(12):1200–7. https://doi.org/10.1097/tp.0b013e318272df41.

[69] Eccher A, Lombardini L, Girolami I, Puoti F, Zaza G, Gambaro G, et al. How safe are organs from deceased donors with neoplasia? The results of the Italian Transplantation Network. J Nephrol. 2019;32(2):323–30. https://doi.org/10.1007/s40620-018-00573-z.

[70] Kauffman HM, Cherikh WS, McBride MA, Cheng Y, Hanto DW. Deceased donors with a past history of malignancy: an organ procurement and transplantation network/united network for organ sharing update. Transplantation. 2007;84(2):272–4. https://doi.org/10.1097/01.tp.0000267919.93425.fb.

[71] Kauffman HM, McBride MA, Cherikh WS, Spain PC, Marks WH, Roza AM. Transplant tumor registry: donor related malignancies. Transplantation. 2002;74(3):358–62. https://doi.org/10.1097/00007890-200208150-00011.

[72] Nalesnik MA, Woodle ES, Dimaio JM, Vasudev B, Teperman LW, Covington S, et al. Donor-transmitted malignancies in organ transplantation: assessment of clinical risk. Am J Transplant. 2011;11(6):1140–7. https://doi.org/10.1111/j.1600-6143.2011.03565.x.

[73] Desai R, Collett D, Watson CJE, Johnson P, Evans T, Neuberger J. Estimated risk of cancer transmission from organ donor to graft recipient in a national transplantation registry. Br J Surg. 2014;101(7):768–74. https://doi.org/10.1002/bjs.9460.

[74] Buell JF, Beebe TM, Trofe J, Gross TG, Alloway RR, Hanaway MJ, et al. Donor transmitted malignancies. Ann Transplant. 2004;9(1):53–6. https://pubmed.ncbi.nlm.nih.gov/15478892/.

[75] Watson CJE, Roberts R, Wright KA, Greenberg DC, Rous BA, Brown CH, et al. How safe is it to transplant organs from deceased donors with primary intracranial malignancy? An analysis of UK registry data. Am J Transplant. 2010;10(6):1437–44. https://doi.org/10.1111/j.1600-6143.2010.03130.x.

[76] Engels EA, Castenson D, Pfeiffer RM, Kahn A, Pawlish K, Goodman MT, et al. Cancers among US organ donors: a comparison of transplant and cancer registry diagnoses. Am J Transplant. 2014;14(6):1376–82. https://doi.org/10.1111/ajt.12683.

[77] Organ Procurement and Transplantation Network (OPTN) / United Network for Organ Sharing (UNOS). Policy 15: identification of transmissible diseases. Available at: https://optn.transplant.hrsa.gov/governance/policies/. Accessed: 7 Sept 2020.

[78] Chapman J, D'Errico-Grigioni A, Matsanz R. The transmission of malignancies. NOTIFY: exploring vigilance notification for organs, tissues and cells. Bologna: Testi Centro Nazionale Trapianti; 2011. p. 78–97.

[79] European Directorate for the Quality of Medicines & Healthcare. Guide to the quality and safety of organs for transplantation. 2018. Available at: https://www.edqm.eu/en/guide-quality- and-safety-organs-transplantation. Accessed: 7 Sept 2020.

[80] Lugo-Baruqui JA, Guerra G, Chen L, Burke GW, Gaite JA, Ciancio G. Living donor renal transplantation with incidental renal cell carcinoma from donor allograft. Transpl Int. 2015;28(9):1126–30. https://doi.org/10.1111/tri.12594.

[81] Lugo-Baruqui A, Guerra G, Arocha A, Burke GW, Ciancio G. Use of kidneys with small renal tumors for transplantation. Curr Urol Rep. 2016;17(1):3. https://doi.org/10.1007/s11934-015-0557-z.

[82] Sener A, Uberoi V, Bartlett ST, Kramer AC, Phelan MW. Living-donor renal transplantation of grafts with incidental renal masses after ex-vivo partial nephrectomy. BJU Int. 2009;104(11):1655–60. https://doi.org/10.1111/j.1464-410x.2009.08681.x.

[83] Nicol DL, Preston JM, Wall DR, Griffin AD, Campbell SB, Isbel NM, et al. Kidneys from patients with small renal tumours: a novel source of kidneys for transplantation. BJU Int. 2008;102(2):188–92. https://doi.org/10.1111/j.1464-410x.2008.07562.x.

活体捐献者遗传性肾脏疾病的评估

Evaluation of Genetic Kidney Disease in Living Donor Candidates

Christie P. Thomas　Jasmin Divers　著

陈忠宝　周江桥　译

第 8 章

一、概述

1954 年，第一次成功的肾移植在两个 23 岁的同卵双胞胎之间进行。由于基因完全相同，受体不需要进行免疫抑制治疗。据报道，这对双胞胎的捐献者没有出现围术期并发症，尽管与其受体兄弟的基因相同，但仍无肾脏病存活了 56 年 [1, 2]。随着活体肾移植逐渐普及，美国每年大约开展 6000 例活体肾脏捐献，活体肾移植成为尿毒症患者的首选治疗方案。尽管活体捐献者的临床结局一般较好，但近年来人们认识到，与没有捐赠的健康状况类似的人群相比，活体捐献者面临的肾衰竭风险有小幅但有统计学意义的增加 [3, 4]。最近研究发现，与受赠者的亲缘关系程度是活体捐献者远期肾衰竭的危险因素，这表明共同的遗传风险因素导致慢性肾病（chronic kidney disease，CKD）的易感性增加 [5-8]。与非亲属的活体捐献者相比，一级亲属供者（即兄弟姐妹、父母、后代）患终末期肾病（end-stage kidney disease，ESKD）的风险增加 2～4 倍，同卵双胞胎捐献者在中位随访 11～12 年后患 ESKD 的风险增加 3.5～22.5 倍 [6, 8]。有很多轶闻报道了活体供者在捐赠多年后罹患了与其亲属或家庭成员同样的肾脏疾病，表明无症状的候选活体肾脏供者筛查与肾脏疾病有关的基因变异尤为重要 [5, 9]。同样，两种载脂蛋白 L1（APOL1）肾脏风险变异体的存在也与活体肾脏捐献者发生 ESKD 有关 [10, 11]。在本章中，我们综述了选定的单基因肾脏疾病和两个主要的肾脏疾病易感因素（APOL1 肾脏风险变异体、镰状细胞性状），以及其在活体肾脏捐献者中的评估提供的指南。

二、ESKD 和肾移植

治疗 ESKD 的手段包括透析和肾移植。肾移植是 ESKD 患者的最佳治疗方法，因为它能以较低的医疗成本提供更高生存率并改善生活质量 [12]。由于尸体供者供肾短缺难以满足患者的肾移植需求，使人们认识到活体肾脏捐赠在填补这一缺口的重要性。在世界上的某些地区，活体供肾移植是唯一可用的肾脏替代疗法。此外，活体肾移植不仅可以减少或避免 ESKD 患者的透析时间，而且在移植物远期存活和患者生存方面，活体移植几乎总是优于死亡捐献移植。仅在美国，活体供肾移植数量就从 1988 年的 1817 例增加到 2019 年的 6857 例[13]。

三、活体供肾捐献者面临的风险

活体肾脏捐赠对于捐献者来说并非没有风险。这些风险包括腹部手术常见的围术期并发症，因术后抑郁或因受体或捐献者的不良结果而产生的社会心理风险，以及因捐赠过程中的无报酬的花费和潜在收入损失而产生的财务风险。活体肾脏捐赠的长期风险还包括捐赠后的 ESKD。这种风险增加的原因可能包括捐赠一半的肾单位后储备功能减少，再加上其他环境或遗传因素。这些因素包括引起受体 ESKD 发生发展的共同遗传风险变异，或存在其他肾脏疾病易感性状，以及普通人群中 ESKD 的常见原因（如糖尿病和高血压）导致的或供体捐赠后的肾脏损伤[7, 8, 14]。虽然有一些遗传病和遗传变异可能会增加围术期的并发症风险（例如凝血因子 V 增加血栓形成风险，钙释放通道变异增加恶性高热风险），但本章讨论的是与活体肾脏捐献者的 ESKD 风险增加有关的单基因肾脏疾病和主要的遗传易感性状。

四、活体肾脏捐献后发生肾脏病风险

直到最近，人们才认识到活体捐献者发生 ESKD 的长期风险，最初的研究报道称，与普通人群相比，活体捐赠后 ESKD 的发生率要低得多[15]。然而，随着两项大型回顾性研究的发表，这种情况发生了变化，这些研究使用了更合适的非捐献者对照组，而不是未经筛选的普通人群，后者包括许多有捐赠医疗禁忌证的人。在美国的一篇具有里程碑意义的论文中，与匹配健康的非捐献者对照组相比，活体捐献者捐赠后的 ESKD 风险在 15 年的随访期间平均增加了约 10 倍[3]。在挪威的另一项研究中，与匹配的健康非捐献者相比，捐献者的 ESKD 风险有类似的增加[4]。在美国的另一项研究中，男性与女性相比，肥胖者与非肥胖者相比，非裔美国人和西班牙裔与非西班牙裔白人相比，捐献者发生 ESKD 的风险均有所增高，其中年轻的非裔美国人风险最高[3, 6, 7]。重要的是，与非亲属的捐献者相比，与受者有生物学亲属关系的捐献者在捐献后发生 ESKD 的风险总体上增加 1.7 倍，而且根据血缘关系和血统匹配程度的增加，风险可能会更高[7]。例如在对美国的一个类似的数据集的更新分析中，接受者的兄弟姐妹或父母在 20 年内发生 ESKD 的校正后的风险比分别为 1.87 和 2.01[6]。当进一步按血统分析时，同胞捐献者中 ESKD 的校正后的危险比（adjusted hazard ratio，aHR）在白人中为 2.0，在黑人中为 4.1；白人同卵双胞胎捐献者 ESKD 的 aHR 为 3.5 倍，在黑人中为 22.5 倍[8]。虽然这些案例中没有报道导致受体或供体的 ESKD 的病因，但有零星报道显示活体供肾捐献者后来患上了与其受者亲属相同的肾脏病，包括局灶性节段性肾小球硬化症（focal segmental glomerulosclerosis，FSGS）、溶血性尿毒综合征或 Alport 综合征[5, 9]。

五、评估活体捐献者 CKD 和 ESKD 风险的诊断工具

对活体捐献者进行全面评估，包括测量血压、体重指数（BMI）、血糖、尿白蛋白排泄量、肾功能 [如测量肾小球滤过率（GFR）或肌酐清除率]，以及尿液分析和影像学评估[16]。当候选活体供者

具有明确的 ESKD 风险因素（如白蛋白尿，蛋白尿、肾功能不全、糖尿病和高血压）时，通常应排除活体捐献。然而，在一般人群中，还存在许多额外的可进展为 CKD 或 ESKD 的风险因素，但在候选活体捐献者评估中这些因素通常没有得到同样的关注。在一项针对美国 Kaiser 健康计划医疗系统进行健康检查的大型队列研究（177 570 人，5 275 957 个随访年）中发现，高血压前期（aHR=1.72）、男性（aHR=1.22）、BMI 25～30kg/m^2（aHR=1.65）、血统（亚洲人 aHR=1.83；非洲人 aHR=3.02）和尿酸 > 6.0 mg/dl（aHR=2.14）等是超过 25 年以上随访期间发生 ESKD 的显著风险因素[17]。在其他随访 24 年的非捐献者队列研究中，显微镜下血尿（aHR=18.5）、肾结石史（aHR=2.09）、低出生体重（aHR=1.60）和小孕龄（aHR=1.51）等被确定为 ESKD 的显著风险因素[18-20]。此外，在活体捐献者中，肥胖和 ESKD 的家族史都被认定捐赠后肾衰竭的风险因素[7, 21]。

对于有遗传性肾脏疾病家族史的候选捐献者，如果受者的遗传性疾病的病因明确，那么以疾病为重点的评估可能就足以筛查捐献者。一个完美的活体捐献者评估方案应该有 100% 的阴性预测值；也就是说，该评估方案总是可以将无症状的活体捐献者的疾病排除在外。这些检查包括超声检查为阴性的一级亲属患有常染色体显性多囊肾病（autosomal dominant polycystic kidney disease，ADPKD）的 40 岁或以上的候选者，或有法布里病家族史的男性，或裂隙灯检查结果为阴性，以及血浆 α- 半乳糖苷酶 -A（α-Gal-A）正常。然而，目前还没有可以排除以后可能进展的大多数肾脏疾病的临床筛选试验。当相关的候选受者或其他患有肾脏疾病的家庭成员的 ESKD 的原因不详或并未确定是单基因性质时，确定无症状活体捐献者的遗传疾病风险的问题就更复杂了，因为对捐献者的特定疾病的筛选取决于患病成员的准确分型。2017 年全球改善肾脏病预后（KDIGO）《活体捐献者评估和护理指南》建议：当预期受者与候选捐献者有亲属关系时，应尽可能确定预期受体的肾衰竭原因[16]。如果这些医学信息可能影响供者的捐献决定时，意向受者应当同意与供者评估团队分享这些医学信息。

六、CKD 的遗传机制

遗传性疾病是以简单（单基因）或复杂方式遗传的。单基因疾病，也被称为孟德尔疾病，通常是罕见的，其特点是由于单一基因的变异而导致特定蛋白质水平或功能的改变。单基因疾病可能是常染色体或 X 染色体连锁的，主要表现为显性或隐性疾病。在显性疾病中，异常基因的单个拷贝会导致疾病，而隐性疾病则需要两个拷贝[22]。显性疾病的机制是功能增强，即异常的基因产物具有新的或增强的功能（如 Liddle 综合征），或细胞毒性［例如由 UMOD 突变导致的常染色体显性遗传肾小管间质性肾病（ADTKD-UMOD）］，或显性负作用，即异常的基因产物干扰了正常等位基因的功能（如由 aquaporin 2 突变导致的常染色体显性遗传性肾源性尿崩症，NDI-AQP2）。在其他情况下，种系致病杂合子基因变异必须在第 2 个等位基因出现获得性或体细胞突变后才会导致疾病（如 ADPKD-PKD1）。显性疾病比较少见于导致总基因产物减少的无效变异中，表明单倍体不足也是显性疾病的一种模式，如由肝细胞核因子 1β 突变引起的 ADTKD（ADTKD-HNF1β）。在隐性疾病中，一个基因的两个拷贝都是异常的，疾病的发生机制通常是由于总基因产物的数量或功能的丧失，或显著降低。罕见的是，有的遗传性疾病是由双基因变异（双基因遗传）引起的，如 Bardet-Biedl 综合征[23]。在 X 染色体连锁的隐性遗传病中，携带致病单个 X 染色体的男性（半合子）表现出患病，除特殊情况外，女性一般是无症状的杂合子携带者（如登特病）。另一方面，在 X 连锁显性疾病中，异常基因产物表现出功能增强或显性负效应，男性和女性可能受到同样的影响（如 X 连锁低磷酸性佝偻病）。导致显性或隐性遗传疾病的基因变异通常是单核苷酸变异（single nucleotide variant，SNV）或小片段插入或删除（缺失），但也可能是大片段 DNA 的删除或插入，称为拷贝数变异（copy number variation，CNV）。CNV 现在越来越被认为是引起单基因肾脏疾病的原因[24, 25]。常见的慢性疾病，包括高血压、糖尿病和慢性肾病，已经知道有家族相关性，表明遗传因素对这些疾病的发生具有促进作用。与孟德尔疾病不同，这些疾病被认为是由多因素引起的，涉及多种遗传和环境因素之间复杂的相互作用（如饮食、运动、吸烟、邻里特征、暴露于污染物等）。

肾脏是一个高度复杂的器官，具有多种不同的细胞类型及多种特殊功能，独立或共同参与稳态的维持。肾脏任何部位的缺陷都可能导致 CKD 的发展。许多单基因疾病可引起 CKD，包括肾脏和泌尿系发育异常、囊性和非囊性纤毛病、肾小管间质疾病和肾小球疾病。肾脏和泌尿系结构缺陷被称为先天性肾脏和泌尿系统畸形（congenital abnormalities of the kidney and urinary tract，CAKUT），包括从肾脏的发育不全到后尿道瓣膜等一类疾病。这些畸形占儿童 CKD 的 50%，但是一些 CAKUT 可能直到成年后才有临床表现[26]。CAKUT 可能表现为一种孤立的肾脏疾病，也可能是具有其他肾脏外特征的综合征的一部分。囊性和非囊性纤毛病是由于纤毛结构或功能的遗传缺陷引起的，最常见的是 ADPKD。纤毛症还包括其他单基因囊性肾脏疾病和肾单位肾痨，可表现为同源性肾脏疾病或多系统疾病的肾脏表现，如 Bardet-Biedl、COACH、Jeune、Joubert、Meckel-Gruber 和 Sensenbrenner 综合征[27, 28]。肾小管间质遗传性疾病通常尿液表现轻微，常用微量蛋白尿或无蛋白尿，尽管部分可表现为髓质和皮髓质囊肿，一般影像学检查正常。肾小球疾病表现为血尿和（或）蛋白尿，肾脏解剖结构正常。

七、明确引起致病性的遗传变异

单核苷酸变异（SNV）是 DNA 序列中单个核苷酸的改变，即腺嘌呤（A）、胞嘧啶（C）、鸟嘌呤（G）或胸腺嘧啶（T）的突变。编码区的 SNV 的生物学作用取决于其类型（同义与错义），而在非编码区，其作用取决于其对 RNA 加工或基因调控的影响[29]。通过外显子 / 基因组测序或定向捕获 – 再测序方法对大片 DNA 进行测序的结果需要复杂的生物信息学算法来对成千上万的变异进行分类，以确定哪些变异因测序质量差而被排除，哪些变异根据等位基因频率而被排除。选择压力降低了编码 DNA 和相关调节序列中有害的单碱基对替代的总体发生频率。将序列数据与大型人群数据库进行比较，以排除具有高等位基因频率的 SNV，并使用软件工具对剩余的 SNV 进行潜在致病效应的评估，这些软件工具可以检查核苷酸的保守性、假设或已报道的功能影响及与表型的相关性。变异的致病性通常采用美国医学遗传学会（American College of Medical Genetics，ACMG）的标准，分为良性、可能良性、未知意义的变异（VUS）、可能致病或致病[30]。影响基因表达和（或）功能的变异，如基因缺失、移码突变、剪接位点或截短突变等，极有可能会导致疾病的发生。另一方面，同义变异或常见的非同义变异很可能是良性的，而错义变异可能是致病的、良性的或意义不明的。没有致病性或可能致病的变异并不能自动排除遗传性疾病。一些遗传性肾脏疾病的病例可能是由基因中其他地方未被测序的遗传变异（如内含子和上游调控区）、基因内被算法错误地过滤掉的变异，或新的尚未被识别的基因中的变异所引起。

八、基因检测方法

（一）通过 PCR 技术聚焦基因检测

当已知 ESKD 的具体遗传原因是一个单核苷酸突变或小段缺失时，可以通过聚合酶链反应（polymerase chain reaction，PCR）测序来评估整个编码区或因果变异所在的具体外显子区，从而完成对家族遗传病或特定变异的筛查。然而，除了少数单基因例外（例如法布里病的 GLA 基因、胱氨酸病的 CTNS 基因），ESKD 患者中大多数类型的遗传性肾脏疾病是由许多基因中的某个基因引起的（如遗传性 FSGS）。

（二）通过二代测序进行广泛或全面的筛选

在基因检测可能发挥作用的大多数情况下，引起候选亲属受者 ESKD 的原因是未知的，或者特定的肾脏疾病可能是由几个基因引起的 [如非典型溶血性尿毒症（atypical hemolytic uremic syndrome，aHUS）、FSGS 等]，需要采取更广泛的方法来筛选肾脏疾病的遗传原因。通过被称为下一代测序（next-generation sequencing，NGS）或大规模平行测序（massively parallel sequencing，MPS）技术，对数百和数千个基因或全基因组进行快速、大规模、廉价的测序，使我们可以有能力以无偏倚的方式解析任何患者的 DNA，去找到引起患者 ESKD 的病因或可能病因。测试的方式包括筛选整个基因组的约 30 亿个碱基对（基因组测序）、仅测序编码蛋白质的外显子（外显子测序），或使用目标序列捕获测序技术对全部或部分肾脏基因外显子进行测序[31-35]。然而，当存在基因重复和长重复序列时，NGS 技术容易出错[36]，可能会降低其在检测多囊性肾病 1 基因（PKD1，ADPKD 的遗传病因之一）和黏蛋白 1 基因（MUC1，ADTKD 的遗传原因之一）内胞嘧啶重复序列中插入突变的敏感性。可能还需要其他技术，例如使用长片段 PCR 检测 PKD1，而毛细管测序可用于 MUC1 基因的检测[33, 36, 37]。

（三）拷贝数变异分析

许多基于 NGS 的检测服务将 CNV 分析纳入其生物信息学流水线，当患者患有未明确的肾病或者筛选诸如肝细胞核因子 1β 介导的肾病时，应该将该方法作为遗传筛查的一部分。含有 HNF1β 的 17q12 号染色体微缺失是一种引起后者常见的致病机制[33]。正交技术，如阵列染色体基因杂交（array chromosomal gene hybridization，aCGH）和多重连接探针扩增（multiplex ligation-dependent probe amplification，MLPA）也可用于识别 CNV 并补充基于 NGS 的检测方法的不足[38, 39]。

九、对活体捐献者进行个体疾病筛查

导致 ESKD 的单基因肾脏疾病有很多，不可能对每一种疾病都制订一个筛选策略。在本节中，我们将讨论了针对少数已知可导致 ESKD 的常见疾病的家庭成员中候选活体捐献者的筛选方法。表 8-1 还应包括一些其他疾病，但该列表并未包括所有疾病。图 8-1 列出了检测单基因疾病和肾脏疾病易感性状的简化方法。2017 年 KDIGO 指南建议，在仍不能确定捐献者候选人是否患有遗传性肾脏疾病及该疾病是否会导致肾衰竭的情况下，只有当候选捐献者候选对该疾病在可能在捐献后较晚出现捐献后 ESKD 风险知情之后，方可进行捐献 [16]。

（一）常染色体显性多囊性肾病

致病基因：PKD1、PKD2、GANAB。

1. 临床诊断

常染色体显性多囊性肾病（autosomal dominant polycystic kidney disease，ADPKD）是引起 ESKD 最常见的单基因病。ADPKD 表现为双侧增大的肾脏中有大量大小不等的囊肿。结合几代人中的阳性家族史，可以用超声、计算机断层扫描（CT）或磁共振成像（MRI）来确诊。

2. 拟表型

几乎所有发展为 ESKD 的 ADPKD 患者都有 PKD1 或 PKD2 的杂合性变异。大约 10% 的病例没有家族史，通常认为这是由于在 PKD1 或 PKD2 中出现了新发致病变异，或存在其他突变率更高的导致囊性肾脏疾病的新发变异，如糖尿病肾囊肿（HNF1B）。其他拟表型为 ADPKD 的疾病包括结节性硬化症（tuberous sclerosis，TSC2）、口面指综合征（orofacial digital syndrome，OFD1）、Hajdu-Cheney 综合征（Hajdu-Cheney syndrome，NOTCH2）、常染色体隐性多囊性肾病（polycystic kidney disease，PKHD1）和获得性囊性肾病 [28, 40]。DNAJB11 的变异是最近描述的一种常染色体显性囊性肾病的原因，患者肾脏会随着肾功能的下降而萎缩 [41]。如果影像学表现不典型，特别是无家族史的患者，应需要考虑多种引起多囊肾的拟表型，如果没有明显的综合征特征，基因检测可能是确诊的唯一途径。

3. 活体捐献者检测

正常的肾脏功能或正常的影像学检查并不能排除疾病。对于有一级亲属患有 ADPKD 的活体捐献者，改良的 Ravine 标准可用来排除 ADPKD[42]。由于 ADPKD 的外显率与年龄相关，正常肾脏超声的阴性预测值（negative predicted value，NPV）随年龄增长而增加。因此，在 15—29 岁、30—39 岁和＞40 岁的高危人群中，超声检查没有囊肿的 NPV 分别为 90.8%、98.3% 和 100%。最近，MRI 已被用作 ADPKD 的筛查工具。在一项单中心研究中，与高分辨率超声相比，使用 MRI 标准（即双肾囊肿总数≤ 5 个），在 16—40 岁的队列中识别和排除 ADPKD 的敏感性和阴性预测值均为 100%[43]。基于影像学 ADPKD 排除标准的局限性可以通过使用预测性基因检测来补充或克服，首先明确患病家庭成员的基因诊断，然后进行重点基因筛查以排除 ADPKD 捐献者候选人 [34, 44]。基因测试特别适用于年轻的候选活体捐献者、非典型疾病或只有一个人患病的情况。

表 8-1　活体捐献者中单基因疾病和肾脏疾病易感性状的检测方法 *

基因病	受累基因	表　型	遗传表型	能否接受亲属捐赠
常染色体显性遗传病				
ADPKD	PKD1、PKD2、GANAB	双侧囊性肾	DNAJB11、HNF1B、NOTCH2、OFD1、PKHD1、TSC2	如果排除疾病，可行捐献[a]
ADTKD	UMOD、MUC1、HNF1B、REN	正常大小至小型肾脏，无管型尿，+/-少量囊肿	DNAJB11，所有引起 JN 的遗传病因	如果基因筛查呈阴性，可行捐献[a]
Alport 综合征	COL4A3、COL4A4	局灶性或广泛性肾小球硬化	MYH9	如果基因筛查呈阴性，可行捐献[a]
TBMN	COL4A3、COL4A4	薄肾小球基底膜伴血尿		即使基因筛查呈阴性，也要谨慎对待有镜下血尿的候选供体
FSGS/SRNS	ACTN4、ANLN、ARHGAP24、CD2AP、CFI、COL4A3、COL4A4、E2F3、INF2、LMX1B、TRPC6、WT1	局灶节段性肾小球硬化和（或）糖皮质激素耐药性肾病综合征	CLCN5、FN1、PAX2	如果排除疾病，可行捐献[a]
非典型 HUS	CFH、CFB、CFI、C3、MCP、PLG、THBD	血栓性微血管病，+/-MAHA（微血管病性溶血性贫血）	ADAMTS13	即使基因筛查呈阴性，也要谨慎
常染色体隐性遗传病				
ARPKD	PKHD1	肾脏大，早期出现肾衰竭	PKD1、PKD2	如果基因筛查阴性或杂合子，可行捐献[b]
青少年型肾单位肾痨	AHI1、ATXN10、IQCB1、CEP290、GLIS2、INVS、NEK8、NPHP1、NPHP3、NPHP4、RPGRIP1L、TMEM67、TTC21B、WDR19、XPNPEP3	正常大小至小型肾脏，无管型尿	UMOD、MUC1、HNF1B、REN	如果基因筛查阴性或杂合子，可行捐献[b]
Alport 综合征	COL4A3、COL4A4	局灶性或广泛性肾小球硬化	MYH9	• 如果基因筛查阴性或杂合子，可行捐献[b] • 谨慎对待有镜下血尿供体

（续表）

基因病	受累基因	表　型	遗传表型	能否接受亲属捐赠
FSGS/SRNS	ADCK4、ALG1、ANKFY1、ARHGDIA、COQ6、CRB2、CUBN、DGKE、DHTKD1、DLC1、EMP2、FAT1、GAPVD1、ITGB4、LAMA5、LAMB2、MYO1E、NPHS2、NUP133、NUP160、NUP85、NUP107、NUP205、NUP93、PLCE1、PDSS2、PMM2、PTPRO、SCARB2、SGPL1、XPO5、ZMPSTE24	局灶节段性肾小球硬化和（或）类固醇耐药性肾病综合征	CLCN5、FN1、PAX2	• 如果基因筛查阴性或为杂合子，可行捐献 b • 慎用携带 NPHS2 R229Q 变异者
非典型 HUS	DGKE	血栓性微血管病或膜性增生性肾小球肾炎	CFH、CFB、CFI、C3、MCP、PLG、THBD	如果基因筛查阴性或为杂合子，可行捐献 b
X 染色体相关疾病				
Alport 综合征	COL4A5	局灶性或全身性肾小球硬化	MYH9	• 如果基因筛查阴性，可行捐献 a • 如果基因筛查阳性则为不可捐献，但年龄大于 50 岁的杂合子女性（无表型或最小表型）可谨慎选择
法布里病	GLA	肾活检发现斑马体、神经疾病、心脏受累		• 如果基因筛查阴性，可行捐献 a • 如果基因筛查阳性则不可捐献，但年龄大于 50 岁的杂合子女性（无表型或最小表型）可谨慎选择

*. 引自 Kuppachi 等 [58]

a. 需要在受影响的个体中确定因果变异

b. 需要在受影响的个体中确认两种因果变异

FSGS. 节段性肾小球硬化症；JN. 家族性少年型肾单位肾痨；MAHA. 家族性少年型肾单位肾痨；SRNS. 激素抵抗型肾病综合征

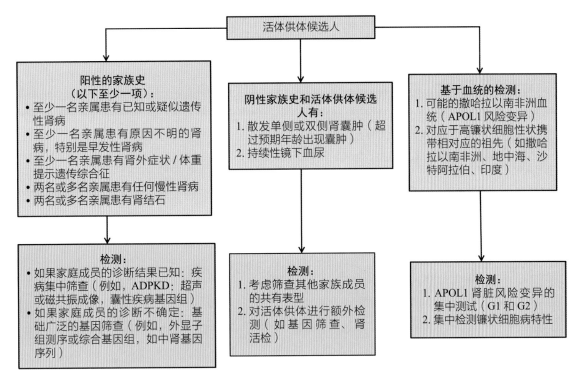

▲ 图 8-1　活体供体候选人单基因疾病和肾脏疾病易感性测试方法
ADPKD. 常染色体显性多囊性肾病；APOL1. 脂蛋白 L1

（二）常染色体显性的肾小管间质病

致病基因：UMOD、MUC1、HNF1B 和 REN。

1. 临床诊断

常染色体显性的肾小管间质病（autosomal dominant tubulointerstitial disease，ADTKD）的特点是肾脏功能逐渐衰退，无管型尿，尿蛋白极少，血压常为正常。尽管可以看到少量皮质或皮髓质区囊肿，超声影像通常是正常的，这也是其原名为髓质囊性肾病的原因，肾脏活检可见非特异性间质纤维化和肾小管萎缩。家族史很可能是阳性的，一些患者可能表现为青少年时发作痛风，免疫组化可见黏液蛋白 1 在肾小管内的瘀积，据此可诊断为 ADTKD–MUC1[45]。然而，在临床实践中依然需要通过基因检测来确诊。

2. 拟表型

肾单位肾痨（nephronophthisis，NPHP）是一种临床特征和影像学检查等与 ADTKD 非常相似的疾病。NPHP 是常染色体隐性遗传，同胞可能是唯一的受影响的个体。根据进展为 CKD/ESKD 的年龄，NPHP 被分为婴儿型、少年型和成人型。在疾病的后期，DNAJB11 介导的疾病可能表现为小管间质性疾病表型，肾脏正常或较小，很少或没有囊肿[41]。

3. 活体捐献者检测

正常的肾功能、尿液分析和影像学检查并不能排除活体捐献者存在该疾病。对患病家庭成员进行基因检测以查明病因，然后重点检测候选活体捐献者，是唯一可以明确候选活体捐献者是否存在 ADTKD 风险的方法。虽然 UMOD、HNF1B 和 REN 的测试广泛可行，但 MUC1 的测试只能通过 Broad 研究所提供 [37]。

（三）Alport 综合征

致病基因：COL4A3、COL4A4 和 COL4A5。

1. 临床诊断

Alport 综合征是一种以显微镜下血尿（偶尔为间歇性肉眼血尿）为始发症状的疾病，随后发展为进行性慢性肾病，伴有或不伴尿蛋白增加、感音神经性听力损失，以及色素性视网膜斑和（或）圆锥形晶状体等眼部症状 [46]。胶原蛋白 4α 链的异常导致肾小球基底膜的特征性病变，如电镜下的变薄、异常分层或分裂。光镜下的表现多变，包括局灶节段性或完全肾小球硬化。随着对 FSGS 和（或）激素抵抗性肾病综合征的基因筛查的广泛应用，在明显的散发性和肾局限性蛋白尿病例中发现了 COL4 变异。COL4 变异现在被认为是成人遗传性 FSGS 最常见的原因 [47, 48]，携带该基因的患者最好标记为携带有（非系统性）为 Alport 肾病或 4 型胶原蛋白肾病（非综合征）。COL4A5 变异引起的 X 连锁疾病最常见，患者多为男性，常发展为进行性 CKD/ESKD，而大多数杂合子女性只出现血尿，但约 15% 在 60 岁发展为 ESKD。遗传变异的性质可以影响到疾病的发展过程，半合子男性中出现的 COL4A5 的无效突变通常导致患者在 30 岁之前出现 ESKD。COL4A3 或 COL4 的同型或复合杂合变异引起的常染色体隐性疾病见于约 10% 的 Alport 综合征，通常在年轻时进展为 CKD 或 ESKD。常染色体的杂合携带者 Alport 变异体一般无症状，可能表现为镜下血尿和肾脏活检时肾小球基底膜变薄 [49]。本状态下薄基底膜病一般被认为是良性的，但即使在家族内部，其表现似乎也有差异，有些人发展为更晚期的 CKD 和 ESKD，与常染色体显性的 Alport 肾病表现一致。

2. 拟表型

Alport 肾病最常见的拟表型是 IgA 肾病，其特征性表现为镜下血尿或间歇性肉眼血尿，有些患者会发展为 CKD 和 ESKD。值得注意的是，一些 IgA 肾病患者也可能携带 COL4A3、COL4A4 或 COL4A5 的致病或可能致病的变异，如果不对其他家庭成员进行临床筛查并联合分离分析，可能很难区分 IgA 沉积与 COL4 风险变异对肾脏疾病程度的影响 [50]。MYH9 相关疾病，有时被称为 Epstein 或 Fechtner 综合征，表现为肾炎、听力损失、血小板减少和中性粒细胞包涵体，对于有肾脏疾病和血小板减少的患者也应考虑 [51]。

3. 候选活体捐献者检测

诊断 Alport 肾病的唯一方法是在有适当临床表现的患者中发现 COL4A3、COL4A4 或 COL4A5 的致病或可能致病的变异。确立 Alport 综合征或 Alport 肾病的遗传基础对于适当筛选家族性 Alport 基因变异的高危活体供体候选人是必要的。在 X 连锁的疾病中，除非基因变异是新产生的，患病男性的母亲必然是责任"携带者"。患病男性的所有女儿都是携带者，儿子均不携带致病基因。所有 X 连锁变异的"携带者"都有发展成显微镜下血尿之外肾脏疾病的风险。在常染色体隐性的 Alport 综合征中，父母双方都将是携带者，而兄弟姐妹可能继承 0、1 或 2 个致病变异。常染色体显性的 Alport 综合征患者（大约占 5% 的病例）均有一个 COL4A3 或 COL4A4 的突变。高危家族成员可以通过尿液镜检、尿白蛋白排泄量、估计 GFR 及听力测试和眼科检查进行筛查。然而，如果患病的人缺乏基因诊断，若检查结果正常则很难解释。在遗传性常染色体隐性 Alport 综合征中，没有临床或实验室疾病证据（包括显微镜下血尿）的杂合子携带者在咨询后可以捐献。在 X 连锁疾病中，没有拟表型的老年杂合子女性（如母亲）在接受咨询后也可以允许捐赠。在常染色体显性的 Alport 病或薄基底膜病中，一个 COL4A3 或 COL4A4 变异就足以导致疾病，应劝告携带家族变异的高危亲属不要捐献。

（四）遗传性 FSGS（包括弥漫性系膜硬化和类固醇抵抗性肾病综合征）

致病基因

- 原发性（肾小球基因）

  - 常 染 色 体 显 性 遗 传：ACTN4、ANLN、ARHGAP24、CD2AP、CFI、COL4A3、COL4A4、E2F3、INF2、LMX1B、TRPC6、WT1。

  - 常染色体隐性遗传：ADCK4、ALG1、ANKFY1、ARHGDIA、COQ6、CRB2、CUBN、DGKE、DHTKD1、DLC1、EMP2、FAT1、GAPVD1、ITGB4、LAMA5、LAMB2、MYO1E、NPHS2、NUP133、NUP160、NUP85、NUP107、NUP205、NUP93、PLCE1、PDSS2、PMM2、PTPRO、SCARB2、SGPL1、XPO5、ZMPSTE24。

  - X 连锁：COL4A5。

- 次要的（其他肾脏基因）：CLCN5、NPHP4、PAX2、TTCB12。

1. 临床诊断

FSGS 是一种肾小球疾病的组织学特征，之所以这样命名是因为一个或多个肾小球（即病灶）有典型的硬化表现，但并不总是累及肾小球簇的一部分（即节段）。FSGS 在临床上会表现为不同程度的蛋白尿，从无症状的亚肾病蛋白尿到完全的肾病综合征，有些会不同程度地发展为进展期 CKD 和终末期肾病（ESKD）。弥漫性系膜硬化症（diffuse mesangial sclerosis，DMS）具有遗传性，主要发生于儿童。它是另一种组织学疾病，可与 FSGS 重叠，并出现蛋白尿，肾病综合征。在 DMS 中，最初是系膜基质的增加，伴有足细胞的肥大，然后进展为肾小球硬化。出现肾病综合征的儿童通常首先给予大剂量的糖皮质激素治疗，只有那些对激素抵抗的儿童才通过肾脏活检或基因检测来进一步评估。一些抗类固醇的肾病综合征（steroid resistant nephrotic syndrome，SRNS）患者有弥漫性间质硬化，而其他患者则有 FSGS。患者越年轻，越可能存在 DMS、FSGS 和 SRNS 的遗传基础[52]。阳性家族史或存在综合征的特征等因素可能存在单基因引起的 FSGS 的可能性增加。FSGS 可以是原发性的（足细胞固有的）或继发于病毒感染、药物或对任何形式的肾小球数量减少（先天性或获得性）的反应。因此，FSGS 可能起源于数个足细胞基因中的某一个致病变异或者由影响肾小球基底膜（glomerular basement membrane，GBM）完整性的变异引起的一种单基因病。遗传性 FSGS 也可能是由导致肾脏发育缺陷或肾小管间质疾病的变异引起的，在这些情况下，FSGS 可能是对功能性单位减少的一种适应性反应。APOL1 基因的特定遗传变异可显著增加在高血压、HIV、镰状细胞病或狼疮性肾炎患者中发生 FSGS 和 ESKD 的风险，本章后面将在肾脏疾病风险变异部分中进行讨论。

2. 拟表型

遗传型 FSGS 和非遗传型 FSGS 之间的拟表型差别不大。因此，所有原发和继发性 FSGS 都是遗传性 FSGS 的拟表型。在一些 FSGS 患者中，可以很容易地确定 FSGS 的非遗传性原因（如 HIV 或双磷酸盐治疗），但在大多数情况下，有必要进行基因筛查以区分遗传性和获得性 FSGS。有时，常染色体显性遗传性纤维连接蛋白肾小球病可被误诊为 FSGS，因为纤维连接蛋白沉积物与 FSGS 的硬化性病变相似[53]。

3. 检测候选活体捐献者

与其他遗传性疾病一样，要对活体捐献者进行适当的筛查，首先必须确定影响家庭成员中 FSGS 的原因。除了少数具有明显的获得性 FSGS 临床或活检特征的患者外，FSGS 患者需要通过全面的基因筛查明确是否是单基因病。如果筛查患者的基因诊断结果呈阳性，则有利于在候选亲属活体捐献者中集中筛查家族性基因变异。基因筛查的阴性结果并不能排除疾病，但会大大降低其可能性，活体捐献者可以利用这一信息来评估捐献的长期风险[34]。

（五）非典型溶血尿毒综合征

致病基因：CFH、FI、FB、C3、MCP、THBD、PLG、DGKE。

1. 临床诊断

aHUS 的典型表现是血栓性微血管病（thrombotic microangiopathy，TMA）所致的急性肾损伤，同时伴有微血管病性溶血性贫血（microangiopathic hemolytic anemia，MAHA）的外周证据，其特点是裂片红细胞和血小板的减少，有时还伴有低水平的补体 C3[54, 55]。一些 aHUS 患者可能表现为进展期 CKD 或 ESKD，伴有或不伴有轻度的血小板减少或 MAHA 的其他特征，只有在肾脏活检提示慢性 TMA 特征时才会怀疑。在一部分 AHUS 患者中被发现补体 C3 及其调节基因补体因子 H（complement factor H，CFH）、膜辅助因子蛋白（membrane cofactor protein，MCP）、补体因子 I（factor I，CF I）和补体因子 B（factor B，CFB）的变异[56]。在其他患者中，aHUS 继发于抑制 CFH 功能的 CFH 自身抗体的变异，而在少数患者中，检测出影响凝血功能的相关基因的变异，如血栓调节蛋白（thrombomodulin，THBD）、磷脂酶 G（PLG）和二酰基甘油激酶 ε（diacylglycerol kinase epsilon，DGKE）[55, 57]。

2. 表型

至少表面上看，TMA 还有许多其他类似于 aHUS 的病因。这些病因包括血栓性血小板减少性紫癜（thrombotic thrombocytopenic purpura，TTP）、狼疮血管炎、抗磷脂抗体综合征、恶性高血压和硬皮病肾脏危象。如有必要，这些疾病需要通过适当的血清学、组织病理学和（或）遗传学检测与 aHUS 相鉴别。

3. 检测候选活体捐献者

对有提示性临床表现的候选移植受者应进行 aHUS 基因的遗传变异和 CFH 自身抗体的筛查，以确定 ESKD 的病因，决定是否需要进行终末补体阻断以防止疾病复发，并对其候选亲属活体捐献者进行适当的筛查。大多数而非全部带有 aHUS 基因变异的患者在手术、某些药物、妊娠 / 围产期，以及某些感染等诱发事件后发病，提示疾病发生需要第二次打击[54]。二次打击原理解释了存在的阴性家族史的存在典型原因。DGKe 肾病引起的 aHUS 是常染色体隐性遗传病，在婴儿期或儿童早期出现，而所有其他形式的 aHUS 是常染色体显性遗传，外显性有限，可在任何年龄段发病。在一些家族性病例中，对候选活体捐献者的正常检查和常规实验室检查不能排除其对 aHUS 的易感性。对移植候选人进行筛查，并确定有可能的基因变异，可以对候选亲属活体捐献者进行适当的筛选。由于对 aHUS 的发病机制并不完全了解，且并非所有受影响的患者都有可识别的变异，因此，有些人据此认为尽管筛查结果为阴性，向候选亲属活体捐献者咨询 aHUS 的未知风险是明智的[58]。

（六）法布里病

致病基因：GLA。

1. 临床诊断

法布里病（Fabry disease）是一种溶酶体储存疾病，由编码 α-GAL A 的 X 连锁基因 GLA 的功能缺失变异引起。在这种疾病中，异常的鞘糖脂积聚在一些细胞的溶酶体内，例如足细胞和肾脏及许多其他器官系统的血管内皮细胞中，包括皮肤、心脏、周围和中枢神经系统。典型的表现为肢端感觉减退、四肢神经性疼痛、非特异性胃肠道症状和（或）对炎热天气的不耐受，通常发病多年才能确诊。与男性总是患病不同，一些杂合子女性也有不同程度的病理表现，该病被认为是 X 连锁的，杂合子的表现程度不同[59]。男性患者表现为脐周或阴囊的血管角质瘤，裂隙灯检查可发现角膜涡状营养不良，或有 CKD 或 ESKD 的证据的患者的血浆或白细胞 α-GAL A 酶活性降低或缺失，可确诊为法布里病。肾脏活检时，在足细胞，有时在血管内皮细胞中出现片状包涵体（髓样体或斑马体），强烈提示法布里病。通过测定 α-GAL A 酶水平或筛查 GLA 基因的变异体可以确认该病。在女性中，正常的 α-GAL A 水平并不能排除疾病，对于有阳性症状、体征或实验室证据的患者，需要进行基因检测。

2. 拟表型

氯喹、羟氯喹和胺碘酮可引起蛋白尿肾病，其溶酶体斑马体与法布里病难以区分[60]。对于有药物接触史且血浆 α-GAL A 水平正常的患者，应考虑诊断为假性脂质体病。

3. 检测候选活体捐献者

一旦受影响的家庭成员的诊断被确定，并且 α-GAL A 水平有参考价值，就可以通过肾功能和 α-GAL A 水平或对家族性 GLA 基因变异的重点筛查来筛选出高危的男性候选捐献者。在无症状女性亲属中，正常的 α-GAl A 水平并不排除疾病，而基因筛查是必要的，可以更准确地确定法布里病的风险。

十、移植受者的无特征性肾脏疾病

虽然一些遗传性肾脏疾病如 ADPKD 在 CKD 患者中很少被遗漏，但还有许多其他遗传性肾脏疾病导致的 ESKD 未能在诊断时识别，导致在肾脏移植等待评估时可能还没有被发现。特别是在成人中，忽略了单基因肾脏疾病的原因是多方面的。这包括家族史缺乏、缺乏影像学检查或影像学检查正常，没有特征或未能识别肾外综合征的特征，以及肾脏活检未能诊断，尤其是在肾脏病的晚期活检，非特异性的肾小球硬化和间质性坏死可能会掩盖疾病的原始形式。在一个 45 岁以上的 ESKD 患者的大队列中，外显子组测序可发现 9% 的原因不明的 ESKD 患者、10% 的肾小球病患者和 60% 的先天性或囊性肾病患者的遗传基因，表明有相当数量的单基因疾病没有得到诊断[31]。此外，用外显子组测序或有针对性的综合肾脏基因组（如 KidneySeq™）进行无偏见检测表明，即便怀疑有遗传性疾病，确定的致病基因也不一定与受影响患者的表型相符[31, 33]。事实上，超过一半的 UMOD 介导的肾脏疾病患者没有肾小管间质表型[31]。当移植候选人的一级亲属作为候选活体捐献者评估时，除非受体有明确的非遗传性肾病原因，否则应强烈考虑对受体和相关活体捐献人进行广泛的基因检测[34]。

十一、肾脏疾病风险变异体：APOL1 肾脏风险变异和镰刀型细胞性状

除了单基因肾脏疾病外，已知至少有两种遗传性状会增加 CKD 的风险。在大约 13% 的非裔美国人中存在两种的 APOL1 肾脏风险变异体（G1 或 G2），并被证明会大大增加患有高血压、HIV 感染、系统性红斑狼疮和镰状细胞疾病的非裔美国人中的 ESKD 风险[61-63]。在一项大型基于非裔美国人人群的队列研究中（REasons for geographic and racial differences in stroke，REGARDS）中，存在两个 APOL1 肾脏风险变异可以使 ESKD 的风险增加约 1.8 倍[64]。在最近一项关于活体捐献者的小型研究中，平均随访 12 年，发现两个 APOL1 肾脏风险变异的存在与捐赠后每年 eGFR 下降速度较快有关；其中有两个捐献者最终发展为 ESKD，他们都携带 APOL1 高风险基因型[10]。镰刀型细胞遗传（sickle cell trait，SCT）被定义为存在一个镰刀型血红蛋白基因的变异体，存在于 8% 的非裔美国人，并与患终末期肾病的风险增加有关，在大型 REGARDS 队列中与 ESKD 的风险增加有关，aHR 为 2[64]。

（一）APOL1 基因的鉴定

包括非裔美国人在内的近代非洲血统人群（people of recent African ancestry，PRAA）患 ESKD 的风险增加[3, 65-68]。为了寻找并解释这种差异遗传变异体，发现了 22q12 区域 APOL1 基因是其关键因素，而更多的基因检测结果确定了 G1 和 G2 基因型是与 ESKD 密切相关的变异体[61, 69]。这些风险变异体位于 APOL1 基因的 3′ 端；G1 是指处于连锁不平衡中的 rs73885319 非同义编码变异（Ser342Gly 和 Ile384Met），G2 是指 rs71785313 两个氨基酸缺失（delAsn388/Tyr389）。大约 13% 的 PRAA 拥有高风险基因型（G1/G1、G1/G2 或 G2/G2），这些风险变异在 ESKD 病例的一级亲属中集中（23%）[70]。

（二）APOL1 风险变异体的分布

在撒哈拉以南非洲人群中，G1 和 G2 变异频率上升可能是通过环境的自然选择作用出现的。这些变异体似乎对非洲锥虫有保护作用，这些寄生虫由舌蝇（流行于撒哈拉以南非洲）传播，是非洲昏睡病或锥虫病的元凶[71]。因此，APOL1 肾脏风险变异仅见于 PRAA，包括来自非洲的个体和最近在新世

界的混血儿，如非裔美国人、加勒比黑人和非裔拉美人[72,73]。

（三）APOL1 肾脏风险变异、ESKD 和 CKD 之间的关系

APOL1 肾脏风险变异体与 CKD/ESKD 之间的遗传关系已在多项研究中得到独立重复。最初的研究报道称，APOL1 肾脏风险变异体和 MYH9 单倍型与 ESKD 之间有很强的关联；然而，考虑 APOL1 的影响后，ESKD 和 MYH9 之间的关联不再显著[61]。两个拷贝的 APOL1 肾脏风险变异体与 FSGS 和高血压引起的 ESKD 密切相关，OR 分别为 10.5（95%CI 6.0～18.4）和 7.3（95%CI 5.6～9.5）[61]。随后的研究表明，APOL1 肾脏风险变异除了在 ESKD 患者的一级亲属中富集外，还与 CKD 有关，CKD 被定义为 eGFR ＜ 60ml/（min·1.73m²）或白蛋白与肌酐比值＞ 30mg/g[70]。在纵向队列中也描述了 APOL1 高危基因型与肾脏疾病发病率增加、病情进展加快，以及开始透析时年龄较小的关系[62,74-78]。在一些研究中，与那些接受不携带任何风险变异体或只携带一种风险变异体的肾脏的人相比，接受具有两种 APOL1 风险变异的死亡供肾受者的肾移植存活时间较短[79-82]。

（四）APOL1 和二次打击假说

非裔美国人中 APOL1 高危基因型（G1/G1、G1/G2 或 G2/G2）的频率约为 13%。然而，并非所有携带高危基因型（2 个风险变异体）的个体都会发生 CKD 或 ESKD。尽管在复杂性状的遗传关联研究史上，一些最强的效应大小是通过 APOL1 观察到的，但这些关联往往是在存在环境因素的情况下检测到的，即二次打击。例如 APOL1 与 HIV 相关的肾病（HIVAN）之间的关联的 OR 为 29（95%CI 13～68）[83]。报道的 APOL1、ESKD 和严重狼疮性肾炎之间的关联 OR 在 5.4（95%CI 2.4～14.1）和 2.72（95%CI 1.76～4.19）[84,85]。已经提出了包括病毒的几个潜在的二次打击因素。越来越多的证据表明，治疗性干扰素可能导致携带两种 APOL1 风险变异体的个体发生 FSGS[86]。研究表明，APOL1 风险变异体激活蛋白激酶 R，这可能提供了这些变异体损害足细胞的机制[87]。我们曾报道，在携带两种 APOL1 风险变异体的个体中，JC 多瘤病毒似乎能对 CKD 提供保护[88-91]。

（五）镰刀型细胞性状

SCT 是世界上最常见的遗传性血液病之一。与 APOL1 一样，SCT 频率的上升是由于环境压力下的正向选择。已经观察到 SCT 的存在与疟疾之间存在反比关系[92-94]。SCT 出现的人群更广泛。除了 PRAA 外，这些变异在南美洲、加勒比海、中美洲、沙特阿拉伯、印度、土耳其、希腊和意大利的个体中出现的频率更高[95]。尽管镰状血球基因变异（镰状细胞性贫血）的纯合子可以有严重的肾脏表现，从白蛋白尿到 ESKD 和肾髓质癌，但对于那些具有杂合子特征（heterozygous trait，SCT）的人来说，肾脏的影响相对较轻[96-100]。来自 5 个大型 NHLBI 队列——社区动脉硬化风险研究（Atherosclerosis Risk in Communities Study，ARIC）、杰克逊心脏研究（Jackson Heart Study，JHS）、年轻成人冠状动脉风险发展（Coronary Artery Risk Development in Young Adults，CARDIA）、动脉硬化多种族研究（Multi-Ethnic Study of Atherosclerosis，MESA）和妇女健康倡议（Women's Health Initiative，WHI）的汇总数据表明，SCT 的存在与 CKD 的风险增加有关，eGFR 下降幅度更大，蛋白尿的发生率更高[101]。在另一

项来自单一医疗系统的研究中，非裔美国人发生 CKD 第 3 阶段的风险（aHR= 1.25；95%CI：1.05 ： 1.51）因 SCT 的存在而增加[102]。患有 SCT 的西班牙裔人群中也出现了较低的 eGFR 水平[103]。

（六）镰刀型细胞性状在活体捐献和活体肾移植中的作用

在移植机会有限的人群中，SCT 特性更为普遍，而关于移植结果的数据却很少。20 世纪 70 年代的一项研究报道了少数 SCT 患者接受肾移植的经验，表明受者和移植物的存活率与那些没有接受肾移植的 SCT 患者相当[104]。目前还没有关于肾脏捐献后活体供者自身肾脏结局的数据，也不清楚肾脏切除是否会改变捐赠后 CKD 的发生率或进展情况。各个中心对候选活体捐献者进行 SCT 筛查的做法各不相同。在对 137 个中心进行的调查中，113 个中心（83%）没有对捐献者进行镰刀型特质筛查的政策，105 个中心中只有 39 个报道排除了有 SCT 的捐献者[105]。

（七）APOL1 在活体捐献和活体肾脏移植中的作用

APOL1 基因分型在评估和选择近代非洲血统的活体肾脏供者方面存在相当大的不确定性。案例报告显示，从具有两个 APOL1 风险变异的活体供体捐献肾脏，可导致受体早期移植失败的 FSGS 发生，以及以前健康的供体捐赠后 ESKD 发生[11, 106]。Doshi 等报道了在 136 名活体捐献者（19 人有两种 APOL1 风险变异）的队列研究中，高风险 APOL1 基因型与较快的 eGFR 下降有关。在捐献后中位数 11.3 年的随访中，有 APOL1 高风险基因型的人中有 15.2% 发展为晚期 CKD[eGFR < 45ml/（min·1.73m^2）]，而有低风险基因型（0 或 1 个风险等位基因）的人中只有 3.5%。在 19 名具有 APOL1 高危基因型的先前健康活体捐献者中，有两名（11%）发展为 ESKD[10]。该研究的规模小、回顾性强，给该领域留下了持续的争议[89, 107]。一些移植中心在评估近代非洲血统的活体捐献者时经常进行 APOL1 基因分型，并在捐献者选择和咨询过程中使用这一信息[108]。2017 年 KDIGO 活体捐赠指南建议，可向有撒哈拉以南非洲祖先的活体捐献者提供 APOL1 基因分型，并应告知候选活体捐献者，拥有两个 APOL1 风险变异会增加终身肾衰竭风险，但目前无法量化受影响个体在捐赠后的精确肾衰竭风险[16]。确定 APOL1 肾脏风险变异或 SCT 是否会明显增加捐赠后 ESKD 的风险，需要等待更大规模的前瞻性多中心研究，如美国全国 APOL1 长期肾移植结果网络（APOLLO，NCT03615235）和活体捐献者延长时间（Living Donor Extended Time，LETO）研究[109]。

（八）镰状细胞与 APOL1 之间的相互作用

已经有一些研究来评估 APOL1 风险变量对镰状细胞病肾病的作用；然而结果好坏参半。虽然一项研究没有发现相关性，在另一项研究中，在对多重测试进行校正后，这种相关性没有达到统计学意义，但第 3 项研究报告说，在 152 名镰状细胞疾病患者中，载脂蛋白 1 与其具有显著的相关性[110-112]。在 REGARDS 队列中进行的类似分析发现，SCT 和 APOL1 对 ESKD 的风险没有相互影响，尽管血红蛋白 C 性状和 APOL1 高肾脏基因型的共同遗传似乎会增加流行性 CKD 的风险[64]。这显然是一个需要更多研究的领域[64]。

（九）推荐检测 APOL1 和镰状细胞性状作为活体供体候选的标准

遗传单拷贝数镰刀基因（SCT）和两个拷贝数的 APOL1 风险变异都被认为是 CKD/ESKD 的风险因素，适当血统的活体捐献者应被告知这些遗传变异对未来肾脏疾病的影响（图 8-1）。在过去的几十年里，SCT 筛查已经成为美国常规新生儿评估的一部分，许多受影响的捐献者候选人可能已经知道他们的诊断。对于其他人来说，诊断 SCT 最容易通过血红蛋白电泳、等电聚焦或基因检测来完成。APOL1 风险变异的筛查可通过 PCR 和 Sanger 测序完成，而目前在一些实验室还可以进行 CLIA 批准的测试。如果活体捐献者通过了最初的筛选测试，并继续对捐献感兴趣，那么应该对那些有潜在风险的人进行两种遗传特征的测试。如果患者有 2 个 APOL1 风险变异，那么其他风险因素的存在与否应被纳入整体风险分层，而关于捐献者候选资格的最终决定最好是在尊重捐献者自主权的情况下共同决定。

十二、肾脏遗传学诊所的作用

我们估计，有相当数量的移植候选人在被转介到移植中心之前，没有对其肾脏疾病的原因进行仔细的评估。约有 1/3 的糖尿病患者被认为患有糖尿病肾病，以及相同数量的高血压肾病患者似乎有不同的肾脏疾病原因[113-115]。此外，已经确定的是，由透析中心用来证明需要 ESKD 护理的 CMS ESKD 记录表 2728 中，有 57% 的患者没有列出 ESKD 的原因，还有相当一部分患者的原因被错误分类[116, 117]。一旦患者到了移植中心，重新评估 ESKD 的原因可能是一个挑战，尤其是考虑有生物关系的活体供者候选人时变得特别重要。如果当地有条件，肾脏遗传学诊所配备了遗传咨询师和具有肾脏遗传病专业知识的医生，可以确定是否需要进行额外的测试，改善各种肾脏疾病的诊断，并提供遗传咨询和筛选有风险的相关活体捐献者候选人[118-120]。

十三、结论

虽然目前活体捐献者评估的筛选方法包括排除某些单基因疾病的标准，如 ADPKD 的高危人群，但对于许多其他遗传性肾脏疾病，除了通过基因筛查确认受影响家庭成员，然后对相关活体捐献者候选人进行重点基因评估外，并没有明确有效的筛选标准来排除捐献者的家族性疾病。当某些表型的遗传基础存在相当大的基因位点的异质性，或 ESKD 的病因不明时，广泛的无偏见的筛选技术，如外显子组测序或全肾脏基因组测序（如 KidneySeq™）提供了提高诊断准确性的潜力，尽管这不可避免地增加识别未知意义的变异，提高了由于不确定性而排除供体的可能性。然而，为了谨慎起见，对于任何与已知的单基因肾脏疾病患者有生物关系的捐献者候选人，或者受影响的家庭成员的 ESKD 原因不明的情况下，特别是如果有一个以上的家庭成员受影响，应该考虑对捐献者进行基因筛查。此外，现在已经知道晚期 CKD 的两个主要遗传特征（SCT 和 APOL1 肾脏风险变异），来自易感血统群体的活体捐献者应该选择检测这些特征，以更好地评估他们未来的肾脏疾病风险。

参考文献

[1] Merrill JP, Murray JE, Harrison JH, Guild WR. Successful homotransplantation of the human kidney between identical twins. JAMA. 1956;160(4):277–82. https://doi.org/10.1001/jama.1956.02960390027008.

[2] In memoriam: Ronald Lee Herrick. Available at: https://www.findagrave.com/memorial/63560713. Accessed: 7 Sept 2020.

[3] Muzaale AD, Massie AB, Wang M, et al. Risk of end-stage renal disease following live kidney donation. JAMA. 2014;311(6):579–86. https://doi.org/10.1001/jama.2013.285141.

[4] Mjøen G, Hallan S, Hartmann A, Foss A, Midtvedt K, Øyen O, et al. Long-term risks for kidney donors. Kidney Int. 2014;86(1):162–7. https://doi.org/10.1038/ki.2013.460.

[5] Matas AJ, Berglund DM, Vock DM, Ibrahim HN. Causes and timing of end-stage renal disease after living kidney donation. Am J Transplant. 2018;18(5):1140–50. https://doi.org/10.1111/ajt.14671.

[6] Wainright JL, Robinson AM, Wilk AR, Klassen DK, Cherikh WS, Stewart DE. Risk of ESKD in prior living kidney donors. Am J Transplant. 2018;18(5):1129–39. https://doi.org/10.1111/ajt.14678.

[7] Massie AB, Muzaale AD, Luo X, Chow EKH, Locke JE, Nguyen AQ, et al. Quantifying postdonation risk of ESKD in living kidney donors. J Am Soc Nephrol. 2017;28(9):2749–55. https://doi.org/10.1681/asn.2016101084.

[8] Muzaale AD, Massie AB, Al Ammary F, Henderson ML, Purnell TS, Holscher CM, et al. Donor-recipient relationship and risk of ESKD in live kidney donors of varied racial groups. Am J Kidney Dis. 2020;75:333–41. https://doi.org/10.1053/j.ajkd.2019.08.020.

[9] Winn MP, Alkhunaizi AM, Bennett WM, Garber RL, Howell DN, Butterly DW, et al. Focal segmental glomerulosclerosis: a need for caution in live-related renal transplantation. Am J Kidney Dis. 1999;33(5):970–4. https://doi.org/10.1016/S0272-6386(99)70435-X.

[10] Doshi MD, Ortigosa-Goggins M, Garg AX, Li L, Poggio ED, Winkler CA, et al. APOL1 genotype and renal function of black living donors. J Am Soc Nephrol. 2018;29(4):1309–16. https://doi.org/10.1681/asn.2017060658.

[11] Lentine KL, Mannon RB. Apolipoprotein L1: role in the evaluation of kidney transplant donors. Curr Opin Nephrol Hypertens. 2020;29(6):645–55. https://doi.org/10.1097/MNH.0000000000000653.

[12] Axelrod DA, Schnitzler MA, Xiao H, Irish W, Tuttle-Newhall E, Chang SH, et al. An economic assessment of contemporary kidney transplant practice. Am J Transplant. 2018;18(5):1168–76. https://doi.org/10.1111/ajt.14702.

[13] Organ Procurement and Transplantation Network (OPTN) National Data. Available at: https://optn.transplant.hrsa.gov/data/view-data-reports/national-data/#. Accessed: 7 Sept 2020.

[14] Muzaale AD, Massie AB, Kucirka LM, Luo X, Kumar K, Brown RS, et al. Outcomes of live kidney donors who develop end-stage renal disease. Transplantation. 2016;100(6):1306–12. https://doi.org/10.1097/TP.0000000000000920.

[15] Grams ME, Chow EK, Segev DL, Coresh J. Lifetime incidence of CKD stages 3–5 in the United States. Am J Kidney Dis. 2013;62(2):245–52. https://doi.org/10.1053/j.ajkd.2013.03.009.

[16] Lentine KL, Kasiske BL, Levey AS, Adams PL, Alberu J, Bakr MA, et al. KDIGO clinical practice guideline on the evaluation and care of living kidney donors. Transplantation. 2017;101(8S Suppl 1):S1–S109. https://doi.org/10.1097/TP.0000000000001769.

[17] Hsu CY, Iribarren C, McCulloch CE, Darbinian J, Go AS. Risk factors for end-stage renal disease: 25-year follow-up. Arch Intern Med. 2009;169(4):342–50. https://doi.org/10.1001/archinternmed.2008.605.

[18] Vivante A, Afek A, Frenkel-Nir Y, Tzur D, Farfel A, Golan E, et al. Persistent asymptomatic isolated microscopic hematuria in Israeli adolescents and young adults and risk for end-stage renal disease. JAMA. 2011;306(7):729–36. https://doi.org/10.1001/jama.2011.1141.

[19] El-Zoghby ZM, Lieske JC, Foley RN, Bergstralh EJ, Li X, Melton LJ, et al. Urolithiasis and the risk of ESKD. Clin J Am Soc Nephrol. 2012;7(9):1409–15. https://doi.org/10.2215/cjn.03210312.

[20] Ruggajo P, Skrunes R, Svarstad E, Skjaerven R, Reisaether AV, Vikse BE. Familial factors, low birth weight, and development of ESKD: a nationwide registry study. Am J Kidney Dis. 2016;67(4):601–8. https://doi.org/10.1053/j.ajkd.2015.11.015.

[21] Locke JE, Reed RD, Massie A, MacLennan PA, Sawinski D, Kumar V, et al. Obesity increases the risk of end-stage renal disease among living kidney donors. Kidney Int. 2017;91(3):699–703. https://doi.org/10.1016/j.kint.2016.10.014.

[22] Veitia RA, Caburet S, Birchler JA. Mechanisms of Mendelian dominance. Clin Genet. 2018;93(3):419–28. https://doi.org/10.1111/cge.13107.

[23] Katsanis N, Ansley SJ, Badano JL, Eichers ER, Lewis RA, Hoskins BE, et al. Triallelic inheritance in Bardet-Biedl syndrome, a Mendelian recessive disorder. Science. 2001;293(5538):2256–9. https://doi.org/10.1126/science.1063525.

[24] Sanna-Cherchi S, Kiryluk K, Burgess Katelyn E, Bodria M, Sampson Matthew G, Hadley D, et al. Copy-number disorders are a common cause of congenital kidney malformations. Am J Hum Genet. 2012;91(6):987–97. https://doi.org/10.1016/j.ajhg.2012.10.007.

[25] Snoek R, van Setten J, Keating BJ, Israni AK, Jacobson PA, Oetting WS, et al. NPHP1 (Nephrocystin-1) gene deletions cause adult-onset ESKD. J Am Soc Nephrol. 2018;29(6):1772–9. https://doi.org/10.1681/asn.2017111200.

[26] Hildebrandt F. Genetic kidney diseases. Lancet. 2010;375(9722):1287–95. https://doi.org/10.1016/S0140-6736(10)60236-X.

[27] Stokman M, Lilien M, Knoers N. Nephronophthisis. In: GeneReviews [internet]. Seattle: University of Washington; 2016, 1993–2017. Available at: https://www.ncbi.nlm.nih.gov/books/NBK368475/.

[28] Armstrong ME, Thomas CP. Diagnosis of monogenic chronic kidney diseases. Curr Opin Nephrol Hypertens. 2019;28(2):183–94. https://doi.org/10.1097/MNH.0000000000000486.

[29] Spencer DH, Zhang B, Pfeifer J. Chapter 8 - Single nucleotide variant detection using next generation sequencing. In: Kulkarni S, Pfeifer J, editors. Clinical genomics. Boston: Academic Press; 2015. p. 109–27.

[30] Richards S, Aziz N, Bale S, Bick D, Das S, Gastier-Foster J, et al. Standards and guidelines for the interpretation of sequence variants: a joint consensus recommendation of the American College of Medical Genetics and Genomics and the Association for Molecular Pathology. Genet Med. 2015;17(5):405–23. https://doi.org/10.1038/gim.2015.30.

[31] Groopman EE, Marasa M, Cameron-Christie S, Petrovski S, Aggarwal VS, Milo-Rasouly H, et al. Diagnostic utility of exome sequencing for kidney disease. N Engl J Med. 2019;380(2):142–51. https://doi.org/10.1056/NEJMoa1806891.

[32] Mallett AJ, McCarthy HJ, Ho G, Holman K, Farnsworth E, Patel C, et al. Massively parallel sequencing and targeted exomes in familial kidney disease can diagnose underlying genetic disorders. Kidney Int. 2017;92(6):1493–506. https://doi.org/10.1016/j.kint.2017.06.013.

[33] Mansilla M, Sompallae R, Nishimura C, Kwitek A, Kimble M, Freese M, et al. Targeted broad-based genetic testing by next generation sequencing informs diagnosis and facilitates management in patients with kidney diseases. Nephrol Dial Transplant. 2019;34. https://doi.org/10.1093/ndt/gfz173.

[34] Thomas CP, Mansilla MA, Sompallae R, Mason SO, Nishimura CJ, Kimble MJ, et al. Screening of living kidney donors for genetic diseases using a comprehensive genetic testing strategy. Am J Transplant. 2017;17(2):401–10. https://doi.org/10.1111/ajt.13970.

[35] Mallawaarachchi AC, Hort Y, Cowley MJ, McCabe MJ, Minoche A, Dinger ME, et al. Wholegenome sequencing overcomes pseudogene homology to diagnose autosomal dominant polycystic kidney disease. Eur J Hum Genet. 2016;24(11):1584–90. https://doi.org/10.1111/ajt.13970.

[36] Alkan C, Sajjadian S, Eichler EE. Limitations of next-generation genome sequence assembly. Nat Methods. 2011;8(1):61–5. https://doi.org/10.1038/nmeth.1527.

[37] Kirby A, Gnirke A, Jaffe DB, Baresova V, Pochet N, Blumenstiel B, et al. Mutations causing medullary cystic kidney disease type 1 lie in a large VNTR in MUC1 missed by massively parallel sequencing. Nat Genet. 2013;45(3):299–303. https://doi.org/10.1038/ng.2543.

[38] Zhang C, Cerveira E, Romanovitch M, Zhu Q. Array-based comparative genomic hybridization (aCGH). Methods Mol Biol. 2017;1541:167–79. https://doi.org/10.1007/978-1-4939-6703-2_15.

[39] Perne A, Zhang X, Lehmann L, Groth M, Stuber F, Book M. Comparison of multiplex ligation-dependent probe amplification and real-time PCR accuracy for gene copy number quantification using the beta-defensin locus. Biotechniques. 2009;47(6):1023–8. https://doi.org/10.2144/000113300.

[40] Alves M, Fonseca T, de Almeida EAF. Differential diagnosis of autosomal dominant polycystic kidney disease. Brisbane: Codon Publications; 2015.

[41] Cornec-Le Gall E, Olson RJ, Besse W, Heyer CM, Gainullin VG, Smith JM, et al. Monoallelic mutations to DNAJB11 cause atypical autosomal-dominant polycystic kidney disease. Am J Hum Genet. 2018;102(5):832–44. https://doi.org/10.1016/j.ajhg.2018.03.013.

[42] Pei Y, Obaji J, Dupuis A, Paterson AD, Magistroni R, Dicks E, et al. Unified criteria for ultrasonographic diagnosis of ADPKD. J Am Soc Nephrol. 2009;20(1):205–12. https://doi.org/10.1681/asn.2008050507.

[43] Pei Y, Hwang Y-H, Conklin J, Sundsbak JL, Heyer CM, Chan W, et al. Imaging-based diagnosis of autosomal dominant polycystic kidney disease. J Am Soc Nephrol. 2015;26(3):746–53. https://doi.org/10.1681/asn.2014030297.

[44] Simms RJ, Travis DL, Durkie M, Wilson G, Dalton A, Ong AC. Genetic testing in the assessment of living related kidney donors at risk of autosomal dominant polycystic kidney disease. Transplantation. 2015;99(5):1023–9. https://doi.org/10.1097/tp.0000000000000466.

[45] Živná M, Kidd K, Přistoupilová A, Barešová V, DeFelice M, Blumenstiel B, et al. Noninvasive immunohistochemical diagnosis and novel MUC1 mutations causing autosomal dominant tubulointerstitial kidney disease. J Am Soc Nephrol. 2018;29(9):2418–31. https://doi.org/10.1681/asn.2018020180.

[46] Savige J, Ariani F, Mari F, Bruttini M, Renieri A, Gross O, et al. Expert consensus guidelines for the genetic diagnosis of Alport syndrome. Pediatr Nephrol. 2019;34:1175–89. https://doi. org/10.1681/asn.2018020180.

[47] Gast C, Pengelly RJ, Lyon M, Bunyan DJ, Seaby EG, Graham N, et al. Collagen (COL4A) mutations are the most frequent mutations underlying adult focal segmental glomerulosclerosis. Nephrol Dial Transplant. 2016;31:961–70. https://doi.org/10.1093/ndt/gfv325.

[48] Malone AF, Phelan PJ, Hall G, Cetincelik U, Homstad A, Alonso AS, et al. Rare hereditary COL4A3/COL4A4 variants may be mistaken for familial focal segmental glomerulosclerosis. Kidney Int. 2014;86(6):1253–9. https:// doi.org/10.1038/ki.2014.305.

[49] Kashtan CE. Alport syndrome and thin basement membrane nephropathy. In: Adam MP, Ardinger HH, Pagon RA, Wallace SE, Bean LJH, Stephens K, et al., editors. GeneReviews(R). Seattle: University of Washington; 1993.

[50] Stapleton CP, Kennedy C, Fennelly NK, Murray SL, Connaughton DM, Dorman AM, et al. An exome sequencing study of 10 families with IgA nephropathy. Nephron. 2020;144(2):72–83. https://doi.org/10.1159/000503564.

[51] Tabizadeh N, Fleury D, Labatut D, Bridoux F, Lionet A, Jourde-Chiche N, et al. MYH9-related disorders display heterogeneous kidney involvement and outcome. Clin Kidney J. 2019;12(4):494–502. https://doi.org/10.1093/ckj/sfy117.

[52] Sadowski CE, Lovric S, Ashraf S, Pabst WL, Gee HY, Kohl S, et al. A single-gene cause in 29.5% of cases of steroid-resistant nephrotic syndrome. J Am Soc Nephrol. 2015;26(6):1279–89. https://doi.org/10.1681/asn.2014050489.

[53] Strom EH, Banfi G, Krapf R, Abt AB, Mazzucco G, Monga G, et al. Glomerulopathy associated with predominant fibronectin deposits: a newly recognized hereditary disease. Kidney Int. 1995;48(1):163–70. https://doi.org/10.1038/ki.1995.280.

[54] Nester CM, Thomas CP. Atypical hemolytic uremic syndrome: what is it, how is it diagnosed, and how is it treated? Hematology Am Soc Hematol Educ Program. 2012;2012:617–25. https://doi.org/10.1182/asheducation-2012.1.617.

[55] Goodship THJ, Cook HT, Fakhouri F, Fervenza FC, Frémeaux-Bacchi V, Kavanagh D, et al. Atypical hemolytic uremic syndrome and C3 glomerulopathy: conclusions from a "Kidney Disease: Improving Global Outcomes" (KDIGO) controversies conference. Kidney Int. 2017;91(3):539–51. https://doi.org/10.1016/j.kint.2016.10.005.

[56] Nester CM, Barbour T, de Cordoba SR, Dragon-Durey MA, Fremeaux-Bacchi V, Goodship THJ, et al. Atypical aHUS: state of the art. Mol Immunol. 2015;67(1):31–42. https:// doi. org/10.1016/j.molimm.2015.03.246.

[57] Bu F, Zhang Y, Wang K, Borsa NG, Jones MB, Taylor AO, et al. Genetic analysis of 400 patients refines understanding and implicates a new gene in atypical hemolytic uremic syndrome. J Am Soc Nephrol. 2018;29:2809–19. https://doi. org/10.1681/asn.2018070759.

[58] Kuppachi S, Smith RJH, Thomas CP. Evaluation of genetic renal diseases in potential living kidney donors. Curr Transplant Rep. 2015;2(1):1–14. https://doi.org/10.1007/s40472-014-0042-5.

[59] Germain DP. In: Mehta A, Beck M, Sunder-Plassmann G, editors. General aspects of X-linked diseases. Oxford: Oxford PharmaGenesis; 2006.

[60] Bracamonte ER, Kowalewska J, Starr J, Gitomer J, Alpers CE. Iatrogenic phospholipidosis mimicking Fabry disease. Am J Kidney Dis. 2006;48(5):844–50. https://doi. org/10.1053/j. ajkd.2006.05.034.

[61] Genovese G, Friedman DJ, Ross MD, Lecordier L, Uzureau P, Freedman BI, et al. Association of trypanolytic ApoL1 variants with kidney disease in African-Americans. Science (New York, NY). 2010;329(5993):841–5. https://doi.org/10.1126/science.1193032.

[62] Parsa A, Kao WH, Xie D, Astor BC, Li M, Hsu CY, et al. APOL1 risk variants, race, and progression of chronic kidney disease. N Engl J Med. 2013;369(23):2183–96. https://doi. org/10.1056/NEJMoa1310345.

[63] Kruzel-Davila E, Wasser WG, Aviram S, Skorecki K. APOL1 nephropathy: from gene to mechanisms of kidney injury. Nephrol Dial Transplant. 2016;31(3):349–58. https:// doi. org/10.1093/ndt/gfu391.

[64] Naik RP, Irvin MR, Judd S, Gutiérrez OM, Zakai NA, Derebail VK, et al. Sickle cell trait and the risk of ESKD in blacks. J Am Soc Nephrol. 2017;28(7):2180–7. https://doi. org/10.1681/ASN.2016101086.

[65] Lentine KL, Schnitzler MA, Xiao H, Saab G, Salvalaggio PR, Axelrod D, et al. Racial variation in medical outcomes among living kidney donors. N Engl J Med. 2010;363(8):724–32.https://doi.org/10.1056/NEJMoa1000950.

[66] Lentine KL, Segev DL. Health outcomes among non-Caucasian living kidney donors: knowns and unknowns. Transpl Int. 2013;26(9):853–64. https://doi.org/10.1111/tri.12088.

[67] Lentine KL, Schnitzler MA, Garg AX, Xiao H, Axelrod D, Tuttle-Newhall JE, et al. Race, relationship and renal diagnoses after living kidney donation. Transplantation. 2015;99(8):1723–9. https://doi.org/10.1097/TP.0000000000000733.

[68] Taber DJ, Egede LE, Baliga PK. Outcome disparities between African Americans and Caucasians in contemporary kidney transplant recipients. Am J Surg. 2017;213(4):666–72. https://doi.org/10.1016/j.amjsurg.2016.11.024.

[69] Tzur S, Rosset S, Shemer R, Yudkovsky G, Selig S, Tarekegn A, et al. Missense mutations in the APOL1 gene are highly associated with end stage kidney disease risk previously attributed to the MYH9 gene. Hum Genet. 2010;128(3):345–50. https://doi.org/10.1007/s00439-010-0861-0.

[70] Freedman BI, Langefeld CD, Turner J, Nunez M, High KP, Spainhour M, et al. Association of APOL1 variants with mild kidney disease in the first-degree relatives of African American patients with non-diabetic end-stage renal disease. Kidney Int. 2012;82(7):805–11. https://doi.org/10.1038/ki.2012.217.

[71] Cooper A, Ilboudo H, Alibu VP, Ravel S, Enyaru J, Weir W, et al. APOL1 renal risk variants have contrasting resistance and susceptibility associations with African trypanosomiasis. Elife. 2017;6:e25461. https://doi.org/10.7554/eLife.25461.

[72] Limou S, Nelson GW, Kopp JB, Winkler CA. APOL1 kidney risk alleles: population genetics and disease associations. Adv Chronic Kidney Dis. 2014;21(5):426–33. https://doi.org/10.1053/j.ackd.2014.06.005.

[73] Nadkarni GN, Gignoux CR, Sorokin EP, Daya M, Rahman R, Barnes KC, et al. Worldwide frequencies of APOL1 renal risk variants. N Engl J Med. 2018;379(26):2571–2. https://doi.org/10.1056/NEJMc1800748.

[74] Grams ME, Rebholz CM, Chen Y, Rawlings AM, Estrella MM, Selvin E, et al. Race, APOL1 risk, and eGFR decline in the general population. J Am Soc Nephrol. 2016;27(9):2842–50. https://doi.org/10.1681/Asn.2015070763.

[75] Peralta CA, Bibbins-Domingo K, Vittinghoff E, Lin F, Fornage M, Kopp JB, et al. APOL1 genotype and race differences in incident albuminuria and renal function decline. J Am Soc Nephrol. 2016;27(3):887–93. https://doi.org/10.1681/Asn.2015020124.

[76] Lipkowitz MS, Freedman BI, Langefeld CD, Comeau ME, Bowden DW, Kao WH, et al. Apolipoprotein L1 gene variants associate with hypertension-attributed nephropathy and the rate of kidney function decline in African Americans. Kidney Int. 2013;83(1):114–20. https://doi.org/10.1038/ki.2012.263.

[77] O'Toole JF, Bruggeman LA, Sedor JR. APOL1 and proteinuria in the AASK: unraveling the pathobiology of APOL1. Clin J Am Soc Nephrol. 2017;12(11):1723–5. https://doi.org/10.2215/CJN.10680917.

[78] Kanji Z, Powe CE, Wenger JB, Huang C, Ankers E, Sullivan DA, et al. Genetic variation in APOL1 associates with younger age at hemodialysis initiation. J Am Soc Nephrol. 2011;22(11):2091–7. https://doi.org/10.1681/ASN.2010121234.

[79] Israni AK, Salkowski N, Gustafson S, Snyder JJ, Friedewald JJ, Formica RN, et al. New national allocation policy for deceased donor kidneys in the United States and possible effect on patient outcomes. J Am Soc Nephrol. 2014;25(8):1842–8. https://doi.org/10.1681/ASN.2013070784.

[80] Reeves-Daniel AM, DePalma JA, Bleyer AJ, Rocco MV, Murea M, Adams PL, et al. The APOL1 gene and allograft survival after kidney transplantation. Am J Transplant. 2011;11(5):1025–30. https://doi.org/10.1111/j.1600-6143.2011.03513.x.

[81] Freedman BI, Julian BA. Should kidney donors be genotyped for APOL1 risk alleles? Kidney Int. 2015;87(4):671–3. https://doi.org/10.1038/ki.2015.16.

[82] Freedman BI, Pastan SO, Israni AK, Schladt D, Julian BA, Gautreaux MD, et al. APOL1 genotype and kidney transplantation outcomes from deceased African American donors. Transplantation. 2016;100(1):194–202. https://doi.org/10.1097/tp.0000000000000969.

[83] Kopp JB, Nelson GW, Sampath K, Johnson RC, Genovese G, An P, et al. APOL1 genetic variants in focal segmental glomerulosclerosis and HIV-associated nephropathy. J Am Soc Nephrol. 2011;22(11):2129–37. https://doi.org/10.1681/ASN.2011040388.

[84] Freedman BI, Langefeld CD, Andringa KK, Croker JA, Williams AH, Garner NE, et al. End-stage renal disease in African Americans with lupus nephritis is associated with APOL1. Arthritis Rheumatol. 2014;66(2):390–6. https://doi.org/10.1002/art.38220.

[85] Larsen CP, Beggs ML, Saeed M, Walker PD. Apolipoprotein L1 risk variants associate with systemic lupus erythematosus-associated collapsing glomerulopathy. J Am Soc Nephrol. 2013;24(5):722–5. https://doi.org/10.1681/ASN.2012121180.

[86] Nichols B, Jog P, Lee JH, Blackler D, Wilmot M, D'Agati V, et al. Innate immunity pathways regulate the nephropathy gene Apolipoprotein L1. Kidney Int. 2015;87(2):332–42. https://doi.org/10.1038/ki.2014.270.

[87] Okamoto K, Rausch JW, Wakashin H, Fu Y, Chung J-Y, Dummer PD, et al. APOL1 risk allele RNA contributes to renal toxicity by activating protein kinase R. Commun Biol. 2018;1:188. https://doi.org/10.1038/s42003-018-0188-2.

[88] Divers J, Núñez M, High KP, Murea M, Rocco MV, Ma L, et al. JC polyoma virus interacts with APOL1 in African Americans with nondiabetic nephropathy. Kidney Int. 2013;84(6):1207–13. https://doi.org/10.1038/ki.2013.173.

[89] Freedman BI, Julian BA. Evaluation of potential living kidney donors in the APOL1 era. J Am Soc Nephrol. 2018;29:1079–81. https://doi.org/10.1681/ASN.2018020137.

[90] Kruzel-Davila E, Divers J, Russell GB, Kra-Oz Z, Cohen MS, Langefeld CD, et al. JC Viruria is associated with reduced risk of diabetic kidney disease. J Clin Endocrinol Metab. 2019;104(6):2286–94. https://doi.org/10.1210/

jc.2018-02482.

[91] Freedman BI, Kistler AL, Skewes-Cox P, Ganem D, Spainhour M, Turner J, et al. JC polyoma viruria associates with protection from chronic kidney disease independently from apolipoprotein L1 genotype in African Americans. Nephrol Dial Transplant. 2018;33(11):1960–7. https://doi.org/10.1093/ndt/gfx368.

[92] Williams TN, Mwangi TW, Wambua S, Alexander ND, Kortok M, Snow RW, et al. Sickle cell trait and the risk of Plasmodium falciparum malaria and other childhood diseases. J Infect Dis. 2005;192(1):178–86. https://doi.org/10.1086/430744.

[93] Aidoo M, Terlouw DJ, Kolczak MS, McElroy PD, ter Kuile FO, Kariuki S, et al. Protective effects of the sickle cell gene against malaria morbidity and mortality. Lancet (London, England). 2002;359(9314):1311–2. https://doi.org/10.1016/S0140-6736(02)08273-9.

[94] Allison AC. Protection afforded by sickle-cell trait against subtertian malarial infection. Br Med J. 1954;1(4857):290–4. https://doi.org/10.1136/bmj.1.4857.290.

[95] Piel FB, Patil AP, Howes RE, Nyangiri OA, Gething PW, Williams TN, et al. Global distribution of the sickle cell gene and geographical confirmation of the malaria hypothesis. Nat Commun. 2010;1:104. https://doi.org/10.1038/ncomms1104.

[96] Ataga KI, Derebail VK, Archer DR. The glomerulopathy of sickle cell disease. Am J Hematol. 2014;89(9):907–14. https://doi.org/10.1002/ajh.23762.

[97] Stuart MJ, Nagel RL. Sickle-cell disease. Lancet (London, England). 2004;364(9442):1343–60. https://doi.org/10.1016/S0140-6736(04)17192-4.

[98] Derebail VK, Nachman PH, Key NS, Ansede H, Falk RJ, Kshirsagar AV. High prevalence of sickle cell trait in African Americans with ESKD. J Am Soc Nephrol. 2010;21(3):413–7. https://doi.org/10.1681/asn.2009070705.

[99] Nath KA, Hebbel RP. Sickle cell disease: renal manifestations and mechanisms. Nat Rev Nephrol. 2015;11(3):161–71. https://doi.org/10.1038/nrneph.2015.8.

[100] Cazenave M, Koehl B, Nochy D, Tharaux P-L, Audard V. Spectrum of renal manifestations in sickle cell disease. Nephrol Ther. 2014;10(1):10–6. https://doi.org/10.1016/j.nephro.2013.07.366.

[101] Naik RP, Derebail VK, Grams ME, Franceschini N, Auer PL, Peloso GM, et al. Association of sickle cell trait with chronic kidney disease and albuminuria in African Americans. JAMA. 2014;312(20):2115–25. https://doi.org/10.1001/jama.2014.15063.

[102] Olaniran KO, Allegretti AS, Zhao SH, Achebe MM, Eneanya ND, Thadhani RI, et al. Kidney function decline among black patients with sickle cell trait and sickle cell disease: an observational cohort study. J Am Soc Nephrol. 2020;31(2):393–404. https://doi.org/10.1681/asn.2019050502.

[103] Dueker ND, Della-Morte D, Rundek T, Sacco RL, Blanton SH. Sickle cell trait and renal function in hispanics in the United States: the Northern Manhattan study. Ethn Dis. 2017;27(1):11–4. https://doi.org/10.18865/ed.27.1.11.

[104] Chatterjee SN. National study on natural history of renal allografts in sickle cell disease or trait. Nephron. 1980;25(4):199–201. https://doi.org/10.1159/000181781.

[105] Reese PP, Hoo AC, Magee CC. Screening for sickle trait among potential live kidney donors: policies and practices in US transplant centers. Transpl Int. 2008;21(4):328–31. https://doi.org/10.1111/j.1432-2277.2007.00611.x.

[106] Kofman T, Audard V, Narjoz C, Gribouval O, Matignon M, Leibler C, et al. APOL1 polymorphisms and development of CKD in an identical twin donor and recipient pair. Am J Kidney Dis. 2014;63(5):816–9. https://doi.org/10.1053/j.ajkd.2013.12.014.

[107] Ross LF, Thistlethwaite JR Jr. Introducing genetic tests with uncertain implications in living donor kidney transplantation: ApoL1 as a case study. Prog Transplant. 2016;26(3):203–6. https://doi.org/10.1177/1526924816654608.

[108] Cohen DM, Mittalhenkle A, Scott DL, Young CJ, Norman DJ. African American living-kidney donors should be screened for APOL1 risk alleles. Transplantation. 2011;92(7):722–5. https://doi.org/10.1097/TP.0b013e31822eec39.

[109] Freedman BI, Moxey-Mims MM, Alexander AA, Astor BC, Birdwell KA, Bowden DW, et al. APOL1 long-term kidney transplantation outcomes network (APOLLO): design and rationale. Kidney Int Rep. 2020;5(3):278–88. https://doi.org/10.1016/j.ekir.2019.11.022.

[110] Ashley-Koch AE, Okocha EC, Garrett ME, Soldano K, De Castro LM, Jonassaint JC, et al. MYH9 and APOL1 are both associated with sickle cell disease nephropathy. Br J Haematol. 2011;155(3):386–94. https://doi.org/10.1111/j.1365-2141.2011.08832.x.

[111] Hicks PJ, Langefeld CD, Lu L, Bleyer AJ, Divers J, Nachman PH, et al. Sickle cell trait is not independently associated with susceptibility to end-stage renal disease in African Americans. Kidney Int. 2011;80(12):1339–43. https://doi.org/10.1038/ki.2011.286.

[112] Kormann R, Jannot A-S, Narjoz C, Ribeil J-A, Manceau S, Delville M, et al. Roles of APOL1 G1 and G2 variants in sickle cell disease patients: kidney is the main target. Br J Haematol. 2017;179(2):323–35. https://doi.org/10.1111/bjh.14842.

[113] Sharma SG, Bomback AS, Radhakrishnan J, Herlitz LC, Stokes MB, Markowitz GS, et al. The modern spectrum of renal biopsy findings in patients with diabetes. Clin J Am

Soc Nephrol. 2013;8(10):1718–24. https://doi.org/10.2215/cjn.02510213.

[114] Christensen PK, Larsen S, Horn T, Olsen S, Parving HH. Causes of albuminuria in patients with type 2 diabetes without diabetic retinopathy. Kidney Int. 2000;58(4):1719–31. https://doi.org/10.1046/j.1523-1755.2000.00333.x.

[115] Caetano ER, Zatz R, Saldanha LB, Praxedes JN. Hypertensive nephrosclerosis as a relevant cause of chronic renal failure. Hypertension. 2001;38(2):171–6. https://doi.org/10.1161/01.hyp.38.2.171.

[116] Layton JB, Hogan SL, Jennette CE, Kenderes B, Krisher J, Jennette JC, et al. Discrepancy between medical evidence form 2728 and renal biopsy for glomerular diseases. Clin J Am Soc Nephrol. 2010;5(11):2046–52. https://doi.org/10.2215/cjn.03550410.

[117] Tucker BM, Freedman BI. Need to reclassify etiologies of ESKD on the CMS 2728 medical evidence report. Clin J Am Soc Nephrol. 2018;13(3):477–9. https://doi.org/10.2215/cjn.08310817.

[118] Thomas CP, Freese ME, Ounda A, Jetton JG, Holida M, Noureddine L, et al. Initial experience from a renal genetics clinic demonstrates a distinct role in patient management. Genet Med. 2020;22:1025–35. https://doi.org/10.1038/s41436-020-0772-y.

[119] Mallett A, Fowles LF, McGaughran J, Healy H, Patel C. A multidisciplinary renal genetics clinic improves patient diagnosis. Med J Aust. 2016;204(2):58–9. https://doi.org/10.5694/mja15.01157.

[120] Alkanderi S, Yates LM, Johnson SA, Sayer JA. Lessons learned from a multidisciplinary renal genetics clinic. QJM. 2017;110(7):453–7. https://doi.org/10.1093/qjmed/hcx030.

第9章

活体供者的围术期评估和管理
Perioperative Evaluation and Management of Living Donor Candidates

Gretchen Edwards　Beatrice P. Concepcion　Rachel C. Forbes　著
邱　涛　周江桥　译

一、活体供肾捐献者的术前评估和并发症概述

虽然大多数活体肾脏供者在捐献后结局和生活质量较好，但肾脏捐献者面临着潜在的近期和远期的问题，如手术、医疗、社会心理和经济方面等[1]。活体肾脏捐献者术前评估的目的包括评估捐献者围术期并发症风险，以确定他们是否适合进行手术，对围术期风险进行分层，进行适当的术前检查，对捐献者的围术期风险进行讨论，并优化捐献者的手术方案以减少术后并发症。需要仔细的病史询问、体格检查和适当的术前检查来评估捐献者候选人的风险，以确定是否可以进行捐献，并确定可能需要的额外干预，以优化手术和肾脏捐献的安全性。2017 全球改善肾脏病预后组织（Kidney Disease: Improving Global Outcomes，KDIGO）《活体肾脏捐献者评估和护理临床实践指南》包括了对捐献者的术前评估和管理的建议，并指出在活体捐献者管理方面缺少循证医学的证据。因此，对活体肾脏捐献者的围术期评估往往借鉴于非活体捐献者手术的相关经验[2]。在美国，器官获取与移植网络（OPTN）的政策规定了对活体捐献者候选人评估的最低要求。

自 20 世纪 50 年代以来，活体供肾切取术一直在安全地进行，并发症的风险很低。在美国，一项纳入 80 347 名捐献者的登记数据结合国民死亡记录（1994—2009 年）的研究中，捐献后 90d 内出现 25 例死亡，全因死亡率为 0.03%[3]。之前来自美国和英国注册中心的研究均报道了类似的全因死亡率[4, 5]。基于美国的管理数据，Schold 等报道了供者肾切取术后围术期并发症的总发生率为 7.9%，这其中包括消化道（32%）、呼吸道（14%）、手术操作损伤（13%）、泌尿道（11%）、出血（11%）、感染（9%）和心脏（4%）。这项研究的局限性包括缺乏捐献者身体状况的数据和急诊住院的数据[6]。Lentine 等评估了美国捐献者登记数据，回顾了 14 964 名捐献者（2008—2012 年），发现术后并发症发生率为 16.8%，最常见的是胃肠道（4.4%）、出血（3.0%）、呼吸道（2.5%）和手术 / 麻醉相关损伤（2.4%）；但是，主要并发症（Clavien 分级系统 4 级或 5 级[7]）发生率仅为 2.5%[8]。挪威一项对 1997—2008 年 11 年间共

1022 例活体肾脏捐赠的登记研究也报道了类似的结果，显示按 Clavien 分级，重要并发症的发生率为 2.9%，轻微并发症发生率为 18%[9]。一项纳入 12 个加拿大中心和 5 个澳大利亚中心的 1042 例活体供者的研究中（2004—2014 年），13% 的供者经历了共 142 人次围术期并发症（其中术中 55 人次；术后 87 人次）；90% 的并发症是轻微的，严重并发症的发生率为 1%[10]。

在一项综合了美国登记数据库、行政学术医院联盟数据库和仓储药房数据库的研究中，对活体肾切除术后的再入院率进行了研究[11]。在 14 959 名供者中（2008—2012 年），2.9% 的供者在术后 90d 内再次入院。那些在捐献前大量使用阿片类药物的捐献者，其再次入院的可能性是未使用者的 2 倍以上（6.8% vs. 2.6%）。其他增加术后再入院风险的因素包括：女性、非裔美国人、配偶、交叉配对捐肾参与者、没有保险的供者、捐献前 eGFR < 60 ml/（min·1.73m^2）的供者、捐献前有肺部疾病的供者，以及接受机器人肾切取术的供者。

因此，围术期管理对于降低并发症发生的风险、促进术后快速康复和恢复到捐献前的全身功能状态非常重要。

二、病史和体格检查

一套完整的病史和体格检查对潜在的活体肾脏捐献者的评估是必要的，不仅包括对围术期风险的评估，也包括对远期肾功能不全和其他并发症的风险评估。OPTN 政策要求在活体捐赠前记录以下内容：个人重大疾病史（包括肾脏特异性病史）、手术史、目前和既往的用药史、家庭病史和社会史（表 9-1）[12]。

表 9-1　OPTN 要求对活体捐献者进行医疗评估 [12]

必须完成评估内容	包括以下信息的评估和评价
一般病史	1. 重大疾病的个人史，包括但不限于： • 高血压 • 糖尿病 • 肺病 • 心脏病 • 胃肠道疾病 • 自身免疫性疾病 • 神经疾病 • 泌尿生殖系统疾病 • 血液病 • 出血或凝血障碍 • 癌症史，包括黑色素瘤 2. 感染史 3. 既往主动 / 被动药物服用史，特别考虑已知的肾毒和肝毒药物或长期使用止痛药 4. 过敏史 5. 冠心病的评估
家族史	• 冠状动脉疾病 • 癌症

（续表）

必须完成评估内容	包括以下信息的评估和评价
社会史	<ul><li>职业</li><li>就业状况</li><li>健康保险状况</li><li>生活状态</li><li>社会支持</li><li>吸烟、酒精、吸毒和滥用药物</li><li>精神疾病、抑郁症、自杀企图</li><li>美国公共卫生服务（Public Health Services，PHS）指南所定义的增加风险行为</li></ul>
体格检查	<ul><li>身高</li><li>重量</li><li>BMI</li><li>生命体征</li><li>检查所有主要器官系统</li></ul>

对个人重大病史的评估应包括是否存在高血压、肺部疾病、既往的冠状动脉疾病（coronary artery disease，CAD）、既往的 CAD 评估、其他心脏疾病、自身免疫性疾病、出血或凝血障碍、血液病、既往的恶性肿瘤和感染史。应特别注意肾脏特异性疾病史，包括肾脏损伤或功能障碍的发作、糖尿病（包括妊娠糖尿病）、肾结石、复发性尿路感染、遗传性肾脏疾病以及已知的蛋白尿或血尿[12]。应询问妇女以前的妊娠高血压疾病，包括先兆子痫，以及未来的生育计划[2]。医务人员还应该询问正在使用和过去使用的药物，包括肾毒性药物（特别是非甾体抗炎药）及慢性镇痛药[11-12]。

由于腹腔镜肾切取术与开腹肾切取术相比，疼痛明显减轻，住院时间短，恢复时间短，因此目前首选有经验的外科医生进行腹腔镜肾切取术（如手助式、"迷你开放式"或纯腹腔镜）[13]。若以前存在复杂的手术史或解剖学上的异常可能会增加腹腔镜肾切取术的风险，可能需要采用开腹手术进行肾脏获取[2]，因此，评估既往手术史尤其重要。在评估肾脏疾病的家族病史时，重要的是划定疾病的类型、发病年龄和肾脏外的症状和体征。应评估遗传性肾脏疾病的家族史，包括常染色体显性多囊肾（autosomal dominant polycystic kidney disease，ADPKD）。此外，临床医生应评估捐献者癌症（包括肾细胞癌）、CAD、糖尿病和高血压的家族史。应该对那些会增加感染传播风险的行为进行筛查，包括人类免疫缺陷病毒、乙型肝炎或丙型肝炎。体检应包括生命体征、测量身高和体重以评估身体质量指数（BMI），并检查所有主要器官系统。应进行至少 2 次血压测量，或进行 24h 或夜间血压监测。

三、术前实验室和影像学检查

以下实验室和影像学检查通常作为候选捐献者评估的一部分：全血细胞计数（complete blood count，CBC），包括血小板计数、血型、凝血酶原时间（prothrombin time，PT）或国际标准化比率（international normalized ratio，INR）、部分凝血活酶时间（partial throm boplastin time，PTT）、完整的代谢检查和空腹血脂检查 [包括总胆固醇、高密度脂蛋白（high-density lipoprotein，HDL）、低密度脂蛋白（low-density lipoprotein，LDL）、甘油三酯]（表 9-2）。建议有糖尿病家族史或有糖尿病高风险的人做葡萄糖耐量试验或糖化血红蛋白（glycosylated hemoglobin，HbA1C）检测。用显微镜进行尿液分析，测量尿蛋白和白蛋白的排泄量，用同位素方法测量肾小球滤过率（glomerular filtration rate，GFR）或通过 24h 尿液收集计算的肌酐清除率也都是有意义的[3]。对有 ADPKD 家族史的捐献者应进行影像学评估，并尽可能进行基因测试，以可靠地排除潜在捐献者的 ADPKD，这一点详见第 8 章讨论。对有肾结石病史的捐献者的评估包括回顾临床病史、影像学检查和 24h 尿石分析，见第 4 章所述。在绝经前的女性中，需要进行 HCG 妊娠定量检测，以确定在捐赠手术时没有怀孕。心电图、胸片和肾脏解剖学评估应在术前完成，如第 4 章所述。

表 9-2　OPTN 对活体供体实验室和影像学检查要求 [12]

必须完成以下评估	对以下信息进行评估和评价
一般实验室检查和影像学检查	• 全血细胞计数和血小板计数 • 14-5 中规定的血型和亚型 : 活体献血者血型测定和报告及其子部分 • 凝血酶原时间（PT）或国际标准化比率（INR） • 部分凝血活酶时间（PTT） • 代谢测试（包括电解质、尿素氮、肌酐、转氨酶水平、白蛋白、钙、磷、碱性磷酸酶、胆红素） • 未经手术绝育的绝经前妇女绒毛膜促性腺激素（HCG）定量妊娠试验 • 胸部 X 线 • 心电图
传染病筛查	传染病检测必须在 CLIA 认证的实验室进行，或者在符合医疗保险和医疗补助服务中心（CMS）确定的同等条件的实验室进行，使用 FDA 许可或批准的检测方法。测试必须包括以下所有内容 : 　• 巨细胞病毒（CMV）抗体 　• EBV 抗体 　• 艾滋病毒抗体（anti-HIV）检测或艾滋病毒抗原 / 抗体联合检测尽可能接近移植时间，但在器官获取前 28d 内 　• 乙型肝炎表面抗原（HBsAg）检测尽可能接近移植时间，但在器官获取前 28d 内 　• 乙型肝炎核心抗体（抗 HBc）测试尽可能接近移植时间，但在器官获取前 28d 内 　• 丙型肝炎抗体（抗丙型肝炎病毒）测试尽可能接近移植时间，但在器官获取前 28d 内 　• 丙型肝炎病毒核糖核酸（RNA）测试（NAT）尽可能接近移植时间，但在器官获取前 28d 内 　• 梅毒检测 如果根据美国公共卫生服务（PHS）指南，若活体供体被确定具有增加艾滋病毒、HBV 病毒和丙型肝炎病毒传播的风险，测试还必须包括通过 NAT 或艾滋病毒抗原 / 抗体（Ag/Ab）组合测试艾滋病毒核糖核酸（RNA）。这不适用于在此前 12 个月内唯一增加风险因素是接受血液透析的献血者，因为根据美国公共卫生服务（PHS）指南，他们仅面临丙型肝炎病毒的风险。 对于结核病，活体供者康复医院必须确定供者是否有增加感染风险。如果怀疑存在结核病风险，检测必须包括使用以下任一方法筛查潜在感染 : 　• PPD 实验 　• 干扰素 γ 释放试验（IGRA）

四、为风险分层和减少并发症的术前评估

（一）心脏病

美国心脏病学院和美国心脏协会工作组定期发布关于围术期心脏风险分层和接受非心脏手术前所

需检测的综合指南 [14]。在美国，OPTN 政策要求进行术前心电图（ECG）检查，这对建立基线和评估异常是有用的。一些移植项目要求对年龄较大的活体肾脏捐赠候选人进行常规的术前无创心脏测试（如对年龄大于 50 岁的候选人进行应激心电图或核素应激测试）；对没有症状或功能减退的人则不应使用无创测试 [15]。对于没有活动性心脏症状的人，其运动耐力被定义为能够达到至少 4 个代谢能量当量（例如能够在地面上走两个街区或在没有症状的情况下携带两袋杂货上楼梯），通常没有必要进行额外的心脏测试。

（二）出血

英国血液学标准委员会的术前评估出血风险指南建议进行详细的出血史，包括家族出血史、以往个人过度出血史或抗血栓药物使用史 [16]。如果其中任何一项是阳性的，那么就应该进行额外的凝血功能检查；否则就不需要。虽然与供体肾切取术有关的证据极少，但 OPTN 政策要求在病史中评估出血史并进行凝血功能检查 [12]。关于手术风险中抗血小板药物的使用，最近一项关于非心脏手术前围术期使用阿司匹林的多中心随机试验发现，围术期阿司匹林增加了大出血的风险，但对死亡或非致死性心肌梗死的发生没有影响 [17]。美国外科医师学会建议，在低 / 高出血风险手术前，应暂停使用阿司匹林、普拉格雷和替卡格雷尔 5～7d[18]。

（三）静脉血栓栓塞症（VTE）

最近有关于围术期静脉血栓栓塞症风险和风险分层的指南。可选择的预防措施包括早期下地行走、机械预防、普通肝素或低分子肝素。高龄、肥胖、使用口服避孕药（尤其是雌激素类）或激素替代是 VTE 的风险因素 [19]。在我们的实践中，患者在诱导前接受肝素 5000 单位的皮下注射，同时使用序贯连接装置（sequential compression device，SCD）。术后，患者每 8h 皮下注射肝素 5000 单位，在患者不活动时放置顺序压迫装置，并鼓励患者尽快活动，包括手术当晚。

手术前使用基于雌激素的口服避孕药（oral contraceptive，OCP）的血栓风险与促凝血药物的危害相当。在手术前的几周内，屏障式避孕可以是一个适当的选择；然而，在捐赠手术前几周内停止使用 OCP 或含雌激素的激素药物的要求上，做法各异。

（四）肺病

评估肺部并发症的术前风险包括识别慢性阻塞性肺病或充血性心力衰竭等病症 [20]。不建议用术前肺活量测定和胸片检查来预先判断肺部风险；但是，根据 OPTN 政策，活体捐献者必须进行胸片检查 [12]。捐献者应被告知围术期并发症的风险，以及与使用烟草产品有关的长期健康风险，包括对剩余肾脏的损害风险。应建议捐献候选人放弃使用烟草制品，并在可能的情况下将其转介到戒烟支持项目 [2]。一项回顾 6 项随机对照试验的 Meta 分析发现，戒烟可降低术后并发症的风险 [21]。我们建议捐献者在捐献手术前至少 4 周应戒除烟草制品，并鼓励他们保持终身戒除。手术后，我们鼓励深呼吸、诱发性肺活量测定和早期行走，以减少肺部并发症风险。

五、供肾切取术的术中注意事项

虽然第 13 章对供肾切取术的方法进行了充分的讨论，但在此我们将讨论术中麻醉的注意事项。捐献者在肾切取术后的围术期有发生 VTE 事件的中等风险，如上所述，在我们的实践中，我们在围术期使用低分子肝素进行预防。根据 2017 年美国疾病控制和预防中心的《手术部位感染预防指南》，我们建议预防性使用抗生素（例如头孢唑啉 2g）以降低手术部位感染的风险 [22]。由于出血是一种罕见但可能发生的并发症，应插入两根大口径的血管内导管。在常规供体肾切取手术期间或术后，不需要进行动脉血压和中心静脉压等有创监测。由于需要肌肉松弛以降低腹腔内压力和达到理想的腹胀程度，以及在腹腔积气时控制通气，因此有必要进行气管插管的全身麻醉。许多中心利用区域性神经轴疼痛控制，如腹横肌平面阻滞，术中使用氯胺酮和围术期使用利多卡因的同时，尽量减少围术期麻醉药 [23]。

被移植的肾脏的主要风险是缺血，它可以表现为受体的移植肾功能延迟恢复。因此，通过保持足够的血容量和平均动脉压（mean arterial pressure，MAP）来防止肾脏灌注不足是至关重要的。具体措施包括血容量扩张，避免使用血管收缩药，以及耐受轻度高碳酸血症 [24]。

（一）血容量扩张

在整个肾切取手术过程中，应该用晶体液扩大血容量，以保持最佳的肾脏灌注，在整个手术过程中尿量要大于 0.5ml/（kg·h）。这对于接受腹腔镜肾切取术的患者来说尤其重要（与开腹手术相比），以抵消气腹的影响。然而，也有人建议对液体的使用有一个上限 [例如术中液体限制为 3ml/（kg·h），同时保持目标尿量]，以防止肠道水肿和肠梗阻的发生 [25]。建议将二氧化碳气腹保持在 15mmHg 或更低，以保证肾脏灌注。此外，许多中心在术中可能危及肾脏的血液供应时（如在腹腔镜手术的充气过程中），给予 12.5～25g 甘露醇静脉注射或 5mg 剂量的呋塞米 [26]。

（二）避免使用血管收缩药

如果可能的话，应避免使用血管收缩药，因为这些药物会干扰肾脏灌注。然而，由于维持 MAP 对移植肾功能极为重要，可以用 5～25mg 的麻黄碱（联合 α 和 β 受体激动药）来治疗液体抵抗性低血压。应避免使用纯 α 受体激动药 [27]。

（三）对轻度高碳酸血症的耐受性

腹腔镜手术期间，二氧化碳维持气腹时通常会出现轻度的高碳酸血症。在非供肾切取的腹腔镜手术中出现高碳酸血症，通常在保持潮气量不变的情况下，通过增加呼吸频率，将每分通气量提高 20%～30% 给予解决。然而，在进行腹腔镜供肾切取术的患者中，建议容忍轻度的高碳酸血症，因为轻度的高碳酸血症可能引起血管扩张和心排血量增加而改善器官灌注，并可能因氧合血红蛋白解离曲线的右移而增加组织氧合 [28]。

六、活体肾脏捐献者的术后管理

腹腔镜下供肾切取术已经改变了活体肾脏捐献的手术方式。Nanidis 等在 2008 年进行了一项 Meta 分析，评估了 73 项研究，其中包括分别接受了腹腔镜或开放式肾切取术的 3751 名和 2843 名活体肾脏捐献者[29]。与开腹肾切取术相比，接受腹腔镜肾切取术的患者住院时间明显缩短，恢复工作也更快(分别缩短 1.48d 和 2.58 周)。两组捐献者的移植受者都有类似的移植物功能延迟和移植物失功比率。最近对 190 项研究（超过 32 000 例活体肾切取术）进行了系统回顾，评估了微创供体肾切取术后的围术期并发症，记录了 0.01% 的死亡率[30]。快速康复方案（enhanced recovery protocols，ERP）也越来越被认为是减少捐献障碍的重要组成部分。ERP 最初是为了改善结肠切除术后患者的住院时间，现在已经在许多中心应用于活体肾脏捐献患者。ERP 措施通常分 3 个阶段描述：术前、术中和术后（图 9-1）[31]。

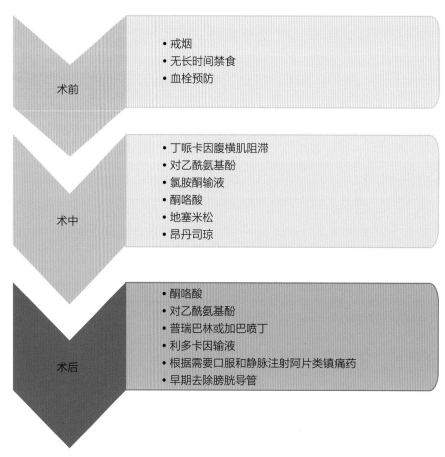

术前
- 戒烟
- 无长时间禁食
- 血栓预防

术中
- 丁哌卡因腹横肌阻滞
- 对乙酰氨基酚
- 氯胺酮输液
- 酮咯酸
- 地塞米松
- 昂丹司琼

术后
- 酮咯酸
- 对乙酰氨基酚
- 普瑞巴林或加巴喷丁
- 利多卡因输液
- 根据需要口服和静脉注射阿片类镇痛药
- 早期去除膀胱导管

▲ 图 9-1　活体供肾切除术加速康复方案的考虑因素

快速康复方案

ERP 的术前阶段主要关注捐献者接受肾脏切取术的生理准备情况。强烈鼓励吸烟或使用其他烟草制品的捐献者戒烟。在许多中心，根据美国麻醉医师协会指南[32]，要求患者在术前 2h 内饮用透明的、不含蛋白质的饮品。使用对乙酰氨基酚和 300mg 加巴喷丁作为术前疼痛控制的辅助药物，以使麻醉药的用量降到最低。也可以在术前进行区域神经轴阻滞，包括使用丁哌卡因进行腹横肌平面（transversus abdominis plane，TAP）阻滞。经常利用术中氯胺酮和利多卡因来减少麻醉药的使用。如上所述，限制术中液体输入，同时保持 0.5ml/（kg·h）的目标尿量[26]，可以防止肠道水肿，从而降低肠梗阻的发生率。此外，许多中心在围术期使用酮咯酸而无不良反应，作为减少麻醉药总用量的一种手段[31, 33]。

活体肾切取术后，患者立即给予清淡的流质饮食，并在可以耐受的情况下尽快恢复到常规饮食。术后采用多模式疗法，以尽量减少麻醉药的使用，包括利多卡因输注、酮咯酸、加巴喷丁、环苯扎林和定期使用对乙酰氨基酚。许多中心在护理活体捐献者时都采用了 ERP。一项单中心研究通过分析实施前和实施后结果来评估 ERP 效果。结果显示，供体肾切除术后的中位住院时间从 2.0d 减少到 1.0d（P < 0.01），总体麻醉药的使用量减少了近 50%（45.6 vs. 21.3；P < 0.01），而疼痛评分仍然相似[31]。在 ERP 组中，再住院量或门诊阿片类镇痛药使用需求均无明显增加。其他中心也有类似的结果，即术后住院时间和麻醉药使用减少[5]。活体肾切取术后的预期住院时间通常为 1~2d[25, 31]。通过多模式的疼痛控制方法来优化患者的体验，以及通过加快出院来促进康复，有助于减少活体肾脏捐赠的障碍。

出院后，活体捐献者通常会在第 1 个月内到外科诊所进行检查。在术后随访中，可以进行实验室检查。在美国，OPTN 政策要求在捐赠后 6 个月、1 年和 2 年进行实验室检查（血清肌酐、尿蛋白）和医疗健康评估[34]。一项使用 SF-36、EQ-5D 和视觉模拟疼痛量表评估活体肾脏捐献者的生活质量、疼痛和活动水平的单中心研究发现，捐赠后的生活质量在捐赠后 2 周变差，但在第 1 个月和第 3 个月之间恢复到基线水平[35]。疼痛量表评分在捐赠后也更差，但在 3 个月后恢复到基线水平。可以建议和鼓励患者，他们可以在 3~6 个月恢复到捐献前的功能。

总之，对活体肾脏捐献者的围术期采取系统周到的方案，有助于活体捐献者和他们的移植受者获得手术成功。总的来说，虽然有高达 20% 的捐献者会出现术后并发症，但主要并发症的发生率低于 3%，死亡的发生率则低于 0.03%，十分罕见。捐献者术后恢复至捐献前机体功能可能需要 3~6 个月的时间。活体供肾切取术进行优化方案包括评估医疗和手术风险因素，通过停用抗血小板药物（如阿司匹林）至少 5~7d 来减少出血，实施适当的 VTE 预防措施，并鼓励戒烟至少 4 周。术前使用非麻醉性镇痛药或神经轴麻醉可以减少对围术期麻醉药的需求。术中液体管理和血压控制对维持移植物的功能非常重要；平衡血压和限制性的液体复苏可能通过减少肠梗阻的发生来改善术后捐献者的结局。术后 ERP 进一步指导多模式药物的使用，以减少麻醉药的消耗、疼痛和住院时间。未来的工作是寻求优化风险分层，将所有活体捐献者的围术期并发症风险降至最低。

参考文献

[1] Lentine KL, Patel A. Risks and outcomes of living donation. Adv Chronic Kidney Dis. 2012;19(4):220–8. https://doi.org/10.1053/j.ackd.2011.09.005.

[2] Lentine KL, Kasiske BL, Levey AS, Adams PL, Alberú J,

Bakr MA, et al. KDIGO clinical practice guideline on the evaluation and care of living kidney donors. Transplantation. 2017;101(Suppl 8S):S1–S109. https://doi.org/10.1097/TP.0000000000001769.

[3] Segev DL, Muzaale AD, Caffo BS, Mehta SH, Singer AL, Taranto SE, et al. Perioperative mortality and long-term survival following live kidney donation. JAMA. 2010;303(10):959–66. https://doi.org/10.1001/jama.2010.237.

[4] Matas AJ, Bartlett ST, Leichtman AB, Delmonico FL. Morbidity and mortality after living kidney donation, 1999–2001: a survey of United States transplant centers. Am J Transplant. 2003;3(7):830–4. https://pubmed.ncbi.nlm.nih.gov/12814474/.

[5] Hadjianastassiou VG, Johnson RJ, Rudge CJ, Mamode N. 2509 living donor nephrectomies, morbidity and mortality, including the UK introduction of laparoscopic donor surgery. Am J Transplant. 2007;7(11):2532–7. https://doi.org/10.1111/j.1600-6143.2007.01975.x.

[6] Schold JD, Goldfarb DA, Buccini LD, Rodrigue JR, Mandelbrot DA, Heaphy EL, et al. Comorbidity burden and perioperative complications for living kidney donors in the United States. Clin J Am Soc Nephrol. 2013;8(10):1773–82. https://doi.org/10.2215/CJN.12311212.

[7] Clavien PA, Barkun J, de Oliveira ML, Vauthey JN, Dindo D, Schulick RD, et al. The Clavien-Dindo classification of surgical complications: five-year experience. Ann Surg. 2009;250(2):187–96. https://doi.org/10.1097/SLA.0b013e3181b13ca2.

[8] Lentine KL, Lam NN, Axelrod D, Schnitzler MA, Garg AX, Xiao H, et al. Perioperative complications after living kidney donation: a national study. Am J Transplant. 2016;16(6):1848–57. https://doi.org/10.1111/ajt.13687.

[9] Mjoen G, Oyen O, Holdaas H, Line P. Morbidity and mortality in 1022 consecutive living donor nephrectomies: benefits of a living donor registry. Transplantation. 2009;88(11):1273–9. https://doi.org/10.1097/TP.0b013e3181bb44fd.

[10] Garcia-Ochoa C, Feldman LS, Nguan C, Monroy-Cuadros M, Arnold J, Boudville N, et al. Perioperative complications during living donor nephrectomy: results from a multicenter cohort study. Can J Kidney Health Dis. 2019;6:2054358119857718. https://doi.org/10.1177/2054358119857718.

[11] Lentine KL, Lam NN, Schnitzler MA, Hess GP, Kasiske BL, Xiao H, et al. Predonation prescription opioid use: a novel risk factor for readmission after living kidney donation. Am J Transplant. 2017;17(3):744–53. https://doi.org/10.1111/ajt.14033.

[12] Organ Procurement and Transplantation Network (OPTN/United Network for Organ Sharing). Policy 14: Living Donation. Available at: https://optn.transplant.hrsa.gov/governance/policies/. Accessed: 7 Sept 2020.

[13] Wilson CH, Sanni A, Rix DA, Soomro NA. Laparoscopic versus open nephrectomy for live kidney donors. Cochrane Database Syst Rev. 2011;(11):CD006124. https://doi.org/10.1002/14651858.CD006124.pub2.

[14] Fleisher LA, Beckman JA, Brown KA, Calkins H, Chaikof EL, Fleischmann KE, et al. ACC/AHA 2007 guidelines on perioperative cardiovascular evaluation and care for noncardiac surgery: a report of the American College of Cardiology/American Heart Association task force on practice guidelines. Circulation. 2007;116:e418–99. https://doi.org/10.1161/CIRCULATIONAHA.107.185699.

[15] Ferket BS, Genders TS, Colkesen EB, Visser JJ, Spronk S, Steyerberg EW, et al. Systemic review of guidelines on imaging of asymptomatic coronary artery disease. J Am Coll Cardiol. 2011;57(15):1591–600. https://doi.org/10.1016/j.jacc.2010.10.055.

[16] Chee YL, Crawford JC, Watson HG, Greaves M. Guidelines on the assessment of bleeding risk prior to surgery or invasive procedures. British Committee for Standards in Haematology. Br J Haematol. 2008;140(5):496–504. https://doi.org/10.1111/j.1365-2141.2007.06968.x.

[17] Devereaux PJ, Mrkobrada M, Sessler DI, Leslie K, Alonso-Coello P, Kurz A, et al. Aspirin in patients undergoing noncardiac surgery. N Engl J Med. 2014;370(16):1494–503. https://doi.org/10.1056/NEJMoa1401105.

[18] Hornor MA, Duane TM, Ehlers AP, Jensen EH, Brown PS, Pohl D, et al. American College of Surgeons' guidelines for the perioperative management of antithrombotic medication. J Am Coll Surg. 2018;227(5):521–36.e1. https://doi.org/10.1016/j.jamcollsurg.2018.08.183.

[19] Guyatt GH, Akl EA, Crowther M, Gutterman DD, Schuunemann HJ. Executive summary: antithrombotic therapy and prevention of thrombosis, 9th ed: https://doi.org/American College of Chest Physicians evidence-based clinical practice guidelines. Chest. 2012;141(2 Suppl) v:7S–47S.

[20] Qaseem A, Snow V, Fitterman N, Hornbake ER, Lawrence VA, Smetana GW, et al. Risk assessment for and strategies to reduce perioperative pulmonary complications for patients undergoing noncardiothoracic surgery: a guideline from the American College of Physicians. Ann Intern Med. 2006;144(8):575–80. https://doi.org/10.7326/0003-4819-144-8-200604180-00008.

[21] Mills E, Eyawo O, Lockhart I, Kelly S, Wu P, Ebbert JO. Smoking cessation reduces postoperative complications: a systematic review and meta-analysis. Am J Med. 2011;124(2):144–154e.148. https://doi.org/10.1016/j.amjmed.2010.09.013.

[22] Berrios-Torres SI, Umscheid CA, Leas B, Stone EC, Kelz RR, et al. Centers for Disease Control and Prevention guideline for the prevention of surgical site infection, 2017. JAMA Surg. 2017;152(8):784–91. https://doi.org/10.1001/jamasurg.2017.0904.

[23] Forbes RC, King AK, McGrane T, Hale D, Sandberg W, Wanderer J, et al. Enhanced recovery after surgery pathway for living donor neprectomy patients decreases length of stay and narcotic utilization. [abstract]. Am J Transplant. 2017;17(suppl 3):788–9.

[24] Lemmens HJM. Anesthesia for living kidney donors. Avidan M, Brennan DC, editors. UpToDate. Waltham, MA: UpToDate Inc. Available at: https://www.uptodate.com. Accessed: 7 Sept 2020.

[25] Rege A, Leraas H, Vikraman D, Ravindra K, Brennan T, Miller T, et al. Could the use of an enhanced recovery protocol in laparoscopic donor nephrectomy be an incentive for live kidney donation? Cureus. 2016;8(11):e889. https://doi.org/10.7759/cureus.889.

[26] Tiggeler RG, Berden JH, Oitsma AJ, Koene RA. Prevention of acute tubular necrosis in cadaveric kidney transplantation by the combined use of mannitol and moderate hydration. Ann Surg. 1985;201(2):246–51. https://doi.org/10.1097/00000658-198502000-00020.

[27] Albanèse J, Leone M, Garnier F, Bourgoin A, Antonini F, Martin C. Renal effects of norepinephrine in septic and nonseptic patients. Chest. 2004;126(2):534–9. https://doi.org/10.1378/chest.126.2.534.

[28] Joshi GP, Cunningham A. In: Clinical Anesthesia, Barash PG, editors. Anesthesia for laparoscopic and robotic surgeries, vol. 7. Philadelphia: Lippincott Williams Wilkins; 2013. p. 1257–73.

[29] Nanidis TG, Antcliffe D, Kokkinos C, Borysiewicz CA, Darzi AW, Tekkis PP, et al. Laparoscopic versus open live donor nephrectomy in renal transplantation: a meta-analysis. Ann Surg. 2008;247(1):58–70. https://doi.org/10.1097/SLA.0b013e318153fd13.

[30] Kortram K, Ijzermans JN, Frank JM. Perioperative events and complications in minimally invasive live donor nephrectomy: a systematic review and meta-analysis. Transplantation. 2016;100(11):2264–75. https://doi.org/10.1097/TP.0000000000001327.

[31] Waits SA, Hilliard P, Sheetz KH, Sung RS, Englesbe MJ. Building the case for enhanced recovery protocols in living kidney donors. Transplantation. 2015;99:405–8. https://doi.org/10.1097/TP.0000000000000328.

[32] Practice Guidelines for Preoperative Fasting and the Use of Pharmacologic Agents to Reduce the Risk of Pulmonary Aspiration. Application to healthy patients undergoing elective procedures: an updated report by the American Society of Anesthesiologists task force on preoperative fasting and the use of pharmacologic agents to reduce the risk of pulmonary aspiration. Anesthesiology. 2017;126(3):376–93. https://doi.org/10.1097/ALN.0000000000001452.

[33] Campsen J, Call T, Allen CM, Presson AP, Martinez E, Rofaiel G, et al. Prospective, doubleblind, randomized clinical trial comparing an ERAS pathway with ketorolac and pregabalin versus standard of care plus placebo during live donor nephrectomy for kidney transplant. 2019;19(6):1777–81. https://doi.org/10.1111/ajt.15242.

[34] Organ Procurement and Transplantation Network (OPTN) / United Network for Organ Sharing (UNOS). Policy 18: Data Submission Requirements. Available at: http://optn.transplant. hrsa. gov/ContentDocuments/OPTN_Policies.pdf. Accessed: 7 Sept 2020.

[35] Dageforde LA, Feurer ID, Moore DE. Longitudinal health-related quality of life, pain, and activity in kidney donors [abstract]. Am J Transplant. 2014;14(suppl 2):68–9.

第10章

组织配型、肾脏配对捐献及不相容的活体供肾移植

Compatibility, Kidney Paired Donation, and Incompatible Living Donor Transplants

Neetika Garg　Jagbir Gill　Didier A. Mandelbrot　著

邱　涛　周江桥　译

在这一章中，我们综述了移植候选者面临的 ABO 血型和 HLA 生物不相容的主要类型，以及用于检测不相容性的各种交叉配型技术。其后，我们将深入探讨克服不相容性和促进活体移植的两种主要方法：肾脏交叉配对捐献和脱敏治疗。

一、相容性

评估潜在供受体的相容性是确保移植成功的关键。从免疫学的角度来看，如果一个移植受者能避免在以下两种情况下进行移植，则该移植等待者被认为与其供者候选人相容：①抗 ABO 抗体导致的 ABO 血型不相容；②预存的供者特异性抗体导致的 HLA 不相容。

（一）ABO 血型不相容

ABO 抗原是由 Karl Landsteiner 于 1901 年在输血过程中发现的红细胞上的糖蛋白。它们也表达在内皮细胞和上皮细胞上。因此，供肾上表达的 ABO 抗原可能是受者 ABO 抗体介导的免疫反应靶点，从而导致同种异体移植排斥反应的发生和移植物的丢失。

ABO 血型系统由 A 型、B 型、AB 型和 O 型 4 种常见血型组成。供肾和受者之间的 ABO 配型遵循与输血相同的原则。O 型血捐献者是万能捐献者，AB 型移植候选者是万能接受者。血型相容规则以外的移植都被认为是 ABO 血型不合，但 A_2 或 A_2B 到 B 的移植和 A_2 到 O 的移植在特定的受者中是例外的。A 型血由两个主要亚型组成：A_1 型和非 A_1 型，其中接近 20% 的 A 型血是非 A_1 型[1]。大多数非 A_1 血型者为 A_2 亚型，因此 A_2 血型通常被用作非 A_1 血型的简称，但也存在其他几种非 A_1 型亚型。在非 A_1 型个体中，A 型抗原的表达量在数量上和质量上均较低。因此，只要受者抗 A 抗体滴度低，来自 A_2 捐献者的肾脏也可以使用与 ABO 相容移植相同的免疫抑制方案（即不需要进行脱敏治疗）成功地移植到 B 型或 O 型受者体内[2]。同样地，A_2B 供者的肾脏也可以安全地移植给抗 A 抗体滴度较低的 B 型受者。由于不同实验室和方法学之间的高度差异性，我们很难直接比较各中心之间的抗体滴度差异，

但通常认为 1∶4 或 1∶8 的滴度阈值是可以接受的。

在美国，尸体供者（deceased donor，DD）肾脏的分配是基于 ABO 匹配，而不是 ABO 相容。换言之，虽然 O 型血的捐献者是万能捐献者，他们的肾脏在技术上可以移植到任何血型的受者身上，但目前的分配制度只允许将这些肾脏分配给 O 型血的候选者，以防止他们的等待时间进一步延长。同样地，虽然 AB 型候选者在技术上可以接受任何血型的肾脏，但分配制度只允许将 AB 型肾脏分配给 AB 型受者。

B 型肾移植等待者的等待时间通常比其他血型的候选者要长。在美国，B 型血的肾脏移植等待名单上的少数族裔比例最高，与白人等待者相比，他们接受活体肾脏移植的可能性较小，从而延长了这一类患者的等待时间。为了提升公平性，增加美国少数族裔人口的移植机会，器官获取和移植网络（Organ Procurement and Transplant Network，OPTN）于 2014 年 12 月实施的肾脏分配系统（kidney allocation system，KAS）已允许将 A 型、非 A_1 型和 AB 型、非 A_1B 型肾脏分配给 B 型候选者，只要受者抗 A 抗体滴度低于规定的阈值[3]。然而，OPTN 目前仍不允许将 AB 型、非 A_1B 型尸体供者的肾脏分配给 O 型候选者。

（二）HLA 不相容

受者的免疫系统主要通过检测主要组织相容性（major histocompatibility，MHC）分子——也称为人类白细胞抗原（human leucocyte antigens，HLA）中的错配点来识别移植肾为异体。受者中存在针对捐献者 HLA 的预存抗体即为 HLA 不相容。

HLA 基因位于 6 号染色体的短臂上，可分为Ⅰ类和Ⅱ类。

1. Ⅰ类 HLA 基因

主要包括 HLA-A、HLA-B 和 HLA-C；这些基因编码 HLA-A、B 和 C 分子。Ⅰ类 HLA 由多态 α 链与非多态 β-2 微球蛋白链共价结合组成。HLA Ⅰ类分子在所有核细胞上均有表达。

2. Ⅱ类 HLA 基因

主要包括 HLA-DRA、HLA-DRB1、HLA-DRB3、HLA-DRB4、HLA-DRB5、HLA-DQA、HLA-DQB、HLA-DPA 和 HLA-DPB。这些基因编码 HLA-DR、DQ 和 DP 分子。DRB1 基因存在于所有个体中。DRB1 的等位基因变异与 DRB3、DRB4 和 DRB5 基因中的任何一个基因连锁或不连锁。DRB3、DRB4 和 DRB5 基因存在时编码 DR51、DR52 和 DR53 分子。因此，除了 DRB1 编码的两个 DR 外，个体还可以表达 DR51、DR52 和 DR53 抗原中的 0 个、1 个或 2 个。

Ⅱ类 HLA 是异源二聚体，由 α 多肽链和 β 多肽链组成。除 DRα 外，所有这些基因都是高度多态的，可以导致抗 HLA 抗体的形成。Ⅱ类 HLA 主要表达在 B 细胞和树突状细胞等抗原提呈细胞上，但已知在炎症条件下，也可在其他类型的细胞上表达，包括内皮细胞和上皮细胞。

（三）评估 HLA 不相容性和交叉配型技术

群体反应抗体（panel reactive antibody，PRA）可用来估计移植候选者对多少百分比的潜在捐献者具有抗 HLA 抗体，范围为 0%～100%。在之前，PRA 是通过测试受者血清与群体淋巴细胞的反应性来进行评估的，这些群体淋巴细胞的 HLA 特征被认为能代表捐献者群体。这一方法的主要局限性是结果的准确性取决于样板中选择使用的细胞，其检测不常见的 HLA 抗体的敏感性差，以及只能检测出相对高水平的抗体。自 2007 年起，美国开始使用校正 PRA（calculated PRA，cPRA）[4]。这结合了从单一抗原珠（single-antigen bead，SAB）检测中获得的抗 HLA 抗体的特异性和器官共享联合网络中的 HLA 频率。例如 24% 的美国捐献者存在 A1，因此，潜在受者即使仅有抗 A1 HLA 抗体也有 24% 的 cPRA，也就是说，该受者与 24% 的捐献者在免疫上是不相容的。另一方面，A24 存在于 2% 的美国捐献者人群中，仅有抗 A24 抗体的人产生的 cPRA 仅为 2%。因此，一个对多种稀有抗原有抗体的人，其 cPRA 可能比对存在单一常见抗原的抗体的人低。cPRA 计算器可在 OPTN 网站上获得[5]。这提供了一种更统一的评估致敏程度的方法，并能更准确地预测阳性交叉配型。

虽然 cPRA 可对肾移植候选者的整体致敏水平进行评估，但以下交叉配型技术仍可用于确定是否存在针对特定捐献者的供者特异性抗体（donor-specifc antibodies，DSA）。

1. 补体依赖性细胞毒（CDC）交叉配型

将受者血清与外源性补体一起加入到供者淋巴细胞中，如果存在有临床意义的 DSA，则会发生细胞溶解，交叉配型结果被认为是阳性。这是目前所有交叉配型技术中灵敏度最低的，但对预测移植后排斥反应有很高的特异性。T 细胞表面表达 I 类 HLA，B 细胞同时表达 I 类和 II 类 HLA。因此，抗 I 类 HLA-DSA 可导致 T 细胞和 B 细胞交叉配型均为阳性。阳性的 B 细胞交叉配型和阴性的 T 细胞交叉配型提示存在抗 II 类 DSA。值得注意的是，B 细胞交叉配型对检测抗 I 类 HLA DSA 更为敏感，因为 B 细胞表面抗原表达量较高；因此，低水平的 I 类 DSA 也可能导致单纯的 B 细胞交叉配型阳性。

2. 抗人球蛋白（AHG）增强的 CDC 交叉配型

在抗 HLA 的 DSA 滴度较低的情况下，加入补体包被的 AHG 可提高这种细胞交叉配型的敏感性。此外，由于 AHG 也可与非补体结合的 DSA 结合并随后激活补体，因此，这一方法也可以检测非补体结合的 DSA，避免遗漏 DSA。

3. 流式细胞术交叉配型

在这种细胞交叉配型技术中，二次荧光偶联的抗 IgG 抗体和随后的流式细胞术被用来检测与供者淋巴细胞结合的 IgG DSA。因为这项检测不依赖于细胞裂解，所以这项检测比增强型 CDC 交叉配型更敏感，但特异性较低。该方法可以检测非 HLA DSA 和非补体结合的 DSA。由于所用的抗人二抗只能检测 IgG DSA，IgM 抗体不影响流式交叉配型结果。

4. 虚拟交叉配型

这种交叉配型是"虚拟"的，因为它不涉及潜在受者血清和供者淋巴细胞之间的实际反应。相反，通过 SAB 检测，潜在受者血清中存在的抗 HLA 抗体谱可与供者的 HLA 图谱进行比对，以确定是否存在 DSA。

SAB 检测方法将潜在受者的血清与特定微珠进行孵育，这些微珠上有单个等位基因特异性的 HLA

抗原。由于没有利用细胞，这也被称为"固相分析"。随后，与基于细胞的流式细胞术类似，加入二次荧光偶联的抗人 IgG，当在 Luminex 等流式细胞仪平台上进行分析时，该二次荧光偶联抗人 IgG 有助于检测与这些珠子上的 HLA 靶标相结合的 DSA。这是一种以平均荧光强度（MFI）为单位的半定量测试。这与用于计算 cPRA 的技术相同。虽然 SAB 方法非常敏感，但仍存在以下局限性[6]。

- 难以建立一个阈值，以确定超过这个阈值的抗体水平与临床相关。
- 由于多个因素影响，如微珠表面的抗原密度变化和不同微珠之间的公共表位共享，导致所获得的结果为半定量性质。
- 蛋白质在微珠表面附着过程中可出现结构的构象变化（例如新抗原的表达可能导致假阳性的结果，而假阴性的结果则可能是由于掩盖了相关的表位）。

将 SAB 结果与高分辨率分型相结合，可以检测出等位基因特异性抗体，这些抗体不会与基于低分辨率血清学分型的整个组别发生反应。例如一个潜在的受者可能具有 A_2 : 01 的抗体，但与 A_2 : 02 没有交叉反应。排除整个 A_2 组将使该受者无法从 A_2 : 02 捐献者那里获得捐献。这些技术的广泛使用可以更详细地评估受者免疫风险，这在选择非常有限的高致敏人群中变得尤为重要。但这一方法存在的一个显著缺点是不能解决抗原之间的相对免疫原性[7]。例如 DQ2 → DQ5 的移植与 DQ6 → DQ5 的移植一样，都是 1 个 HLA 错配。在表位水平上，DQ5 和 DQ6 之间的结构差异比 DQ5 和 DQ2 之间的结构差异要小。因此，在这两种情况下，在虚拟交叉配型均为阴性的情况下，DQ6 → DQ5 移植与 DQ2 → DQ5 移植相比具有较低的免疫学风险。

CDC 交叉配型虽然对预测排斥反应风险不是特别敏感，但具有很强的特异性，CDC 交叉配型阳性的受者通常会因为较高的超急性排斥反应发生风险而避免移植（图 10-1）。流式细胞术交叉配型和虚拟交叉配型两种方法虽然敏感性更高，但特异性不强。其阳性结果仍可进行移植手术，但也预示着由排斥反应介导的移植物损伤或移植物丢失的风险更高。Bentall 等比较了 102 名交叉配型阳性（CDC或 Flow）的活体移植受者和 204 名交叉配型阴性的受者的预后，结果显示，CDC 交叉配型阳性组的 1年移植物存活率最低，为 82.4%[8]。在仅有Ⅰ类 DSA 阳性的交叉配型移植中，60% 的移植物丢失发生在术后 1 年以内。相比之下，Ⅱ类 DSA 导致的早期抗体介导的排斥反应（antibody-mediated rejection，ABMR）的发生率相对较低，但慢性损伤率相对较高，40% 的移植物在移植后 5 年内失功。同时具有Ⅰ类和Ⅱ类 DSA 患者的预后与仅有Ⅱ类 DSA 的患者相似。即使交叉配型阴性，SAB 法检测出 DSA 也预示着显著增加的 ABMR 和移植失败的风险[9]。

在美国，接近 40% 等待肾移植的受者是致敏的（即 cPRA > 1%），7% 是高度致敏的（即 cPRA 为98%~100%）[10]。此外，根据 ABO 抗原频率，估算任何两个人之间也约有 1/3 的概率是 ABO 不相容的[11]。因此，致敏的移植候选者找到 ABO 血型和 HLA 相容的捐献者的机会较少。虽然生物学上不相容仍然是移植的一个重要障碍，但目前已经制订了新的相关政策和计划，从而为这类患者提供更多的选择。2014 年 12 月生效的 OPTN KAS 已为 cPRA 为 20% 及以上的致敏患者提供了额外点数以获取器官分配优先权。cPRA 为 100%、99% 和 98% 的候选者可获得 202.1、50.09 和 24.4 的优先分配点数，每

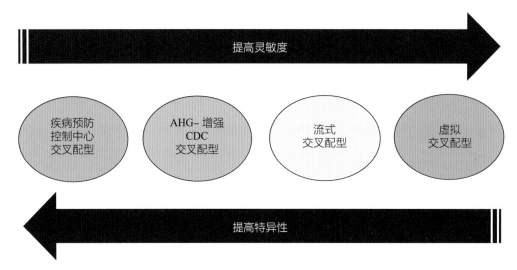

▲ 图 10-1　预测拒绝的敏感性和特异性递减的交叉配血技术的顺序

个点数相当于 1 年的等待时间 [3]。此外，cPRA 为 100% 的候选者可在全国范围内优先获得肾脏，cPRA 为 99% 的候选者可在地区范围内优先获得肾脏。这些创新减少了尸体捐献（DD）移植等待名单上致敏患者的等待时间 [12]。然而，活体肾脏移植仍然是移植候选者的首选治疗方法，因为与尸体供肾移植相比，它通常可更及时地进行移植手术并有更好的远期预后。

综上所述，致敏患者找到与其血型和 HLA 相容的活体肾脏捐献者的概率较小，这大大减少了这一患者群体获得活体移植的机会。在过去，这可能是移植的一个不可逾越的障碍，但现在，肾脏配对捐献（kidney paired donation，KPD）和脱敏治疗等项目的开展为不相容的潜在活体捐献者为他们的预期受者进行活体肾移植提供便利。

二、肾脏配对捐献

（一）概述

KPD，或称配对肾脏交换（paired kidney exchange，PKE），是一种活体供肾移植的方法，最初是为了克服生物学上的不相容性，即两对或多对生物学不相容的供者 - 受者交换肾脏，所有受者都能得到相容的肾脏进行移植。自 2000 年在美国进行第 1 例 KPD 移植以来，KPD 的范围在美国内外都有很大的扩大，特别是随着非定向活体肾脏捐献者的加入 [13]。通过 KPD 进行的各种类型的移植包括如下几种（图 10-2）。

1. 双向交换

这是 KPD 的最简单形式，即两对不相容的人交换肾脏；其中，一对不相容配对中的受者从另一对不相容配对的供者那里得到肾脏，反之亦然 [14]。这就要求配对者具有对等或互补的不相容性。

2. 多向交换

包括 3 对或更多的配对，在交换中加入更多的配对，不仅有利于更多的移植，而且也增加了不匹配患者的选择，因为不需要互补的不相容性。

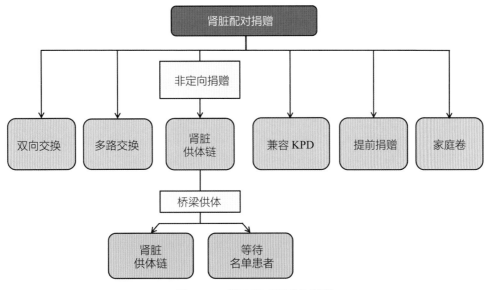

▲ 图 10-2　肾脏配对捐赠的类型

3. 肾脏捐献链

这些"链"通常是由非直接捐献者（non-directed donors，NDD）发起的，即没有指定受者的个人捐赠。为了使移植等待名单上的人获益更大，非直接捐献者与另一受者相匹配，而这一受者存在与之生物学上不相容的活体供者，而这一活体供者则将他或她的肾脏捐献给另一对生物学不相容供受者中的受者。这就产生了多米诺骨牌效应，并使这个捐献链持续下去，直到最后一个捐献者捐献给死亡捐献移植等待名单上的受者，或成为"桥梁捐献者"，在以后的时间里启动另一个捐献链。2009 年《新英格兰医学杂志》上刊登了美国第 1 条肾脏捐献链的描述，即 2007 年 7 月由一位 NDD 发起的 10 例移植，协调时间超过 8 个月 [15]。目前的做法是，所有 NDD 均被告知 KPD 是一种常规的捐献选择，以便最大限度地发挥其捐献的作用，而不是直接捐献给死亡捐献移植等待名单上的等待者 [16, 17]。

在简单的双向或多向交换中，捐献最好是同时进行，以避免出现一个捐献者在捐献完成后，另一供者因故不能完成捐献的情况。由 NDD 和桥梁捐献者发起的肾脏捐献链在安排移植的过程中增加了灵活性。虽然链中的捐献者出尔反尔仍然是待解决的问题，但由于链是由额外的 NDD 发起的，而且所有未进行移植的受者仍然存在他们各自的捐献者，因此对链下游的影响就相对较小 [18]。美国国家肾脏登记处（National Kidney Registry，NKR）对 1748 例肾脏移植的分析表明，断链并不常见 [19]。获批的捐献者在等待期间出现医疗问题是导致断链的最常见原因。在 400 多名桥梁捐献者中，有 6 人选择不继续进行捐献，违约率为 1.5%。所有受断链影响的受者后续都接受了移植，通常是在 NKR 重新激活后的 6 个月以内。

4. 兼容的 KPD

生物学上匹配成功是指 ABO 血型相合或 HLA 位点匹配的供受者（即可以直接捐献）；但是，他们选择了 KPD，通常是为了使受者获得更理想的肾脏，而且有助于其他与供者不匹配的受者进行移植手术。例如如果活体捐献者的年龄比既定的受者大得多，并且有较多 HLA 错配，那么 KPD 可能被用来获得一个年轻的活体捐献者的肾脏，其肾功能更好，HLA 错配更少。在这些情况下，评估肾脏质量和与既定捐献者的匹配度是非常重要的，下面将讨论。增加参加 KPD 项目的相容配对的数量，被认为会大大增加不相容的配对通过 KPD 找到相容捐献者的可能性。

O 型血供体在 KPD 项目中很少见，因为只有与既定受者 HLA 不相容的 O 型血供体才需要进入 KPD。这就造成了一种不平衡，即任何 KPD 池中 O 型血移植等待者的数量总是超过 O 型供体的数量，导致这些患者的等待时间更长[20]。由于这个原因，成对的 O 型血供体和非 O 型血受体被认为是"有利的一对"。KPD 中相合的一对大大有助于缓解这种不平衡，因为它使 KPD 池更大，并将有利的一对注入系统中。最近对 2008 年 2 月至 2018 年 11 月期间录入 NKR 的 151 对相合配对进行了分析，其中一半是有利的配对，据记载每个相合配对有助于两例额外的移植，大大有利于 O 型血和高致敏受者[21]。

5. 提前捐赠

这种类型的 KPD 为"时间上不相容"的一对提供了一种选择，使活体捐赠能够在捐献者的最佳状态下进行，而既定受体的移植则在以后需要的时候进行。患有肾脏病的受者可让既定的捐献者提前捐献。例如一名 50 岁患有晚期肾脏疾病的男子，虽尚未接受透析治疗，但是已经进入等待肾移植名单。他的妻子被批准为捐献者。然而，由于他们是对方的主要陪护人，他们更愿意在不同时间点进行手术。允许妻子提前向 KPD 池捐献肾脏，而丈夫则在几个月后等待妻子从手术中恢复过来再进行肾移植手术。如本案例中，捐献者和接受者的手术通常相隔几周至几个月；然而，更长的间隔也是可能的。后一种情况的例子是，一位祖父想为患有肾病但不急需移植的孙儿捐献器官[22]。在这里，祖父向 KPD 池捐献肾脏，作为回报，孙子获得一张抵用券，如果有需要的话，可以在以后的时间里从 KPD 池中获得一个肾脏。这使得祖父现在就可以捐献，基本上是作为一个无偿的捐献者，而不会随着年龄增长影响其作为捐献者的资格。如果既定的接受者没有发展到终末期肾脏病，或由于任何原因被认为不适合移植，"抵用券"就不会被赎回，而捐献仍然是非定向的。

6. "家庭抵用券"

NKR 最近推出的代金券制度的另一种形式是"家庭抵用券"，试图克服非定向捐献的一个主要障碍，即因为担心目前健康的子女或配偶或兄弟姐妹将来肾衰竭需要肾脏移植而目前不愿意非定向捐献[23]。它允许指定最多 5 个人来领取"抵用券"。如果这些人中有一个或多个将来出现肾衰竭，第 1 个需要肾脏的人可以赎回他们的"抵用券"。虽然"抵用券"政策的细节仍在发展，但预计这将进一步扩大 KPD 捐献池，并促进更多的移植。

（二）供肾质量的评估

确保为既定受者提供更好的肾脏，是生物相合捐献者考虑通过 KPD 链捐献而不是直接捐献给他们的既定受者的重要驱动力。虽然这看起来很直观，但在增加 KPD 链中相合配对的人数方面的主要挑战之一是可靠地量化 KPD 对相合供受体的好处。在权衡相合性 KPD 对受体的潜在好处时，必须考虑到供体评估中的以下关键因素。

1. HLA 错配

即使在现代强效免疫抑制的时代，HLA 匹配对移植物的存活也有明显的好处。一些研究记录了 HLA-DR 和 DQ 位点的匹配在长期结果方面的尤其重要的好处 [24-27]。配对的供受者可能对从 KPD 中获得更好的 HLA 匹配，特别是更好的 Ⅱ 类位点匹配（即使没有预存 DSA）。

2. 供肾功能和合并症

毫无疑问，捐献者的肾小球滤过率（glomerular filtration rate，GFR）对受者的移植效果有重要影响 [28]。如果可以检测的话，捐献者的绝对 [即不经体表面积（body surface area，BSA）调整的]GFR 测量值，应该用来评估移植后受者的肾功能。然而，在美国，更常使用肌酐清除率这一指标 [29]。肌酐清除率的一个主要限制是有明显的过高或过低的偏差存在。此外，由于肾小管分泌肌酐，肌酐清除率值高估了真实 GFR 的 10%～20%。

即使在调整了 GFR 之后，移植肾的体积也与受者的移植效果密切相关 [30]。然而，在评估肾脏体积时，评估过程中存在明显的变异性，而且并不常规可以进行测量。年龄和性别是评估捐献者肾脏功能经常使用的代用指标，但肾脏体积和 GFR 已被证明比年龄和性别更能预测受者的移植效果 [30]。

应该强调的是，在考虑受者的移植效果时，应该使用绝对的 GFR，在相合的 KPD 中也是如此。另外，当两个肾脏的大小有明显差异时，应考虑使用放射性核素或造影剂通过肾小球滤过排泄来评估单肾 GFR[17]。

此外，还需要考虑供体的慢性肾脏疾病的风险因素，如高血压、种族和吸烟。目前，在为一个特定的受者选择不同的捐献者候选人时，如何对这些变量进行加权方面的研究数据非常有限。

3. 其他变量

其他几个变量可能与具体案例有关，例如在受体 CMV 血清学阴性的情况下，接受巨细胞病毒（CMV）血清学阴性而非血清学阳性供肾的好处。

4. 冷缺血时间（CIT）

移植界对通过 KPD 项目远距离运送活体肾脏，从而明显增加冷缺血时间（cold ischemia time，CIT）表示担忧。Treat 等对 1267 个运送的 KPD、205 个非运送 / 内部 KPD 和 4800 个非亲属、非运送、非 KPD 活体肾脏移植的分析显示，每增加 1h 的 CIT 就会增加 5% 的移植肾功能延迟恢复的发生率 [31]。然而，CIT 与移植物或患者的存活率没有明显的关系。

为了更好地量化和比较各种活体捐献者候选人对潜在接受者的风险和潜在好处，Massie 等创建了一个活体肾脏捐献概况指数（living kidney donor profile index，LKDPI），其标准与公民逝世后肾脏捐献概况指数或 KDPI 相同 [28]。值得注意的是，这个模型的 c 统计量只有 0.59。随后，Ashby 等发表了另一个模型，在考虑到年龄、性别、HLA 和体型匹配度的情况下，提供了移植后 5 年和 10 年的移植肾存活率的估计 [32]。虽然他们的模型的 c 统计量稍好，为 0.64，但它没有使用捐献者的 GFR，而是依赖于年龄、性别、身高和体重等测量指标。另一项分析显示 HLA 匹配度对移植肾脏寿命的影响比捐献者的年龄、性别或生物学亲属关系更大 [27]。需要进一步的研究来指导决策和患者咨询，特别是在相合的 KPD

案例中，同时注意每个人的情况，特别是获得"更好的肾脏"所需的时间，以及这如何影响特定受体候选人的总透析时间。

（三）KPD 的适用范围

在美国，KPD 的实施呈指数式增长，从 2002 年的 2 例到 2018 年的 934 例（图 10-3）[33]。最近对通过 NKR 进行的 9 年移植的分析显示，与其他几个活体移植亚组相比，移植的高致敏患者比例较高，但移植存活率相同或更好 [34]。在 KPD 中纳入相容的配对是一项重大进展，因为它增加了潜在的供体池，促进了 O 型血和高敏患者的移植 [21]。为了进一步扩大 KPD 的潜力，目前正在考虑一些额外的策略，例如使用公民逝世后捐献肾脏来启动一个类似于由 NDD 启动的肾脏供体链 [35]。最近，意大利的一个移植中心发表了这种方法的第一份成功报告 [36]。最近描述的另一个创新方法是，一对菲律宾夫妻通过 KPD 在美国进行捐献和移植，该方法由慈善机构资助 [37]。在这个过程中，启动了一个捐献链，总共促进了 11 次移植，并以一个桥梁捐献者结束。这个"全球肾脏交换"虽然包含了许多逻辑和伦理方面的考虑，但却是 KPD 潜在扩展的一个特别例子。

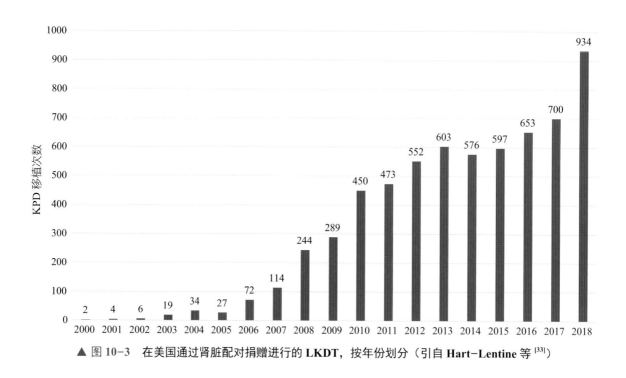

▲ 图 10-3　在美国通过肾脏配对捐赠进行的 **LKDT**，按年份划分（引自 **Hart-Lentine** 等 [33]）

三、不相合活体移植的脱敏治疗

（一）概述

KPD 可以规避 ABO 或 HLA 不相合的风险，并且通常作为拥有健康、生物学上不相合的供体的移植等待者的优先选择。对于容易匹配的不相合供受体（例如供体血型为 O 型，受体候选者致敏水平相对较低），预计可以在很短的时间内就能找到一个相合的供体。对于难以匹配的配对（如高致敏的 O 型血候选人与非 O 型血捐献者），KPD 仍然可以找到一个相合的捐献者，并且是一个理想的选择，因为通过 KPD 进行移植可以避免不相合相关的风险。然而，如果在合理和预定的时间范围内没有找到相容的供体，根据对不相容的供体进行移植的风险评估，选择包括：①放宽 DSA 阈值，试图在 KPD 池中找到一个不完全相容，但比原供体相容性更好的供体；②脱敏并进行直接捐献；③继续等待相容的活体或公民逝世后供体。这个框架在图 10-4 中概述。

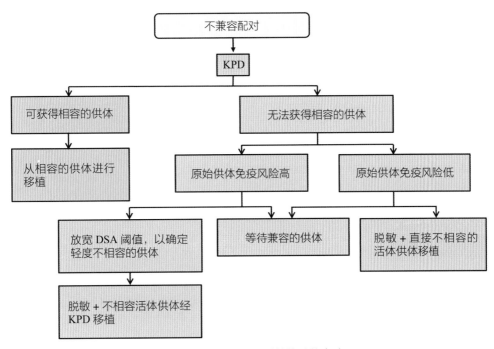

▲ 图 10-4　**KPD 和脱敏的总体方法**

HLA 脱敏治疗是指旨在减少移植围术期预存的 DSA 数量的策略，以减少超急性或早期 ABMR 的风险。为实现这一目标，已经采用了各种策略。

1. 血浆置换后注射免疫球蛋白（IVIG）

使用或不使用 B 细胞清除药是最常用的脱敏策略。在约翰斯·霍普金斯大学的一项研究中发现，与继续接受透析的患者或透析后等待进行公民逝世后器官捐献且 HLA 相合移植患者的匹配对照组相比，不相合活体移植使用血浆置换和低剂量 IVIG（100mg/kg）方案进行脱敏，可提供显著的患者生存获益[38]。值得注意的是，脱敏加不相合活体移植组的 8 年患者存活率为 80.6%，而单纯透析组为 30.5%，透析后 HLA 相合移植组为 49.1%。这些结论随后从 22 个移植中心的 1000 多名患者的分析中得到了验证[39]。值得注意的是，与透析相比，等待相容移植的存活率在 DSA 水平的各个层次均有显著差异：阳性 PRA/ 阴性 DSA、阳性 DSA/ 阴性 CDC、阳性 CDC 组。该队列研究的另一项分析显示，与相容的活体供体移植相比，阳性 DSA/ 阴性 CDC 组 1 年移植物丢失的风险增加了 1.64 倍，1 年死亡的风险增加了 2.04 倍；阳性 CDC 组 1 年移植物丢失风险增加了 5.01 倍，1 年死亡的风险增加了 4.59 倍。有趣的是，与相容的活体移植相比，阳性 PRA/ 阴性 DSA 组的结果没有差异。综上所述，当相容的活体供者无法获得时，脱敏治疗后采用不相容的活体供者。当 DSA 低水平时，可以通过脱敏治疗和更强的免疫抑制治疗达到与相容活体移植相同的移植效果。

在雪松西奈医学中心小组的另一个系列调查中，报告显示高剂量 IVIG（2g/kg）联合抗 CD20 抗体利妥昔单抗是安全有效的。在一项针对 20 名高致敏患者的研究中，在 30d 内接受双倍剂量的 IVIG 和双倍剂量的利妥昔单抗，可使 PRA 从 77% 降至 44%，并将活体或公民逝世后捐献移植的平均等待时间从 144 个月降至 5 个月 [41, 42]。然而，其他小组研究结果显示这种方法的获益有限 [43]。

2. B 细胞清除治疗

Jackson 等的研究表明，单用利妥昔单抗可以降低 HLA 抗体反弹的发生率和反弹强度，但 5 年 ABMR 发生率或移植物存活率没有差异 [44]。相反，另一项将患者随机分为 IVIG 联合安慰剂和 IVIG 联合利妥昔单抗的研究，由于前一组的 7 名患者中有 3 名出现 ABMR 和 2 名移植物丢失，仅招募了 15 名患者就终止了试验 [45]。Loupy 等对 54 名移植受者进行了分析，比较了高剂量 IVIG 与 IVIG 联合利妥昔单抗，发现早期结果没有差异；然而，后一组在 1 年内出现亚临床 ABMR 和移植肾小球病的病例较少 [46]。这些研究受到样本量太小的限制。尽管如此，这些数据表明，利妥昔单抗疗法在脱敏方面的作用有限，但与其他疗法联合使用时，有潜在的好处。目前正在进行一项评估 obinutuzumab（另一种抗 CD20 抗体）用于脱敏治疗的研究 [47]。

其他几种药物正在研究用于脱敏治疗和 ABMR 的治疗，但在大多数移植中心不是标准的治疗方案。这些药物包括如下几种。

3. 蛋白酶体抑制药

浆细胞能产生抗体，是抑制抗体产生的合理靶点。硼替佐米是一种蛋白酶体抑制药，是治疗多发性骨髓瘤的主要药物，但还没有发现对脱敏治疗有效 [48]。导致这种反应上差异的可能假设是，产生抗 HLA 抗体的浆细胞不像多发性骨髓瘤的恶性细胞那样代谢活跃。伊沙佐米是另一种口服的蛋白酶体抑制药，目前在脱敏治疗研究中伊沙佐米作为脱敏药正在进行试验 [49]。

4. 补体抑制药

Eculizumab 是一种人源化单克隆抗体，可与补体蛋白 C5 结合，并阻断末端攻膜复合物 C5b-9 的生成。一项关于 eculizumab 与安慰剂对比的试验，作为标准脱敏方案的附加方案，在活体移植的主要治疗失败终点（经活检证实的 Banff 2007 Ⅱ级或Ⅲ级 ABMR、移植物丢失、患者死亡或失访的综合指标）中没有发现任何差异 [50]。当纳入Ⅰ级 ABMR 时，与标准方案组相比，eculizumab 组的治疗失败率明显降低（11.8% vs. 21.6%）。C1 酯酶抑制药在补体级联中的作用更接近，被认为能更有效地控制补体介导的损伤。在一项用 IVIG 联合利妥昔单抗脱敏治疗的 20 名致敏患者的试验中，无论是否有血浆置换，C1 酯酶抑制药都显示能减少补体引发的 HLA 抗体 [51]。需要更长期的研究来记录患者的获益和移植效果。

5. B 细胞激活因子（BAFF）/B 淋巴细胞刺激因子（BLyS）抑制药

BAFF 也叫 BLyS，是一种促进 B 细胞活化的细胞因子。贝利木单抗是一种抗 BAFF 的抗体，已获 FDA 批准用于治疗系统性红斑狼疮。虽然这种药物在肾移植人群中发表的文献有限，但有一些正在进行的试验，研究其在脱敏治疗中的作用[52,53]。

6. 白细胞介素（IL）-6 受体抑制药

IL-6 是一种多能细胞因子，可刺激 B 细胞和浆细胞产生抗体。Tocilizumab 是一种针对 IL-6 受体的单克隆抗体，正被用于治疗类风湿关节炎。在一项试点研究中，10 名移植候选人使用 IVIG 联合利妥昔单抗脱敏失败，随后使用 IVIG 联合 Tocilizumab 治疗，5 人成功移植[54]。仍需要更大规模的对照研究来证明其疗效。

7. 源自化脓性链球菌的 IgG 降解酶（IdeS）

IdeS 是一种内肽酶，能在铰链区将人类 IgG 的所有 4 个亚类裂解为 Fab 和 Fc 片段，从而防止 IgG 介导的补体介导的细胞毒性以及抗体依赖的细胞毒性反应。它的作用极为迅速。在一项针对 25 名高敏患者的研究中，在移植前 4～6h 使用 IdeS，基本上消除了所有抗 HLA 抗体，直到移植后 7～14d，检测到新的 IgG 合成；24 名患者成功移植[55]。这种疗法的一个主要限制是，抗 IdeS 抗体出现得非常快，这严重限制了再次给药。未来的研究需要评估 IdeS 与其他疗法的联合使用，以防止在最初一周的静止期后出现抗体反弹，以使这种疗法取得成功[56]。

（二）KPD 联合脱敏疗法

KPD 和脱敏治疗不是相互排斥的策略。许多生物学上不相容的高敏受者可能无法在 KPD 池中找到完全相容的供体[20]。然而，KPD 仍然可以帮助这些候选人，确定一个不那么相容的供体，然后进行脱敏和移植。例如寻求再次移植的受体候选人可能对其既定的不相容的供体候选人有一个高水平的 DSA，这可能与首次移植的再次错配相关。这种不相容的移植风险很高，这对供受者通常会进入 KPD。虽然可能找不到完全相容的供体，但可能会有一个候选者有低水平的 DSA，而且不是重复错配。决定进行这种"不完全相容"的移植，可能会给患者带来比继续透析更好的存活率，也比在高水平 DSA 的情况下进行移植要好。这些病例需要移植小组和 HLA 配型人员经常反复评估，特别是在等待几个月仍没有合适供体的情况下，需要考虑放宽 DSA 接受门槛。

四、结论

KPD 和脱敏治疗是克服活体肾脏移植中生物学不相容性的两种可用策略。简单的双向和多向交换可以克服个别患者的不相容性。引入非定向捐献者和近期开始的相容配对者，扩大了 KPD 池，从而促进了 O 型血和高致敏受体的移植。目前正在探索一些创新的方法，以扩大 KPD 的潜力，如为时间上不相合的人提供提前捐献。最近，"家庭代金券"方案已经开始实施，这旨在克服非直接捐献的主要障碍（即担心自己健康的亲人将来会需要肾脏）。对于容易找到匹配供肾的不相容配对，建议采用 KPD 来规避不相容性。如果在不容易匹配的一对中难于找到合适的交叉捐献者，可以重新考虑接受标准，以确定一个相对相容的捐献者，然后进行脱敏治疗和移植；脱敏治疗后可以直接接受原来不相容的捐献者候选人进行移植；以及继续等待相容的活体或公民逝世后器官捐献者。大多数脱敏治疗依赖于血浆置换和 IVIG，以及采用或不采用 B 细胞清除治疗。一些从肿瘤学和风湿病学实践中借来的新药正被研究用于脱敏治疗。特别是 IdeS，它的应用前景也很大，与其他药物联合使用，它可以作为一种有效且可靠的脱敏治疗选择，从而提高高致敏患者的移植机会。

参考文献

[1] Breimer ME, Samuelsson BE. The specific distribution of glycolipid-based blood group A antigens in human kidney related to A_1/A_2, Lewis, and secretor status of single individuals. A possible molecular explanation for the successful transplantation of A_2 kidneys into O recipients. Transplantation. 1986;42(1):88–91. https://pubmed.ncbi.nlm.nih.gov/3523889/.

[2] Bryan CF, Cherikh WS, Sesok-Pizzini DA. A_2 /A_2 B to B renal transplantation: past, present, and future directions. Am J Transplant. 2016;16(1):11–20. https://doi.org/10.1111/ajt.13499.

[3] Organ Procurement and Transplantation Network (OPTN) / United Network for Organ Sharing (UNOS). Policy 8: Allocation of Kidneys. Available at: https://optn.transplant.hrsa.gov/governance/policies/. Accessed: 7 Sept 2020.

[4] Cecka JM. Calculated PRA (CPRA): the new measure of sensitization for transplant candidates. Am J Transplant. 2010;10(1):26–9. https://doi.org/10.1111/j.1600-6143.2009.02927.x.

[5] Organ Procurement and Transplantation Network (OPTN) cPRA Calculator. Avaialable at: https://optn.transplant.hrsa.gov/resources/allocation-calculators/cpra-calculator/. Accessed: 7 Sept 2020.

[6] Konvalinka A, Tinckam K. Utility of HLA antibody testing in kidney transplantation. J Am Soc Nephrol. 2015;26(7):1489–502. https://doi.org/10.1681/ASN.2014080837.

[7] Sypek M, Kausman J, Holt S, Hughes P. HLA epitope matching in kidney transplantation: an overview for the general nephrologist. Am J Kidney Dis. 2018;71:720–31. https://doi. org/10.1053/j.ajkd.2017.09.021.

[8] Bentall A, Cornell LD, Gloor JM, Park WD, Gandhi MJ, Winters JL, et al. Five-year outcomes in living donor kidney transplants with a positive crossmatch. Am J Transplant. 2013;13(1):76–85. https://doi.org/10.1111/j.1600-6143.2012.04291.x.

[9] Mohan S, Palanisamy A, Tsapepas D, Tanriover B, Crew RJ, Dube G, et al. Donor-specific antibodies adversely affect kidney allograft outcomes. J Am Soc Nephrol. 2012;23(12):2061–71. https://doi.org/10.1681/ASN.2012070664.

[10] Hart A, Smith JM, Skeans MA, Gustafson SK, Wilk AR, Castro S, et al. OPTN/SRTR 2017 annual data report: kidney. Am J Transplant. 2019;19 Suppl 2:19–123. https://doi.org/10.1111/ajt.15274.

[11] Segev DL, Gentry SE, Warren DS, Reeb B, Montgomery RA. Kidney paired donation and optimizing the use of live donor organs. JAMA. 2005;293(15):1883–90. https://doi.org/10.1001/jama.293.15.1883.

[12] Stewart DE, Kucheryavaya AY, Klassen DK, Turgeon NA, Formica RN, Aeder MI. Changes in deceased donor kidney transplantation one year after KAS implementation. Am J Transplant. 2016;16(6):1834–47. https://doi.org/10.1111/ajt.13770.

[13] Faber DA, Joshi S, Ciancio G. Demographic characteristics of non-directed altruistic kidney donors in the United States. J Kidney. 2016;2(2):121. https://doi. org/10.4172/2472-1220.1000121.

[14] Ellison B. A systematic review of kidney paired donation: Applying lessons from historic and contemporary case studies to improve the US model. 16 May 2014. Available at: http://repository. upenn.edu/wharton_research_scholars/107. Accessed: 7 Sept 2020.

[15] Rees MA, Kopke JE, Pelletier RP, Segev DL, Rutter ME, Fabrega AJ, et al. A nonsimultaneous, extended, altruistic-donor chain. N Engl J Med. 2009;360(11):1096–101. https://doi. org/10.1056/NEJMoa0803645.

[16] Melcher ML, Blosser CD, Baxter-Lowe LA, Delmonico FL, Gentry SE, Leishman R, et al. Dynamic challenges inhibiting optimal adoption of kidney paired donation: findings of a consensus conference. Am J Transplant. 2013;13(4):851–60. https://doi.org/10.1111/ajt.12140.

[17] Lentine KL, Kasiske BL, Levey AS, Adams PL, Alberu J, Bakr MA, et al. KDIGO clinical practice guideline on the evaluation and care of living kidney donors. Transplantation. 2017;101(8S Suppl 1):S1–S109. https://doi.org/10.1097/TP.0000000000001769.

[18] Roth AE, Sonmez T, Unver MU, Delmonico FL, Saidman SL. Utilizing list exchange and nondirected donation through 'chain' paired kidney donations. Am J Transplant. 2006;6(11):2694–705. https://doi.org/10.1111/j.1600-6143.2006.01515.x.

[19] Cowan N, Gritsch HA, Nassiri N, Sinacore J, Veale J. Broken chains and reneging: a review of 1748 kidney paired donation transplants. Am J Transplant. 2017;17(9):2451–7. https://doi. org/10.1111/ajt.14343.

[20] Gentry SE, Montgomery RA, Segev DL. Kidney paired

donation: fundamentals, limitations, and expansions. Am J Kidney Dis. 2011;57(1):144–51. https://doi.org/10.1053/j.ajkd.2010.10.005.

[21] Chipman VL, Lee B, Cooper M, Cuffy MC, Ronin M, Hil G, Flechner S, Thomas A, Mandelbrot DA, Waterman AD, Freise CE. Abstract: compatible pairs in paired kidney exchange - are there winners and loosers? Am J Transplant. 2019;19(Supplement 3):537. https://atcmeetingabstracts.com/abstract/compatible-pairs-in-paired-kidney-exchange-are-there-winners-and-loosers/.

[22] Veale JL, Capron AM, Nassiri N, Danovitch G, Gritsch HA, Waterman A, et al. Vouchers for future kidney transplants to overcome "chronological incompatibility" between living donors and recipients. Transplantation. 2017;101(9):2115–9. https://doi.org/10.1097/TP.0000000000001744.

[23] National Kidney Registry (NKR). Info about the voucher program. Available at: https://www. kidneyregistry.org/info/voucher-program. Accessed: 7 Sept 2020.

[24] Coupel S, Giral-Classe M, Karam G, Morcet JF, Dantal J, Cantarovich D, et al. Ten-year survival of second kidney transplants: impact of immunologic factors and renal function at 12 months. Kidney Int. 2003;64(2):674–80. https://doi.org/10.1046/j.1523-1755.2003.00104.x.

[25] Lee H, Min JW, Kim JI, Moon IS, Park KH, Yang CW, et al. Clinical significance of HLA-DQ antibodies in the development of chronic antibody-mediated rejection and allograft failure in kidney transplant recipients. Medicine (Baltimore). 2016;95(11):e3094. https://doi. org/10.1097/MD.0000000000003094.

[26] Lim WH, Chapman JR, Coates PT, Lewis JR, Russ GR, Watson N, et al. HLA-DQ mismatches and rejection in kidney transplant recipients. Clin J Am Soc Nephrol. 2016;11(5):875–83. https://doi.org/10.2215/CJN.11641115.

[27] Milner J, Melcher ML, Lee B, Veale J, Ronin M, D'Alessandro T, et al. HLA matching trumps donor age: donor-recipient pairing characteristics that impact long-term success in living donor kidney transplantation in the era of paired kidney exchange. Transplant Direct. 2016;2(7):e85. https://doi.org/10.1097/TXD.0000000000000597.

[28] Massie AB, Leanza J, Fahmy LM, Chow EK, Desai NM, Luo X, et al. A risk index for living donor kidney transplantation. Am J Transplant. 2016;16(7):2077–84. https://doi.org/10.1111/ajt.13709.

[29] Mandelbrot DA, Pavlakis M, Danovitch GM, Johnson SR, Karp SJ, Khwaja K, et al. The medical evaluation of living kidney donors: a survey of US transplant centers. Am J Transplant. 2007;7(10):2333–43. https://doi.org/10.1111/j.1600-6143.2007.01932.x.

[30] Poggio ED, Hila S, Stephany B, Fatica R, Krishnamurthi V, del Bosque C, et al. Donor kidney volume and outcomes following live donor kidney transplantation. Am J Transplant. 2006;6(3):616–24. https://doi.org/10.1111/j.1600-6143.2005.01225.x.

[31] Treat E, Chow EKH, Peipert JD, Waterman A, Kwan L, Massie AB, et al. Shipping living donor kidneys and transplant recipient outcomes. Am J Transplant. 2018;18(3):632–41. https://doi. org/10.1111/ajt.14597.

[32] Ashby VB, Leichtman AB, Rees MA, Song PX, Bray M, Wang W, et al. A kidney graft survival calculator that accounts for mismatches in age, sex, HLA, and body size. Clin J Am Soc Nephrol. 2017;12(7):1148–60. https://doi.org/10.2215/CJN.09330916.

[33] Hart A, Lentine KL, Smith JM, Miller JM, Skeans MA, Prentice M, et al. OPTN/SRTR 2019 Annual Data Report: Kidney. Am J Transplant. 2021;21(Suppl 2):21–137. https://doi. org/10.1111/ajt.16502.

[34] Flechner SM, Thomas AG, Ronin M, Veale JL, Leeser DB, Kapur S, et al. The first 9 years of kidney paired donation through the National Kidney Registry: Characteristics of donors and recipients compared with National Live Donor Transplant Registries. Am J Transplant. 2018;18(11):2730–8. https://doi.org/10.1111/ajt.14744.

[35] Brunner RF, Fumo D, Rees M. Novel approaches to expanding benefits from living kidney donor chains. Curr Transplant Rep. 2017;4(2):67–74.

[36] Furian L, Cornelio C, Silvestre C, Neri F, Rossi F, Rigotti P, et al. Deceased-donor-initiated chains: First report of a successful deliberate case and its ethical implications. Transplantation. 2019;103:2196–200. https://doi.org/10.1097/TP.0000000000002645.

[37] Rees MA, Dunn TB, Kuhr CS, Marsh CL, Rogers J, Rees SE, et al. Kidney exchange to overcome financial barriers to kidney transplantation. Am J Transplant. 2017;17(3):782–90. https://doi.org/10.1111/ajt.14106.

[38] Montgomery RA, Lonze BE, King KE, Kraus ES, Kucirka LM, Locke JE, et al. Desensitization in HLA-incompatible kidney recipients and survival. N Engl J Med. 2011;365(4):318–26. https://doi.org/10.1056/NEJMoa1012376.

[39] Orandi BJ, Luo X, Massie AB, Garonzik-Wang JM, Lonze BE, Ahmed R, et al. Survival benefit with kidney transplants from HLA-incompatible live donors. N Engl J Med. 2016;374(10):940–50. https://doi.org/10.1056/NEJMoa1508380.

[40] Orandi BJ, Garonzik-Wang JM, Massie AB, Zachary AA, Montgomery JR, Van Arendonk KJ, et al. Quantifying the risk of incompatible kidney transplantation: a multicenter study. Am J Transplant. 2014;14(7):1573–80. https://doi.org/10.1111/ajt.12786.

[41] Vo AA, Lukovsky M, Toyoda M, Wang J, Reinsmoen NL, Lai CH, et al. Rituximab and intravenous immune globulin for desensitization during renal transplantation. N

Engl J Med. 2008;359(3):242–51. https://doi.org/10.1056/NEJMoa0707894.

[42] Vo AA, Peng A, Toyoda M, Kahwaji J, Cao K, Lai CH, et al. Use of intravenous immune globulin and rituximab for desensitization of highly HLA-sensitized patients awaiting kidney transplantation. Transplantation. 2010;89(9):1095–102. https://doi.org/10.1097/ TP.0b013e3181d21e7f.

[43] Marfo K, Ling M, Bao Y, Calder B, Ye B, Hayde N, et al. Lack of effect in desensitization with intravenous immunoglobulin and rituximab in highly sensitized patients. Transplantation. 2012;94(4):345–51. https://doi.org/10.1097/TP.0b013e3182590d2e.

[44] Jackson AM, Kraus ES, Orandi BJ, Segev DL, Montgomery RA, Zachary AA. A closer look at rituximab induction on HLA antibody rebound following HLA-incompatible kidney transplantation. Kidney Int. 2015;87(2):409–16. https://doi.org/10.1038/ki.2014.261.

[45] Vo AA, Choi J, Cisneros K, Reinsmoen N, Haas M, Ge S, et al. Benefits of rituximab combined with intravenous immunoglobulin for desensitization in kidney transplant recipients. Transplantation. 2014;98(3):312–9. https://doi.org/10.1097/TP.0000000000000064.

[46] Loupy A, Suberbielle-Boissel C, Zuber J, Anglicheau D, Timsit MO, Martinez F, et al. Combined posttransplant prophylactic IVIg/anti-CD 20/plasmapheresis in kidney recipients with preformed donor-specific antibodies: a pilot study. Transplantation. 2010;89(11):1403–10. https://doi.org/10.1097/TP.0b013e3181da1cc3.

[47] A study of obinutuzumab to evaluate safety and tolerability in hypersensitized adult participants with end stage renal disease awaiting transplantation. Available at: s://clinicaltrials.gov/ ct2/show/results/NCT02586051?term=obinutuzumab&cond=kidney+transplant&rank=1. Accessed: 7 Sept 2020.

[48] Moreno Gonzales MA, Gandhi MJ, Schinstock CA, Moore NA, Smith BH, Braaten NY, et al. 32 doses of Bortezomib for desensitization is not well tolerated and is associated with only modest reductions in anti-HLA antibody. Transplantation. 2017;101(6):1222–7. https://doi.org/10.1097/TP.0000000000001330.

[49] Ixazomib for Desensitization (IXADES). Available at: https://clinicaltrials.gov/ct2/show/ NCT03213158. Accessed: 7 Sept 2020.

[50] Marks WH, Mamode N, Montgomery RA, Stegall MD, Ratner LE, Cornell LD, et al. Safety and efficacy of eculizumab in the prevention of antibody-mediated rejection in living-donor kidney transplant recipients requiring desensitization therapy: a randomized trial. Am J Transplant. 2019;19:2876–88. https://doi.org/10.1111/ajt.15364.

[51] Vo AA, Zeevi A, Choi J, Cisneros K, Toyoda M, Kahwaji J, et al. A phase I/II placebo-controlled trial of C1-inhibitor for prevention of antibody-mediated rejection in HLA sensitized patients. Transplantation. 2015;99(2):299–308. https://doi.org/10.1097/TP.0000000000000592.

[52] Desensitization with belimumab in sensitized patients awaiting kidney transplant. Available at: https://clinicaltrials.gov/ct2/show/NCT01025193. Accessed: 7 Sept 2020.

[53] A study of belimumab in the prevention of kidney transplant rejection. Available at: https:// clinicaltrials.gov/ct2/show/ NCT01536379. Accessed: 7 Sept 2020.

[54] Vo AA, Choi J, Kim I, Louie S, Cisneros K, Kahwaji J, et al. A phase I/II trial of the interleukin-6 receptor-specific humanized monoclonal (tocilizumab) + intravenous immunoglobulin in difficult to desensitize patients. Transplantation. 2015;99(11):2356–63. https://doi.org/10.1097/TP.0000000000000741.

[55] Jordan SC, Lorant T, Choi J, Kjellman C, Winstedt L, Bengtsson M, et al. IgG endopeptidase in highly sensitized patients undergoing transplantation. N Engl J Med. 2017;377(5):442–53. https://doi.org/10.1056/NEJMoa1612567.

[56] Montgomery RA, Lonze BE, Tatapudi VS. IgG degrading enzyme of Streptococcus Pyogenes: an exciting new development in desensitization therapy. Transplantation. 2018;102(1):2–4. https://doi.org/10.1097/TP.0000000000002003.

活体肾脏捐献过程中的社会心理评估、护理及对生活质量的关注

Psychosocial Evaluation, Care and Quality of Life in Living Kidney Donation

Mary Amanda Dew　　Andrea F. DiMartini　　Jennifer L. Steel　　Sheila G. Jowsey-Gregoire　**著**

谢大炜　王　玮　**译**

第11章

一、概述

对于活体移植来说，最首要的目标是保护供者免受伤害，而这个目标的实现不仅仅依靠医学技术，更有赖于社会心理的支持。出于保护供者的必要考虑[1-15]，以及随着捐献后不良事件及风险因素的不断增长[16-18]，有关部门出台了相应的指南、方针和政策以确保供者的安全。对潜在供者进行评估是确保供者安全的基石；而心理方面的评估对确定供者可能会出现不良心理因素的风险来说非常关键。此外，对潜在捐献者进行医疗检查的同时进行心理评估，为实现近 20 年前就提出的捐献者选择标准提供了重要的信息。

同意捐献活体器官的公民应具备相应能力，未受胁迫，自愿捐献，符合医学与社会心理学标准，并充分了解供、受者的风险和获益及受者的替代治疗手段[1]。

捐献前评估和移植团队对捐献者的选择并非是保护捐献者免受伤害的终点。捐献后的后续护理和对健康相关生活质量（health-related quality of life，HRQOL）结果的常规监测，对于保障捐献者的安全和最大限度地提高捐献者健康来说也至关重要。这些措施有助于问题在早期得到及时解决。此外，通过后续护理和监测数据，有助于扩大现有的纵向描述性研究结果，从而更好地了解风险因素，并进一步完善捐献前评估。

在本章中，我们总结了对活体肾脏捐献者进行社会心理评估应涉及的领域，以及与执行、报告和对社会心理评估的结果采取行动的过程中涉及的问题。我们考虑到评估如何启发对捐献者及未继续捐献者提供后续护理。我们在关注肾脏捐献者的同时，也考虑到有关评估内容和过程中的问题应与各类活体捐献者均相关。此外，我们还考虑了活体肾脏捐献者捐献后的社会心理护理需求，并回顾了大量的关于肾脏捐献者 HRQOL 结果的定性和定量研究文献的相关证据，认为这些数据对临床护理和发展干预具有一定影响。

二、社会心理评估的内容

社会心理评估的内容由以下几个主要项目决定 [7, 16, 19-25]。如前所述，社会心理评估提供了捐献者的关键信息，重点是识别和评估不良社会心理结局的风险，以及评估捐献者候选人在没有过度压力的情况下理解信息和做出决定的能力。其次，它可以在捐献前确定需要干预的因素。再次，社会心理评估有利于捐献后护理，以得到更好的社会心理和医疗结局。最后，若预期捐献者因医疗或社会心理原因不符合捐献条件，可通过社会心理评估收集信息进一步帮助这类候选人。

表 11-1 列出了社会心理评估需解决的 9 个项目，并描述了每个项目的组成部分。这些项目反映了过去 20 年来各类共识声明、专家评论、综述报告中指出的关键领域 [4, 7, 8, 10, 16, 19-32]，并与美国器官获取和移植网络（Organ Procurement and Transplantation Network，OPTN）的政策要求 [13]、欧洲器官移植学会器官伦理、法律和社会心理问题欧洲平台（European Platform on the Ethical，Legal and Psychosocial Aspects of Organ Transplant）[30] 及改善全球肾脏病预后组织（Kidney Disease: Improving Global Outcomes，KDIGO）活体肾脏捐献者工作组 [10] 推荐的政策相一致。表 11-1 中详细列出了每个项目的具体组成部分，可为应进行的提问项目提供参考。我们将这些项目及其组成成分为 3 个关键条目：①与捐献相关的因素，包括潜在捐献者的捐献原因，以及与其决定捐献相关的要素；②捐献后可能增加不良医疗事件和社会心理后果风险的因素；③与捐献者候选人的个人、社会、环境和资源相关的因素（这些因素可以减少其他风险因素的影响）。

在确定提问的具体性质和深度的同时，必须考虑准供体和移植候选日期之间的关系，以便在评估期间全面检查各个项目。生物学和（或）情感相关的捐献者长期以来一直都是最常见的活体肾脏捐献者类型，但无亲缘关系的捐赠者也越来越普遍，也就是说，他们与预期受体之间的关系有限，甚至没有关系。近年来，更受专业人士关注的无亲缘关系的捐献者类型包括：①因社交媒体呼吁才挺身而出的；②相较预期受者处于从属或优越地位的（如雇员 / 雇主）；③外国公民的；④社会经济地位低，可能会关注经济利益的；⑤与预期受者属于同一组织或具有相同信仰的；⑥寻求匿名捐献的（定向或非定向，包括交换捐献）[7, 19]。对于这些人来说，主要关注的项目包括动机和任何不当压力的证据、对与受者未来关系（如果有的话）的预期、对捐献过程的了解、社会支持（包括其他人对捐献的态度，以及他们对捐献的潜在经济影响的理解）[19]。

当然，也必须对生物学和情感上相关的捐献者进行评估。问题是，在评估非亲属捐献者时，对这些项目某些特征的关注度会更高。例如作为无亲缘关系的捐献者，有时对移植过程的了解比那些看到自己所爱的人患有危及生命的慢性疾病的潜在捐献者要少。无亲缘关系的潜在捐献者也可能被媒体报道的案例或身边患者的情感诉求所左右，而不知道可能存在的治疗替代方案，也不知道器官捐献有其自身的风险，包括与健康相关的风险和无法预料的经济问题 [19, 22]。在他们决定挺身而出成为供体的时候，他们可能会将这些风险降到最低，并在面对家人和同事反对时感到沮丧 [33]。一些无亲缘关系的捐献者可能相信或希望他们的捐献会促使受者希望与捐献者建立密切联系，或者希望获得公众认可。

表 11-1　活体肾脏预期捐献者的社会心理评估项目

评估项目	项目内容
捐献及捐献决策	
捐献动机	• 捐献的理由和原因，如何做出捐献决定 • 不正当压力、诱惑（经济或其他方面）或他人强迫的证据 • 对捐献的期望 • 与捐献相关的矛盾心理
与移植候选者的关系	• 关系类型（如家庭成员、配偶、朋友、无关系） • 如存在关系，情感亲密度和关系质量 • 是否捐献对关系产生不利影响，或捐献对捐献者或受者施加期望或义务
对捐献手术和康复的认识和理解	• 对预期受者可用的替代疗法（包括死者供体移植）、对受者的短期和长期利益的潜力、手术并发症的风险和对受者的不良健康结果的了解情况 • 了解供体手术并发症的短期和长期风险，对健康结果、就业能力、生活方式以及获得或维持健康、人寿保险或致残能力的潜在负面影响 • 了解捐献后恢复时间，愿意参与捐献后临床随访护理 • 对于匿名捐献，捐献者和受者能否及何时可以相互沟通的计划协议
认知状态和能力	• 在理解信息和参与捐献决策方面可能存在能力障碍的相关证据 • 自愿做出决定的能力，不受他人的剥削或不当的压力
捐献后捐献者出现不良结局的风险因素	
心理健康史	• 过去和现在的精神障碍，包括情绪、焦虑或其他障碍（包括人格障碍） • 现有精神症状的严重程度和持续时间 • 过去和现在的心理健康治疗，包括住院、对治疗的反应和依从性、寻求治疗的意愿 • 过去或现在有自杀倾向或自伤行为 • 目前的生活压力，对丧亲之痛的反应，创伤暴露史，包括身体或心理虐待 • 应对健康相关压力和其他压力的能力
药物使用史	• 烟草、酒精、其他药物的使用频率、数量、持续时间和任何戒断期 • 可诊断的疾病、损害程度和任何法律问题 • 过去和现在的药物使用治疗：对任何药物使用问题的洞察力，寻求治疗的意愿；进行治疗和戒断的技能和支持
捐献者的社会、环境、个人情况和资源	
社会支持度和他人态度	• 配偶/伴侣、家人、朋友、领导在日常工作中和捐献恢复期间是否能提供情感和实际帮助，领导或学校是否可提供休假 • 配偶/伴侣、子女、其他家人、朋友的支持、反对和其他积极或消极反应
财务状况和准备	• 财政资源和能力，以支付预期/非预期的捐赠相关费用的财政义务 • 在捐献手术和恢复期间，为处理角色职责（如工作、学校或家庭）所做的安排，不能履行角色职责对财务的影响 • 健康、残疾和人寿保险覆盖范围
人口和社会历史	• 人口特征，包括教育、文化和健康、职业、工作经历、公民身份，以及包括宗教/信仰在内的文化背景 • 婚姻/伴侣状况、生活安排和受抚养人数量 • 社区及志愿活动与服务 • 司法问题记录 • 增加移植受者疾病传播风险的行为史

案例简介 1

一名 40 多岁的男子接受了肾脏捐献者的评估。他在教堂听说信徒中有一个孩子需要进行肾移植。他联系了女孩的母亲，女孩的母亲渴望他尽快接受捐献前评估。他了解到没有其他人挺身而出，所以觉得自己有责任这样做。在评估中，他透露几年前他因酒后驾驶撞伤一名儿童，在那之后他不再喝酒，并积极地参加教会活动。他觉得这是一次机会，希望捐献能间接帮助他弥补过去的过失。当被问及如果他不能捐献他会有什么感觉时，他说他会感到自己被打败了。他也认为如果受者排斥了他捐献的肾脏，他会很伤心并认为没有成功弥补过去。出于对他的捐献动机，以及对移植受者出现不良结果时他可能产生的反应，活体肾脏捐献者计划认定他不是目前最合适的捐献者。

与无亲缘关系的捐献者相比，具有亲缘关系的捐献者需更加深入地进行调查。如与无亲缘关系的捐献者相比，具有亲缘关系的捐献者可能会承受更大的心理压力。他们可能将捐献视为帮助改善与受者或其他家庭成员的关系或弥补过去的方法[16, 31, 34]。家庭成员期望某位成员最先出面接受捐献前评估，而这个人可能觉得无论是对家人还是在与活体移植团队讨论时，都无法拒绝这样的要求或期望[35]。其他朋友和同事的期望也可能很大，例如需要进行移植的儿童父母可能会觉得，他们认识的每一个人都认为他们作为父母应该期望被评估成为捐献者[36]。同样，预期受者则期望自己的配偶/伴侣自然而然地想要捐献，然而配偶/伴侣既对这种前景感到十分不确定，又担心如果不进行捐献前评估会损害他们之间的关系[33]。

案例简介 2

一名 30 多岁的女士接受评估，希望作为她父亲的肾脏捐献者。她说虽然还有其他 3 个兄弟姐妹，但她非常愿意捐献。经进一步追问，她表示家人一致认为相较于其他兄弟姐妹，她自己处于人生最好的阶段，既单身，又还在上学读研究生，而其他人更需要专注于职业发展或照顾自己年轻的家庭。但她同时也担心自己不能按时完成学业，以及影响她的个人债务水平和学生贷款情况。她还承认虽然她很爱父亲，但她更羡慕自己的兄弟姐妹不仅在事业上取得了成功，而且组建了自己的家庭。她想或许现在的处境可以给她一个机会去做一些有意义的事。尽管如此，她也确实为捐献感到犹豫。在医学评估期间，她还需做一些额外的测试，同时也被查出了一些医学合并症，证明她可能不适合捐献。出于潜在医疗禁忌证的考虑和对她的社会心理状况的担忧，捐献者计划认定她目前不应继续捐献，并将会确定另一位家庭成员进行评估。捐献者计划告知她，他们将通知预期受者，由于医疗禁忌证她将无法继续担任捐献者，并且保证对她在社会心理和医学评估中透露的所有信息保密。

因此，探索动机、社会心理史及家庭成员和其他人对潜在捐献态度的反应，对于确定相关预期捐献者自愿决定是否捐献的能力至关重要。总的来说，无论预期捐献者与预期受者之间有什么关系，表 11-1 中列出的所有项目都应与所有预期捐献者一起考虑并灵活掌握，以适应预期捐献者与预期受者的各种情况。

三、社会心理评估过程和捐献前护理

社会心理评估更应该被视为一个过程而不是一个一次性事件。尽管针对表 11-1 的广泛访谈可能在仅有的一段时间内进行，但社会心理评估过程中的其他部分也至关重要，并且会影响活体移植计划中捐献者的选择决定。其最佳解决方案是对每个项目制订单独的方案和程序，以确保社会心理评估过程的一致性。该过程通常从筛选潜在捐助者开始，并进行评估访谈，然后可能进行额外的评估和干预，最终将向活体移植团队提供社会心理评估结果，以做出有关供体候选资格的决定。表 11-2 总结了需要考虑的重要流程和护理问题。

表 11-2　与社会心理评估和捐献前护理过程相关的注意事项

项目过程	解决过程因素的策略
候选捐献者筛选	• 除了要评估医学因素外，还应记录候选捐献者与预期受者的关系 • 应记录在社会心理评估中需要特别考虑的社会心理问题 • 捐献者的教育过程应在筛选期间开始
社会心理评估面谈的执行	**评估员的角色和资格** • 应指定活体捐献移植项目组的成员或外部顾问进行评估 • 评估员不仅要主持评估还要报告评估结果，为候选捐献者所需的任何评估或干预提供建议，并确定建议已被执行 • 评估员应接受行为健康评估方面的培训，尤其是与捐献社会心理评估内容相关的培训，在某些国家 / 地区评估员必须接受特定学科的培训（如在美国需行社会工作、心理学及精神病学方面的培训） • 评估员应有接受预期活体器官捐献相关社会心理问题的继续教育和培训的机会 • 评估员尽可能不同时主持对受者的社会心理评估，以避免因实际或感知的偏倚及潜在的利益冲突 **访谈保障** • 除非因候选供者的医学状况有禁忌，面谈的时间应充分，使候选供者不感到匆忙且所有评估项目可以充分地完成 • 必须告知预期捐献者社会心理评估面谈的目的，其结果将由活体捐献移植项目组进行审查 • 面谈应在候选受者及其家人或其他朋友 / 同事不在场的情况下进行。应根据需要从这些人或其他来源（如其他医疗保健提供者）获取附带信息 • 面谈的语言应保证预期捐献者可以充分理解并参与其中。如需口译员，则应选择与预期捐献者没有个人关系的口译员 • 面谈问题应以非对抗性的方式提出，切勿诱导预期捐献者以得到想要的答案，并应与预期捐献者建立融洽的关系，以便他 / 她愿意进行开放和真实的讨论 • 如果因预期受者的医学因素而延迟捐献，或者评估员判断预期捐献者需要额外的评估和干预，则可能需要重新面谈 **将检查表作为进行或总结面试结果的辅助手段** • 评估员应考虑使用已开发的检查表或模板，以确保所有面谈中的社会心理项目被彻底涵盖
与活体捐献移植项目组沟通评估结果	• 应准备评估结果的书面总结报告，并将其录入预期捐献者的医疗记录 • 报告应包括预期捐献者其他已完成的社会心理评估和干预的建议 • 评估员应参加小组会议，讨论选择预期捐献者
因社会心理评估或干预进行转诊	• 评估员在单独或与 ILDA 和活体移植团队协商后，负责进行转诊 • 在向团队提出关于活体肾脏预期捐献者选择的进一步建议之前，评估员应审查所有评估和干预的结果 • 如果预期捐献者需要完成社会心理干预，评估员应说明干预成功的要素
在团队决定候选捐献者后与候选捐献者沟通选择结果	• 评估员应为团队选定的捐献者提供进一步的个人护理或教育的建议 • 如果捐献者未被批准捐献，评估员应单独或与 ILDA 协商，为预期捐献者提供可能需要的护理建议，若有需要当地咨询或支持资源的需要则提供转诊 • 除紧急情况外，评估员应与 ILDA 协商，鼓励为预期捐献者设置"冷静期"，让他们在捐献前重新考虑他们的决定

ILDA. 独立活体肾脏捐献倡导者

（一）潜在捐献者的筛选

许多活体捐献项目组要求潜在捐献者在进行其他评估或测试之前，先要完成电话筛选。筛选内容包括医学和社会心理问题，通常由活体移植责任护士及协调员进行 [2, 19, 25, 26, 37]。出于对社会心理问题的重视，筛选问题通常确定潜在捐献者与预期受者的关系，以及他们得知需要捐献者的信息来源。虽然筛选通常会因个人医疗因素而被自动排除在外，但从社会心理学角度来看，其目标通常不是排除潜在捐献者，而是为了获取更多信息，以便在全面进行社会心理评估时发现需要更加广泛考虑的问题。我们先前已经讨论了有无亲缘关系的捐献者的问题。筛选也为项目组第一次提供了向潜在捐献者宣教的机会。如果无法立即明确潜在捐献者不适合捐献或对活体捐献不感兴趣，那么通常会要求此人前来进行全面的医学和社会心理评估。

（二）社会心理评估访谈

评估员的角色和资格

活体移植项目应仔细考虑由哪位专业人员主持评估过程。评估员虽然通常是项目团队的成员，但也可能是外部顾问。在一些项目中，评估员还可以担任项目的独立活体捐献倡导者（independent living donor advocate，ILDA）。例如美国强烈建议并要求项目中应该有一位 ILDA，其义务是保护包括潜在活体捐献者在内的所有捐献者的利益 [1, 2, 5, 7, 10, 13, 19]。即使 ILDA 不进行评估，社会心理评估员也应牢记 ILDA 不仅将审查其结果，还将与预期捐献者会面，以确保后者了解捐献过程并做出理智的捐献决定。评估员不仅负责进行社会心理评估访谈，还将负责向活体捐献移植组报告其调查结果，并负责提出和监督执行有关捐献者所需的额外社会心理评估、治疗或干预措施的建议。

尽管美国等一些国家对培训学科有特定要求，但社会心理评估员的学科或原始培训项目在国际上仍有所不同。一般而言，评估员通常是（在美国则必须是）社会工作者、心理学家或精神病学家，应接受社会心理和行为健康评估方面的培训并具备相关专业知识 [13]，并必须对表 11-1 中所列的项目有一定的了解和评估经验。此外，应鼓励评估员利用在活体捐献者评估方面的教育和培训机会来掌握技能，并向其他在社会心理评估过程中经验丰富的临床医生学习。同时，在可能的情况下，预期捐献者的评估员应尽可能与预期受者的社会心理评估员不同，从而避免偏见和潜在利益冲突。

(1)访谈技巧：社会心理评估访谈必须遵循专家综述、评论和共识声明等核心原则 [2, 4, 7, 16, 19, 22-24, 27, 31]。访谈可以在一次单独的会谈中进行，也可以在多个会谈中进行，这不仅取决于过程的复杂性，还取决于捐献者进行医学评估的时间安排。重要的是，面对面的访谈需提供足够的时间来建立信任，以便预期捐献者能够做到公开回答评估员提出的问题。由于预期受者身体状况的紧迫性，进行评估的时间可能很短，对于与受者有生物学／情感上亲缘关系的捐献者来说，他们面临很大的时间压力；而对于无亲缘关系的捐献者来说，特别是匿名的非定向捐助者，他们的时间压力则可能很小。

其次，评估员必须告知预期捐献者评估的目的，以及这是选择活体捐献者时考虑的因素之一。另外应告知潜在捐献者，评估有助于确定干预措施，以消除潜在的捐献障碍。例如潜在的捐献者具有明显的精神症状，通过相关治疗手段可能会改善他们的症状，从而改变他们的决定。因此，评估员必须牢记并向预期捐献者解释：评估不仅是为了"否决"，而且可以给出治疗建议，以提高发现合适捐献者的可能性。

再次，最好在私下进行评估访谈，预期受者和其他亲属或潜在捐献者的朋友和同事都不应在场。尽管向其他家庭成员、朋友等确认某些信息会对访谈有所帮助[23, 27, 29, 31]，但访谈必须为潜在捐献者提供一个自由发言的机会。此外，评估员必须确保预期捐献者能够充分参与访谈，且没有语言障碍。如需口译员，则口译员与潜在捐献者不应存在任何个人联系，以避免在口译过程中有意或无意地产生潜在的影响或偏倚。

在促进相互信任和关系融洽的过程中，评估员必须知道预期捐献者可能不会如实回答所有问题，或者可能隐瞒相关信息。通常情况下，预期捐献者不是为了故意误导，而是想"把自己最好的一面展现出来"。这种情况主要发生在第一次访谈中。此外，潜在捐献者可能会试图回答评估员想得到的答案，或者能使他们成为捐献者的答案[16, 19, 22, 24]。如果预期捐献者的捐献被其他人或周围环境所左右（包括但不限于预期受者的紧急医疗情况），则可能会增加其自我表现欲。因此，询问捐献动机（以非对抗性的方式询问，而不是为了获得想要的答案而询问）对于确定潜在捐献者是否是自愿捐献至关重要。

最后，对预期捐献者完成社会心理评估而无法安排捐献手术（例如由于预期受者出现了其他不能立即移植的医疗原因），评估员需要在最终捐献前后重新进行社会心理评估。如果评估员建议预期捐献者完成其他干预措施，也需要进行重复评估。

(2) 使用核查表辅助进行评估或总结：目前各国没有关于社会心理评估访谈的具体结构或提问顺序的法规或政策，评估员可以根据所关注的问题适当调整关注深度[2, 4, 29, 32]。然而，评估员可以使用相应工具来确保：①涵盖表 11-1 中的所有项目；②系统地记录笔记；③编写一份总结，提供给活体捐献移植项目组进行评估。评估人员使用的 3 种检查表或模板分别是活体捐献评估工具（LDAT）[28]，由 Leo 等开发的工具[29]，以及 Fisher 提出的问题清单[27]。LDAT 和 Leo 等的措施侧重于在所有评估项目中对捐献者的优势和劣势的评级。在这 3 个工具中，LDAT 已接受广泛测试且被证明可靠[37, 38]。

值得注意的是，LDAT、Leo 等和 Fisher 提出的策略旨在帮助评估员，而并非由患者完成。评估员还可考虑对预期捐献者进行自我报告问卷调查，以对捐献动机、社会支持、应对方式和心理症状等方面进行评估。例如 Rodrigue 等[39]和 Wirken 等[40]给出两个简短自我报告的例子，即可以在评估访谈前立刻使用，以评估潜在捐献者的期望、捐献动机和对捐献的看法。此外，Massey 等建议使用 ELPAT 社会心理评估工具（ELPAT psychosocial assessment tool，EPAT）作为访谈的一部分[30]，这是一个由许多自我报告项目组成的非常繁杂的集合。然而，鉴于调查工具及其心理测验的不断发展及时间限制，EPAT 的使用受到一定限制。我们认为，应该由评估员来选择问卷种类或是否进行问卷调查。

（三）与活体捐献移植项目组沟通社会心理评估结果

评估员应准备一份具有预期捐献者医疗记录的书面报告，并出席做出供体选择决定的会议[23]。一份清晰的书面总结首先应从社会心理学角度讨论潜在捐献者是否应该继续捐献。这份总结还可以在做出决定前为预期捐献者的额外社会心理评估或干预提出建议。参加此次会议不仅为评估员表达其观点提供机会，而且可以解决团队成员提出的各类问题，并就是否需要进行额外的社会心理评估或干预达成共识。

（四）转诊以进行额外评估或社会心理治疗或干预

评估员如果对预期捐献者是否具有参与知情决策和同意的能力，是否需要更加深入的评估（例如确定是否存在精神障碍及药物使用失调），或者是否需要在捐献前进行治疗（如心理健康治疗）存有疑虑，则应该将这些人转诊到其他地方接受额外的治疗，即使他们可能已经正在接受此类问题的治疗。无论潜在捐献者是否需要新的评估和护理，或者是否已经存在护理，评估员在向活体捐献移植项目组提出有关建议之前，必须审查所有评估和治疗信息。如果潜在捐献者需要额外治疗，评估员应具体指出必须满足哪些标准，才能认为治疗是充分且成功的，并且可能在所有评估或治疗完成后重新评估捐献候选者。

（五）在团队做出决定后与潜在捐献者的沟通决定的结果

尽管社会心理评估员通常不是活体捐献项目组的成员，不会将候选决定直接传达给预期捐献者，但评估员通常会提出进一步的护理或教育建议。如果潜在捐献者不能成为捐献者，被拒绝捐献的人可能会感到失望、心理压力增加和丧失生活目标[41]，如果预期受者无法坚持到另一位捐献者出现，他们会深感难过。ILDA 和活体捐献协调员也可能与被拒绝的潜在捐献者保持联系。社会心理评估员应单独或与团队成员协商，向个人提供当地的护理人员或其他资源支持，以应对他们被拒绝后的反应[10, 42]。

同时，针对那些已批准捐献但其受者无法存活或移植后死亡的个人，社会心理评估员也会为他们提供咨询或其他支持。这些捐献者不仅会获得活体捐献移植项目组的帮助，如支持小组，还可以从当地的护理者和资源支持中受益。

最后，对于批准成为捐献者的个人，评估员应支持并倡导"冷静期"，使其有时间重新考虑捐献决定[16, 19, 22, 25]。对于预期捐献者来说，尽管他们已表明自己愿意捐献，但仍难免对继续捐献产生担忧或犹豫，因此这一时期显得尤为重要。研究表明，在捐献前与预期捐献者进行动机性访谈，可以减少这种矛盾心理，从而改善捐献后的社会心理结果[43]。无论是否提供此类干预，在预期捐献者获准捐献后，评估员和 ILDA 都应为其服务，以便解决捐献过程中各类社会心理方面的相关问题。

四、捐献后社会心理护理和 HRQOL 结果

（一）社会心理护理

移植界一致认为，捐献者需要进行终身随访，以最大限度地提高他们的健康和获益，并及时发现捐献带来的各种不利影响[1-4, 6, 8-12]。活体捐献移植项目组通常在捐献后的第一年提供面对面的随访。1年之后，项目组可能转为与捐献者进行电话联系，和（或）捐献者转回他们的全科医生进行随访。捐

献后的随访包括医学评估及社会心理健康状况评估，如社会角色的恢复情况（例如是否重返工作岗位）。

在随访评估期间，尽管捐献者可以获得医学专业方面的建议[10]，但在社会心理方面，能获得的有效建议是有限的[10, 15]。评估或筛查临床上重要的精神疾病[32, 44]非常重要，且抑郁症和焦虑症的简短筛查工具也很常用[45, 46]。在接触过受赠人或其家属的捐献者中，如果受赠人具有医学并发症、移植失败或无法存活，这类筛查就显得尤为重要。即使受赠者没有面临不良结局，捐献者在捐献后可能也会经历情绪困扰，因此也应接受持续的筛查。目前尚不清楚这种不良情绪是由捐献过程引起，还是由受者的结果引起的，但并不排除向捐献者提供适当护理的必要性。捐献后继续接受此类护理（如药物治疗、心理治疗或者两者的结合），对于在捐献前接受过心理健康干预且病情稳定的捐献者尤其重要[47]。

除精神方面的困扰外，有人考虑将具有多个项目的 HRQOL（如身体功能、疼痛、情绪、社会关系、幸福感）的简单测量作为随访的常规项目[10, 15, 48]。此类措施可用于监测和识别在未来可能会面临社会心理风险的捐献者[48]。与精神疾病一样，在捐献后的常规社会心理筛查期间，若观察到 HRQOL 受损状况，项目组应给予适当干预措施或资源支持以协助捐献者。评估员应向捐献者询问有关 HRQOL 问题和更普遍的社会心理问题（包括精神疾病）的转诊情况；评估员也应在随访过程中与捐献者见面，以进一步评估捐献后的社会心理需求[23]。

活体捐献者的照顾与随访数据的系统收集和报告息息相关。随访数据的收集非常重要，因为它可以使人们更好地了解捐献的风险，以及增加对未来活体捐献者的宣教和知情同意[11, 12, 47, 49, 50]。为实现这些目标，美国的活体肾脏（和肝脏）供体移植项目组需要定期向 OPTN 提交活体捐献者的医学和社会心理状态的随访信息，直至捐献后的 2 年[51]。项目组提交的数据必须完整且无大量数据丢失（必须对捐助者进行评估，而不能简单地将其标记为失访）。提交的数据必须包括所需的社会心理信息（包括身体功能状态、工作状态、感知疼痛、是否因捐献而失去保险等），但不涉及抑郁焦虑症状和 HRQOL 提示的受损状态等。

除了从活体捐献者处收集数据外，Kasiske 等学者[50]强调了对不捐献的个人进行跟踪信息报告的重要性，因为他们在医学和社会心理学上被认为不适合捐献，或因自己决定不捐献导致预期受者无法幸存，或因候选人获得已故捐献器官或来自其他活体捐献者的器官。在这些非捐献者中，适合捐献但由于其他原因没有最终捐献的人构成了一个特别重要的潜在对照组，用于尝试确定哪些医疗和社会心理的捐献结果可归因于捐献的研究。在美国，移植受者科学登记处（Scientific Registry of Transplant Recipients，SRTR）建立了活体捐献者团体，旨在创建一个包括捐献者和未捐献的预期捐献者在内的全国注册中心。SRTR 不仅要收集年度医疗信息，还要提前收集他们的社会心理信息[50]。该项目打算评估 HRQOL 领域，包括身体功能状态、心理健康、角色障碍和整体获益。

（二）社会心理和 HRQOL 结局

对活体捐献者进行细致且全面的选择评估，有助于确保捐献者在身体、心理或社会方面，不会面临承担捐献后不利医疗或社会心理后果的风险。因此，绝大多数肾脏捐献者（在大多数研究中超过

90%～95%）因强烈的捐献动机和愿望而不后悔做出捐献决定，甚至如果有可能的话，他们愿意再次捐献[16, 52, 53]。过去50年来的定性文献证实了捐献经历对活体捐献者来说赋予了多方面的重要的个人意义[54-56]。此外，定量研究表明肾脏捐献者在捐献前后的平均HRQOL都非常高，且所有评估项目都普遍超过一般人群[16, 17, 49, 52, 57-59]。实际上这是意料之中的，因为活体捐献者的选择都是经过仔细挑选的。

然而，在HRQOL的平均水平之外，值得注意的是，一些捐献者报告了具体的困难和HRQOL受损。重要的是要了解这种负面结果有多普遍，以及是否可以主动识别有这种风险的捐献者，以便提供保护性的干预措施。接下来我们将总结两篇相关文献：以开放式的方式询问捐献者捐献后果的定性研究，以及使用结构化评估以确定捐献者社会心理困难比率和风险因素的定量报告。

1. 定性研究

越来越多的定性文献描述了肾脏捐献对捐献者短期和长期的社会心理后果，包括对他们HRQOL的影响。这些文献的价值体现在：捐献者用自己的语言记录了自身的经历，而他们比研究人员更了解自身的社会心理结果[60]。其次，定性研究可以提示以前可能被忽视的不良捐献经历可能带来的风险因素。

3篇综述（包括2篇肾脏捐献者文献和1篇多种活体捐献者文献）总结了大部分已发表的证据[35, 56, 61]（第4篇综述涉及儿童移植供体，但侧重于肝脏供体，且并未详细报告定性数据[62]）。3篇综述在许多方面趋于一致，一些出现的主导性主题在过去50年的活体供体文献中一直被关注，甚至在这些综述之后定性研究中仍继续出现。其中一个主题将捐献视为改变生活的事件，让捐献者对生活有了新的认识，并促进了个人成长，增强了自我价值感。说明这一主题的肾脏捐献者陈述包括以下几方面。

- "这是我一生中做过最好的事情。我为自己感到骄傲。"[63]
- "当我意识到我可以为别人付出时，我认为我可以在各方面做得很好。我的生活提升了一个档次……我更看重事物本身，无关大小。"[54]
- "对我来说，成为捐献者意味着个人的成长。作为捐献者让我感到非常自豪。我希望一个人可以更多地关注他人，而不那么自私"。[64]

另一个主题是增加了受者（无论捐献者是否见过此人）与其他人之间的联系。

- "在某种程度上，我们现在更接近了。"[64]
- "这就像兄弟情谊。"[65]
- "我想我们在某种意义上已经更接近了，我们之间的交流比过去要多得多，并已衍生到移植以外的其他事情。"[66]
- "总而言之，我的人际关系因这次经历而变得更好。我认为原因在我自己，因为那次经历，人们对我说话的方式不同，变得更情绪化、更诚实，就像邀请他们走入我的内心一样，一旦你这样做了，它就是持续的，且收益会继续增长。"[65]

不幸的是，在过去的几十年里，有一个主题反复出现：捐献者在捐献后感到被活体捐献移植项目组抛弃，即所谓的"医学轻视"[67]。

- "手术结束后，我感到自己被忽视了。我哥哥得到了所有的宣传资源，而我只能靠自己了。"[68]
- "我感觉自己是一个零件，而不是一个真正的患者。"[69]
- "虽然医院确认我可以在移植中心进行医疗随访，但出院后他们从未联系过我，以至于我不得不提醒医院给我打电话进行医疗随访。"[70]

与身体、心理和社会 HRQOL 相关的捐献成本也同样贯穿综述主题。例如捐献者可能会认为手术对身体的影响大于预期，因此他们恢复日常活动的能力会受到更多的限制。

- "移植协调员事先会告诉你有很多人术后恢复很快。你会有这样的印象，不是说这很容易，而是大多数人很快就能恢复。我不知道这对每个人来说都是如此。"[71]
- "我不后悔，但我也不是很好。我不再是完整的个体。这是一个令人沮丧的处境，因为我不知道我适合什么范围……我真实地感觉到在过去 6 周内不会有任何需求。这是一个神奇的数字。"[72]

通常描述的捐献情感成本包括对未来健康的担忧、悲伤或抑郁，以及对受者不良事件的内疚。

- "嗯，我担心的问题是失去肾脏同时需要进行透析的风险。"[73]
- "大约 5 个月之后，我只是感觉不对劲，这感觉就像当我不哭的时候却一直想哭一样。然后我想，'哦，也许整个经历是从天而降来打击我的'，你知道'这就是你所做的'，我不确定这是不是手术后的心理问题。"[74]
- "受者移植术后复发的肾脏疾病对我来说非常艰难。生活不易，上班太早了，工作忙得不可开交，尤其是到了仲夏，整个人都空空的。我很沮丧，感觉完全没有精力。"[70]

社会成本包括对角色责任和关系、就业能力的影响以及对资金问题的担忧。

- "作为捐献者、照顾者和母亲都很不容易。"[74]
- "事实上，在我即将离开的那段时间里，我被解雇了。除了解雇本身，恢复两个月后我发现很难找到另一份工作。人们只是不想看我。"[72]
- "对于经历过捐献的人，需要有更多的术后、手术医疗保险。因为当时的我没有自己的医生，我不得不支付 100 美元去看急诊医生，这有点荒唐，确实造成了损失。"[75]

捐献者也可能会经历被 Tong 等学者[35] 称为"所有权担忧"的事件，即对移植肾的状态、受者是否良好、受者健康的普遍担忧。

- "我知道排异不是我的错，但我仍然感到焦虑和自责。"[76]
- "当你看到接受者不做……正确的事情时，作为一个捐献者是很难的……尤其当你看到接受者滥用（肾脏）时，这真的很难。"[74]

有趣的是，Kisch 等学者[56]发现这类主题超过了特定类型的捐献，不仅包括肾脏捐献者，还包括其他器官和造血干细胞的捐献者。同时他们还发现，与受者相关的捐献者（即使他们只是偶然认识）与匿名捐献的捐献者之间也存在差异，这些差异主要与捐献前因素（如捐献动机）有关，而非捐献后结果。捐献后的付出和获益也与之类似，甚至还涉及与受者的关系亲密感等方面。例如具有相关关系的、匿名捐献的和非定向捐献者都描述了与受者之间独特和加强的联系，尽管对于非定向捐献者来说，联系不一定表现在具体的关系上。

基于定性文献的建议，努力确保预期捐献者对自身身体、心理和社会功能的潜在影响的现实预期，可以改善他们在捐献肾脏后的反应和结果[35]。然而，不仅需要改变期望本身，还需要制订策略来降低捐献者社会心理负面结果的风险。例如捐献的潜在负面经济影响在多个国家和医疗保健系统中是一个公认的问题[17, 53, 77-80]，它不能也不应该仅仅通过改变捐献者的期望来解决。定性研究还证明了捐献后护理的必要性，包括使用如前所述的筛查工具来识别困难捐献者，以便及时提供转诊和干预措施。此外，捐献者本身也是捐献过程中的关键利益相关者，应该就重要结果进行咨询[81]。Hanson 等学者[72]对澳大利亚和加拿大的捐献者开展了此类工作，发现捐献者认为自己的肾脏健康尤为重要，其次是恢复时间和手术并发症、与家人及与受者的关系、生活满意度，以及生活方式的限制。

2. 定量研究

(1) 描述性研究：一项最近的系统综述和 Meta 分析检索了大量关于肾脏捐献者社会心理结果的定量文献，重点研究了捐献前后身体功能、心理状态和社会活动限制的过程（通常持续到术后 1 年）[58]。除疲惫感较前增加外，所有 3 个项目的 HRQOL 在捐献后 3 个月都恢复至捐献前的基线水平。然而，未发现捐献者和一般人群的疲惫感存在差异，表明在术后初步恢复后不会对捐献者的健康产生明显的负面影响。

人们对捐献后的长期结果（超过 1～3 年）越来越感兴趣[17, 57]，因此越来越多的报告对肾脏捐献者的 HRQOL 进行后续评估[59, 82-90]。这些研究中的捐献者平均随访至捐献后 5～17 年，部分捐献者甚至超过 48 年。例如美国的多中心肾肺活体捐献者评估（Renal and Lung Living Donors Evaluation，RELIVE）研究报道称，肾脏捐献者对生活的平均满意度与其他社区样本相似或更好[91]，他们的平均抑郁症状水平很低[92]。图 11-1 列出了 RELIVE[59]和过去 10 年内发表的其他 6 项此类研究结果[82-84, 86, 88, 90]，该图描述了每项研究对捐献者平均身体综合得分和来自 SF-36 的心理综合得分的调查结果。SF-36 是一种通用（非捐献特有）的 HRQOL 衡量标准。该图显示，在几乎所有的研究中，捐献者的平均 HRQOL 得分均不低于甚至高于社区规范水平（50 分）。另一份报道[83]将捐献者与健康非捐献者队列进行比较，发现 HRQOL 水平没有差异。SF-36 还衍生出了 8 个子量表（这些子量表相结合产生图 11-1 中的综合分数）与图 11-1 中的数据类似。子量表的研究显示：捐献者在身体功能、疼痛、活力、一般健康感知、心理健康、与身体功能有关的角色功能、与情绪状态有关的角色功能和社会功能 8 个方面均接近或超过标准水平[59, 82-85, 87-90]。在一些调查捐献后长期随访疲劳水平的研究中，平均疲劳水平通常与标准水平相似[84, 90]，且一些纵向证据表明，与捐献前预测水平相比，任何水平升高的疲劳现象都会在捐献后随

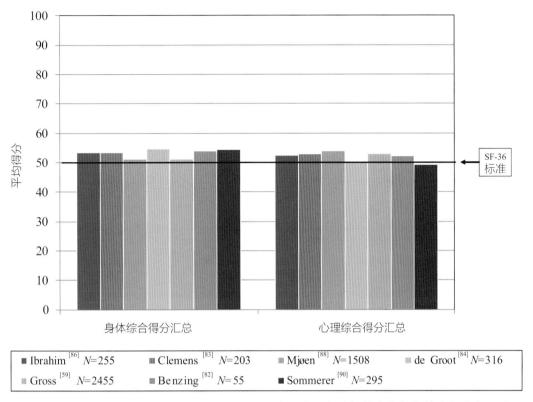

▲ 图 11-1　7 项研究的平均 SF-36 综合总结得分，这些研究调查了肾脏捐献者的长期健康相关生活质量。研究从 2009—2015 年的发表时间顺序显示。图例括号中的数字是参考编号

时间慢慢消退[87]。

　　上述研究的关注点集中在所有捐献者的计算平均值，这可能会掩盖同样重要的其他证据，即部分捐献者会经历身体功能障碍和情绪困扰[18, 47, 49, 52]。例如超过 1/3 的捐献者认为其健康状况较捐献前变差，表现出身体功能 HRQOL 的显著临床损害，即使大多数捐献者随时间而改善，疲劳仍是这些人持续存在的问题[47, 49, 52, 93]。例如在 RELIVE 研究中，14%～20% 的捐献者在 SF-36[59] 的身体功能相关子量表上表现出损伤。此外，多项研究发现超过 1/4 的捐献者在临床上有显著的心理困扰[47, 49, 52]。在捐献后的 2～5 年内，抑郁症的发生率为 10%～16%[44, 94]，时点患病率为 4%～20%[92, 95, 96]，焦虑的时点患病率为 5%～67%[95-97]。由于大部分研究为横断面研究及缺乏对照组，很难得出 HRQOL 指标与捐献有必然联系的结论。然而，相当大比例的捐献者经历了心理困扰，这提示我们在个人捐献前后，应该重点考虑解决此类问题[18, 47, 49, 52, 98]。

　　对活体肾脏捐献者调查研究也记录了捐献者对不良社会心理结果的报告，这些结果似乎更能直接归因于捐献。例如捐献者表示，由于捐献，他们对自己的健康、身体形象问题，以及与捐献有关家庭成员关系的紧张有持久的担忧[47, 93]。这与定性研究的结果一致，RELIVE 研究也发现 20% 的捐献者认为医护人员在捐献手术后未提供支持，9% 的捐献者认为他们在手术后被忽视[53]。至少有 1/4～1/3 的捐献者经历了负面经济影响（包括未报销的费用、因休假而导致的收入损失，以及获得或保持健康、人寿或残疾保险的问题）已受到越来越多的关注，并且是与肾脏捐献相关的主要社会心理风险之

一[53, 77-80, 99]。一项令人生畏的研究发现约 76% 的肾脏捐献者自付费用超过其 1 个月的收入[100]。但令人鼓舞的是，美国卫生与公共服务部已经发起了一项新倡议，旨在解决活体捐献者的经济负担[101]。

(2) 捐献者的社会心理和 HRQOL 不良结果的预测：目前很难确定肾脏捐献后社会心理和 HRQOL 不良结果的可靠风险因素。各项研究结果存在明显的不一致[16, 43, 49, 52, 58]，其可能归因于横断面 / 回顾性研究设计，且不包括健康的非捐献对照组。Wirken 等学者[58] 研究了 9 项关于活体捐献者之间假定风险因素与社会心理结果的联系，几乎没有证据表明可以用捐献者捐献前的身体健康状况（如体重指数、肾功能、其他合并症、烟草使用）、人口统计学（如年龄、性别）或受者相关因素（如供受关系类型、受者并发症）来预测身体功能或情绪的 HRQOL 结果。他们的研究表明捐献前不良心理功能是"最稳定的预测因素"，但就该因素是否可以预测结果而言，研究几乎各占一半（3 项研究发现这种影响，而2 项没有；其余 4 项研究未检查该因素）。然而，Rodrigue 等学者[93] 在最近的一项多中心研究中发现，捐献前的心理健康可以预测捐献后的心理健康，在社区样本的流行病学研究中，心理健康史一直是未来心理健康的有力预测指标。此外，Wirken 等学者发现 9 项研究中只有 3 项将受体并发症作为潜在风险因素进行调查，其中 2 项发现此类并发症可增加供体 HRQOL 的心理（不是身体）受限的风险。

最后一个研究发现，活体捐献者可能在知道受者出现了不良结果后，不仅遭受打击，且可能无法恢复。然而，虽然也有活体肾脏捐献者会受到受者不良结局（包括受者死亡）的影响[16, 35, 36, 70, 102]，但也会因对受者的贡献而感到欣慰。此外，在受者死后捐献者产生的悲痛并不一定意味着符合精神障碍的标准，简单来说在失去受者后，捐献者会自然而然感到悲伤。然而，包括活体捐献者在内的大多数人在多年后的评估中基本得到恢复，且尚未表现出 HRQOL 的下降[16, 102, 103]。实际上，受者移植物丢失可能比受者死亡有更加持久的影响，其原因可能是捐献者经历了一个持续的悲痛过程，而对终点没有把握[103]。总之，无论受者不良预后的性质如何，无论大多数捐献者 HRQOL 最终是否有望恢复到正常水平，活体捐献移植项目组都应在此类事件发生后向捐献者伸出援助之手，以提供他们可能需要的必要资源或转诊来促进捐献者的适应和恢复。

另一个引起临床关注的因素是，它对捐献者社会心理结果的潜在影响，即捐献者与受者之间关系的密切程度[19]。例如相比于与受者无关的捐献者（非定向捐献者），与受者关系密切的捐献者更能感受到移植的优势。同时，有相关关系的捐献者也可能会因受者不良预后而受到不利影响。由于无关系捐献者可能无法直接观察到受者将如何从移植中受益，他们可能会在收到受者死亡消息时而感到更加沮丧，这可能是他们掌握的唯一有关移植后结果的信息。而经验性文献通常很少表明捐献者的结果因与受者的关系类型而不同[49]。例如 Rodrigue 等学者将有亲缘关系的肾脏捐献者与匿名捐献者（包括非定向和定向捐献者）进行比较[104]，发现捐献者对一般 HRQOL 的看法、对捐献的心理获益和满意度，以及捐献的健康或经济因素并无差异，其他报道中也有类似发现[105, 106]。匿名捐献者比其他捐献者可能更容易经历他人对其捐献决定的负面反应的困扰，且他们可能没有类似有亲缘关系的捐献者的经济支持[104-107]。肾脏捐献者的小型报道也无法证明他们的社会心理结果、捐献后额外需要的社会心理服务或情感支持与其他类型的捐献者有所不同[108, 109]。一项研究确实发现了相关捐献者与不相关捐献者之间的差异：Lentine 等学者[108]观察到在无亲缘关系的捐献者中，受者死亡和尸检报告移植手术失败与随后被诊断为抑郁症的相对风险高出 2 倍以上，而在生物学或情感相关的供者中不存在这种关联[44]。

经验性文献表明如果活体预期捐献者对捐献存在未解决的矛盾心理，他们出现不良社会心理结果的风险就会增加[16, 43, 52]。这种类型的矛盾心理指的是即使在捐献之前不久仍会有挥之不去的犹豫和不确定的感觉，这与由于太过优柔寡断而被排除在捐献对象之外的感觉不同[43]。在预期捐献者中，潜在矛盾心理相对常见[16, 43]。一项小型研究表明，为减少肾脏捐献者和肝脏预期捐献者的矛盾心理，在捐献后的前 3 个月进行的预先干预可以减少身体症状，降低疲劳感和疼痛的发生率，缩短恢复时间，减少意外医疗问题、焦虑和家庭相关问题[43]，而对抑郁程度、捐献感受或家庭关系质量没有影响。这些结果表明，应该开发和测试其他针对不良社会心理结果风险因素的捐献前预防干预措施。例如鉴于捐献前心理健康是捐献后社会心理结果的一个强有力影响因素，可以根据活体捐献的具体情况，对优化情绪的干预措施进行经验性评估，以确定有效性和在常规临床护理中使用的可能性。

五、结论

对潜在活体捐献者的社会心理评估是活体捐献者移植项目的起点，以确保捐献者的社会心理和 HRQOL 结果都尽可能有利。评估内容必须全面，因为提供的信息不仅对选择捐献者至关重要，而且对确定捐献前需要干预的风险因素，以及解决捐献后的需求也至关重要。尽管广泛研究表明捐献者在 HRQOL 中的身体功能、情感和社会功能方面都有非常好的结果，但一些捐献者会遇到 HRQOL 方面的困难及其他心理问题，包括与捐献相关的重大经济负担。这些问题的性质提高了评估关键部分的重要性，包括对捐献的期望、理解和决策的评估；捐献的情绪准备和与心理健康史相关的风险因素；预期捐献者的实际准备，如在术后恢复期间可获得的社会支持，以及可能的短期 / 长期经济负担规划。

研究记录 HRQOL 和社会心理不良结果的普遍性至关重要，它不仅仅是为了告知社会心理评估的内容，有关结果的经验证据也有助于向潜在捐献者提供宣教，预测他们捐献后的护理需求，并促使我们及时地提供干预措施，以避免或改善捐献后的社会心理问题。然而由于缺乏合适的非捐献对照组，以及该领域大部分工作采用横断面研究设计，迄今为止对捐献结果的研究仍非常有限。在这方面，SRTR 正在开发的活体捐献者集体登记册具有相当大的潜力，可以更准确和全面地了解捐献经历是否影响捐献者的利益及如何影响。但是除了收集定量证据外，我们还必须听取捐献者自己的意见。定性研究显示捐献者发声和对捐献者已确定的重要结果，对于促进我们的理解来说是同样重要的。此类工作对于进一步完善评估过程、为潜在和实际捐献者提供照顾，以及未来要解决的研究问题至关重要。

参考文献

[1] Abecassis M, Adams M, Adams P, Arnold RM, Atkins CR, Barr ML, et al. Consensus statement on the live organ donor. JAMA. 2000;284(22):2919–26. https://doi.org/10.1001/

jama.284.22.2919.

[2] Adams PL, Cohen D, Danovitch G, Edington RM, Gaston RS, Jacobs CL, et al. The nondirected live-kidney donor:

ethical considerations and practice guidelines: a national conference report. Transplantation. 2002;74:582–9. https://doi.org/10.1097/00007890-200208270-00030.

[3] Barr ML, Belghiti J, Villamil FG, Pomfret EA, Sutherland DS, Gruessner RW, et al. A report of the Vancouver Forum on the care of the live organ donor: lung, liver, pancreas, and intestine data and medical guidelines. Transplantation. 2006;81(10):1373–85. https://doi. org/10.1097/01.tp. 0000216825.56841.cd.

[4] Canadian Council for Donation and Transplantation. Enhancing living donation: a Canadian forum. Edmonton, AB: The Council; 2006.

[5] Department of Health and Human Services (HHS), Centers for Medicare & Medicaid Services (CMS). 42 CFR Parts 405, 482, 488, and 498 Medicare Program; Hospital Conditions of Participation: Requirements for Approval and Re-Approval of Transplant Centers to Perform Organ Transplants; Final Rule. Available at: https://www.cms.gov/Medicare/Provider-Enrollment-and-Certification/GuidanceforLawsAndRegulations/Downloads/TransplantFinalLawandReg.pdf. Accessed: 7 Sept 2020.

[6] Delmonico F, Council of the Transplantation Society. A report of the Amsterdam Forum on the care of the live kidney donor: data and medical guidelines. Transplantation. 2005;79(6 Suppl):S53–66. https://pubmed.ncbi.nlm.nih.gov/15785361/.

[7] Dew MA, Jacobs CL, Jowsey SG, Hanto R, Miller C, Delmonico FL, et al. Guidelines for the psychosocial evaluation of living unrelated kidney donors in the United States. Am J Transplant. 2007;7(5):1047–54. https://doi.org/10.1111/j.1600-6143.2007.01751.x.

[8] Ethics Committee of the Transplantation Society. The consensus statement of the Amsterdam Forum on the care of the live kidney donor. Transplantation. 2004;78(4):491–2. https://doi. org/10.1097/01.tp.0000136654.85459.1e.

[9] Kanellis J, CARI (Caring for Australasians with Renal Impairment) Group. The CARI guidelines: justification of living donor kidney transplantation. Nephrology. 2010;15(Suppl 1):S72–9. https://doi.org/10.1111/j.1440-1797.2009.01212.x.

[10] Kidney Disease: Improving Global Outcomes (KDIGO) Living Kidney Donor Work Group. KDIGO clinical practice guideline on the evaluation and care of living kidney donors. Transplantation. 2017;101(Suppl 8S):S1–109. https://kdigo.org/wp-content/uploads/2017/07/2017-KDIGO-LD-GL.pdf.

[11] LaPointe Rudow D, Hays R, Baliga P, Cohen DJ, Cooper M, Danovitch GM, et al. Consensus conference on best practices in live kidney donation: recommendations to optimize education, access, and care. Am J Transplant. 2015;15(4):914–22. https://doi.org/10.1111/ajt.13173.

[12] Living Kidney Donor Follow-Up Conference Writing Group, Leichtman A, Abecassis M, Barr M, Charlton M, Cohen D, et al. Living kidney donor follow-up: state-of-the-art and future directions, conference summary and recommendations. Am J Transplant. 2011;11(12):2561–8. https://doi.org/10.1111/j.1600-6143.2011.03816.x.

[13] Organ Procurement and Transplantation Network (OPTN) / United Network for Organ Sharing (UNOS). Policy 14: Living Donation. Available at: https://optn.transplant.hrsa.gov/governance/policies/. Accessed: 7 Sept 2020.

[14] Lentine KL, Segev DL. Understanding and communicating medical risks for living kidney donors: a matter of perspective. J Am Soc Nephrol. 2017;28(1):12–24. https://doi. org/10.1681/ASN.2016050571.

[15] Tong A, Chapman JR, Wong G, de Bruijn J, Craig JC. Screening and follow-up of living kidney donors: a systematic review of clinical practice guidelines. Transplantation. 2011;92:962–72. https://doi.org/10.1097/TP.0b013e3182328276.

[16] Dew MA, Switzer GE, DiMartini AF, Myaskovsky L, Crowley-Matoka M. Psychosocial aspects of living organ donation. In: Tan HP, Marcos A, Shapiro R, editors. Living donor organ transplantation. New York: Taylor and Francis; 2007. p. 7–26.

[17] Matas AJ, Hays RE, Ibrahim HN. Long-term non-end-stage renal disease risks after living kidney donation. Am J Transplant. 2017;17(4):893–900. https://doi.org/10.1111/ajt.14011.

[18] Lentine KL, Lam NN, Segev DL. Risks of living kidney donation: current state of knowledge on outcomes important to donors. Clin J Am Soc Nephrol. 2019;14(4):597–608. https://doi. org/10.2215/CJN.11220918.

[19] Dew MA, Boneysteele G, DiMartini AF. Unrelated donors. In: Steel JL, editor. Living donor advocacy: an evolving role within transplantation. New York: Springer; 2014. p. 149–67.

[20] DiMartini AF, Shenoy A, Dew MA. Organ transplantation. In: Levenson JL, editor. The American Psychiatric Publishing Textbook of psychosomatic medicine and consultation-liaison psychiatry. 3rd ed. Washington, DC: American Psychiatric Publishing, Inc; 2019. p. 859–906.

[21] DiMartini AF, Dew MA, Crone C. Organ transplantation. In: Sadock BJ, Sadock VA, Ruiz P, editors. Kaplan and Sadock's Comprehensive textbook of psychiatry. 10th ed. Philadelphia: Wolters Kluwer; 2017. p. 2357–73.

[22] Jowsey SG, Schneekloth TD. Psychosocial factors in living organ donation: clinical and ethical challenges. Transplant Rev. 2008;22(3):192–5.

[23] LaPointe Rudow D, Swartz K, Phillips C, Hollenberger J, Smith T, Steel JL. The psychosocial and independent living donor advocate evaluation and post-surgery care of living donors. J Clin Psychol Med Settings. 2015;22(2–3):136–49.

[24] Olbrisch ME, Benedict SM, Haller DL, Levenson JL.

Psychosocial assessment of living organ donors: clinical and ethical considerations. Prog Transplant. 2001;11(1):40–9. https://doi.org/10.1016/j.trre.2008.04.008.

[25] Shenoy A. The psychosocial evaluation of live donors. In: Sher Y, Maldonado J, editors. The psychosocial care of end-stage disease and transplant patients. New York: Springer; 2019. p. 49–59.

[26] Duerinckx N, Timmerman L, Van Gogh J, van Busschbach J, Ismail SY, Massey EK, et al. Predonation psychosocial evaluation of living kidney and liver donor candidates: a systematic literature review. Transpl Int. 2014;27(1):2–18. https://doi.org/10.1111/tri.12154.

[27] Fisher MS Sr. Psychosocial evaluation interview protocol for living related and living unrelated kidney donors. Soc Work Health Care. 2003;38(1):39–61. https://doi.org/10.1300/j010v38n01_03.

[28] Iacoviello BM, Shenoy A, Braoude J, Jennings T, Vaidya S, Brouwer J, et al. The Live Donor Assessment Tool: a psychosocial assessment tool for live organ donors. Psychosomatics. 2015;56(3):254–61. https://doi.org/10.1016/j.psym.2015.02.001.

[29] Leo RL, Smith BA, Mori DL. Guidelines for conducting a psychiatric evaluation of the unrelated kidney donor. Psychosomatics. 2003;44(6):452–60. https://doi.org/10.1176/appi. psy.44.6.452.

[30] Massey EK, Timmerman L, Ismail SY, Duerinckx N, Lopes A, Maple H, et al. The ELPAT living organ donor Psychosocial Assessment Tool (EPAT): from 'what' to 'how' of psychosocial screening-a pilot study. Transpl Int. 2018;31(1):56–70. https://doi.org/10.1111/tri.13041.

[31] Schroder NM, McDonald LA, Etringer G, Snyders M. Consideration of psychosocial factors in the evaluation of living donors. Prog Transplant. 2008;18:41–9. https://pubmed.ncbi.nlm. nih.gov/18429581/.

[32] van Hardeveld E, Tong A, CARI Group. The CARI guidelines: psychosocial care of living kidney donors. Nephrology. 2010;15(suppl 1):S80–7. https://doi.org/10.1111/j.1440-1797.2009.01213.x.

[33] Hanson CS, Ralph AF, Manera KE, Gill JS, Kanellis J, Wong G, et al. The lived experience of "being evaluated" for organ donation: focus groups with living kidney donors. Clin J Am Soc Nephrol. 2017;12(11):1852–61. https://doi.org/10.2215/CJN.03550417.

[34] Ralph AF, Butow P, Hanson CS, Chadban SJ, Chapman JR, Craig JC, et al. Donor and recipient views on their relationship in living kidney donation: thematic synthesis of qualitative studies. Am J Kidney Dis. 2017;69(5):602–16. https://doi.org/10.1053/j.ajkd.2016.09.017.

[35] Tong A, Chapman JR, Wong G, Kanellis J, McCarthy G, Craig JC. The motivations and experiences of living kidney donors: a thematic synthesis. Am J Kidney Dis. 2012;60:15–26. https://doi.org/10.1053/j.ajkd.2011.11.043.

[36] Crowley-Matoka M, Siegler M, Cronin DC 2nd. Long-term quality of life issues among adult-to-pediatric living liver donors: a qualitative exploration. Am J Transplant. 2004;4(5):744–50. https://doi.org/10.1111/j.1600-6143.2004.00377.x.

[37] Iacoviello BM, Shenoy A, Hunt J, Filipovic-Jewell Z, Haydel B, LaPointe Rudow D. A prospective study of the reliability and validity of the Live Donor Assessment Tool. Psychosomatics. 2017;58(5):519–26. https://doi.org/10.1016/j.psym.2017.03.012.

[38] Kook YWA, Shenoy A, Hunt J, Desrosiers F, Gordon-Elliott JS, Jowsey-Gregoire S, et al. Multicenter investigation of the reliability and validity of the Live Donor Assessment Tool as an enhancement to the psychosocial evaluation of living donors. Am J Transplant. 2019;19(4):1119–28. https://doi.org/10.1111/ajt.15170.

[39] Rodrigue JR, Guenther R, Kaplan B, Mandelbrot DA, Pavlakis M, Howard RJ. Measuring the expectations of kidney donors: initial psychometric properties of the Living Donation Expectancies Questionnaire. Transplantation. 2008;85(9):1230–4. https://doi.org/10.1097/TP.0b013e31816c5ab0.

[40] Wirken L, van Middendorp H, Hooghof CW, Sanders JSF, Dam RE, van der Pant KAMI, et al. Pre-donation cognitions of potential living organ donors: the development of the Donation Cognition Instrument in potential kidney donors. Nephrol Dial Transplant. 2017;32:573–80. https://doi.org/10.1093/ndt/gfw421.

[41] Reese PP, Allen MB, Carney C, Leidy D, Levsky S, Pendse R, et al. Outcomes for individuals turned down for living kidney donation. Clin Transpl. 2018;32:e13408. https://doi.org/10.1111/ctr.13408.

[42] Allen MB, Abt PL, Reese PP. What are the harms of refusing to allow living kidney donation? An expanded view of risks and benefits. Am J Transplant. 2014;14(3):531–7. https://doi.org/10.1111/ajt.12599.

[43] Dew MA, DiMartini AF, DeVito Dabbs AJ, Zuckoff A, Tan HP, McNulty ML, et al. Preventive intervention for living donor psychosocial outcomes: feasibility and efficacy in a randomized controlled trial. Am J Transplant. 2013;13(10):2672–84. https://doi.org/10.1111/ajt.12393.

[44] Lentine KL, Schnitzler MA, Xiao H, Axelrod D, Davis CL, McCabe M, et al. Depression diagnoses after living kidney donation: linking U.S. Registry data and administrative claims. Transplantation. 2012;94:77–83. https://doi.org/10.1097/TP.0b013e318253f1bc.

[45] National Council for Behavioral Health. Center for Integrated Health Solutions. Screening tools. https://www.integration.samhsa.gov/clinical-practice/screening-tools#anxiety. Accessed: 7 Sept 2020.

[46] Rush AJ Jr, First MB, Blacker D, editors. Handbook of psychiatric measures. 2nd ed. Washington, DC: American Psychiatric Association Press; 2008.

[47] Tan JC, Gordon EJ, Dew MA, LaPointe Rudow D, Steiner RW, Woodle ES, et al. Living donor kidney transplantation: facilitating education about live kidney donation-recommendations from a consensus conference. Clin J Am Soc Nephrol. 2015;10(9):1670–7. https://doi. org/10.2215/CJN.01030115.

[48] Organ Procurement and Transplantation Network (OPTN). Procedures to collect postdonation follow-up data from living donors. Available at: https://optn.transplant.hrsa. gov/resources/guidance/procedures-to-collect-post-donation-follow-up-data-from-livingdonors/. Accessed: 7 Sept 2020.

[49] Dew MA, Jacobs CL. Psychosocial and socioeconomic issues facing the living kidney donor. Adv Chronic Kidney Dis. 2012;19(4):237–43. https://dx.doi.org/10.1053%2Fj. ackd.2012.04.006.

[50] Kasiske BL, Asrani SK, Dew MA, Henderson ML, Henrich C, Humar A, et al. The Living Donor Collective: a scientific registry for living donors. Am J Transplant. 2017;17(12):3040–8. https://doi.org/10.1111/ajt.14365.

[51] Organ Procurement and Transplantation Network (OPTN) / United Network for Organ Sharing (UNOS). Policy 18: Data Submission Requirements. Available at: https://optn. transplant. hrsa.gov/governance/policies/. Accessed: 7 Sept 2020.

[52] Dew MA, Zuckoff A, DiMartini AF, DeVito Dabbs AJ, McNulty ML, Fox KR, et al. Prevention of poor psychosocial outcomes in living organ donors: from description to theory-driven intervention development and initial feasibility testing. Prog Transplant. 2012;22(3):280–93. https://doi.org/10.1053/j.ackd.2012.04.006.

[53] Jacobs CL, Gross CR, Messersmith EE, Hong BA, Gillespie BW, Hill-Callahan P, et al. Emotional and financial experiences of kidney donors over the past 50 years: the RELIVE Study. Clin J Am Soc Nephrol. 2015;10(12):2221–31. https://doi.org/10.2215/CJN.07120714.

[54] Fellner CH, Marshall JR. Twelve kidney donors. JAMA. 1968;206(12):2703–7. https://pubmed.ncbi.nlm.nih. gov/4880430/.

[55] Simmons RG, Klein SD, Simmons RL. Gift of life: the social and psychological impact of organ transplantation. Brunswick, NJ: Transaction Books; 1987. http://hdl.handle. net/10822/1034762.

[56] Kisch AM, Forsberg A, Fridh I, Almgren M, Lundmark M, Lovén C, et al. The meaning of being a living kidney, liver or stem cell donor-a meta-ethnography. Transplantation. 2018;102:744–56. https://doi.org/10.1097/ TP.0000000000002073.

[57] Slinin Y, Brasure M, Eidman K, Bydash J, Maripuri S, Carlyle M, et al. Long-term outcomes of living kidney donation. Transplantation. 2016;100(6):1371–86. https://doi. org/10.1097/TP.0000000000001252.

[58] Wirken L, van Middendorp H, Hooghof CW, Rovers MM, Hoitsma AJ, Hilbrands LB, et al. The course and predictors of health-related quality of life in living kidney donors: a systematic review and meta-analysis. Am J Transplant. 2015;15:3041–54. https://doi.org/10.1111/ajt.13453.

[59] Gross CR, Messersmith EE, Hong BA, Jowsey SG, Jacobs C, Gillespie BW, et al. Health-related quality of life in kidney donors from the last five decades: results from the RELIVE study. Am J Transplant. 2013;13:2924–34. https://doi. org/10.1111/ajt.12434.

[60] Dew MA, Switzer GE. Listening to living donors. Transplantation. 2018;102(5):718–9. https://doi.org/10.1097/ TP.0000000000002074.

[61] Ralph AF, Butow P, Hanson CS, Chadban SJ, Chapman JR, Craig JC, et al. Donor and recipient views on their relationship in living kidney donation: thematic synthesis of qualitative studies. Am J Kidney Dis. 2017;69:602–16. https://doi.org/10.1053/j.ajkd.2016.09.017.

[62] Thys K, Schwering KL, Siebelink M, Dobbels F, Borry P, Schotsmans P, et al. Psychosocial impact of pediatric living-donor kidney and liver transplantation on recipients, donors, and the family: a systematic review. Transpl Int. 2015;28:270–80. https://doi.org/10.1111/tri.12481.

[63] Franklin PM, Crombie AK. Live related renal transplantation: psychological, social, and cultural issues. Transplantation. 2003;76(8):1247–52. https://doi. org/10.1097/01.TP.0000087833.48999.3D.

[64] Andersen MH, Mathisen L, Øyen O, Wahl AK, Hanestad BR, Fosse E. Living donors' experiences 1 wk after donating a kidney. Clin Transpl. 2005;19(1):90–6. https:// doi. org/10.1111/j.1399-0012.2004.00304.x.

[65] Clarke A, Mitchell A, Abraham C. Understanding donation experiences of unspecified (altruistic) kidney donors. Br J Health Psychol. 2014;19(2):393–408. https://doi. org/10.1111/bjhp.12048.

[66] Ralph AF, Butow P, Craig JC, Wong G, Chadban SJ, Luxton G, et al. Living kidney donor and recipient perspectives on their relationship: longitudinal semi-structured interviews. BMJ Open. 2019;9(4):e026629. https://doi.org/10.1136/ bmjopen-2018-026629.

[67] Garcia MC, Chapman JR, Shaw PJ, Gottlieb DJ, Ralph A, Craig JC, et al. Motivations, experiences, and perspectives of bone marrow and peripheral blood stem cell donors: thematic synthesis of qualitative studies. Biol Blood Marrow Transplant. 2013;19(7):1046–58. https://doi.org/10.1016/ j.bbmt.2013.04.012.

[68] Sharma VK, Enoch MD. Psychological sequelae of kidney donation: a 5-10 year follow up study. Acta Psychiatr

Scand. 1987;75(3):264–7. https://doi.org/10.1111/j.1600-0447.1987. tb02787.x.

[69] Duffy MA. Intrafamilial kidney transplants: the impact on the sibling relationship among donors, recipients and volunteers. 2009. Available from ProQuest Dissertations & Theses Global-305174960. http://pitt.idm.oclc.org/login?url=https://search-proquest-com.pitt.idm. oclc.org/docview/305174960?accountid=14709. Accessed: 7 Sept 2020.

[70] Andersen MH, Bruserud F, Mathisen L, Wahl AK, Hanestad BR, Fosse E. Follow-up interviews of 12 living kidney donors one yr after open donor nephrectomy. Clin Transpl. 2007;21(6):702–9. https://doi.org/10.1111/j.1399-0012.2007.00726.x.

[71] Shaw RM. Rethinking elements of informed consent for living kidney donation: findings from a New Zealand study. Health Sociol Rev. 2015;24(1):109–22.

[72] Hanson CS, Chapman JR, Gill JS, Kanellis J, Wong G, Craig JC, et al. Identifying outcomes that are important to living kidney donors: a nominal group technique study. Clin J Am Soc Nephol. 2018;13(6):916–26. https://doi.org/10.2215/CJN.13441217.

[73] Lunsford SL, Shilling LM, Chavin KD, Martin MS, Miles LG, Norman ML, et al. Racial differences in the living kidney donation experience and implications for education. Prog Transplant. 2007;17(3):234–40.

[74] Williams AM, Colefax L, O'Driscoll CT, Dawson S. An exploration of experiences of living renal donors following donation. Nephrol Nurs J. 2009;36(4):423–7. https://pubmed.ncbi. nlm.nih.gov/19715110/.

[75] Shaw RM, Bell LJM. 'Because you can't live on love': living kidney donors' perspectives on compensation and payment for organ donation. Health Expect. 2015;18(6):3201–12. https://doi.org/10.1111/hex.12310.

[76] Hildebrand L, Melchert TP, Anderson RC. Impression management during evaluation and psychological reactions post-donation of living kidney donors. Clin Transpl. 2014;28(8):855–61. https://doi.org/10.1111/ctr.12390.

[77] Tushla L, LaPointe RD, Milton J, Rodrigue JR, Schold JD, Hays RE, et al. Reducing financial barriers to live kidney donation: resources available and policy changes needed to improve access. Clin J Am Soc Nephrol. 2015;10(9):1696–702. https://doi.org/10.2215/CJN.01000115.

[78] Barnieh L, Kanellis J, McDonald S, Arnold J, Sontrop JM, Cuerden M, et al. Direct and indirect costs incurred by Australian living kidney donors. Nephrology. 2018;23(12):1145–51. https://doi.org/10.1111/nep.13205.

[79] Przech S, Garg AX, Arnold JB, Barnieh L, Cuerden MS, Dipchand C, et al. Financial costs incurred by living kidney donors: a prospective cohort study. J Am Soc Nephrol. 2018;29(12):2847–57. https://doi.org/10.1681/ASN.2018040398.

[80] Rodrigue JR, Schold JD, Morrissey P, Whiting J, Vella J, Kayler LK, et al. Direct and indirect costs following living kidney donation: findings from the KDOC study. Am J Transplant. 2016;16(3):869–76. https://doi.org/10.1111/ajt.13591.

[81] Hanson CS, Tong A. Outcomes of interest to living kidney donors. Curr Transplant Rep. 2019;6:177–83.

[82] Benzing C, Hau HM, Kurtz G, Schmelzle M, Tautenhahn HM, Morgül MH, et al. Long-term health-related quality of life of living kidney donors: a single-center experience. Qual Life Res. 2015;24(12):2833–42. https://doi.org/10.1007/s11136-015-1027-2.

[83] Clemens K, Boudville N, Dew MA, Geddes C, Gill JS, Jassal V, et al. The long-term quality of life of living kidney donors: a multicenter cohort study. Am J Transplant. 2011;11(3):463–9. https://doi.org/10.1111/j.1600-6143.2010.03424.x.

[84] de Groot IB, Stiggelbout AM, van der Boog PJM, Baranski AG, Marang-van de Mheen PJ, PARTNER-study group. Reduced quality of life in living kidney donors: association with fatigue, societal participation and pre-donation variables. Transpl Int. 2012;25(9):967–75. https://doi.org/10.1111/j.1432-2277.2012.01524.x.

[85] Dols LFC, IJzermans JNM, Wentink N, Tran TCK, Zuidema WC, Dooper IM, et al. Long-term follow-up of a randomized trial comparing laparoscopic and mini-incision open live donor nephrectomy. Am J Transplant. 2010;10:2481–7. https://doi. org/10.1111/j.1600-6143.2010.03281.x.

[86] Ibrahim HN, Foley R, Tan L, Rogers T, Bailey RF, Guo H, et al. Long-term consequences of kidney donation. N Engl J Med. 2009;360:459–69. https://doi.org/10.1056/NEJMoa0804883.

[87] Janki S, Klop KWJ, Dooper IMM, Weimar W, Ijzermans JNM, Kok NFM. More than a decade after live donor nephrectomy: a prospective cohort study. Transpl Int. 2015;28(11):1268–75. https://doi.org/10.1111/tri.12589.

[88] Mjøn G, Stavem K, Westlie L, Midtvedt K, Fauchald P, Norby G, et al. Quality of life in kidney donors. Am J Transplant. 2011;11(6):1315–9. https://doi. org/10.1111/j.1600-6143.2011.03517.x.

[89] Meyer K, Wahl AK, Bjørk IT, Wisløff T, Hartmann A, Andersen MH. Long-term, self-reported health outcomes in kidney donors. BMC Nephrol. 2016;17:8. https://doi.org/10.1186/s12882-016-0221-y.

[90] Sommerer C, Feuerstein D, Dikow R, Rauch G, Hartmann M, Schaier M, et al. Psychosocial and physical outcome following kidney donation-a retrospective analysis. Transpl Int. 2015;28(4):416–28. https://doi.org/10.1111/tri.12509.

[91] Messersmith EE, Gross CR, Beil CA, Gillespie BW, Jacobs C, Taler SJ, et al. Satisfaction with life among living kidney donors: a RELIVE Study of long-term donor outcomes.

Transplantation. 2014;98(12):1294–300. https://doi.org/10.1097/TP.0000000000000360.

[92] Jowsey SG, Jacobs C, Gross CR, Hong BA, Messersmith EE, Gillespie BW, et al. Emotional well-being of living kidney donors: findings from the RELIVE Study. Am J Transplant. 2014;14(11):2535–44. https://doi.org/10.1111/ajt.12906.

[93] Rodrigue JR, Schold JD, Morrissey P, Whiting J, Vella J, Kayler LK, et al. Mood, body image, fear of kidney failure, life satisfaction, and decisional stability following living kidney donation: findings from the KDOC study. Am J Transplant. 2018;18(6):1397–407. https://doi.org/10.1111/ajt.14618.

[94] Rodrigue JR, Fleishman A, Schold JD, Morrissey P, Whiting J, Vella J, et al. Patterns and predictors of fatigue following living donor nephrectomy: findings from the KDOC Study. Am J Transplant. 2020;20(1):181–9. https://doi.org/10.1111/ajt.15519.

[95] Holscher CM, Leanza J, Thomas AG, Waldram MM, Haugen CE, Jackson KR, et al. Anxiety, depression, and regret of donation in living kidney donors. BMC Nephrol. 2018;19(1):218. https://doi.org/10.1186/s12882-018-1024-0.

[96] Weidebusch S, Reiermann C, Steinke FA, Muthny HJ, Pavenstaedt B, Schoene-Seifert N, et al. Quality of life, coping, and mental health status after living kidney donation. Transplant Proc. 2009;41(5):1483–8. https://doi.org/10.1016/j.transproceed.2009.02.102.

[97] Lopes A, Frade IC, Teixeira L, Oliveira C, Almeida M, Dias L, et al. Depression and anxiety in living kidney donation: evaluation of donors and recipients. Transplant Proc. 2011;43(1):131–6. https://doi.org/10.1016/j.transproceed.2010.12.028.

[98] Kroencke S. The relevance of donor satisfaction after living kidney donation-a plea for a routine psychosocial follow-up. Transpl Int. 2018;31(12):1330–1. https://doi.org/10.1111/tri.13355.

[99] Menjivar A, Torres X, Paredes D, Avinyo N, Peri JM, De Sousa-Amorim E, et al. Assessment of donor satisfaction as an essential part of living donor kidney transplantation: an eleven-year retrospective study. Transpl Int. 2018;31(12):1332–44. https://doi.org/10.1111/tri.13334.

[100] Gill JS, Gill J, Barnieh L, Dong J, Rose C, Johnston O, et al. Income of living kidney donors and the income difference between living kidney donors and their recipients in the United States. Am J Transplant. 2012;12(11):3111–8. https://doi.org/10.1111/j.1600-6143.2012.04211.x.

[101] Lentine KL, Mannon RB. The Advancing American Kidney Health (AAKH) Executive Order: Promise and Caveats for Expanding Access to Kidney Transplantation. Kidney360. 2020;1(6):557–560. https://doi.org/10.34067/KID.0001172020.

[102] Dew MA, Butt Z, Liu Q, Simpson MA, Zee J, Ladner DP, et al. Prevalence and predictors of patient-reported long-term mental and physical health after donation in the Adult-to-Adult Living-Donor Liver Transplantation Cohort Study. Transplantation. 2018;102(1):105–18. https://doi.org/10.1097/TP.0000000000001942.

[103] Watson JM, Behnke MK, Fabrizio MD, McCune TR. Recipient graft failure or death impact on living kidney donor quality of life based on the living organ donor network database. J Endourol. 2013;27(12):1525–9. https://doi.org/10.1089/end.2013.0189.

[104] Rodrigue JR, Schutzer ME, Paek M, Morrissey P. Altruistic kidney donation to a stranger: psychosocial and functional outcomes at two US transplant centers. Transplantation. 2011;91(7):772–8. https://doi.org/10.1097/TP.0b013e31820dd2bd.

[105] Maple H, Chilcot J, Burnapp L, Gibbs P, Santhouse A, Norton S, et al. Motivations, outcomes, and characteristics of unspecified (nondirected altruistic) kidney donors in the United Kingdom. Transplantation. 2014;98(11):1182–9. https://doi.org/10.1097/TP.0000000000000340.

[106] Massey EK, Kranenburg LW, Zuidema WC, Hak G, Erdman RAM, Hilhorst M, et al. Encouraging psychological outcomes after altruistic donation to a stranger. Am J Transplant. 2010;10:1445–52. https://doi.org/10.1111/j.1600-6143.2010.03115.x.

[107] Jacobs C, Berglund DM, Wiseman JF, Garvey C, Larson DB, Voges M, et al. Long-term psychosocial outcomes after nondirected donation: a single-center experience. Am J Transplant. 2019;19(5):1498–506. https://doi.org/10.1111/ajt.15179.

[108] Kranenburg L, Zuidema W, Vanderkroft P, Duivenvoorden H, Weimar W, Passchier J, et al. The implementation of a kidney exchange program does not induce a need for additional psychosocial support. Transpl Int. 2007;20(5):432–9. https://doi.org/10.1111/j.1432-2277.2007.00461.x.

[109] Serur D, Charlton M, Lawton M, Sinacore J, Gordon-Elliot J. Donors in chains: psychosocial outcomes of kidney donors in paired exchange. Prog Transplant. 2014;24(4):371–4. https://doi.org/10.7182/pit2014222.

活体肾脏捐献的风险评估工具和创新

Risk Assessment Tools and Innovations in Living Kidney Donation

Abimereki D. Muzaale　　Allan B. Massie　　Dorry L. Segev　著

谢大炜　王　玮　译

第12章

一、概述

　　评估供体的关键之一是要排除那些在一生中有较高风险会出现肾衰竭的候选人。2017年发布的KDIGO临床实践指南为活体肾脏捐献者的评估和临床护理提供了可访问的在线风险计算器，它以基于10个基线人口统计学和健康因素来为供者和潜在供者预测15年内及终身患终末期肾病（ESKD）的风险因素[1]。准备进行预测的用户仅需在工具中的下拉菜单中选择年龄（18—80岁）、性别、种族（白人或黑人）、预估肾小球滤过率（eGFR）、收缩压、降压药物、体重指数（BMI）、是否患有非胰岛素依赖型糖尿病，以及尿白蛋白与肌酐的比值和吸烟史，便可获得不同时限内肾衰竭的预期发生率[2]。需要注意的是，该工具仅估计了"捐献前风险"，即基于这些特征对个人的风险，并未考虑与肾脏捐献相关的额外风险。

　　捐献前风险的阈值可以为是否捐献提供决策参考。对于决定捐献的人来说，捐献后的风险实际上相当于捐献前的风险与肾切除术带来的额外风险相叠加[3]。这是因为捐献会导致肾脏质量减少50%，肾功能下降25%～40%，进而增加肾衰竭的风险（由于肾脏储备降低，新发肾病使捐献者可能比健康的非捐献者更容易发生肾衰竭）[4]。根据种族和性别的不同，捐献后风险可能是捐献前的3～5倍。此外，肥胖和与受者有生物学亲缘关系的捐献者也会承受较大的捐献后风险[5, 6]；然而，在肥胖捐献者与非肥胖捐献者中观察到的风险差异并未在健康肥胖非捐献者和健康非肥胖非捐献者中观察到，这说明这种风险的改变可能是由于肾切除术导致的。

　　这些免费的在线风险计算器预测的未捐献和捐献后的风险为与预期捐献者沟通提供了指导[1, 7]。但关键的是，目前它们并未考虑相同的风险因素。尽管健康捐献候选者计算器考虑了如前所述的10个风险因素，但是捐献后风险计算器却仅包括年龄（18—80岁）、性别、种族（白人或黑人）、BMI（18～30kg/m²）和与受者的关系（是否为一级生物学亲属）等因素。目前的计算器并未考虑各种潜在的重要的危险因素，包括肾脏风险等位基因、不良的围产期状况、对家族史的精细评估和单肾的肾小球滤过率。因此，可以肯定的是，精准医学还未真正用于肾脏捐献者的风险预测，而随着研究的深入，有必要对这些计算器进行迭代改进[8]。本章概述了当前对活体肾脏捐献者面临风险的认识。有关知情同意书的讨论以及对捐献者评估中的伦理问题的考虑请分别参阅第 2 章和第 15 章。

二、围术期风险

活体捐献者供肾切除术的围术期死亡率极低（90d 内平均每 1 万人中有 3 人死亡）。在手术死亡率方面，男性高于女性（分别为 5.1/10 000 和 1.7/10 000；$RR=3.0$；95%CI 1.3～6.9；$P=0.007$），黑人高于白人和拉美裔（分别为 7.6/10 000、2.6/10 000 和 2.0/10 000；$RR=3.1$；95%CI 1.3～7.1；$P=0.01$），患有高血压的捐献者高于非高血压的捐献者（36.7/10 000 vs. 1.3/10 000；$RR=27.4$；95%CI 5.0～149.5；$P=0.001$）[9]。因不良事件极为罕见，移植专业人员对围术期风险的关注度不高。但值得注意的是，调查发现，捐献者最关心的问题是恢复时间、手术并发症和对家庭的影响[10]。

三、远期风险

美国的一项全国性研究量化了 96 217 名捐献者与 20 024 名健康非捐献者 7 年内发生终末期肾病的风险，发现捐献者的风险是健康非捐献者的 8 倍（捐献后 15 年内发生终末期肾病的风险分别为 30.8/10 000 和 3.9/10 000；$P < 0.001$）[4]。这种风险差异在不同种族中均存在，在黑人捐献者与非捐献者中分别为 74.7/10 000 和 23.9/10 000；在拉美裔捐献者与非捐献者中分别为 32.6/10 000 和 6.7/10 000；在白人捐献者与非捐献者中分别为 22.7/10 000 和 0.0/10 000。捐献者、未筛查的非捐献者（普通人群）和健康非捐献者的预估终末期肾病的终身风险分别为 90/10 000、326/10 000 和 14/10 000。挪威一项类似的研究得出了相近的推论，即捐献者的风险比健康的非捐献者高 11 倍[11]。

根据一项来自加拿大、美国和以色列等国家 400 多万份个人记录的 Meta 分析，基于同时考虑候选人资料的远期预估 ESKD 风险已被纳入一个在线风险计算器中[2]。重要的是，该初始预测工具提供了一个理念的证明和需要在正在进行的研究中不断改进和升级的起点。现有的计算器将种族 / 民族等风险因素视为二元因素（白人 / 黑人），但最近研究表明有肾衰竭家族史的中国汉族血统个体风险较高[12]。此外，在每个种族 / 民族中，供者与受者的特定关系对完善长期风险预估极为重要[6]。

因此，与无关捐献者相比，对于亚洲捐献者的风险如下。同卵双胞胎为 259.4 倍（95%CI 19.5～3445.6）；全相合同胞为 4.7 倍（95%CI 0.5～41.0）；子女为 3.5 倍（95%CI 0.6～39.5）；父母、半相合同胞或其他生物学亲属为 1.0 倍。

对于黑人捐献者的风险如下。同卵双胞胎供体为 22.5 倍（95%CI 4.7～107.0）；全相合同胞为 4.1 倍（95%CI 2.1～7.8）；子女为 2.7 倍（95%CI 1.4～5.4）；父母为 3.1 倍（95%CI 1.4～6.8）；半相合同胞或其他生物学亲属为 1.3 倍（95%CI 0.5～3.3）。

对于白人捐献者的风险如下。同卵双胞胎捐献者为 3.5 倍（95%CI 0.5～25.3）；全相合同胞为 2.0

倍（95%CI　1.4～2.8）；子女为 1.4 倍（95%CI　0.9～2.3）；父母为 2.9 倍（95%CI　2.0～4.1）；半相合同胞或其他生物学亲属为 0.8 倍（95%CI　0.3～1.6）。

非裔美国人的非糖尿病性 ESKD 患者亲属携带载脂蛋白 L1（APOL1）的肾脏风险变异的概率很高[13]。同样，非洲血统之外的其他血统患者的亲属捐献者也可能富有一些其他的风险变异。由于所有在线计算器都没有考虑不同种族 / 民族和供受者关系的风险，风险评估期间的临床判断仍至关重要。

活体捐献者相关文献已经报道了 ESKD 的多种其他风险因素和捐献后的其他健康结果，相关报道已在表 12-1 中进行了总结。

表 12-1　确定健康问题风险因素的近期研究总结

时间线	风险因素（所关注的结局）	文献中引用的人群	
		健康的非捐献者	捐献者
遗传	ADPKD（ESKD）	/	Zand 2001[22]
	APOL1 肾脏风险变异（ESKD）	/	Mena-Gutierrez 2020[23]
	MCKD（ESKD）	/	Muzaale 2020[6]
围产期	出生时体重不足 / 早产是肾单位减少的标志[15]（ESKD）	NA	NA
生命周期	高龄（ESKD）	Grams 2016[2]	Massie 2017[3]
	性别（ESKD）	Grams 2016[2]	Massie 2017[3]
	种族 / 民族（ESKD）	Grams 2016[2]	Massie 2017[3]
	家族风险（ESKD）	NA	Muzaale 2020[6]
	高血糖（ESKD）	Grams 2016[2]	NA
	高血压（ESKD）	Grams 2016[2]	Al Ammary 2019[24]
	尿白蛋白 / 肌酐值（ESKD）	Grams 2016[2]	NA
	肾功能、GFR（ESKD）	Grams 2016[2]	Massie 2017[3, 18]
	功能储备、snGFR（NA）	NA	Steiner 2018[17]
生命周期	血压（ESKD）	Grams 2016[2]	Al Ammary 2019[24]
	BMI（ESKD）	Grams 2016[2]	Locke 2017[5]
	吸烟（ESKD）	Grams 2016[2]	NA
	HIV 感染（ESKD）	Muzaale 2017[25]	Martin 2019[26]
	肾组织学异常（GFR）	/	Fahmy 2016[27]
	供者 ESKD（受者移植肾衰竭）	/	Muzaale 2016[19]
	拒绝捐献（社会心理伤害）	/	Allen 2014[20]

（续表）

时间线	风险因素（所关注的结局）	文献中引用的人群	
		健康的非捐献者	捐献者
捐献后肾切除术	捐献可归因（围术期和远期死亡率）	/	Segev 2010 [9]
	捐献可归因（ESKD）	/	Muzaale 2014/2017 [4, 28]
	捐献可归因（社会心理福利）	/	Rasmussen 2017 [21]
	捐献可归因（捐献后 SBP 升高）	/	Boudville 2006 [29]
	捐献后 HTN（受者移植肾衰竭）	/	Holscher 2019 [30]
	捐献后 GFR（ESKD）	/	Massie 2020 [18]
	捐献可归因（妊娠高血压 / 先兆子痫）	/	Garg 2015 [31]
	错过早期发现的机会（由于新发 GN、HTN 或 DM 导致的 ESKD）	/	Anjum 2016 [32]
	错过早期发现的机会（长期 ESKD/ 死亡率）	/	Mjøen 2014 [11]

ADPKD. 常染色体显性多囊肾病；APOL1. 载脂蛋白 L1 基因；DM. 糖尿病；ESKD. 终末期肾病；GFR. 肾小球滤过率；GN. 肾小球肾炎；HTN. 高血压肾病；MCKD. 髓样囊性肾病；NA. 未获得；snGFR. 单肾单位肾小球滤过率

四、未知风险

遗传因素可能会增加经过筛选的健康捐献者捐献后患肾脏疾病的概率。但由基因表达如何导致肾脏疾病的机制仍不清楚。已有学者提出"二次打击"的概念，但"二次打击"尚未在供者人群中得到经验性验证 [14]。因此，在对供者进行评估时，发现高风险基因谱，例如存在双 APOL1 肾脏风险变异，也许不能提供有关个人肾切除术可归因风险的所有必要信息。这个风险评估和沟通的领域还有改进的空间。

先兆子痫或孕妇吸烟史等围产期因素与新生儿低出生体重密切相关，而低出生体重又与每个肾脏的肾单位功能显著降低有关 [15]。虽然在非捐献者相关文献中已被证实，但对肾脏捐献者的影响仍然未知。由于此类人群终身存在适应性超滤，因此单肾单位肾小球滤过率（single-nephron glomerular filtration rate，snGFR）的评估可能对这一亚组的潜在捐献者更有意义 [16, 17]。由于在评估捐献者时可能无法获得有关出生体重的信息，这也意味着最好对每个捐献者都进行 snGFR 评估。snGFR 较高的突现表型可能与肾切除术后较低的适应性反应有关 [18]。

生命周期中的事件，如肾外伤、急性肾损伤或各种其他亚临床现象，都有可能以类似于围产期事件的方式损害肾单位，降低肾单位的功能。这些生命过程中的亚临床事件可能在供体评估中无法发现，但之后不仅可能引发供体肾衰竭，还可能导致受体出现不良并发症，就如同肾脏在"持续追踪"这些事件一样 [19]。与健康的非捐献者相比，这些临床上的潜在上游因素在捐献者中更有可能成为突出因素。

五、已知获益

很多时候，捐献的肾脏是给配偶 / 伴侣、兄弟姐妹、子女或父母的。由于这些捐献者与受者很可能来自同一个家庭，他们的获益与受者密切相关，因此被称为"相互依赖的捐献者"。这种将风险评估与对相互依存的捐献者利益相结合的风险 – 收益法，将有助于对捐献者进行评估和选择，以准确反映捐献者所面临的风险。反之则可能会让一些捐献者在做出捐献决定时承担更大的风险[20, 21]。

六、结论

为捐献者候选人提供个性化的风险评估一直是一个重要目标。最近的研究已经朝着正确的方向又迈进了一步，它可以描述不同捐献者亚组的平均风险，并解释在不同组别之间观察到的风险的巨大差异。创新工具提供了一个框架，可根据有限的已知人口和健康因素提供护理风险预测，这些因素可以随着数据量的增多而得到验证和完善。幸运的是，大多数捐献者面临的绝对风险很低，这是对当前实践标准的严格性的肯定。未来的工作应该继续推进风险预测的科学化，使该领域的风险预测更接近于"个体化"，从而为预期捐献者的评估、选择和咨询提供信息。

参考文献

[1] ESKD Risk Tool for Kidney Donor Candidates. http://www. transplantmodels.com/esrdrisk/. Accessed: 7 Sept 2020.

[2] Grams ME, Sang Y, Levey AS, Matsushita K, Ballew S, Chang AR, et al. Kidney-failure risk projection for the living kidney-donor candidate. N Engl J Med. 2016;374(5):411–21. https://doi.org/10.1056/NEJMoa1510491.

[3] Massie AB, Muzaale AD, Luo X, Chow EKH, Locke JE, Nguyen AQ, et al. Quantifying postdonation risk of ESKD in living kidney donors. J Am Soc Nephrol. 2017;28(9):2749–55. https://doi.org/10.1681/ASN.2016101084.

[4] Muzaale AD, Massie AB, Wang MC, Montgomery RA, McBride MA, Wainright JL, et al. Risk of end-stage renal disease following live kidney donation. JAMA. 2014;311(16):579–86. https://doi.org/10.1001/jama. 2013. 285141.

[5] Locke JE, Reed RD, Massie A, MacLennan PA, Sawinski D, Kumar V, et al. Obesity increases the risk of end-stage renal disease among living kidney donors. Kidney Int. 2017;91(3):699–703. https://doi.org/10.1016/j.kint. 2016.10.014.

[6] Muzaale AD, Massie AB, Al Ammary F, et al. Donor-recipient relationship and risk of ESKD in live kidney donors of varied racial groups. Am J Kidney Dis. 2020;75:333–41. https://doi. org/10.1053/j.ajkd.2019.08.020.

[7] Postdonation Risk of ESKD in Living Kidney. http://www.

transplantmodels.com/donesrd/. Accessed: 7 Sept 2020.

[8] Poggio ED, Reese PP. The quest to define individual risk after living kidney donation. Ann Intern Med. 2018;168(4):296–7. https://doi.org/10.7326/M17-3249.

[9] Segev DL, Muzaale AD, Caffo BS, Mehta SH, Singer AL, Taranto SE, et al. Perioperative mortality and long-term survival following live kidney donation. JAMA. 2010;303(10):959–66. https://doi.org/10.1001/jama. 2010. 237.

[10] Lentine KL, Lam NN, Segev DL. Risks of living kidney donation: current state of knowledge on outcomes important to donors. Clin J Am Soc Nephrol. 2019;14(4):597–608. https://doi. org/10.2215/CJN.11220918.

[11] Mjoen G, Hallan S, Hartmann A, Foss A, Midtvedt K, Oyen O, et al. Long-term risks for kidney donors. Kidney Int. 2014;86(1):162–7. https://doi.org/10.1038/ki.2013.460.

[12] Wu HH, Kuo CF, Li IJ, Weng CH, Lee CC, Tu KH, et al. Family aggregation and heritability of ESKD in Taiwan: a population-based study. Am J Kidney Dis. 2017;70(5):619–26. https://doi.org/10.1053/j.ajkd.2017.05.007.

[13] Freedman BI, Langefeld CD, Turner J, Nunez M, High KP, Spainhour M, et al. Association of APOL1 variants with mild kidney disease in the first-degree relatives of African American patients with non-diabetic end-stage renal disease. Kidney Int. 2012;82(7):805–11. https://doi. org/10.1038/

ki.2012.217.

[14] Chang JH, Husain SA, Santoriello D, Stokes MB, Miles CD, Foster KW, et al. Donor's APOL1 risk genotype and "second hits" associated with de novo collapsing glomerulopathy in deceased donor kidney transplant recipients: a report of 5 cases. Am J Kidney Dis. 2019;73(1):134–9. https://doi.org/10.1053/j.ajkd.2018.05.008.

[15] Vikse BE, Irgens LM, Leivestad T, Hallan S, Iversen BM. Low birth weight increases risk for end-stage renal disease. J Am Soc Nephrol. 2008;19(1):151–7. https://doi.org/10.1681/ ASN.2007020252.

[16] Denic A, Mathew J, Lerman LO, Lieske JC, Larson JJ, Alexander MP, et al. Single-nephron glomerular filtration rate in healthy adults. N Engl J Med. 2017;376(24):2349–57. https://doi. org/10.1056/NEJMoa1614329.

[17] Steiner RW. Increased single-nephron GFR in normal adults: too much of a good thing ... or maybe not? Am J Kidney Dis. 2018;71(3):312–4. https://doi.org/10.1053/ j.ajkd.2017.11.005.

[18] Massie AB, Holscher CM, Henderson ML, Fahmy LM, Thomas AG, Al Ammary F, et al. Association of early postdonation renal function with subsequent risk of end-stage renal disease in living kidney donors. JAMA Surg. 2020;155(3):e195472. https://doi.org/10.1001/ jamasurg.2019.5472.

[19] Muzaale AD, Massie AB, Anjum S, Liao C, Garg AX, Lentine KL, et al. Recipient outcomes following transplantation of allografts from live kidney donors who subsequently developed end-stage renal disease. Am J Transplant. 2016;16(12):3532–9. https://doi.org/10.1111/ ajt.13869.

[20] Allen MB, Abt PL, Reese PP. What are the harms of refusing to allow living kidney donation? An expanded view of risks and benefits. Am J Transplant. 2014;14(3):531–7. https://doi.org/10.1111/ajt.12599.

[21] Van Pilsum Rasmussen SE, Henderson ML, Kahn J, Segev D. Considering tangible benefit for interdependent donors: extending a risk-benefit framework in donor selection. Am J Transplant. 2017;17(10):2567–71. https://doi.org/10.1111/ ajt.14319.

[22] Zand MS, Strang J, Dumlao M, Rubens D, Erturk E, Bronsther O. Screening a living kidney donor for polycystic kidney disease using heavily T2-weighted MRI. Am J Kidney Dis. 2001;37(3):612–9. https://pubmed.ncbi.nlm. nih.gov/11228187/.

[23] Lentine KL, Mannon RB. Apolipoprotein L1: role in the evaluation of kidney transplant donors. Curr Opin Nephrol Hypertens. 2020;29(6):645–55. https://doi.org/10.1097/ MNH.0000000000000653.

[24] Al Ammary F, Luo X, Muzaale AD, Massie AB, Crews DC, Waldram MM, et al. Risk of ESKD in older live kidney donors with hypertension. Clin J Am Soc Nephrol. 2019;14(7):1048–55. https://doi.org/10.2215/ CJN.14031118.

[25] Muzaale AD, Althoff KN, Sperati CJ, Abraham AG, Kucirka LM, Massie AB, et al. Risk of end-stage renal disease in HIV-positive potential live kidney donors. Am J Transplant. 2017;17(7):1823–32. https://doi.org/10.1111/ajt.14235.

[26] 1st Living HIV-Positive Organ Donor Wants To Lift 'The Shroud Of HIV Related Stigma'. https://www.npr. org/2019/04/06/710247561/1st-living-hiv-positive-organ-donor-wants-to-lift-theshroud-of-hiv-related-stig. Accessed: 7 Sept 2020.

[27] Fahmy LM, Massie AB, Muzaale AD, Bagnasco SM, Orandi BJ, Alejo JL, et al. Longterm renal function in living kidney donors who had histological abnormalities at donation. Transplantation. 2016;100(6):1294–8. https://doi. org/10.1097/TP.0000000000001236.

[28] Muzaale AD, Massie AB, Segev DL. Concerns about the long-term safety of live kidney donors are justified. Eur J Epidemiol. 2017;32(2):91–3. https://doi.org/10.1007/ s10654-017-0241-3.

[29] Boudville N, Prasad GV, Knoll G, Muirhead N, Thiessen-Philbrook H, Yang RC, et al. Metaanalysis: risk for hypertension in living kidney donors. Ann Intern Med. 2006;145(3):185–96. https://doi.org/10.7326/0003-4819-145-3-200608010-00006.

[30] Holscher CM, Ishaque T, Haugen CE, Jackson KR, Garonzik Wang JM, Yu Y, et al. Association between living kidney donor post-donation hypertension and recipient graft failure. Transplantation. 2020;104(3):583–90. https://doi. org/10.1097/TP.0000000000002832.

[31] Garg AX, Nevis IF, McArthur E, Sontrop JM, Koval JJ, Lam NN, et al. Gestational hypertension and preeclampsia in living kidney donors. N Engl J Med. 2015;372(2):124–33. https://doi. org/10.1056/NEJMoa1408932.

[32] Anjum S, Muzaale AD, Massie AB, Sontrop JM, Koval JJ, Lam NN, et al. Patterns of endstage renal disease caused by diabetes, hypertension, and glomerulonephritis in live kidney donors. Am J Transplant. 2016;16(12):3540–7. https://doi.org/10.1111/ajt.13917.

活体供肾切除术的方法、创新与转归

Living Donor Nephrectomy: Approaches, Innovations, and Outcomes

Jonathan Merola   Matthew Cooper   Sanjay Kulkarni   著

郑　翔　王　玮　译

第13章

一、手术注意事项

（一）供者筛选

对活体供者个体的评估包括确保供者捐献的自愿原则，评估捐献过程中涉及的医疗、外科和经济风险，为供者提供相关的教育和咨询及随访计划。2017年慢性肾脏病评估和管理（KDIGO）指南中提出了针对这些评估方面的循证临床实践指南[1]。多学科团队有助于实现对供者的全面评估，同时使患者获得详细全面的知情同意，以及在活体捐献过程中对患者进行多方面的宣教。

如前文所述，所有供者需接受全面的医学评估，包括血压、肾功能及代谢健康状态的评估。然而在过去的几十年中，供者的捐献标准在不断更新。之前被认为不合格的活体捐献者，如老年人、患有高血压、糖尿病前期、肾结石和肥胖的患者，现在也越来越多地成为活体捐献的供者[2]。2017年KDIGO指南提出了一个框架——基于供者人口特征和健康状况的综合风险评估方法取代基于单因素风险评估的决策[1]。为了确保供者捐献后有足够的肾功能储备且达到受者需要的预期肾功能，术前准确评估供者的肾功能至关重要。尽管器官捐献的标准在不断扩大，但供者捐献后15年内进展为终末期肾病的绝对风险仍低于1%[3]。

（二）技术因素

所有活体供者均应在术前行计算机断层扫描（CT）或磁共振（MR）血管造影检查，以评估其肾脏血管系统，筛查肾结石或隐匿的占位性病变。这两种方法都能准确显示供肾相关的解剖结构[4]。虽然磁共振能避免供者使用造影剂及射线暴露，但新型的低剂量射线CT检查已成功用于潜在活体供体的评估[5]。经过检查，有30%～50%的供者血管表现多样，约1%的供者发现重复集合系统[6]。供应肾上极的一小部分副动静脉通常可以舍弃，但供应肾下极和近端输尿管的动脉需在肾切除后进行重建。尽管有研究指出多支动脉与手术时间的增加和泌尿系统并发症相关，但这并不是器官捐献的禁忌证[7-9]。

新的研究认为，有经验的移植中心进行活体器官移植时，这些血管变异与供者并发症的增加并无相关性[10-11]。

术前影像学检查是供者评估的重要步骤，高达 25% 的供者会出现影像学异常，包括肾结石、瘢痕、纤维肌性发育不良和动脉粥样硬化[12]。虽然这些异常很少会影响潜在活体供者的捐献，但会影响移植的转归和捐献者供肾侧的选择。一般来说，为了减少术后供体的适应性超滤，供肾最好选择较小的一侧肾脏。虽然在动物研究中可以看到适应性超滤导致的肾小球高压，但在肾切除术后数年供体的评估研究中并没有发现这种情况[13]。从影像学获得的容积分析通常用于准确评估肾脏大小和预测分肾功能，其与肾切除术后肾功能高度相关[14]。对于大多数肾脏捐献者来说，肾脏体积的微小差异不会造成捐献后肾功能的明显变化。然而，容积分析在肾功能水平不理想和年龄较大的供体中可能更为重要，因为在高风险人群中，10% 的体积差异就可能导致肾切除术后肾功能的差异[1]。

最近几项 Meta 分析的数据表明，在经验丰富的情况下，供肾的选择对供体并发症或移植物存活率没有显著影响[15, 16]。但是，在没有存在必须要采取右侧肾切除术的情况下（例如分侧肾功能差异显著、多发囊肿、实性病变），通常首选左侧肾切除术。相比于右侧肾切除术，左侧肾切除术的技术优势包括肾静脉更长、血栓发生率更低，以及可以避免肝脏损伤[15]。2017 年 KDIGO 指南建议，当存在肾功能不对称、肾实质异常、血管异常或泌尿系统异常但无捐献禁忌时，应使用受影响更严重的肾脏进行捐献[1]。

二、手术选择

（一）开放腹膜后供肾切除术

长期以来，开放手术一直被认为是活体供肾切除术的金标准，评估新技术需与之相对比。该手术应用于活体供肾切取最早可追溯到 1954 年 Joseph Murray 在两个同卵双胞胎之间进行的第一次肾移植[17]。开放手术增加了切口相关严重并发症的发生风险，有时因为需要切除第 12 肋，供者常会有明显的疼痛，导致住院时间延长且可能出现气胸或切口疝等并发症。但是在某些情况下，特别是由于先前手术导致的腹膜内广泛粘连和肾血管较短（例如右肾静脉 < 1.5cm），开放手术仍然是首选。外科医生应接受充分的专业训练并具备足够的经验，以确定供肾切除的手术方式，并将所选手术方式的风险及获益作为知情同意的一部分与供者仔细讨论。

在开放入路中，患者取侧卧位，手术台弯折、达到轻度头低脚高使其腹部与地面平行。患者腋窝放置腋窝卷避免臂丛神经受压，腿部置软垫。在第 11—12 肋间做 15～18cm 切口，进入腹膜后间隙，从第 11 肋侧面游离膈肌和胸膜。腹膜后间隙打开后，仔细辨认输尿管并保留周围组织，将其解剖至髂血管水平。进入 Gerota 筋膜，先将肾脏与肾上腺分离，然后对肾门进行解剖。在右肾切除术中，肾动脉位于腔静脉后方；在左肾切除术中，沿肾上极浅部结扎左肾上腺静脉后可辨认出肾动脉。然后小心地分离输尿管，以维持位于肾下极、下腔静脉和肾门交界的组织三角内的输尿管血供。肾动脉双重结扎游离，然后夹闭肾静脉，用不可吸收缝线缝合残端，最后逐层关闭手术切口。

（二）经腹腹腔镜供肾切除术

腹腔镜手术的引入使活体供肾切除术取得了重大进展。与开放手术相比，这种微创技术带来的疼痛更小、恢复更快、效果更佳[18]。1990 年由 Clayman 等学者首次应用腹腔镜手术治疗老年肾癌，1995年在约翰斯•霍普金斯 Bayview 医学中心由 Kavoussi 医生进行了首次腹腔镜供肾切除术，并由 Ratner 医生进行了移植[19]。

行腹腔镜左侧供肾切除术时，患者取右侧卧位，髋部略微向后旋转[19]。术者位于腹侧，助手站在对侧。两个 12mm 穿刺孔位于脐周，沿半月线横向放置（图 13-1）。第 3 个 5mm 穿刺孔置于剑突下3cm 中线处。解剖的整体示意图如图 13-2A 所示。沿着 Toldt 白线从脾曲到骨盆入口处分离腹膜折返处。将脾脏从外侧向内侧游离，在脾脏和肾上极之间形成一个平面。将结肠沿 Gerota 筋膜和降结肠肠系膜之间的平面继续向内侧移动，直到遇到左侧生殖静脉（图 13-2B）。沿左生殖静脉外侧，向肾静脉方向解剖，小心识别左输尿管并保留左生殖静脉内侧分支。生殖静脉、输尿管和肾下极从腰大肌前外侧抬高，暴露肾静脉和肾动脉（图 13-2C）。将走行至左肾静脉后方的腰静脉结扎离断。识别并游离肾上腺静脉的分支（图 13-2D）。然后从肾门附近的淋巴管和神经组织开始，游离左肾动脉至主动脉。游离肾静脉分支的一个重要原则是避免使用夹子，如果夹在缝合线上，可能会导致随后的缝合器故障。随后将肾脏从腹膜后取出，在耻骨上方约 2cm 处，取 6cm 横向 Pfannenstiel 切口，使用 10mm 取物袋取出肾脏（图 13-2E）。最后用缝线重新缝合腹壁筋膜和皮肤。

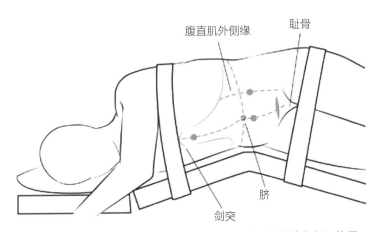

▲ 图 13-1　经腹腔镜供肾切除术的患者体位和腹腔镜穿刺口位置
两个 12mm 的穿刺孔在脐周和沿着腹直肌的外侧边界，脐水平以下 2cm；一个 5mm 的穿刺孔放置在剑突下方 3cm 的中线上；一个 6cm 的 Pfannenstiel 切口用于提取

重要的是，肾血管的结扎应采用缝扎或穿透性血管吻合器。使用非穿透性血管夹（如 Weck-Hem-O-Lock）与血管夹移位导致的出血性死亡相关，特别是将这种血管夹用在肾动脉上时更容易发生[20]。在腹腔镜供肾切除术中使用这种血管夹结扎肾动脉已被纳为黑框警告[21]。2017 年 KDIGO 指南强调了通过缝合结扎或血管壁内锚定钉进行肾动脉结扎的重要性。应避免在活体供肾切除术中使用非固定夹来结扎肾动脉[1]。

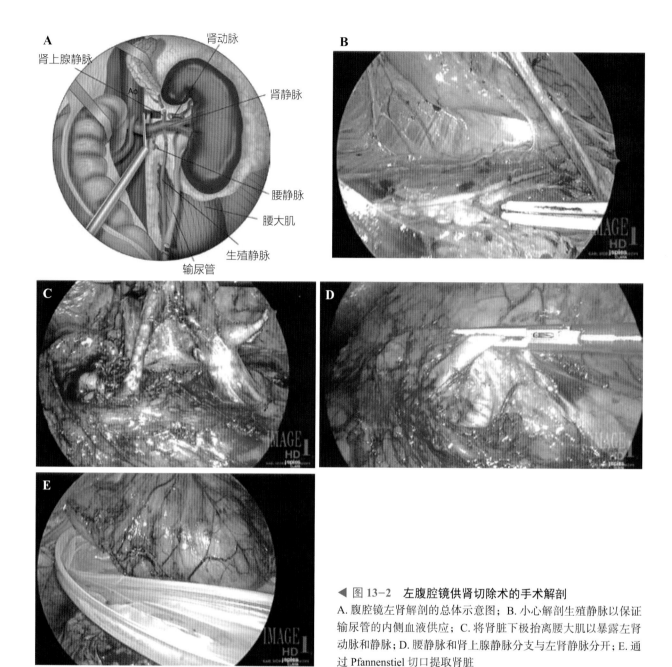

肾上腺静脉
肾动脉
肾静脉
腰静脉
腰大肌
生殖静脉
输尿管

◀ 图 13-2　左腹腔镜供肾切除术的手术解剖

A. 腹腔镜左肾解剖的总体示意图；B. 小心解剖生殖静脉以保证输尿管的内侧血液供应；C. 将肾脏下极抬离腰大肌以暴露左肾动脉和静脉；D. 腰静脉和肾上腺静脉分支与左肾静脉分开；E. 通过 Pfannenstiel 切口提取肾脏

（三）改良腹腔镜肾切除术

1. 手辅助腹腔镜肾切除术

阻碍腹腔镜手术广泛应用的主要原因之一是缺乏腹腔镜经验的外科医生需要有一个学习曲线，这会导致手术时间长和出血量大。最近的研究表明，优秀受训者至少需要管理 25～35 个病例后才可以减少术中并发症并获得足够的手术熟练程度[22]。为了改进单纯应用腹腔镜手术的方法，引入了使用手助器械的"微型开放式"或手辅助入路方法，以减少手术时间和并发症，同时可促进腹腔镜技术的广泛应用[23]。为了在利用手辅助的同时保持气腹，Wolf 等首次描述了一个 9～10cm 的闭塞套筒。这种套管可以放置在中线下部或上部、通过下横向切口[23]。

手辅助入路手术的支持者指出，这种术式可能使组织平面更容易收缩，特别是在暴露左肾时有利于结肠弯曲。此外，手部入口有助于触觉反馈，这在单纯腹腔镜手术中是不存在的，并且还可以通过手动按压易于止血。几项比较手辅助和单纯腹腔镜术式的初步研究表明，增加手部入路可以降低热缺血时间和输血率[24, 25]。然而，随着腹腔镜技术的广泛应用，最近的研究表明，在手术时间、热缺血时间、输血率、镇痛药需求或住院时间等方面两者均无显著差异。这两种方法仍然被广泛接受和使用[26, 27]。

2. 机器人辅助腹腔镜肾切除术

Benedetti 及其同事于 2002 年首次报道了机器人辅助腹腔镜肾切除术[28]。这种术式的早期应用者发现，患者的镇痛药需求更少、住院时间更短，并且能够在右侧保留更长的肾动脉长度[29]。然而，像达芬奇这样机器人系统的花费，加上较长的恢复时间和热缺血时间，阻碍了这项技术的广泛应用。此外，使用机器人系统需要额外培训并且在结果方面没有既定优势，也限制了其推广。

3. 后腹腔镜供肾切除术

对于既往有经腹手术史或体重指数过高的患者，后腹腔镜手术可能比开放性肾切除术成功率更高，同时最大限度地降低腹腔内腹腔镜下肠道损伤的风险。这种方法对右肾切除术特别有利，因为经腹手术中右侧肾脏暴露受肝脏影响。患者取侧卧位[30]，沿髂嵴和第 12 肋骨之间的腋中线，与第 12 肋和腹直肌外侧缘成角处分别置入一个 12mm 穿刺孔。在髂前上棘上方 3cm 处插入第 3 个穿刺孔。插入球囊扩张器并加压至 5～10mmHg，在胸腰筋膜深处形成腹膜后操作空间。识别腰大肌后打开筋膜。使用超声刀或 LigaSure 设备从周围淋巴组织中识别并游离肾动脉和静脉。然后解剖肾静脉。GIA 血管吻合器用于离断直径大于 7mm 的生殖静脉或腰静脉。在髂总动脉水平离断输尿管，仔细解剖输尿管，避免损伤供应血管。在第 11 肋下方做一个 5cm 的侧腹切口，取出肾脏（图 13-3）。

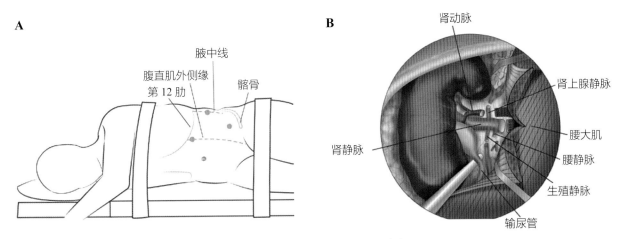

▲ 图 13-3　后腹腔镜供体肾切除术
A. 穿刺器械放置；B. 后腹腔镜供体肾切除术的解剖示意图

4. 单孔供肾切除术和经阴道供肾切除术

新术式进一步使患者的切口更加美观，并减少术后疼痛，加速恢复。腹腔镜单孔手术通过在脐周 5cm 垂直切口内放置 GelPORT 装置实现上述目标。在该设备中可放置 3～4 个套管，术中能达到的解剖程度和全腹腔镜技术相当。该术式也降低了戳孔疝的发病率。支持者认为在手术时间和术后受者肾功能与其他术式相似的情况下，患者对切口外观的满意度更高[31, 32]。但是反对者认为在没有客观改善预后的情况下，减少手术视野和腹腔内通路是不合理的。肾脏的取出可能更加艰难，并且相关专业设备的使用需要学习时间，因此对于单孔腹腔镜供肾切除术的广泛应用还需进一步的客观评估[33]。

通过利用自然孔道腔内手术（natural orifce transluminal surgery，NOTES）来减轻腹腔镜供肾切除术相关术后疼痛的方法最近也得到了应用，自然孔腔包括阴道、口腔和直肠。2010 年使用机器人辅助腹腔镜技术实现了经阴道供体肾切除术，其对肾血管蒂的解剖符合人体工程学，同时具有良好的美容和镇痛效果[34]。这些术式的广泛应用还需要有经验的外科医生在临床对照试验中验证术后并发症的发生率。

三、供者转归

活体供肾切除术是一种安全的手术，其术后 90d 总死亡率为 0.03%[35]。表 13-1 总结了所描述术式的优缺点。与开放手术相比，腹腔镜下供肾切除术相关的并发症发生率总体较低。供肾切除术采取腹腔镜或开腹方法，其最常见的并发症包括：出血（2.6% vs. 1.4%）、伤口感染（1.9% vs. 3.2%）、疝气（1.1% vs. 3.1%）、慢性疼痛（1.1% vs 6.4%）和术后肺炎（2.7% vs 3.4%）。总体而言，接受腹腔镜肾切除术的患者受益于住院时间更短、镇痛需求更少以及能更快地恢复工作和正常活动。受者表现出与开放取肾类似的移植功能结果[36, 37]。鉴于发病率较低、患者满意度较高和移植功能结果相当，腹腔镜入路已成为活体供肾切除术的标准方法[38]。

表 13-1　供肾切除手术入路比较

	优　点	缺　点
开放手术	• 止血简单 • 术中出血少	• 切口并发症高（感染、疝气、疼痛） • 术后肺炎高发 • 住院时间久 • 恢复时间久
腹腔镜	• 出色的视觉效果 • 切口并发症低 • 住院时间短 • 镇痛需求低 • 更快重返工作岗位	• 缺乏触觉反馈 • 热缺血时间久
后腹腔镜	• 肠切开及腹腔脏器损伤风险低	• 术中失血多 • 技术要求高且工作区域小
机器人辅助腹腔镜	• 术中失血少 • 符合人体工学	• 成本高 • 缺乏触觉反馈

几个小型研究比较了后腹腔镜供肾切除术与标准腹腔镜手术，发现两者并发症发生率、住院时间和生活质量结果相似 [39, 40]。虽然经验丰富的中心已经发表了此类报告，但是已经注意到使用后腹腔镜术式的术中出血量较高 [40]。与单纯腹腔镜供肾切除术相比，机器人辅助的腹腔镜供肾切除术同样显示出相似的住院时间、术后移植效果，但在一些报告中，后者出血量和热缺血时间更低 [41]。目前，后腹腔镜供肾切除术和机器人辅助供肾切除术仍需要更多临床研究的进一步验证。

在等待更多证据之前，2017 KDIGO 指南建议，机器人辅助、单孔和自然孔道腔内供肾切除术一般不用于常规临床中的活体供肾切除术 [1]。

四、结论

在过去的 20 年中，外科技术和腹腔镜技术的进步使腹腔镜活体供肾切除术成为一种安全可行的手术。它最大限度地减少了供者的镇痛需求和恢复时间。机器人辅助、全机器人和单孔肾切除术等新术式不是目前供肾切除手术的标准方案，因为手术方法可能会随着技术和手术器械的创新而不断发展。活体供肾捐献的总体目标仍然是要降低肾脏捐赠者的并发症发生风险，为肾衰竭患者提供移植希望，挽救他们的生命。

致谢：插图经 Wendolyn Hill 许可创建和复制。

参考文献

[1] Lentine KL, Kasiske BL, Levey AS, Adams PL, Alberu J, Bakr MA, et al. KDIGO clinical practice guideline on the evaluation and care of living kidney donors. Transplantation. 2017;101(8S Suppl 1):S1–S109. https://doi.org/10.1097/TP.0000000000001769.

[2] Reese PP, Boudville N, Garg AX. Living kidney donation: outcomes, ethics, and uncertainty. Lancet. 2015;385(9981):2003–13. https://doi.org/10.1016/S0140-6736(14)62484-3.

[3] Muzaale AD, Massie AB, Wang MC, Montgomery RA, McBride MA, Wainright JL, et al. Risk of end-stage renal disease following live kidney donation. JAMA. 2014;311(6):579–86. https://doi.org/10.1001/jama.2013.285141.

[4] Blankholm AD, Pedersen BG, Ostrat EO, Andersen G, Stausbol-Gron B, Laustsen S, et al. Noncontrast-enhanced magnetic resonance versus computed tomography angiography in preoperative evaluation of potential living renal donors. Acad Radiol. 2015;22(11):1368–75. https://doi.org/10.1016/j.acra.2015.06.015.

[5] Davarpanah AH, Pahade JK, Cornfeld D, Ghita M, Kulkarni S, Israel GM. CT angiography in potential living kidney donors: 80 kVp versus 120 kVp. AJR Am J Roentgenol. 2013;201(5):W753–60. https://doi.org/10.2214/AJR.12.10439.

[6] Gay SB, Armistead JP, Weber ME, Williamson BR. Left infrarenal region: anatomic variants, pathologic conditions, and diagnostic pitfalls. Radiographics. 1991;11(4):549–70. https://doi. org/10.1148/radiographics.11.4.1887111.

[7] Ahmadi AR, Lafranca JA, Claessens LA, Imamdi RM, JN IJ, Betjes MG, et al. Shifting paradigms in eligibility criteria for live kidney donation: a systematic review. Kidney Int. 2015;87(1):31–45. https://doi.org/10.1038/ki.2014.118.

[8] Rahnemai-Azar AA, Gilchrist BF, Kayler LK. Independent risk factors for early urologic complications after kidney transplantation. Clin Transpl. 2015;29(5):403–8. https://doi.org/10.1111/ctr.12530.

[9] Kok NF, Dols LF, Hunink MG, Alwayn IP, Tran KT, Weimar W, et al. Complex vascular anatomy in live kidney donation: imaging and consequences for clinical outcome. Transplantation. 2008;85(12):1760–5. https://doi.org/10.1097/TP.0b013e318172802d.

[10] Fehrman-Ekholm I. Living donor kidney transplantation. Transplant Proc. 2006;38(8):2637–41. https://doi.org/10.1016/j.transproceed.2006.07.027.

[11] Benedetti E, Troppmann C, Gillingham K, Sutherland DE, Payne WD, Dunn DL, et al. Short- and long-term outcomes

of kidney transplants with multiple renal arteries. Ann Surg. 1995;221(4):406–14. https://doi.org/10.1097/00000658-199504000-00012.

[12] Lorenz EC, Vrtiska TJ, Lieske JC, Dillon JJ, Stegall MD, Li X, et al. Prevalence of renal artery and kidney abnormalities by computed tomography among healthy adults. Clin J Am Soc Nephrol. 2010;5(3):431–8. https://doi.org/10.2215/CJN.07641009.

[13] Lenihan CR, Busque S, Derby G, Blouch K, Myers BD, Tan JC. Longitudinal study of living kidney donor glomerular dynamics after nephrectomy. J Clin Invest. 2015;125(3):1311–8. https://doi.org/10.1172/JCI7888578885[pii].

[14] Wahba R, Franke M, Hellmich M, Kleinert R, Cingoz T, Schmidt MC, et al. Computed tomography volumetry in preoperative living kidney donor assessment for prediction of Split renal function. Transplantation. 2016;100(6):1270–7. https://doi.org/10.1097/TP.0000000000000889.

[15] Khalil A, Mujtaba MA, Taber TE, Yaqub MS, Goggins W, Powelson J, et al. Trends and outcomes in right vs. left living donor nephrectomy: an analysis of the OPTN/UNOS database of donor and recipient outcomes–should we be doing more right-sided nephrectomies? Clin Transpl. 2016;30(2):145–53. https://doi.org/10.1111/ctr.12668.

[16] Liu N, Wazir R, Wang J, Wang KJ. Maximizing the donor pool: left versus right laparoscopic live donor nephrectomy–systematic review and meta-analysis. Int Urol Nephrol. 2014;46(8):1511–9. https://doi.org/10.1007/s11255-014-0671-8.

[17] Merrill JP, Murray JE, Harrison JH, Guild WR. Successful homotransplantation of the human kidney between identical twins. J Am Med Assoc. 1956;160(4):277–82. https://doi.org/10.1001/jama.1956.02960390027008.

[18] Fonouni H, Mehrabi A, Golriz M, Zeier M, Muller-Stich BP, Schemmer P, et al. Comparison of the laparoscopic versus open live donor nephrectomy: an overview of surgical complications and outcome. Langenbeck's Arch Surg/Deutsche Gesellschaft fur Chirurgie. 2014;399(5):543–51. https://doi.org/10.1007/s00423-014-1196-4.

[19] Ratner LE, Ciseck LJ, Moore RG, Cigarroa FG, Kaufman HS, Kavoussi LR. Laparoscopic live donor nephrectomy. Transplantation. 1995;60(9):1047–9. https://pubmed.ncbi.nlm.nih.gov/7491680/.

[20] Friedman AL, Peters TG, Ratner LE. Regulatory failure contributing to deaths of live kidney donors. Am J Transplant. 2012;12(4):829–34. https://doi.org/10.1111/j.1600-6143.2011.03918.x.

[21] Friedman AL, Peters TG, Jones KW, Boulware LE, Ratner LE. Fatal and nonfatal hemorrhagic complications of living kidney donation. Ann Surg. 2006;243(1):126–30. https://doi.org/10.1097/01.sla.0000193841.43474.ec.

[22] Serrano OK, Bangdiwala AS, Vock DM, Berglund D, Dunn TB, Finger EB, et al. Defining the tipping point in surgical performance for laparoscopic donor nephrectomy among transplant surgery fellows: a risk-adjusted cumulative summation learning curve analysis. Am J Transplant. 2017;17(7):1868–78. https://doi.org/10.1111/ajt.14187.

[23] Wolf JS Jr, Tchetgen MB, Merion RM. Hand-assisted laparoscopic live donor nephrectomy. Urology. 1998;52(5):885–7. https://doi.org/10.1016/s0090-4295(98)00389-6.

[24] Kokkinos C, Nanidis T, Antcliffe D, Darzi AW, Tekkis P, Papalois V. Comparison of laparoscopic versus hand-assisted live donor nephrectomy. Transplantation. 2007;83(1):41–7. https://doi.org/10.1097/01.tp.0000248761.56724.9c.

[25] Gershbein AB, Fuchs GJ. Hand-assisted and conventional laparoscopic live donor nephrectomy: a comparison of two contemporary techniques. J Endourol. 2002;16(7):509–13. https://doi.org/10.1089/089277902760367476.

[26] Choi SW, Kim KS, Kim S, Choi YS, Bae WJ, Hong SH, et al. Hand-assisted and pure laparoscopic living donor nephrectomy: a matched-cohort comparison over 10 yr at a single institute. Clin Transpl. 2014;28(11):1287–93. https://doi.org/ 10.1111/ctr.12462.

[27] Kortram K, Ijzermans JN, Dor FJ. Perioperative events and complications in minimally invasive live donor nephrectomy: a systematic review and meta-analysis. Transplantation. 2016;100(11):2264–75. https://doi.org/10.1097/TP.0000000000001327.

[28] Horgan S, Vanuno D, Sileri P, Cicalese L, Benedetti E. Robotic-assisted laparoscopic donor nephrectomy for kidney transplantation. Transplantation. 2002;73(9):1474–9. https://doi.org/10.1097/00007890-200205150-00018.

[29] Bhattu AS, Ganpule A, Sabnis RB, Murali V, Mishra S, Desai M. Robot-assisted laparoscopic donor nephrectomy vs standard laparoscopic donor nephrectomy: a prospective randomized comparative study. J Endourol. 2015;29(12):1334–40. https://doi.org/10.1089/end.2015.0213.

[30] Rizvi S.J. MPR. Retroperitoneoscopic donor nephrectomy. Desai M. GA, editor. Singapore: Springer; 2017.

[31] Barth RN, Phelan MW, Goldschen L, Munivenkatappa RB, Jacobs SC, Bartlett ST, et al. Single-port donor nephrectomy provides improved patient satisfaction and equivalent outcomes. Ann Surg. 2013;257(3):527–33. https://doi.org/10.1097/SLA.0b013e318262ddd6.

[32] Stamatakis L, Mercado MA, Choi JM, Sanchez EJ, Gaber AO, Knight RJ, et al. Comparison of laparoendoscopic single site (LESS) and conventional laparoscopic donor nephrectomy at a single institution. BJU Int. 2013;112(2):198–206. https://doi.org/10.1111/j.1464-410X.2012.11763.x.

[33] Desai M. Single-port surgery for donor nephrectomy: a new era in laparoscopic surgery? Nat Clin Pract Urol. 2009;6(1):1. https://doi.org/10.1038/ncpuro1278.

[34] Pietrabissa A, Abelli M, Spinillo A, Alessiani M, Zonta S, Ticozzelli E, et al. Robotic-assisted laparoscopic donor nephrectomy with transvaginal extraction of the kidney. Am J Transplant. 2010;10(12):2708–11. https://doi.org/10.1111/j.1600-6143.2010.03305.x.

[35] Segev DL, Muzaale AD, Caffo BS, Mehta SH, Singer AL, Taranto SE, et al. Perioperative mortality and long-term survival following live kidney donation. JAMA. 2010;303(10):959–66. .

[36] Nanidis TG, Antcliffe D, Kokkinos C, Borysiewicz CA, Darzi AW, Tekkis PP, et al. Laparoscopic versus open live donor nephrectomy in renal transplantation: a meta-analysis. Ann Surg. 2008;247(1):58–70. https://doi.org/10.1097/SLA.0b013e318153fd13.

[37] Wilson CH, Sanni A, Rix DA, Soomro NA. Laparoscopic versus open nephrectomy for live kidney donors. Cochrane Database Syst Rev. 2011;(11):CD006124. https://doi.org/10.1002/14651858.CD006124.pub2.

[38] Yuan H, Liu L, Zheng S, Yang L, Pu C, Wei Q, et al. The safety and efficacy of laparoscopic donor nephrectomy for renal transplantation: an updated meta-analysis. Transplant Proc. 2013;45(1):65–76. https://doi.org/10.1016/j.transproceed.2012.07.152.

[39] Dols LF, Kok NF, d'Ancona FC, Klop KW, Tran TC, Langenhuijsen JF, et al. Randomized controlled trial comparing hand-assisted retroperitoneoscopic versus standard laparoscopic donor nephrectomy. Transplantation. 2014;97(2):161–7. https://doi.org/10.1097/TP.0b013e3182a902bd.

[40] Klop KW, Kok NF, Dols LF, Dor FJ, Tran KT, Terkivatan T, et al. Can right-sided hand-assisted retroperitoneoscopic donor nephrectomy be advocated above standard laparoscopic donor nephrectomy: a randomized pilot study. Transpl Int. 2014;27(2):162–9. https://doi. org/10.1111/tri.12226.

[41] Wang H, Chen R, Li T, Peng L. Robot-assisted laparoscopic vs laparoscopic donor nephrectomy in renal transplantation: a meta-analysis. Clin Transpl. 2019;33(1):e13451. https://doi. org/10.1111/ctr.13451.

第14章

活体肾脏捐献后的随访与护理
Follow–Up Care after Living Kidney Donation

Jane Long　Krista L. Lentine　Macey L. Henderson　著
郑　翔　王　玮　译

一、概述

根据全球捐赠与移植观察站（Global Observatory on Donation and Transplantation，GODT）公布的数据，2018 年，全球范围内共进行了 34 000 多例活体供肾移植 [1]。根据器官获取和移植网络（Organ Procurement and Transplantation Network，OPTN）/ 器官共享联合网络（United Network for Organ Sharing，UNOS）的数据，自 1988 年以来，美国已有超过 16 万人通过捐献肾脏来帮助家人、朋友甚至陌生人 [2]。从受者健康的角度来看，活体肾移植所带来的益处是显而易见的。与透析或尸体供者移植相比，活体供肾（living donor，LD）移植为终末期肾病（end–stage kidney disease，ESKD）患者提供了无透析生存的最佳机会，而且还降低了医疗系统的成本 [3-7]。基于这些数据，活体供肾移植被认为是大多数慢性肾衰竭患者的最佳治疗方案 [8]。活体捐献者不会从供肾捐献中获得任何医疗利益，他们也不期望从中得到任何医疗利益。但是，为保障活体器官捐献者在捐献后的长期健康，我们应该确保在捐献的各个阶段为他们提供高质量照护，这其中包括仔细评估、详细地讲述捐献的风险，以及之后的随访和支持。

经过严格筛选后的供者，其捐赠风险明显降低，因此这类供者的器官捐献是合理的。然而，随访时间较短、失访的捐赠者比例较高、存在缺失或未报告的数据、量化罕见事件的能力不足，以及对种族多样性的了解有限等问题还是会影响现有的数据结果 [9-11]。最近，大多数研究将捐赠者与未捐赠的一般人群进行了比较 [12]。对供者进行健康方面的随访，这对于了解活体肾脏捐献的风险和结局 [13]、如何选择供体，以及充分利用已知信息提供知情同意和照护至关重要 [12, 14]。此外，以患者为中心展开的随访、风险评估和信息公开对维持和支持活体器官捐献及移植过程中的相互信任同样至关重要 [13]。

2011 年有关"活体肾脏供者随访：现状和未来方向"的共识会议明确阐述了随访在支持活体捐献实践中的基本伦理原则和临床需求，其中包括如下内容 [14]。

- 作为知情同意的基础，需要向供者及其受者提供准确的信息，尤其是涉及种族 / 民族、基线合并症、手术方式和管理策略改变等可能会影响结果和增加风险的因素。

① 需要获得更可靠的数据以改进评估过程，并为符合健康状况的供体候选者提供可靠的咨询。

② 在可以进行干预时，通过监测识别供体出现临床问题的可能性。

③ 提供特定计划的反馈来保证质量和改进结局。

④ 履行继续收集和监测活体供者预后信息的专业义务。

二、活体供者随访要素

（一）医疗

从单中心的研究中可以推断供体长期的发病率和死亡率，而生存率的估计是基于供体与一般人群的比较。在美国，由于活体供者随访（living donor follow-up，LDF）通过 OPTN 机制向国家登记处报告的范围和持续时间有限，国际上有关供者长期随访的登记处也不常见。因此在过去的 10 年中，通过数据链接获取供者随访信息、对供者预后数据中所存在缺陷的认识，以及迫切需要解决这些问题，促使越来越多的学者对供者风险加以研究，有助于加深大家对供者风险的认识[15]。研究方法包括构建多中心队列[16, 17]，为获得更广泛的长期预后信息，将国家供者登记处与其他数据源进行整合[5, 18-26]，重要的是，收集健康非供者的信息用于评估捐献的归因风险[27-32]。这些变化带来的证据表明，捐献导致的肾衰竭风险小幅增加，这影响了活体肾脏供者的知情同意、护理和随访的政策要求和指南[33, 34]。

在回顾生理学和流行病学研究后，Cheng 及其同事[35] 提出了一个"多重打击"的假说，在大多数肾脏供者的良性过程中，额外的损伤是捐献后发生肾脏疾病风险升高的诱因（图 14-1）。尽管捐献后发生肾脏疾病并不常见，但它很可能是由于出生时的"第一次打击"（即载脂蛋白 L1 基因型、低出生体重等）或后天获得的"第二次打击"（即糖尿病）所致。与健康的非供者相比，活体肾脏捐献者发生终末期肾病的风险更高[35]。活体器官捐献的主要不良反应包括肾小球滤过率（GFR）的下降及动脉高血压和蛋白尿的增加。

基于种族和性别的风险差异逐渐被认识，这些信息与咨询、护理和随访高度相关。与白人供者相比，黑人供者进展为终末期肾病和晚期肾脏并发症的风险更高，这可能与高血压和糖尿病的发病率、获得护理的机会，以及其他环境或遗传因素相关[5, 18]。与健康的非供者相比，供者的尿酸水平在捐献后早期略有上升，痛风的 8 年发病率也有小幅增加[31]，而黑人供者这些风险似乎更高[31]。与未捐献的健康人相比，活体捐献可能会加速血压升高并需要进行降压治疗，尤其是在捐献前血压较高的黑人供者[5, 18, 22, 36, 37]。此外，活体捐献也可能增加妊娠期高血压或先兆子痫的风险[8]。

在"多重打击假说"的支持下，所有活体供者都应在捐献后接受长期临床照护，重点是发现、预防和管理被视为"二次打击"的情况。这些情况包括动脉高血压、糖尿病和肥胖[35]，它们可能会减少肾单位储备并增加终末期肾病的发生风险。因此，收集的随访数据还应包括中间转归，例如蛋白尿、

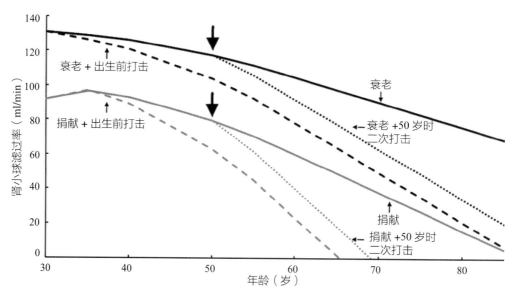

▲ 图 14-1　活体供者中肾脏疾病进展的多重打击假说的示意图

假设一名 30 岁的候选人考虑了 3 种可能的肾脏捐献情况：①没有捐献但身体健康，肾小球滤过率（GFR）随着年龄的增长逐渐下降（黑实线，取自 35 岁）。通过捐献，适应性代偿使 GFR 保持在双肾水平的 70%（灰线）；②存在第一次打击（低出生体重或遗传倾向），捐献后基线 GFR 显著下降（虚线）；③ 50 岁时出现医疗风险因素，导致基线 GFR 下降显著增加（点虚线）。在场景②和③中，供者进展成肾衰竭的时间（水平线）因捐赠而显著缩短（引自 Cheng 等[35]）

可能导致捐献后 GFR 下降的"二次打击"情况，以及终末转归（如终末期肾病）所导致的死亡等。半数以上开展调查的移植中心认为应将血压、血清肌酐、高血压进展、尿蛋白和尿液分析列为活体肾脏供者的随访指标[13]。

（二）社会心理和社会经济

目前，捐献后随访的重点大多在医疗层面，然而，越来越多的研究认识到活体捐献会产生严重的情感和社会心理影响，应对其加以监测，并开发资源来帮助有社会心理并发症的供者[38]。一项对 231 个移植项目的多中心调查发现，尽管当前供者随访的范围和持续时间有限，且实施过程中困难重重，但大多数项目都认为应监测供者的心理健康状况、残疾状况、就业状况及保险状况[13]。Clemens 等学者在 2006 年发表的系统评价[39]中分析了 5000 多例活体供者，数据显示有 5%～23% 的供者在肾切除术后平均 4 年内受到了抑郁症的影响。也有报道显示了活体供者抑郁症的发病率增加或原有抑郁症恶化的情况[40, 41]。Lentine 等学者[20]发现受者死亡和移植物丢失会使供者的抑郁风险增加。捐献后的护理应考虑受者结局对供者心理健康的影响，在受者发生并发症后，应对供者进行努力评估并提供支持。供者随访应考虑的另一个方面是经济因素，特别是在没有国家保险的医疗系统中。目前，OPTN 要求的 6 个月、1 年和 2 年随访在美国是不允许的，因为医保费用报告上的器官获取成本不能计入受者的健康保险索赔项目中[42]。在有限的随访报告中可以发现：缺乏保险等成本问题是经济障碍之一[43]。

三、随访流程

（一）美国的政策与实践

在美国，每年有超过 5500 人成为活体肾脏供者。OPTN 维护着美国所有器官捐献者、移植候选者和受者的国家登记数据，其中包括所有活体供者的基线信息。1999 年，OPTN 创建了活体供者随访（Living Donor Follow-up，LDF）表格，以便从活体供者（LD）恢复计划中收集有关 LD 在捐献后 6 个月和 1 年的随访信息。然而，该政策没有建立对数据完整性的要求[44]，这导致许多供者的随访报告质量较差。2013 年 2 月，OPTN/UNOS 响应了卫生资源和服务管理局（HRSA）的指令，制订了关于活体供者护理的政策[45]，其中包括收集和报告捐献后 6 个月、1 年和 2 年临床和实验室数据规定的阈值。目前，美国的移植项目至少需要报告供者 80% 的临床数据和 70% 的实验室数据[46]。该政策允许个别随访报告丢失，以避免因供者拒绝参加而使项目计划受到处罚。根据 2013 年的政策，供者随访表格收集了 9 个临床指标（表 14-1）：患者状况、收入、捐献导致的医疗保险损失、近期住院、肾脏相关并发症、透析、需要治疗的高血压、糖尿病、死亡原因（如适用），以及两个实验室指标，即血清肌酐和尿蛋白水平。在报告之日 60d 内收集的数据才能被视为是及时的[46]。

随访作为捐献过程的一部分，2017 年 KDIGO 指南建议，在捐献前应制订个体化的捐献后护理计划，明确描述随访护理建议，由谁提供护理，以及护理的周期（表 14-2）[34]。KDIGO 指南还建议在捐献后至少每年进行一次检测，包括血压测量、体重指数（BMI）测量、血清肌酐、GFR 估算值和蛋白尿的测量。此外，指南建议捐献者养成健康的生活方式，包括定期锻炼、健康饮食和戒烟及社会心理健康。该指南指出，初级保健机构可以适当地进行供者随访和护理，为供者提供便利。然而，为使移植中心了解供者的健康状况，遵守报告要求（适用时），并在需要时指导额外护理，初级保健机构有必要将随访信息反馈给移植中心[34]。连续标准的随访可能有助于形成更加规范的随访。此外，指南还强调了在供者康复和随访过程中继续进行"促进健康训练"教育的重要性。

指南指出，供者应该接受与其年龄相适应的医疗保健。他们的临床状况和健康风险因素应根据区域人群的临床实践指南进行管理。应监测供者是否有慢性肾脏疾病，对于 eGFR 符合慢性肾脏疾病标准的供者应根据 2012 年 KDIGO 慢性肾脏疾病评估和临床实践指南进行管理（图 14-2）[34, 47]。已推荐使用诸如健康相关生活质量（HRQOL）等社会心理指标来监测供者总体健康状况，并帮助移植中心以现有的测试标准为基础识别有不良社会心理风险的供者[34]。2017 年指南还强调，在常规时间点收集的数据应具有相关性、可实现性，且不会对供者或移植中心造成过度负担。

（二）国际上供者随访的模式

一些国家成功实现了对活体供者的长期随访。在过去的 20 年中，欧盟资助了多个活体捐献项目。欧洲活体捐献和公共卫生（EULID）项目开始对欧洲 11 个国家（塞浦路斯、法国、意大利、挪威、波兰、葡萄牙、罗马尼亚、斯洛文尼亚、西班牙、瑞典和英国）的活体捐献工作进行了法律、道德、保

表 14-1 现行活体捐献登记处收集的供者随访信息内容

OPTN 活体供者随访表格 [46]	EULID 数据注册建议 [49,87]	SOL-DHR [55]	ANZADATA 长期随访（每年）表 [60]	Scandiatransplant 随访表 [59]
随访的注册、内容和时间				
捐献后 6 个月、1 年和 2 年的移植项目报告	• 供者年度体检 • 2014 LIDOBS[88] 推荐：捐献后短期和长期的医学随访 • 2014 LIDOBS[88] 推荐：捐献后短期内必须进行心理社会随访；对医疗或心理压力较大的供者进行长期随访	• 由当地家庭医生、肾脏科医生或移植中心完成随访报告和 2 年一次的随访问卷 • 供者填写 SF-8 表格和社会地位问卷 • 捐献后 1 年、3 年、5 年、7 年和 10 年之后每 2 年一次随访至终身	• 由移植医院或当前治疗肾病的医生报告 • 年度随访	• 移植项目报告 • 捐献后 1 年、3 年、5 年、7 年和 10 年之后每 2 年一次随访至终身
肾脏供者状况和临床信息				
供者状况	随访日期，患者状况，体重和身高 a	体重	随访日期	供者编号，姓名，出生编号，咨询日期，下次随访/失访，门诊电话，因捐献而失业的周期数，因捐献造成的经济损失
带薪工作；如果不工作，不工作的原因	血压	3 次坐位血压	随访医生	恢复原状（捐赠的总体正面/负面影响，与捐献相关的痛苦）
捐献导致的医疗（健康、生命）保险损失	肾小球滤过率	肾切除手术瘢痕	生命体征	• 并发症（晚期并发症或与捐献相关的再入院，严重的并发症，妊娠） • 死亡日期
自上次提交 LDR 或 LDF 表格后，捐献者是否重新接纳？	外科再干预	病史（包括关于疼痛和严重健康问题的问题，如卒中、糖尿病、恶性肿瘤）	死亡日期	临床参数（身高、体重、胆固醇、甘油三酯、p-HDL/LDL、降脂药、吸烟、血压、降压药）
肾脏并发症	有镇痛需求	目前服用的所有药物	死亡原因（如果适用）	• 肾功能（实验室值，eGFR，微量白蛋白尿） • 糖尿病诊断
维持透析	需要干预的切口并发症	SF-8 问卷 +3 个补充问题（捐献后每 5 年收集一次）	医疗结果：血压和实验室值（见下文）	

（续表）

| | 随访的注册、内容和时间 | | | |
OPTN 活体供者随访表格[46]	EULID 数据注册建议[49,87]	SOL-DHR[55]	ANZADATA 长期随访（每年）表[60]	Scandiatransplant 随访表[59]
供者进展为需要干预的高血压	需要干预的心理并发症		随访中的合并症： • 高血压 • 服用的药物数量 • 吸烟 • 糖尿病 • 肾脏问题 • 血管事件	
糖尿病	需要干预的高血压		妊娠	
• 死因（如适用和已知）	• 需要肾移植			
肾脏实验室指标				
• 血清肌酐 • 尿蛋白	• 血清肌酐 • 尿蛋白	• 尿液试纸 • 血液和尿液液样本	• 血清肌酐 • 蛋白肌酐比	• 血清肌酐 • 胱抑素 C • 尿蛋白 • 尿白蛋白
社会地位问卷				
		• 专业活动 • 工作能力 • 捐助者的效率和身体素质 • 开放式问题 ①由于捐献而造成的损失（即财务、保险、养老金或职业劣势） ②捐献者对 SOL-DHR 活动可能改进的建议（SOL-DHR 能为您做什么更好？）		

a. 患者姓名首字母、性别、出生年份、捐献者居住国、接受者国籍和居住国，捐献者与接受者的关系及捐献类型
ANZDATA. 澳大利亚和新西兰透析和活体肾脏移植移植捐献者登记处；eGFR. 估算肾小球滤过率；EULID. 欧洲活体捐献和公共卫生；LDR. 活体捐献登记；LDF. 活体供者随访；OPTN. 器官采购和移植网络；p-HDL. 血浆高密度脂蛋白；p-LDL. 血浆低密度脂蛋白；SF-8. 8 项调查简表；SOL-DHR. 瑞士活体器官捐献健康登记处

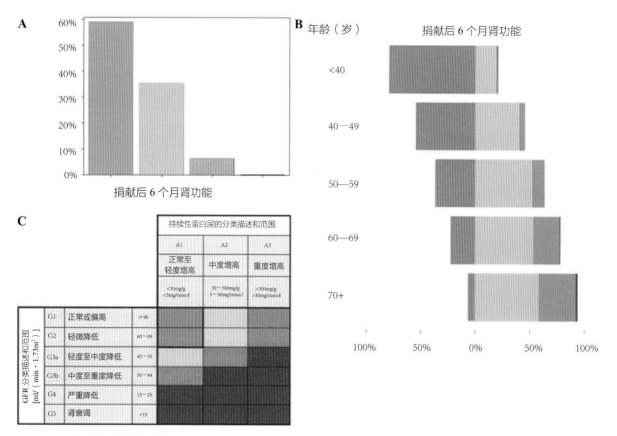

▲ 图 14-2　基于估计肾小球滤过率（eGFR）的慢性肾病（CKD）分类方法在 25 595 例活体供者第 6 个月血清肌酐估算 eGFR 中的应用，以及无捐献（A）和有捐献（B）时的年龄分层。纳入 2012 年改善全球肾脏疾病预后分类（C）以供参考（引自 Cheng 等 [35]）

护和注册的评估，进而为活体供者的健康和安全制订了标准。EULID 的主要目标是保证供者的健康和安全。该项目由欧盟在 2003—2008 年欧盟健康计划进行资助。来自 11 个国家的 12 个合作伙伴经过 30 个月的努力，就供者保护声明达成协议 [48]。最终建议包括通过中央供者数据库系统（表 14-1）对所有供者进行强制性登记和随访数据收集，以及在国家和机构层面的强制性监管审计 [50]。2009—2012 年期间，由欧盟（2009—2015 年欧盟健康计划 [51]）和健康与消费者执行机构（EAHC）共同资助的欧洲活体供者心理社会随访（ELIPSY）研究，在欧洲 7 个国家（塞浦路斯、法国、德国、葡萄牙、西班牙、瑞典和土耳其）展开。该研究使用了来自 EULID 登记处的 1400 多个注册供者数据 [51]，旨在为所有欧盟国家开发一种工具和通用方法，用来监测供者的长期社会心理健康和随访的生活质量 [14]。

　　Living Donor Observatory（LIDOBS）是一个由移植协调员、肾病学家、肝病学家、移植外科医生、内科医生和护士组成的团体，其工作的重点是使活体捐献更加完善。该小组由一个 EULID 项目研究小组发起 [52]，旨在就活体捐献的伦理、立法和保护实践方面在专家之间建立共识，以创建一个通用的活体捐献评估模型 [53]。他们致力于促进国际线上供者注册，通过随访调查评估供者的安全性，并获取有关供者的新问题和困境 [52]。LIDOBS 通过连续进行供者评估，以及 EULID 和 ELIPSY 开发的供者随访调查，重点关注供者的心理健康、生活质量和社会影响。截至 2014 年，在线数据库注册中心拥有来自

13 个欧盟国家、19 个中心、1700 多位供者的数据[53]。

表 14-2 基于 2017 年 KDIGO 活体供者指南的常规随访建议[34]

角色和职责
• 移植协会应发布指南，明确概述移植项目和初级保健医生的角色和责任
• 目的是在捐献前建立移植项目和供者初级保健医生之间的关系，并清楚概述彼此在随访中的角色和责任
• 移植计划应可作为供者初级保健医生的资源
• 应在捐献前为每位捐献者制订个性化的随访计划，并明确告知捐赠者及其初级保健医生

随访计划
• 肾脏捐献者应至少每年进行一次医学随访
• 个性化随访应考虑到供者独特的风险状况
• 怀孕的女性捐献者应根据需要在涉及肾脏病学的产科进行密切随访

管理方针
• 遵守 2012 年 KDIGO 高血压指南来管理捐献后高血压
• 遵守 2012 年 KDIGO CKD 指南，用于诊断和管理捐献后 eGFR 下降
• 强调代谢危险因素的预防和治疗，尤其是糖尿病和肥胖症

CKD. 慢性肾病；eGFR. 估算肾小球滤过率；KDIGO. 全球改善肾脏病预后

瑞士活体器官移植供者健康登记处（SOL-DHR）成立于 1993 年，是一个综合护理系统，用于监测供者短期和长期的健康状况。自 1993 年以来，共有 6 个移植中心加入了 SOL-DHR。SOL-DHR 组织了对供者捐献后 1、3、5、7 和 10 年及随后每 2 年一次的终身随访[54]。活体肾脏供者由当地家庭医生、肾病专家或移植中心进行随访[55]。在每次随访之前，SOL-DHR 中心会向供者发送一个包裹，提醒他们与相应的医生预约。该包裹包含供者和医生的简要信息、健康问卷、血液和尿液样本管，以及用于将室温样本送到中心实验室的预付信封。家庭医生每 2 年填写一次随访问卷（表 14-1），供者每 5 年填写一次附加的 8 项调查简表（SF-8）和社会地位问卷[55]。如果在发送随访材料后的 2 个月内没有收到供者回复，SOL-DHR 将开始寻找供者，他们会联系受者、供者的健康保险公司和公共登记处，以确认供者是否死亡，如果供者死亡，要找到其死亡原因。血液和尿液分析结果需发送给 SOL-DHR[55] 的家庭医生和队列管理人员。瑞士移植法要求移植中心对供者的健康状况进行终身随访。虽然供者可以选择停止随访，但在供者捐献前要向其阐明协议和登记册的目标，这样可以促进供者参与整个随访过程。

在挪威，供者的第一次随访在术后第 3~4 周，然后是第 3 个月，之后每年随访一次，持续 5 年，最后每 5 年随访一次至终身。供者的临床评估包括在当地医院进行的血压测量、血液检查和尿液分析。在 1、5、10 和 15 年的随访中，分别有 99%、95%、84% 和 77% 的供者仍在当地的肾病医生进行随访[34, 56]。

丹麦、芬兰、冰岛、挪威、瑞典和爱沙尼亚供者的随访登记由 Scandiatransplant 维护和运营，Scandiatransplant 是一个协作的非营利性器官分配组织。该组织成立于 1969 年，归属于移植医院并由他们管理[57]。在捐献后 3 个月、1 年和以后的每 5 年收集随访数据。供者同意参与这些随访且可随时退出[58]。收集的数据包括有关供者的基本信息、恢复状态、并发症、危险因素和肾功能的数据（表 14-1）[59]。

另一个收集供者长期数据的项目是澳大利亚和新西兰透析和活体肾脏移植供者登记处（ANZDATA），该登记处是 1977 年通过合并独立的透析和移植登记处而建立的。自 2004 年以来，ANZDATA 活体肾脏供者登记处收集了澳大利亚和新西兰活体肾脏供者的数据[60]。通过捐献前评估、手术数据和每年供者随访的表格收集数据。数据在基线时和捐献后每年收集一次。基线数据由移植医院报告，随访数据由移植医院或当前治疗供者的肾病医生报告[61]。活体肾脏供者协调员通过网络系统进行数据输入[62]。ANZDATA 供者长期随访表收集以下信息：随访日期、随访医生、生命状态、死亡日期和原因（如适用）、血压、实验室指标（血清肌酐、蛋白质肌酐比、白蛋白肌酐比、其他蛋白质测量）、合并症（高血压和服用的药物数量、吸烟、糖尿病、肾脏问题、血管事件）和怀孕（表 14-1）[60]。截至 2020 年 9 月，19 个移植中心报告了关于活体供者的数据[63]。

四、活体供者随访的挑战

捐献后的随访工作给捐献者和移植项目带来保障和财务方面的挑战[13, 43]。根据美国收集的 2008—2018 年的数据，Schold[64] 及其同事报道，在 2013 年 OPTN/UNOS 政策修订之前，在 6、12 和 24 个月的临床数据完整随访率分别为 67%、60% 和 50%，实验数据为 51%、40% 和 30%。然而，随着时间的推移，随访情况逐渐得到改善。从他们的模型来看，30%～40% 的缺失数据在中心层面得到解释，这表明移植手术的过程和方案与供者随访的成功密切相关[64]。

2017 年 Henderson 等学者的最新数据表明，在 2013 年 OPTN/UNOS LDF 政策实施后，具有 2 年完整且及时随访的活体供肾者比例从 33% 增加到 54%，在调整后的模型中，该比例在政策实施前和政策实施后每年分别增长 22% 和 23%[65]。尽管比例每年都有所提升，但超过半数的移植项目并未满足 2013 年提出的活体供者随访政策的相关要求[65]。

某些供体特征与更高的失访风险相关。随访数据缺少或不完整在较年轻、黑人种族、没有医疗保险、受教育程度较低、居住地距离移植中心较远[64]和未婚[66]的供者中更为常见。与受者无亲属关系的非定向供者和与受者有亲属关系的供者相比，在随访的可能性方面没有区别。值得注意的是，在基于社会人口学特征具有较高失访风险的亚组中，非定向供者更有可能完成随访。这可能与他们捐献的意识、与医疗行业的联系，以及他们对做出捐献这个决定的紧迫感或承诺感有关，这促使他们在捐献后持续关注自己的健康和移植中心的情况[67]。来美国进行活体捐献的非美国公民 / 非美国居民（国际捐献者）的失访风险特别高[68]，因此需要仔细考虑并给予他们支持，以便在回国后继续随访。这些观察结果有助于支持和增加患者随访率，特别是在非常容易失访的群体中[66]。

成功实现供者的随访需要规划、决心、沟通和资源。供者难以返回移植中心进行医学检查是随访工作中最常见的障碍之一[13, 43]。一项早期的多中心调查报道显示，供者通常认为他们的健康状况良好而不需要随访（基于项目工作人员的报告）[43]。另一项多中心调查发现，随访最常见的障碍包括往返检查的不便和联系信息的滞后 [13]。可能是由于一些项目未能充分应用策略来最大限度地在规定的随访时间点与供者进行联系。更重要的是，OPTN/UNOS 政策没有指定具体的随访地点，通过初级保健机构进行协调可能是为供者——特别是对于远离移植中心的供者提供便利的有效策略。但是，该策略需要进行完善的规划和良好的沟通才能成功。活体供体随访面临的其他障碍还包括人力资源的短缺。项目指出，工作人员缺乏时间来随访供者，无法对其进行持续的医学评估及完成 OPTN 表格。

在美国，缺乏对项目随访费用的补贴，以及缺乏供者随访检查和额外医学检验费用的补贴，也被认为是供者随访的障碍 [13]。尽管大多数项目会将 OPTN/UNOS 随访要求告知给潜在供者，但很少有项目讨论由谁负责相关费用或与供者一起制订计划以进行后续随访 [13]。

2016 年 4 月，医疗保险和医疗补助服务中心（CMS）修订了《供者报销手册》，明确取消了 OPTN/UNOS 规定的器官获取后 6 个月、1 年和 2 年的供者随访费用，并且禁止将这些服务纳入受者保险 [42]。补偿规定随访的费用有些复杂，可能因移植项目而异。目前，还没有正式的补偿机制或为支付随访费用制订的方案。不同项目在解释和使用 CMS 成本报告及获取其他资源方面的实践差异，会显著影响供者的成本 [69, 70]。为了方便供者，初级保健机构可能会适当地为供者进行随访和护理，但这通常需要供者使用自己的保险（可能会产生自付费用）。因此，支付随访费用的备选方法包括以下方面。

- 向非医疗保险受益人投保。如果合同没有明确排除这些费用，这些费用可以包括在向商业付款人索赔的费用中。

- 申请慈善基金或移植项目支付费用 [72]。例如耶鲁活体器官捐献中心最近提出了新的综合随访计划，该计划与他们的医院合作，将支付生化检测和尿蛋白检测费用（14 美元 / 人）[73]。

- 从移植项目中为供者提供费用，并将其视为"不可收回或不可补偿"，但这是符合监管要求的必要费用。

- 向供者或供者的保险开具账单（用于在该项目或与初级保健医生一起提供服务）。值得注意的是，自《平价医疗法案》通过以来，仍有大约 9% 的美国活体肾脏供者没有医疗保险。因此，一些供者可能会全额支付后续的随访费用或者不参与随访 [74]。

如果能够为所有供者制订系统的报销机制，无论供受者的保险状况如何，供者的随访情况可能都会得到改善 [13]。

旨在解决活体供者长期随访的国际模式也面临无法长期参与的问题，包括距离和费用在内的随访障碍。迄今为止，SOL-HR 是一项成功的计划，它提供了捐献后高血压和微量蛋白尿发生率的相关数据 [75]。虽然政府强制要求进行 2 年一次的医疗随访检测，以及受资助的供者中心登记，但仅有 74% 的供者 10 年随访数据是完整的。缺少随访数据的原因往往是供者住在远离移植中心的地方，或者认为自己很健康而无须定期体检。其他一些注册机构也面临类似的挑战，由于缺乏加强数据收集的正式审计机制，ANZDATA 登记处的完整性受到限制 [60]。

五、其他注意事项

对供者进行随访已经成为共识，但监管机构也应考虑此项目的影响，避免产生意外结果 [76-80]。例如接受失访可能性大的供者可能会对项目本身产生阻碍作用。然而，除了对授权的关注外，项目真正关心的可能是捐赠者的利益，他们预计很难随访。在被告知已终止对供者的随访是否尊重他们的自主权存在着争议 [64]，但 OPTN/UNOS 随访阈值设定为低于 100%，以允许部分供者可能选择不参与随访。

六、持续的努力及最新策略

2017 年 KDIGO《活体肾脏供者评估和护理临床实践指南》[34] 提供了以下研究建议。

- 发展相互交流的综合护理模式。
  ① 利用电子工具，与供者保持联系，促进数据收集，向供者传播教育信息 [43]。
  ② 使用机构间兼容的电子医疗记录，以方便供者随访信息的传输，例如将来自初级随访机构的临床数据，直接传输到国家登记处 [9]。
  ③ 制订和评估以中心为基础的策略，通过整合临床实验室监测，扩大预防保健战略和利用过去、现在和未来供者之间的社会支持网络促进同伴教育，为供者提供长久的随访和支持 [73]。
- 建立、完善和整合国家 / 国际供者登记政策，以便获取和分析大规模活体供者代表性样本的长期预后信息。
  ① 补充与捐献长期预后相关的知识缺口。
  ② 提供捐献选择标准的数据。
  ③ 促进移植中心的质量保证与项目改进。
  ④ 保持和加强公众对活体捐献的信心 [9, 14]。
- 制订 HRQOL 指标阈值，临床医生应密切关注供者捐献后的社会心理健康状况。
- 改善和评估教育资源的有效性，选择促进供者持续健康的生活方式和行为，通过时事通讯、移植中心健康建议链接或国家指南网站等参与捐献后的定期随访和护理。
- 制订和评估策略，以便向过去的供者和他们的医生传达与供者在捐赠前被告知的不同的新信息。

目前，供者、移植中心、初级保健机构和家庭医生及政策制订者之间正在进行多方合作，以改善活体供者的随访。

（一）活体供者的募集

根据与 HRSA 的合同，移植受者科学登记处（SRTR）正在试行一个国家科学活体供者登记中心，所有参与登记的活体供肾候选者都将在这里进行评估 [81]。SRTR 已经招募了 16 个（10 个肾脏和 6 个肝脏）移植项目，其最终目标是纳入美国所有移植项目 [82]。在中心注册后，SRTR 计划会在多个领域进行终身随访，包括医疗健康、实验室，以及社会心理健康的评估（如生活质量、保险问题）。数据收集机制包括在器官捐献后约 1 年或确定未捐献后每 1~2 年以简短的调查工具及数据链接直接与供者联系。有针对性地调查并解决特定的并发症，如先兆子痫[82]。无论潜在供者是否决定捐献，该试点将允许 SRTR 探索发现潜在活体供者并进行注册，并从基于项目的随访报告过渡到政府资助完成的国家注册[81]。一旦试点阶段在 2020 年底完成，在未来的 2 年内将会有更多的中心出现[83]。

（二）患者报告的新技术策略

基于智能手机的新移动健康（mHealth）技术正在开发中，这可能有助于减轻随访中心和供者的随访负担。这些技术有助于满足数据收集和报告要求。Eno 等学者[84] 的单中心研究发现很多供者都拥有智能手机，拥有智能手机的供者中超过 70% 的人认为使用移动设备有助于完成捐献后的随访。对智能手机的移动健康工具高度感兴趣的供者和受者也对移动医疗监测和管理医疗方案持有积极的态度[85-86]。

目前，在约翰斯·霍普金斯大学研究人员开发的 mKidney 系统（图 14-3）的随机对照试验中，已将 mHealth 应用于供者随访。本项试点试验将评估 mKidney 系统® 对大量活体肾脏捐献计划（德克萨斯州圣安东尼奥市德克萨斯移植研究所）中活体供者（LKD）比率和医院对 OPTN 要求的随访依从性的影响。该试验的结果将为临床实施该系统及未来计算 RCT 的样本量提供有价值的信息。如果 mKidney® 等系统对供者和移植中心有用，它可以极大地提高上报供者随访数据的能力。

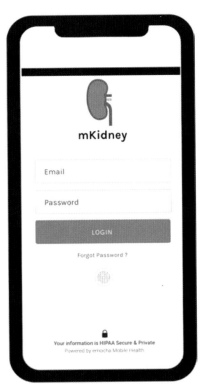

▲ 图 14-3　mKidney 系统® 的主页示意图

由约翰斯·霍普金斯大学研究人员开发的 mHealth 技术，用于促进遵守 OPTN 规定的供者随访。mKidney 试点试验的结果将为临床实施该系统及未来 RCT 的样本量计算提供有价值的信息。如果 mKidney® 等系统被认为对供者和移植中心有用，它可以极大地提高提交和报告供者随访数据的能力

（三）来自移植中心的举措

目前正在试行以中心为基础的举措，通过综合实验室和临床监测，预防性健康战略的扩展，以及过去、现在和未来供者之间的社会网络，来提供长期随访和支持[73]。一项单中心研究表明，通过投入资源来改善移植项目报告的合理性，以及供者对捐献后随访、相关因素和移植总体经济成本的依从性，这在财务上是可行的，并能促使随访更加准确和完整[72]。

为扩大活体供肾移植的规模，耶鲁-纽黑文医院的移植团队和院领导在支持活体供者长期利益的重要性上达成共识，并在此基础上发起活体供者计划。该计划的重点包括：①为活体器官供者提供长期随访和监测，以促进预防性健康措施；②解决和预防任何与活体器官捐献相关的意外、临床风险和心理风险；③让活体器官供者共同参与创建一个支持先前和未来活体供者的社会架构；④提高当地民众对活体器官捐赠重要性和现实的认识。这些措施还旨在解决由于供体或中心因素而导致的长期随访缺失的问题。其最终目标是通过社会参与，发展当地的器官捐赠社区网络，通过此平台，让市民进一步认识到活体器官捐献的重要性（图 14-4）[73]。

（四）OPTN/UNOS"工具箱"建议

为帮助项目实现更高的供者随访成功率，OPTN/UNOS 活体供者委员会开发了一个建议"工具箱"。该资源包括移植中心自愿使用的建议，旨在帮助各中心计划审查、讨论和提供想法，以制订自己的随访策略。基于对 50 名移植项目工作人员的半结构化访谈确定了关键主题[44]，包括那些随访成功率高和低的项目。高效项目的"最佳实践"基础包括：①随访对于供者的安全和利益至关重要；②与每个供者建立和维持关系的重要性；③使用系统方法，保证高质量的随访；④使用相应策略来尽量减轻供者的负担（图 14-5）。

七、结论

为确保当前和捐献后活体供者的健康和安全，了解活体捐献的长期预后及社会心理和社会经济影响至关重要。在美国和国际社会上，已经有授权和建议来改善供者的随访，这些措施在收集数据的完整性方面取得了成功。为改善供者随访，了解同时解决供者和移植中心在长期随访过程中面临的组织和财务的障碍和挑战是非常必要的。目前，我们正在不断地朝着减轻移植中心和供者随访负担的方向努力。此外，用于供者随访的专用资源和以移植中心为基础的策略也会使随访工作越来越准确和完整。

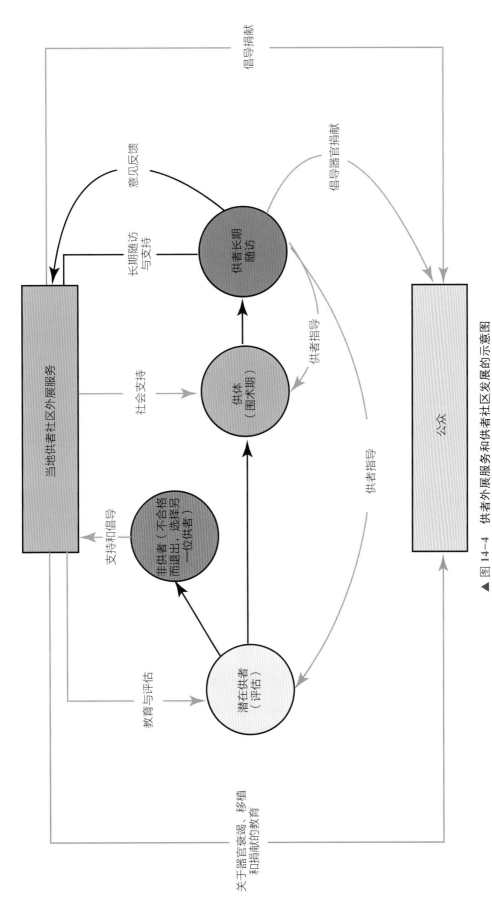

▲ 图 14-4　供者外展服务和供者社区发展的示意图

通过当地外展工作的参与情况是为供者提供长期随访、同伴支持和基于社区的关于活体捐献教育的重要基础（引自 Kulkarni 等[73]）

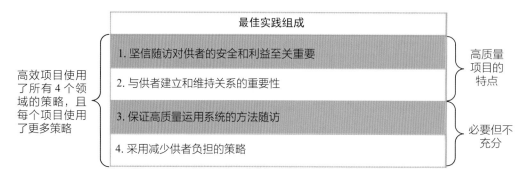

最佳实践组成

高效项目使用了所有 4 个领域的策略，且每个项目使用了更多策略

1. 坚信随访对供者的安全和利益至关重要
2. 与供者建立和维持关系的重要性
3. 保证高质量运用系统的方法随访
4. 采用减少供者负担的策略

高质量项目的特点

必要但不充分

▲ 图 14-5　供者随访最佳实践因素分类，基于 OPTN "最佳实践" 的组成部分 [44]
尽管任何一个特定项目所采用的具体策略各不相同，但所有高效项目的制订和实施反映了 4 个组成核心

参考文献

[1] World Health Organization (WHO)- Organización Nacional de Trasplantes (ONT). Global Observatory on Donation and Transplantation (GODT). Available at: http://www. transplantobservatory. org/. Accessed: 7 Sept 2020.

[2] Organ Procurement and Transplantation Network (OPTN). Transplants by Donor Type. National Data. Available at: https://optn.transplant.hrsa.gov/data/view-data-reports/nationaldata/#. Accessed: 7 Sept 2020.

[3] Hart A, Lentine KL, Smith JM, Miller JM, Skeans MA, Prentice M, et al. OPTN/SRTR 2019 Annual Data Report: Kidney. Am J Transplant. 2021;21(Suppl 2):21–137. https:// doi. org/10.1111/ajt.16502.

[4] United States Renal Data System (USRDS) 2018 Annual Data Report. End-stage Renal Disease (ESKD) in the United States. Chapter 6. Transplantation. Available at: https://www. usrds.org/annual-data-report/. Accessed: 7 Sept 2020.

[5] Lentine KL, Schnitzler MA, Xiao H, Axelrod D, Garg AX, Tuttle-Newhall JE, et al. Consistency of racial variation in medical outcomes among publicly and privately insured living kidney donors. Transplantation. 2014;97(3):316–24. https://doi.org/10.1097/01.TP.0000436731.23554.5e.

[6] Chang P, Gill J, Dong J, Rose C, Yan H, Landsberg D, et al. Living donor age and kidney allograft half-life: implications for living donor paired exchange programs. Clin J Am Soc Nephrol. 2012;7(5):835–41. https://doi.org/10.2215/cjn.09990911.

[7] Axelrod DA, Schnitzler MA, Xiao H, Irish W, Tuttle-Newhall E, Chang SH, et al. An economic assessment of contemporary kidney transplant practice. Am J Transplant. 2018;18(5):1168–76. https://doi.org/10.1111/ajt.14702.

[8] Lapointe Rudow D, Hays R, Baliga P, Cohen DJ, Cooper M, Danovitch GM, et al. Consensus conference on best practices in live kidney donation: recommendations to optimize education, access, and care. Am J Transplant. 2015;15(4):914–22. https://doi.org/10.1111/ajt.13173.

[9] Ommen ES, LaPointe Rudow D, Medapalli RK, Schröppel B, Murphy B. When good intentions are not enough: obtaining follow-up data in living kidney donors. Am J Transplant. 2011;11(12):2575–81. https://doi.org/10.1111/j.1600-6143. 2011. 03815.x.

[10] Lentine KL, Patel A. Risks and outcomes of living donation. Adv Chronic Kidney Dis. 2012;19(4):220–8. https://doi.org/10.1053/j.ackd.2011.09.005.

[11] Lentine KL, Segev DL. Health outcomes among non-Caucasian living kidney donors: knowns and unknowns. Transpl Int. 2013;26(9):853–64. https://doi.org/10.1111/tri.12088.

[12] Davis CL. Living kidney Donor follow-up: state-of-the-art and future directions. Adv Chronic Kidney Dis. 2012;19(4):207–11. https://doi.org/10.1053/j.ackd.2012. 03. 002.

[13] Waterman AD, Dew MA, Davis CL, McCabe M, Wainright JL, Forland CL, et al. Living-donor follow-up attitudes and practices in U.S. kidney and liver donor programs. Transplantation. 2013;95(6):883–8. https://doi.org/10.1097/tp. 0b013e31828279fd.

[14] Leichtman A, Abecassis M, Barr M, Charlton M, Cohen D, Confer D, et al. Living kidney donor follow-up: state-of-the-art and future directions, conference summary and recommendations. Am J Transplant. 2011;11(12):2561–8. https://doi.org/10.1111/j.1600-6143.2011.03816.x.

[15] Lentine KL, Segev DL. Understanding and communicating medical risks for living kidney donors: a matter of perspective. J Am Soc Nephrol. 2017;28(1):12–24. https://doi.org/10.1681/asn.2016050571.

[16] Gross CR, Messersmith EE, Hong BA, Jowsey SG, Jacobs C, Gillespie BW, et al. Healthrelated quality of life in kidney donors from the last five decades: results from the RELIVE

study. Am J Transplant. 2013;13(11):2924–34. https://doi.org/10.1111/ajt.12434.

[17] Clemens K, Boudville N, Dew MA, Geddes C, Gill JS, Jassal V, et al. The long-term quality of life of living kidney donors: a multicenter cohort study. Am J Transplant. 2011;11(3):463–9. https://doi.org/10.1111/j.1600-6143. 2010. 03424.x.

[18] Lentine KL, Schnitzler MA, Xiao H, Saab G, Salvalaggio PR, Axelrod D, et al. Racial variation in medical outcomes among living kidney donors. N Engl J Med. 2010;363(8):724–32. https://doi.org/10.1056/nejmoa1000950.

[19] Lentine KL, Schnitzler MA, Xiao H, Davis CL, Abbott KC, et al. Associations of recipient illness history with hypertension and diabetes after living kidney donation. Transplantation. 2011;91(11):1227–32. https://doi.org/10.1097/tp.0b013e31821a1ae2.

[20] Lentine KL, Schnitzler MA, Xiao H, Axelrod D, Davis CL, McCabe M, et al. Depression diagnoses after living kidney donation. Transp J. 2012;94(1):77–83. https://doi.org/10.1097/tp.0b013e318253f1bc.

[21] Lentine KL, Vijayan A, Xiao H, Schnitzler MA, Davis CL, Garg AX, et al. Cancer diagnoses after living kidney donation: linking U.S. Registry data and administrative claims. Transplantation. 2012;94(2):139–44. https://doi.org/10.1097/tp.0b013e318254757d.

[22] Lentine KL, Schnitzler MA, Garg AX, Xiao H, Axelrod D, Tuttle-Newhall JE, et al. Understanding antihypertensive medication use after living kidney donation through linked national registry and pharmacy claims data. Am J Nephrol. 2014;40(2):174–83. https://doi.org/10.1159/000365157.

[23] Lentine KL, Lam NN, Schnitzler MA, Garg AX, Xiao H, Leander SE, et al. Gender differences in use of prescription narcotic medications among living kidney donors. Clin Transpl. 2015;29(10):927–37. https://doi.org/10.1111/ctr.12599.

[24] Lentine KL, Schnitzler MA, Garg AX, Xiao H, Axelrod D, Tuttle-Newhall JE, et al. Race, relationship and renal diagnoses after living kidney donation. Transplantation. 2015;99(8):1723–9. https://doi.org/10.1097/tp. 0000000000000733.

[25] Lentine KL, Lam NN, Axelrod D, Schnitzler MA, Garg AX, Xiao H, et al. Perioperative complications after living kidney donation: a National Study. Am J Transplant. 2016;16(6):1848–57. https://doi.org/10.1111/ajt.13687.

[26] Lentine KL, Lam NN, Schnitzler MA, Hess GP, Kasiske BL, Xiao H, et al. Predonation prescription opioid use: a novel risk factor for readmission after living kidney donation. Am J Transplant. 2017;17(3):744–53. https://doi.org/10.1111/ajt.14033.

[27] Segev DK, Muzaale AD, Caffo BS, Mehta SH, Singer Al,

Taranto SE, et al. Perioperative mortality and long-term survival following live kidney donation. JAMA J Am Med Assoc. 2010;303(10):959–66. https://doi.org/10.1001/jama.2010.237.

[28] Muzaale AD, Massie AB, Wang M-C, Montgomery RA, McBride MA, Wainright JL, et al. Risk of end-stage renal disease following live kidney donation. JAMA. 2014;311(6):579–86. https://doi.org/10.1001/jama. 2013. 285141.

[29] Mjøen G, Hallan S, Hartmann A, Foss A, Midtvedt K, Øyen O, et al. Long-term risks for kidney donors. N Engl J MED. 2014;86(1):162–7. https://doi.org/10.1038/ki.2013.460.

[30] Garg AX, McArthur E, Lentine KL. Gestational hypertension and preeclampsia in living kidney donors. N Engl J MED. 2015;372(15);1469–70. https://doi.org/10.1056/nejmc1501450.

[31] Lam NN, McArthur E, Kim SJ, Prasad GVR, Lentine KL, Reese PP, et al. Gout after living kidney donation: a matched cohort study. Am J Kidney Dis. 2015;65(6):925–32. https://doi. org/10.1053/j.ajkd.2015.01.017.

[32] Lam N, Huang A, Feldman LS, Gill JS, Karpinski M, Kim J, et al. Acute dialysis risk in living kidney donors. Nephrol Dial Transplant. 2012;27(8):3291–5. https://doi.org/10.1093/ndt/gfr802.

[33] Organ Procurement and Transplantation Network (OPTN) / United Network for Organ Sharing (UNOS). Policy 14: Living Donation. Available at: https://optn.transplant.hrsa.gov/governance/policies/. Accessed: 7 Sept 2020.

[34] Lentine KL, Kasiske BL, Levey AS, Adams PL, Alberú J, Bakr MA, et al. KDIGO clinical practice guideline on the evaluation and care of living kidney donors. Transplantation. 2017;101(8S Suppl 1):S1–S109. https://doi.org/10.1097/TP.0000000000001769.

[35] Cheng XS, Glassock RJ, Lentine KL, Chertow GM, Tan JC. Donation, not disease! A multiple-hit hypothesis on development of post-donation kidney disease. Curr Trans Rep. 2017;4(4):320–6. https://doi.org/10.1007/s40472-017-0171-8.

[36] Boudville N , Ramesh Prasad GV, Knoll G, et al. Meta-analysis: risk for hypertension in living kidney donors. Ann Intern Med. 2006;145(3):185–96. https://doi.org/10.7326/0003-4819-145-3-200608010-00006.

[37] Garg AX, Meirambayeva A, Huang A, Kim J, Prasad GVR, Knoll G, et al. Cardiovascular disease in kidney donors: matched cohort study. BMJ. 2012;344;e1203. https://doi.org/10.1136/bmj.e1203.

[38] Allen MB, Abt PL, Reese PP. What are the harms of refusing to allow living kidney donation? An expanded view of risks and benefits. Am J Transplant. 2014;14(3):531–7. https://doi. org/10.1111/ajt.12599.

[39] Clemens KK, Thiessen-Philbrook H, Parikh CR, Yang

RC, Karley ML, Boudville N, et al. Psychosocial health of living kidney donors: a systematic review. Am J Transplant. 2006;6(12):2965–77. https://doi.org/10.1111/j.1600-6143.2006.01567.x.

[40] Hassanzadeh J, Hashiani AA, Ragaeefard A, Salahi H, Khedmati E, Kakaei F, et al. Longterm survival of living donor renal transplants: a single center study. Indian J Nephrol. 2010;20(4):179–84. https://doi.org/10.4103/0971-4065.73439.

[41] Minz M, Udgiri N, Sharma A, Heer MK, Kashyap R, Nehra R, et al. Prospective psychosocial evaluation of related kidney donors: Indian perspective. Transplant Proc. 2005;37(5):2001–3. https://doi.org/10.1016/j.transproceed.2005.03.110.

[42] Center for Medicare & Medicaid Studies (CMS). Provider Reimbursement Manual (PRM). CMS Pub. 15–1, Chapter 31: Section 3106. Available at: https://www.cms.gov/Regulationsand-Guidance/Guidance/Manuals/Paper-Based-Manuals-Items/CMS021929.html Accessed: 7 Sept 2020.

[43] Mandelbrot DA, Pavlakis M, Karp SJ, Johnson SR, Hanto DW, Rodrigue JR. Practices and barriers in long-term living kidney donor follow-up: a survey of U.S. transplant centers. Transplantation. 2009;88(7):855–60. https://doi.org/10.1097/tp.0b013e3181b6dfb9.

[44] Organ Procurement and Transplantation Network (OPTN). Procedures to collect post-donation follow-up data from living donors. Available at: https://optn.transplant.hrsa.gov/resources/guidance/procedures-to-collect-post-donation-follow-up-data-from-living-donors/. Accessed: 7 Sept 2020.

[45] Department of Health and Human Resources. Response to Solicitation on Organ Procurement and Transplantation Network (OPTN) Living Donor Guidelines. In: Federal Register, vol. 71(116): Government Publishing Office; 2006. p. 34946–8.

[46] Organ Procurement and Transplantation Network (OPTN) / United Network for Organ Sharing (UNOS). Policy 18: Data Submission Requirements. Available at: https://optn.transplant.hrsa. gov/governance/policies/. Accessed: 7 Sept 2020.

[47] Kidney Disease: Improving Global Outcomes (KDIGO) CKD Work Group. KDIGO 2012 Clinical Practice Guideline for the Evaluation and Management of Chronic Kidney Disease. Kidney Int Suppl. 2013;3(1):1–150.

[48] Euro Living Donor (EULID). What is Eulid? Available at: https://www.eulivingdonor.eu/ eulid/what-is-eulid.html. Accessed: 7 Sept 2020.

[49] Euro Living Donor (EULID). Informative Leaflet to the Public About Living Donation. Available at: http://www.eulivingdonor.eu/media/upload/arxius/eulid-leaflet/Leaflet%20eng. pdf. Accessed: 7 Sept 2020.

[50] Manyalich M, et al. EULID project: European living donation and public health. Transplant Proc. 2009;41:2021–4.

[51] Euro Living Donor Psychosocial Follow-Up (ELIPSY). Available at: http://www.eulivingdonor. eu/elipsy/. Accessed: 7 Sept 2020.

[52] Living Donor Observatory (LIDOBS): Background and motivation. Available at: http://www. eulivingdonor.eu/lidobs/background-motivation.html. Accessed: 7 Sept 2020.

[53] Vidal MM, et al. Living Donor Observatory: LIDOBS Community.- Abstract #B1225. Transplantation. 2014;98:835.

[54] Thiel GT, Nolte C, Tsinalis D. The Swiss Living Donor Health Registry (SOL-DHR). Ther Umschau. 2005;62(7):449–57. https://doi.org/10.1024/0040-5930.62.7.449.

[55] Thiel GT, Nolte C, Tsinalis D. Prospective Swiss cohort study of living-kidney donors: study protocol. BMJ Open. 2011;1(2):e000202. https://doi.org/10.1136/bmjopen-2011-000202.

[56] Lentine KL, Vella J. Kidney transplantation in adults: Evaluation of the living kidney donor candidate. Follow-up after kidney donation. Available at: http://www.UptoDate.com. Accessed: 7 Sept 2020.

[57] Scandiatransplant. Articles of Association for Foreningen Scandiatransplant. Available at: http://www. scandiatransplant. org/about-scandiatransplant/organisation/ARTICLESOFASSOCIATION_ amended9.May2019Aarhus.pdf. Accessed: 7 Sept 2020.

[58] Jørgensen K. A. Personal Correspondence: Kaj Anker Jørgensen, MD. 2019.

[59] Scandiatransplant. Living Donor Database. Available at: http://www.scandiatransplant.org/organ-allocation/LD_kidney_jan_2018.pdf. Accessed: 7 Sept 2020.

[60] Australia and New Zealand Dialysis and Transplant Registry (ANZDATA). Data definitions. Available at: https://www.anzdata.org.au/anzdata/services/data-management/data-definitions/.Accessed: 7 Sept 2020.

[61] Clayton PA, Saunders JR, McDonald SP, Allen RDM, Pilmore H, Saunder A, et al. Riskfactor profile of living kidney donors: The Australia and New Zealand dialysis and transplant living kidney donor registry 2004–2012. Transplantation. 2016;100(6):1278–83. https://doi.org/10.1097/tp.0000000000000877.

[62] Australia and New Zealand Dialysis and Transplant Registry (ANZDATA). Living Kidney Donation: Data Collection. Available at: https://www.anzdata.org.au/anzlkd/data-collection/.Accessed: 7 Sept 2020.

[63] Australia and New Zealand Dialysis and Transplant Registry (ANZDATA). Monthly Report on Living Kidney Donation in Australia: Available at: https://www.anzdata.org.au/report/anzlkdmonthly-activity-report-july-2020-australia/.

Accessed: 7 Sept 2020.

[64] Schold JD, Buccini LD, Rodrrigue JR, Mandelbrot D, Goldfarb DA, Flechner SM, et al. Critical factors associated with missing follow-up data for living kidney donors in the United States. Am J Transplant. 2015;15(9):2394–403. https://doi.org/10.1111/ajt.13282.

[65] Henderson ML, Thomas AG, Shaffer A, Massie AB, Luo X, Holscher CM, et al. The national landscape of living kidney donor follow-up in the United States. Am J Transplant. 2017;17(12):3131–40. https://doi.org/10.1111/ajt.14356.

[66] Reed RD, Shelton BA, Maclennan PA, Sawinski DL, Locke JE. Living kidney donor phenotype and likelihood of postdonation follow-up. Transplantation. 2018;102(1):135–9. https://doi.org/10.1097/tp.0000000000001881.

[67] Tong A, Craig JC, Wong G, Morton J, Armstrong S, Schollum J, et al. 'It was just an unconditional gift.' Self reflections of non-directed living kidney donors. Clin Transpl. 2012;26(4):589–99. https://doi.org/10.1111/j.1399-0012.2011.01578.x.

[68] Al Ammary F, Thomas AG, Massie AB, Muzaale AD, Shaffer AA, Koons B, et al. The landscape of international living kidney donation in the United States. Am J Transplant. 2019;19(7);2009–19. https://doi.org/10.1111/ajt.15256.

[69] LaPointe Rudow D, Cohen D. Practical approaches to mitigating economic barriers to living kidney donation for patients and programs. Curr Trans Rep. 2017;4:24–31.

[70] Tushla L, Rudow DL, Milton J, Rodrigue JR, Schold JD, Hays R. Living-donor kidney transplantation: reducing financial barriers to live kidney donation— recommendations from a consensus conference. Clin J Am Soc Nephrol. 2015;10(9):1696–702. https://doi.org/10.2215/cjn.01000115.

[71] Tietjen A, Hays R, McNatt G, Howey R, Lebron-Banks U, Thomas CP, et al. Billing for living donor care: balancing cost recovery, regulatory compliance, and minimized donor burden. Curr Trans Rep. 2019:6(2);155–66. https://doi.org/10.1007/s40472-019-00239-0.

[72] Keshvani N, Feurer ID, Rumbaugh E, Dreher A, Zavala E, Stanley M, et al. Evaluating the impact of performance improvement initiatives on transplant center reporting compliance and patient follow-up after living kidney donation. Am J Transplant. 2015;15(8):2126–35. https://doi.org/10.1111/ajt.13265.

[73] Kulkarni S, Thiessen C, Formica RN, Schilsky M, Mulligan D, D'Aquila R. The long-term follow-up and support for living organ donors: a center-based initiative founded on developing a community of living donors. Am J Transplant. 2016;16(12):3385–91. https://doi.org/10.1111/ajt.14005.

[74] Rodrigue JR, Fleishman A. Health insurance trends in United States living kidney donors (2004 to 2015). Am J Transplant. 2016;16(12):3504–11. https://doi.org/10.1111/ajt.13827.

[75] Thiel GT, Nolte C, Tsinalis D, Steiger J, Bachmann LM. Investigating kidney donation as a risk factor for hypertension and microalbuminuria: findings from the swiss prospective follow-up of living kidney donors. BMJ Open. 2016;6(3):e010869. https://doi.org/10.1136/bmjopen-2015-010869.

[76] Abecassis MM, Burke R, Klintmalm GB, Matas AJ, Merion RM, Millman D, et al. American Society of Transplant Surgeons Transplant Center outcomes requirements – a threat to innovation. Am J Transplant. 2009;9(6):1279–86. https://doi.org/10.1111/j.1600-6143.2009.02606.x.

[77] Axelrod DA. Balancing accountable care with risk aversion: transplantation as a model. Am J Transplant. 2013;13(1):7–8. https://doi.org/10.1111/j.1600-6143.2012.04346.x.

[78] Schold J, Arrington C, Levine G. Significant alterations in reported clinical practice associated with increased oversight of organ transplant center performance. Prog Transplant. 2010;20(3):279–87. https://doi.org/10.7182/prtr.20.3.bj6mh237p6912251.

[79] Schold JD, Buccini LD, Srinivas TR, Srinivas RT, Poggio ED, Flechner SM, et al. The association of center performance evaluations and kidney transplant volume in the United States. Am J Transplant. 2013;13(1):67–75. https://doi.org/10.1111/j.1600-6143.2012.04345.x.

[80] White SL, Zinsser DM, Paul M, Levine GN, Shearon T, Ashby VB, et al. Patient selection and volume in the era surrounding implementation of medicare conditions of participation for transplant programs. Health Serv Res. 2015;50(2):330–50. https://doi. org/10.1111/1475-6773.12188.

[81] Scientific Registry of Transplant Recipients (SRTR). The Living Donor Collective: SRTR to Launch a Pilot Project to Create a Registry of Living Donors. Press Releases & Announcements. Posted: 21 Dec 2016. Available at: https://www.srtr.org/news-media/news/news-items/news#ldc. Accessed: 7 Sept 2020.

[82] Kasiske BL, Asrani SK, Dew MA, Henderson ML, Henrich C, Humar A, et al. The living donor collective: a scientific registry for living donors. Am J Transplant. 2017;17(12):3040–8. https://doi.org/10.1111/ajt.14365.

[83] Living Donor Collective. About us: pilot program. Living donor collective. 2019.

[84] Eno AK, Thomas AG, Ruck JM, Rasmussen SEVP, Halpern SE, Waldram MM, et al. Assessing the attitudes and perceptions regarding the use of mobile health technologies for living kidney donor follow-up: survey study. J Med Internet Res. 2018;6(10):e11192. https://doi.org/10.2196/11192.

[85] Mcgillicuddy JW, Weiland AK, Frenzel RM, Mueller M,

Brunner-Jackson BM, Taber DJ, et al. Patient attitudes toward mobile phone-based health monitoring: questionnaire study among kidney transplant recipients. J Med Internet Res. 2013;15(1):1–10. https://doi.org/10.2196/jmir.2284.

[86] Sieverdes JC, Raynor PA, Armstrong T, Jenkins CH, Sox LR, Treiber FA. Attitudes and perceptions of patients on the kidney transplant waiting list toward mobile health-delivered physical activity programs. Prog Transplant.

2015;25(1):26–34. https://doi.org/10.7182/pit2015884.

[87] Euro Living Donor (EULID). Results. Available at: http://www.eulivingdonor.eu/eulid/results. html. Accessed: 7 Sept 2020.

[88] Living Donor LIDOBS Observatory. Available at: http://www.eulivingdonor.eu/lidobs/index. html. Accessed: 7 Sept 2020.

活体肾脏捐献者评估和护理中的伦理和政策

Ethical and Policy Considerations in Living Kidney Donor Evaluation and Care

Jed Adam Gross　Marie-Chantal Fortin　著

丁小明　李　杨　王婧雯　译

第15章

一、活体移植的伦理：价值观和原则

鉴于目前尸体供肾的利用率及受者移植效果的限制，活体肾移植（living donor kidney transplantation，LDKT）成为许多终末期肾病（end-stage kidney disease，ESKD）患者优先选择的方式。无须等待死亡捐献器官，活体肾移植等待时间更短且在移植时间上也更灵活。在活体肾移植中，接受者和移植肾脏的存活率更高，还可以为医疗系统节省成本 [1-3]。在研究中，活体捐献者捐献后社会心理状况良好，一些人因帮助受者，生活质量提高，或者捐献给家庭成员后能减轻照顾者的负担等因素在社会心理上获益 [4-7]。

尽管有上述好处，活体捐献仍面临伦理困境，因为它不同于临床实践中主流的一般性规范体系，该体系针对的是高度个体化的单个患者。在典型的外科病例中，一个成功的手术会尊重或增强患者的自主权，改善患者的生理功能，并在更广泛意义上有利于人类的繁荣。尽管可能无法同时达到上述目标（例如某手术可能会延长患者的生命但降低其生活质量），根据不同人的价值观、目标和偏好，可以在这些目标中找到平衡。

活体移植使这个理想情况更加复杂，因为它涉及捐献者和接受者两个个体，即使只是移植本身，他们的手术结果也是相互关联的。在活体移植成为可能之前，即使有捐献意愿的个体，也不可能具有肾切除的指征。如今，一些文献归纳了很多可能对有意向供者有害的因素，从而拒绝有意愿的个体捐献肾脏 [8]。

此外，持续发展的医疗技术能力促进了活体供者的捐献标准的不断改进。另一方面，免疫学的进步扩展了可接受捐献者——接受者配型范围。过去捐献和活体移植仅限于在近亲之间进行，如今血缘关系不再是获得较好临床结局的必要条件。捐献者和接受者可以通过在线申请找到彼此，或者通过登记信息组织跨时间和地域的链式移植实现捐献和移植 [9, 10]。另一方面，关于终身健康风险的信息越来越精确，例如载脂蛋白 L1（APOL1）基因的某些变异与慢性肾病之间的关联，这引发了关于谁应该捐献和捐献最佳时机的新问题[11]。在涉及众多利益相关者的不同利害关系的情况下，知情同意和公平获取等常见道德概念会使问题更加复杂。

本章回顾了活体捐献和活体肾移植中涉及的专业价值观和承诺，然后提出了该领域出现的伦理挑战。由于其中一些问题尚未解决，我们认为对这些问题进行简单描述并找出可能的管控策略是有价值的。从经验上看，构成伦理问题或可行的解决方案的因素可能因时间和地点不同而异，反映了其对个人、社会和生物医学专业知识之间关系的不同理解。尽管如此，移植专业人员已形成跨国实践团体，具有共同的参考标准，如研究、指南、分类方案和共识声明。因此，我们可以大致确定活体捐献伦理框架，但也要认识到还有未解决的问题和不同意见，且不同地方对这个问题的理解也有细微差别。

（一）为什么活体捐献和活体肾移植存在伦理问题

20 世纪的技术创新颠覆了我们对于人类如何帮助彼此的认知，带来了一系列临床和操作方面的困境，器官替代的伦理学由此产生。血液透析和活体肾移植（最初在同卵双胞胎之间进行）技术的进步催生了创新疗法，与普通医疗方法相比，对肾衰竭患者效果更好。然而，由于资源稀缺和结局的不确定性，何时进行此类治疗及如何分配资源成为我们需要考虑的问题[12-14]。

对捐献者没有任何直观生理益处的活体捐献并非新事物，比如有时会有志愿者排队为烧伤者提供皮肤组织[15]。但是，在越来越注重人权的时代，有创肾脏切取手术成为一个很大的问题。如果对于捐献者来说，即使身体受到伤害，但能帮助患有肾衰竭的所爱之人恢复健康，从而得到心理上的满足，那么帮助其捐献是否符合对捐献者健康有益这一医学理想要求？假设捐献者和受捐者是未成年兄弟姐妹，在法律上没有能力做出自主选择，那么父母、孩子、临床医生和法院在其中应该发挥什么作用？

尽管随着透析、组织相容性检测和免疫抑制药的进步，活体肾移植面临伦理挑战也在演变，但早期带来问题的专业价值观仍然没有改变。这些价值观包括人类健康、个人身体自主、分配正义、问责制和信任。临床医生和政策制订者根据经验制订了在活体捐献中平衡和实现这些价值观的实用方法。

> **支持活体捐献和活体肾移植的关键伦理价值观和原则**
> - 自主和尊重他人
>   （反映在知情同意原则中）
> - 预期收益和适当风险
>   （体现在双重均衡的概念上）
> - 程序正义和公平
> - 信任和信赖
> - 不放弃

（二）知情同意

当个人能自主支配身体和生命时，尊重这种自主权是生物医学伦理学的基石。因此，即使手术对身体造成的风险可以忽略不计，一个有完全行为能力的成年人会拒绝可能导致死亡的手术，因为这种手术与其宗教或哲学信仰相悖。不同的思想流派或将自主视为一种善，或者强调自主与其他理念的密切联系，例如尊重人、道德或智力发育、非强制和认知谦逊[16-18]。没有找到解决这些理论差异的理想方法之前，患者自主权这一核心价值观在临床中发挥着重要作用[19]。因为身体和人之间的密切联系，在做出医疗决定时强调对身体的自主权。我们过着真实的生活，虽然我们可以在一个人不失去自我意识的情况下进行肾脏捐献，但无法随意不受伤害地替换或交换身体[20]。

知情同意规定确保有完全行为能力的人在研究和临床中的自主权。在某些地区，法规和司法意见阐明了在法律上知情同意需要什么条件及违反要求的后果。鉴于专业临床医生和有完全行为能力的外行人之间存在信息不对称，要求医生寻求机会帮助患者做出和其价值观、目标及偏好一致的治疗决策，这是医生在知情同意中应有的道德。因此，将知情同意视为根据参与者情况进行交流的一系列互动可能更好理解[21]。"手术同意书上的签名只是体现进行了知情讨论并且达成了共识同意的结果"[22]。

这个过程中不可或缺的因素有哪些？"知情"同意的本质含义是对拟议干预有充分理解后做出知情决定。有些地区医患关系是信托责任，法院对信息的要求越来越多地以患者为中心（个人或群体），而不是专业内部规范[23, 24]。概括地说，知情讨论应包括详述治疗过程、风险和预期收益，以及合理的替代方案，也包括不进行积极治疗。虽然每个患者想了解信息的详细程度可能会有所不同，但隐瞒与其利益相关的信息的家长式作风表面上是为了患者的利益，其实是不合理的，除非出现特殊情况（在捐献者评估中不太可能发生），如有严重的自残风险[25]。

为了实现其目的，对治疗程序的同意必须是自愿的。在一个重视自主的文明中，人可以自由支配自己的生活——或有责任这样做——患者进行选择性外科手术的决定必须是本人以明确的方式做出的[26, 27]。至少，临床团队应注意确定参加捐献配型的人不是因为受到胁迫或是顺从他人的意愿做出决定。因为缺乏可行的替代方案而同意捐献是否表示非自愿是一个有争议的问题[28]；一些学者将自愿性视为系列自由选择的组合[29]。在制订捐献者教育和评估策略时要为其主动行为留出空间，包括改变想法和暂停捐献过程。

此外，知情同意的法律和哲学概念都预设捐献者有处理相关信息的能力。虽然能力评估的艺术和科学不在本章的范围内，但有几点值得注意。与对患者情况或法律地位的整体、持续分类相比，医疗决策能力是基于特定时间和情况的[30]。因此，虽然在对个体同意进行选择性外科手术能力的评估过程中，能力评估工具和神经精神病学咨询有一定帮助，但这不能被简化为一个测试结果或判定其是否有特定精神病[31]。因为器官捐献和移植技术复杂、捐献者生理上未得到直接好处，而且捐献者和受捐者之间会长期存在责任感，所以需要在进行活体捐献之前进行详细研究评估。特别是在评估供体候选人如何处理信息时，临床医生应该尤其注意为什么这些人注重印象管理[32, 33]。临床医生还应该注意任何可能影响程序的监管考虑。例如加拿大安大略省的一项法规规定代替无法自己同意捐献的人做出进行活体捐献的决定无效，即使别的法规允许这样做[34]。

此外，一些理想化情况下基于自主或善意做出的医疗决策强调合理性[35, 36]。这意味着要进行逻辑推理，而不是简单地做出合理的决定。报告显示许多捐助者的决定是自发的，甚至是本能的，这不符合合理决定要求[37]。尽管如此，参与供体评估的临床医生可以坚持要求供体慎重考虑他们的意愿，并解释他们是如何权衡相关考虑的，例如可能发生临床并发症及可以使用已故供体移植。应该给对活体捐献感兴趣的人提供一个与已完成捐献且愿意分享经验的捐献者探讨捐献情况的机会。此外，在根据意愿进行捐献之前要有一定程度的确定性和稳定性，这可能有助于确保该决定与自我真实的价值观一致[38]。第2章进一步讨论了知情同意和捐献者护理。

（三）平衡预期收益和潜在危害

必须知情同意并不意味着活体捐献和活体肾移植的伦理简化到当知情的捐献者和受捐者愿望（如进行高风险的捐献和移植）一致时就满足他们的愿望。移植临床医生不是器官转移的被动管道，而是承担专业使命的道德代理人[39]。善行和自主性一样，都是临床伦理学的经典价值观[16]。以前的同意在活体捐献者评估和后续行动方面意味着什么？

虽然有些争议，但在活体捐献的伦理分析中，捐献者的预期利益在历史上一直是一个突出问题，包括涉及法律上未成年人或其他没有完全决策能力捐献人的历史案例[40, 41]。虽然有充分的理由相信活体捐献者通常从捐献中受益，但临床医生对有完全行为能力候选人的利益一直存疑，至少有以下2个原因。首先，正如家长式作风的批评者所说，个人比第三方（拥有自己的利益），如临床医生相比，能更好地评估一项行为（如活体捐献）是否符合自身的利益[17]。此外，除直接生理影响（如预期的财务和生活方式影响）之外，医学哲学尚未就内科医生在各自专业知识范围内对利益和负担应进行狭隘还是广泛的衡量达成一致的立场[42]。由于这些原因，通过共同决策能准确认识到捐献是否符合候选人利益。

在临床关系中高度重视共同做出医疗决策，患者和医疗保健专业人员之间须进行交流，根据患者的价值观和身体情况，共同决定患者的最佳选择。虽然与知情同意要求在分析上有所不同，但共同决策同样支持自主，从而保证患者能做出知情决定[43-45]。在活体肾脏捐献和移植的背景下，预期的收益、负担和风险应该因捐献者和可能的受捐者情况而异。一旦临床医生参与决策过程，还应考虑拒绝潜在捐献者的风险[46]。

Bester提出了一种让患者参与手术决策的建设性方法，旨在将临床医生的客观生理知识与患者对自身利益的充分了解相结合，从而对益处或福祉有一个平衡的理解[47]。不管如何准确地解释益处，或者解释与自主性相比善行重要性更大，人们普遍认为，如果根据外科医生作为一个尽职尽责的专业人士的建议认为被手术者受伤的风险太大而不能继续，就应该拒绝进行手术。Siegler及其同事制订了一个明确的框架，用于在活体移植中评估这种风险。与"双重平衡"理论一致，只有当受捐者的预期收益超过捐献者的预期风险，并且根据当地的法医文化，捐献者受到伤害的风险是可以接受的情况下，临床团队才应继续进行（图15-1）[48]。针对肝移植情况做出的更改框架强调可接受的风险也取决于接受者的需求，该需求是由合适的已故供体器官的可用或不可用决定的[49]。同样，如果需要肾脏的患者有幸有多名个自愿活体捐献的候选人，那么在选择捐献者时，风险最小化是一个重要的考虑因素。最后，

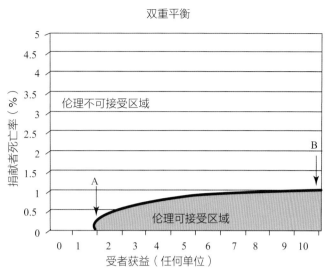

▲ 图 15-1　供者风险和受者获益之间双重平衡的相互依赖关系
A. 活体肾脏移植受者最小获益；B. 供者可接受的最大死亡风险（引自 Siegler 等 [48]）

在临床医患关系中，善行的价值观并没有随着活体捐献和活体肾移植而结束；它还为后续护理提供了规范基础，特别是在捐献和移植可能引起的后续并发症的情况下。

（四）公平的考虑

正义有多种形式而且规范存在争议，但它也是生物伦理学文献的核心关注点 [50]。由于活体捐献移植通常是高度个人化的（例如在之前有情感关系的情况下）或被视为超出我们彼此亏欠的东西（例如在匿名、非定向捐献的情况下），没有专门设计集中系统用于分配活体捐献器官，因此与分配一个已故者捐献器官相比，活体捐献的公平分配不是什么大问题。活体捐献者项目应遵守普遍适用于医疗领域的公平要求，例如如果向媒体提及需要更多活体捐献者，则避免偏袒某位患者 [51]。尽管其根本原因复杂不明，活体捐献率的差异（例如女性比男性捐献可能性更大）被广泛报道，反映了更大社会中的社会经济不平等 [52]。虽然研究人员试图更好地理解这些差异，但移植专业人员应该避免通过关于谁在社会上最适合捐献的假设来强化此种差异。

随着肾脏匹配捐献的增多，活体捐献和活体肾移植的讨论中更多关注捐献候选人和受赠患者之间的分配公平问题。系统设计面临的一个主要挑战是帮助更多的人和不要使资源很差的人的情况进一步恶化之间找到和实现最佳平衡，这需要经过深入的讨论 [53]。此外，移植专业人员可能会选择倡导为捐献者提供更好的社会支持，例如对捐献相关的费用进行补偿，使所有人不会额外付出费用 [54, 55]。

（五）与活体肾移植相关的其他道德价值观

尽管信任对于捐献候选人和临床团队之间的关系至关重要，但移植项目可能最好通过提高可信度来产生这种信任。可信度可以理解为是结构和个人因素的总和，如诚实、能力和可靠性 [56]。在活体捐献和活体肾移植的情况下，一个特别重要的选择是捐献候选人和受捐者之间的护理资源分配。大家一致认为，捐献者检测和护理的推荐方案是让与受捐者无关的专业人员参与，以及对自愿决策提供程序支持[57]。即使捐助者和受捐者的利益在心理上相互交织，但社会仍期望单独解决他们的需求和关切。为达到这一目标，可以进行稳健的沟通和评估，将实际或感知到的利益冲突最小化[58]。最后，对捐献者的专业尽责护理并不随着捐献结束或出院而结束。定期跟踪他们的健康状况并处理活体捐献引起的任何并发症践行了"不放弃"的承诺，这与补偿性正义、善行和关怀的概念相一致。

二、当前活体肾移植的伦理挑战

本节研究了引起伦理问题的活体肾脏捐献的三个新兴趋势，并考虑了应对这些挑战的策略，分别是，在肾脏配对捐献（肾脏匹配捐献）中出现相容对；同在非洲血统活体捐献候选人中检测 APOL1 一样，使用供体基因检测；在传播平台广泛普及的时代，公开呼吁活体肾脏捐献。

活体捐献和活体肾移植中的代表性伦理挑战
- 系统设计选择
（肾脏配对捐献中出现相容对）
- 预测性基因检测
（非洲血统患者的 APOL1 基因分型）
- 支持所有患者，同时利用代表个别患者获取能力
（公开募捐活体捐献者）

（一）肾脏配对捐献中相容对的参与

肾脏配对捐献（kidney paired donation，KPD）是一种通过交换生物学上不相容的捐献者以创建相容组合来增加活体肾移植的策略。在肾脏配对捐献中，A 对中的捐献者愿意捐献，但其特异性抗体的血型在生物学上与受捐者 A 不相容。B 对中的捐献者愿意捐献但与接受者 B 不相容。肾脏配对捐献程序确定捐献者 A 与受捐者 B 兼容，捐献者 B 与受捐者 A 兼容，从而使两个配对按原方式进行横向交换。一个封闭的"链"中可能涉及几对捐献者和受捐者。非定向捐献者（没有预期配对受捐者的自愿捐献者）具有启动捐献链的强大潜力，链中的最终捐献者要么向已故捐献者候补名单上的未配对个人捐献，要么启动新的肾脏配对捐献链[9]。

尽管参与肾脏配对捐献的两方在生物学上大多是不相容的，但有报道称在一定情况下会出现相容配对，如从更匹配或更年轻的供体那里获得移植[59-61]。相容对的参与解决肾脏配对捐献获取不平等，这种不平等体现在难以惠及高度敏感或 O 型血受捐者。一般来说，参与相容配对将增加为所有参与肾脏配对捐献者找到配对的机会[62-65]。

相容对参与肾脏配对捐献有伦理挑战[66]。一部分问题源于交换潜在的不平衡性质。评论家广泛（但并非普遍）谴责以各种理由对人体器官进行需求方面的考虑，担心不当影响、负担和利益的分配及其所表现出来的重要性[67]。尽管在某种意义上肾脏配对捐献中需要有这样的担忧，但由于给予和接受的性质大致相同，这些担忧大大减弱。与继续等待已故供体移植的替代方案相比，利用肾脏配对捐献可以被视为"生命礼物"的互惠交换，减少了相容和不相容配对之间的不平等[68]。与这一情况相比，并非所有肾脏在移植后受捐者的情况是完全相同的（例如由于器官质量、组织匹配或接受者状况的差异），

这只是一个小细节。

相反，如果相容对要参加肾脏配对捐献，不仅可能留在候补名单上，而且也有可能在这对中进行更直接的活体捐献和活体肾移植。与受捐者 A 可通过肾脏配对捐献获得的肾脏相比，捐献者 A 提供的肾脏在各个方面（如供体年龄、免疫匹配）的质量或风险状况可能不同[65]。在这种情况下，捐献者的主治医生可能会在他们认为对患者生理有益的事情、与患者价值观最相符的事情，以及该组织增加移植机会的目标之间的选择上遇到困难。一位有影响力的学者认为，只有当受捐者得到的器官与他们从原捐献者得到的器官一样好或更好时，才可以为相容对提供参与肾脏配对捐献的机会[69]。然而，在实践中，界定什么是"更好"质量的器官面临很多不确定性。在某种程度上，移植项目的成员在评估合理替代方案中发挥重要作用，但这些专业人员不一定是无私的，可能出于各种原因希望通过肾脏匹配捐献增加活体肾移植的数量，这使伦理决策更加复杂。

正在通过与利益相关者对话，制订相容对参与肾脏匹配捐献的指导方案。2014 年在加拿大移植专业人员中进行的一项定性研究为确定相容对参与肾脏配对捐献的条款和条件的制订提供了实用的建议[70]。这项研究的结果重点指出进行肾脏匹配捐献和保护患者的生理健康之间可能有冲突。受访者支持向相容对提供关于肾脏匹配捐献可能性的完整和中立信息。同时，受访者还认为，若相容对参与肾脏匹配捐献，则该对中受捐者应获得跟原捐献者提供的同等或更好质量的器官。参与者还表示，医疗团队内部应该就相容对参与肾脏匹配捐献达成一致。一些参与者不赞同 HLA 相同的相容对参与肾脏匹配捐献。值得注意的是，加拿大的研究关注器官运输物流。遵循不损害相容对的原则，研究提出的建议包括尽快寻找和运输合适的肾脏匹配捐献源或报销差旅费以尽量减少项目参与者的负担。研究参与者还建议应指定一个州级项目来管理相容对的参与、肾脏匹配捐献的充足资源、配对之间的匿名性，并进行研究以更好地了解相容对参与项目对捐献者、受捐者和移植系统的影响。

移植界最初注重公平交换和患者的生理情况符合其专业角色。但是，不应将其他可能相关的价值观排除在讨论之外。要考虑患者自身的目标、价值观和偏好，尤其是当这些因素能使更多人得到好处时。患者在选择治疗方法时，并非最大化对生理健康的改善，而是也注重如成本、便利性或外观等因素。如何定义善行是一个潜在问题，一种解决方法是构建医疗决策，以便临床医生专注于提高患者的生理健康水平，避免受到生理伤害，而患者能自由追求更全面的利益[47]。事实上，不仅是肾脏匹配捐献，社会心理益处历来是活体捐献伦理的核心[40]。

相容对的成员对参与肾脏匹配捐献的选择有何看法？迄今为止的实证研究结果喜忧参半。加拿大基于调查和基于访谈的两项研究显示出不同的结果。一项针对潜在相容移植候选者及潜在活体捐献者的调查显示，相容对愿意参与肾脏匹配捐献：77.3% 的移植候选者和 63.3% 的潜在活体捐献者愿意参与肾脏匹配捐献。得到更匹配的肾源、对受捐者有好处、在肾脏匹配捐献中优先匹配、促进更多人得到移植、报销捐献者和同伴的旅行费用及报销捐献者误工费能增加人员的参与意愿。此外，若相容对中的受捐者移植失败，可优先获得已故捐献者的肾脏，这也增加了其参与肾脏匹配捐献的意愿。相比之下，参与肾脏配对捐献导致延迟 6 个月及以上才能获得肾源降低了参与的意愿[71]。在基于访谈的研究中，很少有潜在活体肾脏捐献者愿意参与肾脏匹配捐献（2/18），而几乎一半的移植候选人愿意参与（8/17）。其不愿参与的主要原因是捐献者与受捐者之间的个人关系，以及捐献者与受捐者项目不了解。参与肾脏匹配捐献的主要原因是利他主义和帮助他人。参与者主要担忧移植延迟、链断裂和捐献者后悔的风险、捐献者的行程及器官的质量[72]。美国的一项研究描述了在同一个中心参与肾脏匹配捐献的11对相容对的特征。这些组合进行了10次互换，促成了33例活体肾移植。他们参与的原因包括使受捐者获得更年轻的肾脏（63.6%）、相容对的肾脏大小不匹配（18.2%）和利他动机（18.2%）[60]。

可以促进相容对参与肾脏匹配捐献意愿的可变因素是，制订激励措施，保证相容对中的受捐者在移植后任何时间若发生移植失败可优先得到已故供体肾脏[71]。数学模拟结果表明，优先为相容对的受捐者提供已故供肾移植可以显著增加活体肾移植的数量[73]。然而，这些好处的代价就是不同类型的人进行移植的可能性有所差异。据推测，未参加肾脏匹配捐献的活体供肾受捐者不能和不相容对中的受捐者一样在移植失败后优先获得已故供肾移植[74]。前一组可以在直接移植和参加肾脏匹配捐献（和他们的相容捐献者一起）之间做出明智的选择，但不相容对成员没有选择的机会。此外，优先考虑在各个方面更好（不利结果风险更大）的肾脏匹配捐献受捐者，而不是没有活体捐献者与要等待肾源的患者，可能会使分配系统中已经相对处于不利地位的患者地位更加恶化，这违反了Rawlsian的正义原则[75]。至少，这种策略修改分配优先级从而使相容对参与肾脏匹配捐献，我们需要仔细研究其影响，并且必须根据公众对移植医学的社会契约的理解来衡量其可接受性。

（二）基因检测：APOL1 案例

在过去10年中，APOL1基因中出现两种肾脏风险变异（risk variant，RRV），已确定为非洲血统（African ancestry，AA）人群中患ESKD和慢性肾病（chronic kidney disease，CKD）风险增加的遗传标记物[76]。大约39%的非洲血统个体携带一个增加风险的APOL1变异，13%的人基因有2种APOL1变异，风险更大。从目前的数据推断，后一种人群中约有20%可能会患ESKD[77]。不考虑活体肾脏捐献，与不携带或携带1个风险变异个体相比，携带2种APOL1变异者有3倍的风险患ESKD[76]。然而，相同的研究发现大多数更高风险基因携带者也不会患ESKD。已提出的"二次打击"假说可以解释为什么携带者的ESKD发病率更高。与讨论特别相关的是，我们已经假设高风险基因型的个体进行活体肾脏捐献会导致这种"打击"[78, 79]。

已经证明，与没有或有1个APOL1 RRV的已故者捐献的肾脏相比，携带高风险APOL1基因的已故者捐献的肾脏移植失败率更高、存活率更低[80]。另一方面，受捐者的APOL1基因似乎对移植肾脏的存活率没有实质性影响[80]。有报道称，携带高风险基因的活体捐献者中，有人在捐献后患上ESKD[81, 82]。其中一位捐献者在捐献给她的兄弟7年后患上了终末期肾病综合征。肾活检显示局灶性和完全性节段硬化[81]。在另一个案例中，同卵双胞胎中的一个在21岁时向其兄弟捐献了一个肾脏，在捐献7年后患上慢性肾病和肾病综合征[82]。最近的一项研究还表明，在过去的活体肾脏捐献者中，与没有或有1个APOL1 RRV的捐献者相比，携带高危基因者肾小球滤过率的下降率更高[83]。

发现 APOL1 基因与 CKD 的相关性引发了两个问题：是否应检测活体肾脏捐献候选者 APOL1，以及在什么情况下应该进行检测 [84, 85]。目前在文献中或移植专业人士之间没有达成共识。2017 年，美国移植学会工作组发布了已达成共识的"关于 APOL1 检测和活体捐献的建议"，建议所有非洲血统捐献者候选人了解 APOL1 与患 CKD 和 ESKD 风险增加的关系，知道现在可以进行检测但无法准确预测个人风险和与检测相关的潜在忧虑 [86]。工作组得出结论，应对所有希望了解其基因型的非洲血统捐献者候选人进行 APOL1 检测 [86]。2017 年全球改善肾脏病预后组织（KDIGO）关于活体肾脏捐献者检测和护理指南同样建议为祖先来自撒哈拉以南非洲的潜在活体肾脏捐献者提供 APOL1 筛查服务，并告知有两个 RRV 基因的人，他们患 CKD 和 ESKD 的风险更高 [57]。尽管如此，KDIGO 指南也认识到预测与 APOL1 基因型相关的个体患 ESKD 风险有不确定性。相比之下，英国移植学会关于活体肾移植的指南指出没有足够的数据支持应进行 APOL1 基因检测，但建议告知黑人活体捐献者，特别是年轻人，他们患 CKD 和 ESKD 的统计风险较高 [87]。

利益相关者的哪些观点可以为活体肾脏捐献者教育和评估中的 APOL1 基因检测方法提供指导？Gordon 及其同事就 APOL1 基因检测对非洲血统捐献者、移植肾病学家和外科医生进行了调查 [88, 89]。在与非洲血统活体肾脏捐献者的定性访谈中，参与者支持向所有潜在的非洲血统活体肾脏捐献者提供 APOL1 基因检测，如果在捐献时有这种检测机会，87% 的人会愿意在捐献之前接受检测。参与者不认为高风险基因型的存在是捐献的绝对障碍：如果他们有这样的基因型，61% 的人仍然会捐献。相反，参与者认为 APOL1 测试得出的信息能帮助其做出正确决定和改变生活习惯，以降低患 CKD 和 ESKD 的风险。主要问题是：测试产生的心理困扰、测试成本、保险范围，以及 APOL1 测试可能加剧对非洲血统人群的歧视 [88]。对于肾病学家和移植外科医生，APOL1 基因检测信息可以让潜在活体肾脏捐献者对长期有患 ESKD 的风险进行知情同意。在研究中，4% 的肾病学家在评估所有非洲血统活体肾脏捐献者时都使用 APOL1 基因检测，14% 正在根据案例情况进行使用。之前使用过 APOL1 基因检测的参与者不鼓励携带两个 RRV 基因的潜在非洲血统活体肾脏捐献者继续捐献。基因检测的障碍是缺乏专业指南及缺乏前瞻性数据和随机对照试验 [89]。美国进行了 APOL1 长期肾移植结果（APOL1 Long-term Kidney Transplantation Outcomes，APOLLO）和活体捐献者延长时间结果（Living Donor Extended Time Outcomes，LETO）研究，旨在得到有关 APOL1 对已故供体肾移植、活体捐献和活体肾移植影响的前瞻性数据，并且帮助移植医生和外科医生在未来为他们的患者提供咨询 [90]。

上面提到的共同决策模型非常适合用来进行与活体肾脏捐献相关的 APOL1 基因检测的决策，决策涉及不断变化的统计数据和捐献者候选人的价值观、目标和偏好。虽然临床医患交流的内容应针对个别患者及其情况量身定制，但可能涉及基因检测咨询和为感兴趣的潜在活体肾脏捐献者评估风险提供基因分型。要完成合适的咨询，咨询材料就需要符合文化和伦理 [91]。

（三）公开征集活体捐献者

一些需要肾脏的患者通过公开征集寻求捐献者。该术语用于指由移植候选人或其代表从全部或大部分公众中找到潜在的器官捐献者[92]。该策略经常被用来寻找相容的造血干细胞供体。2004 年成立了 Matchingdonors. com 网站，旨在帮助潜在活体器官捐献者与移植候选人建立联系。最近，一些引人注目的公开征集案例得到了媒体的广泛报道[93-97]。

在一项相对较小但值得注意的研究中，Pronk 和同事总结了 20 名参与器官捐献者公开征集的肾移植候选人的动机和经历[98]。候选人参与征集有各种原因，包括在他们的社交网络中很难讨论活体器官捐献、不愿接受亲人的器官、在道德上反对有偿器官捐献、使用社交媒体的便利性、采取行动的冲动，来自他人的鼓励，以及以结果为过程正名。尽管患者大多对他们的公开征集经历评价积极，但他们也提到在这个过程中，他们必须充当筛选者和教育者，很消耗时间、精力和情感；并且他们与移植专业人员的合作有限。在采访时，20 人中有 4 人通过公开征集完成了肾移植手术。

在 Matchingdonors.com 上线之前，有想法的人通过广告牌和电视新闻等媒体为确诊患者寻找捐献者，但都被严格的进行了审查，这引发了对不平等获取和捐献者评估过程完整性的担忧[99]。根据医疗标准，在器官分配系统中要注重公平获取，为患者进行宣传中，最吸引人的故事，或者最具视觉吸引力的图片将吸引更多潜在的活体肾脏捐献者[100]。还有一些担忧是：允许公开征集可能会增加器官走私的风险[100] 或者捐献者候选人会因为受捐者虚假或误导性陈述进行捐献。最后，若公众继续认为公开征集不公平、可疑，甚至有"插队"，会削弱对捐献和移植的支持[101]。

尽管如此，公开征集还是有一定优势的。对于从直接社交网络无法找到相容活体捐献者的患者，公开征集能帮助被社会孤立、高度致敏或 O 型血等患者解决找不到捐献者的问题。此外，在不常有活体捐献的社会中，活体肾移植不太可能是零和现象（zero-sum phenomenon），肾脏提供给一个受捐者不会剥夺另一个受捐者本可以得到的东西[102]。相反，公开征集可以潜在地提高公众对捐献器官的需求量、活体器官捐献的可能性和器官捐献的认识，使等待的患者及积极从公众中寻求捐献者的患者受益[103, 104]。在支持自助和自由互助的政治文化中，想限制这类活动的人需要进行努力[105]。2016 年发表的一项针对美国肾移植患者的调查发现，11.6% 的受访者在社交媒体上发布他们对活体肾脏捐献的需求或寻求提供活体肾脏的捐献者[106]。通过受监管的渠道积极寻找捐献者增多将减少候选人通过更有问题的"地下"手段寻求移植，担心人权被剥削者要衡量这一利弊。

公开征集为研究人员创造了机会，通过与患者接触来加深全面理解。在 2013 年对该主题的首批正式研究中，Chang 和其同事分析了 91 个为特定个人寻找活体捐献者的 Facebook 页面[107]。75% 的页面包含受捐者的图片和一些个人信息。很少有人提到活体肾脏捐献的风险和相关费用。在 10% 的页面中，有签署捐献者卡或注册为器官捐献者的邀请。结果是，其中 32% 对捐献者进行了检测，13 个进行了肾移植：3 个肾源来自已故捐献者，9 个来自活体捐献者，1 个未说明捐献者类别。提到已进行捐献者检测的页面中有更多的接受者和移植信息，点击量也更高。然而，3% 的页面中有器官销售的信息。约翰斯·霍普金斯大学的一个团队开发了一个 Facebook 应用程序，以帮助肾脏和肝脏移植候选人找到活体肾脏捐献者，并在一项对 54 名肝脏和肾脏移植候选人的前瞻性研究中评估了该应用的效果[108, 109]。使用 Facebook 应用程序的患者找到进行检测的潜在活体捐献者机会要比对照组高 6 倍[108]。

显然，公开征集可能带来一些道德和物流运输挑战，包括如何管理隐私和宣传、一方匿名的问题，如果预期受捐者是法定未成年人，则情况会更加复杂[110]。另一个明显的挑战是确保捐献者候选人接受适当的教育并能够进行知情同意[111]。与潜在受捐者的沟通不一定能让潜在捐献者准确、全面地了解与捐献相关的所有风险（医疗、心理、财务等），也不能了解到受捐者有活体肾移植的替代方案（如血液透析）。潜在捐献者可能不知道所有活体肾脏捐献可能性，例如参加肾脏配对捐献计划或捐献给等待已故捐献者的患者。另一个复杂性涉及资源承诺和优先级划分[110]。"成功"的公众呼吁可能会激发很多人表达对活体捐献的兴趣。移植项目应准备好回应这些询问，不应对接受捐献评估的候选人和其他移植候选人产生过度不利的影响。

2017 年，加拿大移植学会（Canadian Society of Transplantation，CST）发表了声明，表明其对公开征集的立场，为面临公开征集情况的移植专业人员提供指导[110]。该文件确认了可以与响应公开征集愿意的活体捐献者接触。与此同时，CST 认为移植专业人员和移植项目可以因为良心拒绝进行移植，并通过转诊来解决问题。CST 还建议让移植候选者和潜在的活体捐献者都了解隐私、一方匿名和各种临床治疗方案。还有一些建议，如在捐献者和移植候选者评估中使用统一标准，以及制订应急计划防止突然出现大量潜在捐献者。为了尽量减少潜在的利益冲突，该指南提醒移植专业人员不应代表个别患者参与公共征集活动。最后，CST 呼吁开展研究来收集数据，了解公开征集对捐献者、受捐者、公众和器官捐献系统的影响[57]。

另外，Pronk 和同事为希望公开征集器官捐献者的患者提供了建议[98]，建议移植候选者与其移植团队讨论寻找活体捐献者的问题，了解移植项目中关于公开征集的政策，并提前考虑如果需要提供活体移植信息，他们将如何处理。他们进一步建议候选人明确自己的界限，例如他们想在社交媒体上分享什么，以及他们期望与陌生人的关系是什么样的。移植候选人必须预料到有人会提供收费的活体肾源，并且应该拒绝此类交易。最后，作者强调，移植候选人应该能获取有关他们找到合适捐献者可能性的真实信息，同时知道参与公开征集可以产生积极影响。通过共同努力确保肾脏捐献信息完整转到移植中心，移植项目可以帮助感兴趣的患者管理这些信息。

三、结论

活体肾脏捐献和活体肾移植出现以后，带来了许多临床实践相关的伦理问题。其方式比较独特，由健康活体捐献者提供肾脏改善另一个人的健康，由此产生很多挑战。活体捐献有已知的医疗风险和对捐献者潜在的社会心理利益。

即使制订了关于活体捐献和活体肾移植的广泛伦理原则，相关创新活动也迫使我们明确这些原则。可以匹配相容对来增加活体肾移植数量，这就引发了两个问题：是否应邀请相容对参加肾脏匹配捐献，要邀请的话，前提条件是什么。基因检测等活体捐献者评估的进步，使我们对捐献者候选人的风险收益平衡的理解变得复杂，进而使知情同意过程变得复杂。公开征集和使用社交媒体呼吁进行活体捐献也促使移植相关人员重新审视与活体捐献相关的期望和做法。

这些只是活体肾脏捐献和移植领域现代道德困境的几个例子。随着该领域的不断发展，活体捐献和活体肾移植中会出现新的问题，可以通过对现有挑战和经验教训的思考解决这些问题。

参考文献

[1] Gjertson DW, Cecka JM. Living unrelated donor kidney transplantation. Kidney Int. 2000;58:491–9. https://doi.org/10.1046/j.1523-1755.2000.00195.x.

[2] Rabaux Y. étude sur l'économique de l'insuffisance rénale. La Fondation canadienne du rein - Division Québec; 2012. https://doi.org/10.1186/2054-3581-1-2.

[3] Axelrod D, Schnitzler M, Xiao H, Irish W, Tuttle-Newhall E, Chang S, et al. An economic assessment of contemporary kidney transplant practice. Am J Transplant. 2018;18(5): 1168–76. https://doi.org/10.1111/ajt.14702.

[4] Van Pilsum Rasmussen S, Henderson M, Kahn J, Segev D. Considering tangible benefit for interdependent donors: extending a risk-benefit framework in donor selection. Am J Transplant. 2017;17(10):2567–71. https://doi.org/10.1111/ajt.14319.

[5] Li T, Dokus M, Kelly K, Ugoeke N, Rogers J, Asham G, et al. Survey of living organ donors' experience and directions for process improvement. Prog Transplant. 2017;27(3):232–9. https://doi.org/10.1177/1526924817715467.

[6] Kisch A, Forsberg A, Fridh I, Almgren M, Lundmark M, Lovén C, et al. The meaning of being a living kidney, liver or stem cell donor - a meta-ethnography. Transplantation. 2018;102(5):744–56. https://doi.org/10.1097/tp.0000000000002073.

[7] Isotani S, Fujisawa M, Ichikawa Y, Ishimura T, Matsumoto O, Hamami G, et al. Quality of life of living kidney donors: the short-form 36-item health questionnaire survey. Urology. 2002;60(4):588–92. https://doi.org/10.1016/s0090-4295(02)01865-4.

[8] Allen MB, Abt PL, Reese PP. What are the harms of refusing to allow living kidney donation? An expanded view of risks and benefits. Am J Transplant. 2014;14(3):531–7. https://doi.org/10.1111/ajt.12599.

[9] Ashlagi I, Gilchrist DS, Roth AE, Rees MA. Nonsimultaneous chains and dominos in kidney- paired donation-revisited. Am J Transplant. 2011;11(5):984–94. https://doi.org/10.1111/j.1600-6143.2011.03481.x.

[10] Rees MA, Kopke JE, Pelletier RP, Segev DL, Rutter ME, Fabrega AJ, et al. A nonsimultaneous, extended, altruistic-donor chain. N Engl J Med. 2009;360(11):1096–101. https://doi.org/10.1056/NEJMoa0803645.

[11] Vallée-Guignard V, Fortin M-C. Emerging ethical challenges in living kidney donation. Curr Transplant Rep. 2019.

[12] Rothman DJ. Strangers at the bedside : a history of how law and bioethics transformed medical decision making. New York, NY: Basic Books; 1991. xi, 303 p. p

[13] Peitzman SJ. Dropsy, dialysis, transplant : a short history of failing kidneys. Baltimore: Johns Hopkins University Press; 2007. xxi, 213 p., 2 p. of plates p

[14] Fox RC, Swazey JP. The courage to fail : a social view of organ transplants and dialysis. 2nd ed. Chicago: University of Chicago Press; 1978. p. xx, 437.

[15] Lederer SE. Flesh and blood : organ transplantation and blood transfusion in twentieth-century America. Oxford ; New York: Oxford University Press; 2008. xvi, 224 p. p

[16] Beauchamp TL, Childress JF. Principles of biomedical ethics. 7th ed. New York: Oxford University Press; 2013. xvi, 459 p.

[17] Mill JS, Spitz D. On liberty. 1st ed. New York: Norton; 1975. xi, 260 p. p

[18] Mackenzie C. Relational autonomy, normative authority and perfectionism. J Soc Philos. 2008;39(4):512–33. https://doi.org/10.1111/j.1467-9833.2008.00440.x.

[19] Gunderson M. Justifying a principle of informed consent: a case study in autonomy-based ethics. Public Aff Q. 1990;4(3):249–65. https://pubmed.ncbi.nlm.nih.gov/11659297/.

[20] Dworkin G. The theory and practice of autonomy. Cambridge; New York: Cambridge University Press; 1988. xiii, 173 p.

[21] Lidz CW, Appelbaum PS, Meisel A. Two models of implementing informed consent. Arch Intern Med. 1988;148(6):1385–9. https://pubmed.ncbi.nlm.nih.gov/3377623/.

[22] Bernat JL, Peterson LM. Patient-centered informed consent in surgical practice. Arch Surg. 2006;141(1):86–92. https://doi.org/10.1001/archsurg.141.1.86.

[23] Canterbury v. Spence. 464 F.2d 772 (D.C. Cir.). 1972.

[24] Montgomery v. Lanarkshire. 2013. Available at: https://www.supremecourt.uk/cases/docs/uksc-2013-0136-judgment.pdf. Accessed: 7 Sept 2020.

[25] Murray B. Informed consent: what must a physician disclose to a patient? Virtual Mentor. 2012;14(7):563–6. https://doi.org/10.1001/virtualmentor.2012.14.7.hlaw1-1207.

[26] Korsgaard CM. Self-constitution : agency, identity, and integrity. Oxford; New York: Oxford University Press; 2009.

xiv, 230 p. p.

[27] O'Shea T. A law of one's own: self-legislation and radical Kantian constructivism. Eur J Philos. 2015;23(4):1153–73. https://doi.org/10.1111/ejop.12044.

[28] Buss S, Overton L. Contours of agency : essays on themes from Harry Frankfurt. Cambridge, Mass: MIT Press; 2002. xx, 361 p. p.

[29] Feinberg J. Oxford university press. The moral limits of the criminal law volume 3: harm to self. New York: Oxford University Press; 1989. Available at: http://www.oxfordscholarship. com/oso/public/content/philosophy/9780195059236/toc.html. Accessed: 7 Sept 2020.

[30] Sessums LL, Zembrzuska H, Jackson JL. Does this patient have medical decision-making capacity? JAMA. 2011;306(4):420–7. https://doi.org/10.1001/jama.2011.1023.

[31] Leo RJ. Competency and the capacity to make treatment decisions: a primer for primary care physicians. Prim Care Companion J Clin Psychiatry. 1999;1(5):131–41. https://doi.org/10.4088/pcc.v01n0501.

[32] Shippee-Rice RV, Fetzer SJ, Long JV. Gerioperative nursing care : principles and practices of surgical care for the older adult. New York: Springer; 2012. xii, 626 p. p.

[33] Hildebrand L, Melchert TP, Anderson RC. Impression management during evaluation and psychological reactions post-donation of living kidney donors. Clin Transpl. 2014;28(8):855–61. https://doi.org/10.1111/ctr.12390.

[34] Trillium Gift of Life Network Act, R.S.O. 1990, c. H.20 Government of Ontario. Available at: https://www.ontario.ca/laws/statute/90h20. Accessed: 7 Sept 2020.

[35] Savulescu J, Momeyer RW. Should informed consent be based on rational beliefs? J Med Ethics. 1997;23(5):282. https://doi.org/10.1136/jme.23.5.282.

[36] Brock DW, Wartman SA. When competent patients make irrational choices. N Engl J Med. 1990;322(22):1595–9. https://doi.org/10.1056/NEJM199005313222209.

[37] McGrath P, Pun P, Holewa H. Decision-making for living kidney donors: an instinctual response to suffering and death. Mortality. 2012;17(3):201–20. https://doi.org/10.1080/13576275.2012.696356.

[38] Schelling TC. Ethics, law, and the exercise of self-command. In: Rawls J, McMurrin SM, editors. Liberty, equality, and law: selected Tanner lectures on moral philosophy: University of Utah Press; 1987.

[39] Elliott C. Doing harm: living organ donors, clinical research and the tenth man. J Med Ethics. 1995;21(2):91–6. https://doi.org/10.1136/jme.21.2.91.

[40] Spital A. Donor benefit is the key to justified living organ donation. Camb Q Healthc Ethics. 2004;13(1):105–9. https://doi.org/10.1017/S0963180104131174.

[41] Dwyer J, Vig E. Rethinking transplantation between siblings. Hastings Cent Rep. 1995;25(5):7–12. https://doi.org/10.2307/3562788.

[42] Bester JC. Beneficence, interests, and wellbeing in medicine: what it means to provide benefit to patients. Am J Bio: AJOB. 2020;20(3):53–62. https://doi.org/10.1080/15265161.202 0.1714793.

[43] Edwards A, Elwyn G. Shared decision-making in health care: achieving evidence-based patient choice. Oxford: Oxford University Press; 2009. p. 414.

[44] Whitney SN, McGuire AL, McCullough LB. A typology of shared decision making, informed consent, and simple consent. Ann Intern Med. 2004;140(1):54–9. https://doi.org/10.7326/0003-4819-140-1-200401060-00012.

[45] King JS, Moulton BW. Rethinking informed consent: the case for shared medical decision-making. Am J Law Med. 2006;32(4):429–501. https://doi.org/10.1177/009885880603200401.

[46] Ralph AF, Chadban SJ, Butow P, Craig JC, Kanellis J, Wong G, et al. The experiences and impact of being deemed ineligible for living kidney donation: semi-structured interview study. Nephrology (Carlton). 2020;25(4):339–50. https://doi.org/10.1111/nep.13628.

[47] Bester JC. Beneficence, interests, and wellbeing in medicine: what it means to provide benefit to patients. Am J Bioeth. 2020;20(3):53–62. https://doi.org/10.1080/15265161.202 0.1714793.

[48] Siegler M, Simmerling MC, Siegler JH. Cronin DC, 2nd. Recipient deaths during donor surgery: a new ethical problem in living donor liver transplantation (LDLT). Liver Transpl. 2006;12(3):358–60. https://doi.org/10.1002/lt.20670.

[49] Miller CM. Ethical dimensions of living donation: experience with living liver donation. Transplant Rev. 2008;22(3):206–9. https://doi.org/10.1016/j.trre.2008.02.001.

[50] Callahan D. Is justice enough? Ends and means in bioethics. Hast Cent Rep. 1996;26(6):9–10. https://doi.org/10.2307/3528744.

[51] Gillon R. Justice and allocation of medical resources. Br Med J (Clin Res Ed). 1985;291(6490):266–8. https://doi.org/10.1136/bmj.291.6490.266.

[52] Gill J, Joffres Y, Rose C, Lesage J, Landsberg D, Kadatz M, et al. The change in living kidney donation in women and men in the United States (2005-2015): a population-based analysis. J Am Soc Nephrol. 2018;29(4):1301–8. https://doi.org/10.1681/asn.2017111160.

[53] Tenenbaum EM. Swaps and chains and vouchers, oh my!: evaluating how saving more lives impacts the equitable allocation of live donor kidneys. Am J Law Med. 2018;44(1):67–118. https://doi.org/10.1177/0098858818763812.

[54] Gill JS, Delmonico F, Klarenbach S, Capron AM. Providing coverage for the unique lifelong health care needs of living kidney donors within the framework of financial neutrality. Am J Transplant. 2017;17(5):1176–81. https://doi.org/10.1111/ajt.14147.

[55] Hays R, Rodrigue J, Cohen D, Danovitch G, Matas A, Schold J, et al. Financial neutrality for living organ donors: reasoning, rationale, definitions, and implementation strategies. Am J Transplant. 2016;16(7):1973–81. https://doi.org/10.1111/ajt.13813.

[56] O'Neill O. Linking trust to trustworthiness. Int J Philos Stud. 2018;26(2):293–300. https://doi.org/10.1080/09672559.2018.1454637.

[57] Lentine K, Kasiske B, Levey A, Adams P, Alberú J, Bakr M, et al. KDIGO clinical practice guideline on the evaluation and Care of Living Kidney Donors. Transplantation. 2017;101(8S Suppl 1):S1–S109. https://doi.org/10.1097/tp.0000000000001769.

[58] Ethics Committee of the Transplantation S. The consensus statement of the Amsterdam Forum on the Care of the Live Kidney Donor. Transplantation. 2004;78(4):491–2. https://doi.org/10.1097/01.tp.0000136654.85459.1e.

[59] Ratner LE, Rana A, Ratner ER, Ernst V, Kelly J, Kornfeld D, et al. The altruistic unbalanced paired kidney exchange: proof of concept and survey of potential donor and recipient attitudes. Transplantation. 2010;89(1):15–22. https://doi.org/10.1097/tp.0b013e3181c626e1.

[60] Weng FL, Grogan T, Patel AM, Mulgaonkar S, Morgievich MM. Characteristics of compatible pair participants in kidney paired donation at a single center. Clin Transpl. 2017;31(6). https://doi.org/10.1111/ctr.12978.

[61] Bingaman AW, Wright FH, Kapturczak M, Shen L, Vick S, Murphey CL. Single-center kidney paired donation: the Methodist San Antonio experience. Am J Transplant. 2012;12(8):2125–32. https://doi.org/10.111/j.1600-6143.2012.04070.x.

[62] Segev DL. Innovative strategies in living donor kidney transplantation. Nat Rev Nephrol. 2012;8(6):332–8. https://doi.org/10.1038/nrneph.2012.82.

[63] Gentry SE, Segev DL, Simmerling M, Montgomery RA. Expanding kidney paired donation through participation by compatible pairs. Am J Transplant. 2007;7:2361–70. https://doi.org/10.1111/j.1600-6143.2007.01935.x.

[64] Glorie KM, de Klerk M, Wagelmans APM, van de Klundert JJ, Zuidema WC, Claas FHJ, et al. Coordinating unspecified living kidney donation and transplantation across the blood-type barrier in kidney exchange. Transplantation. 2013;96(9):814–20. https://doi.org/10.1097/tp.0b013e3182a132b7.

[65] Lee LY, Pham TA, Melcher ML. Living kidney donation: strategies to increase the donor pool. Surg Clin North Am. 2019;99(1):37–47. https://doi.org/10.1016/j.suc.2018.09.003.

[66] Fortin M-C. Is it ethical to invite compatible pairs to participate in exchange programs? J Med Ethics. 2013;39(12):743–7. https://doi.org/10.1136/medethics-2012-101129.

[67] Cohen I. The Price of everything, the value of nothing: reframing the commodification debate. Harv Law Rev. 2003;117:689–710.

[68] Morley M. Increasing the supply of organs for transplantation through paired organ exchanges. Yale Law & Policy Review. 2003;21:221–62.

[69] Veatch RM. Organ exchanges: fairness to the O-blood group. Am J Transplant. 2006;6:1–2. https://doi.org/10.1111/j.1600-6143.2005.01164.x.

[70] Durand C, Duplantie A, Fortin M-C. Transplant professionals' proposals for the implementation of an altruistic unbalanced paired kidney exchange program. Transplantation.2014;98(7):754–9. https://doi.org/10.1097/tp.0000000000000127.

[71] Gill J, Gill J, Ballesteros F, Fortin M-C. Transplant candidates and potential living kidney donors are supportive of reciprocity for transplant candidates who participate in kidney paired donation with a compatible donor. Am J Transplant. 2018;18(S4):528–9.

[72] Fortin M-C, Gill J, Ballesteros F, Gill J. Compatible donor and recipient pairs' perspectives on participation in kidney paired donation programs: emotional relationships matter. Transplant Summit. October 16–20; Ottawa. 2018.

[73] Gill J, Tinckam K, Fortin M, Rose C, Shick-Makaroff K, Young K, et al. Reciprocity to increase participation of compatible living donor and recipient pairs in kidney paired donation. Am J Transplant. 2017;17(7):1723–8. https://doi.org/10.1111/ajt.14275.

[74] Fortin M-C. Is it ethical to offer priority points to compatible pairs participating in kidney exchange programs? In: Massey E, Ambagtsheer F, Weimar W, editors. Ethical, legal and psychosocial aspects of transplantation: global challenges. Lengerich: PABST; 2017. p. 75–81.

[75] Tenenbaum EM. Swaps and chains and vouchers, oh my!: evaluating how saving more lives impacts the equitable allocation of live donor kidneys. Am J Law Med. 2018;44(1):67–118. https://doi.org/10.1177/0098858818763812.

[76] Foster MC, Coresh J, Fornage M, Astor BC, Grams M, Franceschini N, et al. APOL1 variants associate with increased risk of CKD among African Americans. J Am Soc Nephrol. 2013;24(9):1484–91. https://doi.org/10.1681/asn.2013010113.

[77] Tedla FM, Yap E. Apolipoprotein L1 and kidney transplantation. Curr Opin Organ Transplant. 2019;24(1):

97–102. https://doi.org/10.1097/mot.0000000000000600.

[78] Chang JH, Husain SA, Santoriello D, Stokes MB, Miles CD, Foster KW, et al. Donor's APOL1 risk genotype and "second hits" associated with De novo collapsing Glomerulopathy in deceased donor kidney transplant recipients: a report of 5 cases. Am J Kidney Dis. 2019;73(1):134–9. https://doi.org/10.1053/j.ajkd.2018.05.008.

[79] Lentine KL, Mannon RB. Apolipoprotein L1: role in the evaluation of kidney transplant donors. Curr Opin Nephrol Hypertens. 2020.;29(6):645–55. https://doi.org/10.1097/mnh.0000000000000653.

[80] Freedman BI, Julian BA, Pastan SO, Israni AK, Schladt D, Gautreaux MD, et al. Apolipoprotein L1 gene variants in deceased organ donors are associated with renal allograft failure. Am J Transplant. 2015;15(6):1615–22. https://doi.org/10.1111/ajt.13223.

[81] Zwang NA, Shetty A, Sustento-Reodica N, Gordon EJ, Leventhal J, Gallon L, et al. APOL1-associated end-stage renal disease in a living kidney transplant donor. Am J Transplant. 2016;16(12):3568–72. https://doi.org/10.1111/ajt.14035.

[82] Kofman T, Audard V, Narjoz C, Gribouval O, Matignon M, Leibler C, et al. APOL1 polymorphisms and development of CKD in an identical twin donor and recipient pair. Am J Kidney Dis. 2014;63(5):816–9. https://doi.org/10.1053/j.ajkd.2013.12.014.

[83] Doshi MD, Ortigosa-Goggins M, Garg AX, Li L, Poggio ED, Winkler CA, et al. APOL1 genotype and renal function of black living donors. J Am Soc Nephrol: JASN. 2018;29(4):1309–16. https://doi.org/10.1681/ASN.2017060658.

[84] Mena-Gutierrez AM, Reeves-Daniel AM, Jay CL, Freedman BI. Practical considerations for APOL1 genotyping in the living kidney donor evaluation. Transplantation. 2020;104(1):27–32. https://doi.org/10.1097/tp.0000000000002933.

[85] McIntosh T, Mohan S, Sawinski D, Iltis A, DuBois JM. Variation of ApoL1 testing practices for living kidney donors. Prog Transplant. 2020;30(1):22–8. https://doi.org/10.1177/1526924819892917.

[86] Newell KA, Formica RN, Gill JS, Schold JD, Allan JS, Covington SH, et al. Integrating APOL1 gene variants into renal transplantation: considerations arising from the American Society of Transplantation expert conference. Am J Transplant. 2017;17(4):901–11. https://doi.org/10.1111/ajt.14173.

[87] British Transplantation Society (BTS). Guidelines for living donor kidney transplantation. 2018. Available at: https://bts.org.uk/wp-content/uploads/2018/07/FINAL_LDKTguidelines_June-2018.pdf. Accessed: 7 Sept 2020.

[88] Gordon EJ, Amomicronrtegui D, Blancas I, Wicklund C, Friedewald J, Sharp RR. African American living Donors' attitudes about APOL1 genetic testing: a mixed methods study. Am J Kidney Dis. 2018;72(6):819–33. https://doi.org/10.1053/j.ajkd.2018.07.017.

[89] Gordon EJ, Wicklund C, Lee J, Sharp RR, Friedewald J. A National Survey of transplant surgeons and nephrologists on implementing Apolipoprotein L1 (APOL1) genetic testing into clinical practice. Prog Transplant. 2018:1526924818817048. https://doi.org/10.1177/1526924818817048.

[90] Freedman B, Moxey-Mims M, Alexander A, Astor B, Birdwell K, Bowden D, et al. APOL1 long-term kidney transplantation outcomes network (APOLLO): Design and rationale. Kidney Int Rep. 2020(5):278–88. https://doi.org/10.1016/j.ekir.2019.11.022.

[91] Ross LF, Thistlethwaite JR Jr. Introducing genetic tests with uncertain implications in living donor kidney transplantation: ApoL1 as a case study. Prog Transplant. 2016;26(3):203–6. https://doi.org/10.1177/1526924816654608.

[92] Wright L, Buchman D, Chandler J, Schultz K, Fortin M-C, Greenberg R, et al. Fast facts: public solicitation for solid organs and hematopoietic stem cells from living donors. 2015. Available at: http://media.wix.com/ugd/5a805e_be3abb0f072144698ded27047d221e70.pdf. Accessed: 7 Sept 2020.

[93] CBC News. Eugene Melnyk, Ottawa Senators owner, needs urgent liver transplant. Posted: 14 May 2015. Available at: http://www.cbc.ca/news/canada/ottawa/eugene-melnyk-ottawasenators-owner-needs-urgent-liver-transplant-1.3074658. Accessed: 7 Sept 2020.

[94] Coyle J. 'The rich do better': ethics and Eugene Melnyk's new liver. The Star. Posted: 23 May 2015. Available at: https://www.thestar.com/news/canada/2015/05/23/the-rich-do-better-ethics-and-eugene-melnyks-new-liver.html. Accessed: 7 Sept 2020.

[95] Friscolanti M. The miracle twins. Available at: https://site.macleans.ca/longform/miracletwins/index.html. Accessed: 7 Sept 2020.

[96] Goldberg A. Advertising for organs. Virtual Mentor. 2005;7(9):virtualmentor.2005.7.9 .msoc2-0509. https://doi.org/10.1001/virtualmentor.2005.7.9.msoc2-0509.

[97] Miller AM. Please give me your kidney: how to crowdsource for an organ. Posted: 30 June 2016. Available at: https://health.usnews.com/health-news/patient-advice/articles/2016-06-30/please-give-me-your-kidney-how-to-crowdsource-for-an-organ. Accessed: 7 Sept 2020.

[98] Pronk M, Slaats D, Zuidema W, Hilhorst M, Dor F, Betjes M, et al. "what if this is my chance to save my life?" a semistructured interview study on the motives and experiences of end-stage renal disease patients who engaged in public solicitation of a living kidney donor. Transpl Int.

2017. https://doi.org/10.1111/tri.13095.

[99] Rossi E. C-reactive protein and progressive atherosclerosis. Lancet. 2002;360(9344):1436–7. https://doi.org/10.1016/s0140-6736(02)11486-3.

[100] Neidich EM, Neidich AB, Coober JT, Bramstedtd KA. The ethical complexities of online organ solicitation via donor–patient websites: avoiding the "bauty contest". Am J Transplant. 2012;12(1):43–7. https://doi.org/10.1111/j.1600-6143.2011.03765.x.

[101] Marcon AR, Caulfield T, Toews M. Public solicitation and the Canadian media: two cases of living liver donation, two different stories. Transplant Direct. 2019;5(12). https://doi.org/10.1097/txd.0000000000000950.

[102] Robertson C. Who is really hurt anyway? The problem of soliciting designated organ donations. Am J Bioethics : AJOB. 2005;5(4):16–7. https://doi.org/10.1080/15265160500194493.

[103] Frunza M, Van Assche K, Lennerling A, Sterckx S, Citterio F, Mamode N, et al. Dealing with public solicitation of organs from living donors—an ELPAT view. Transplantation. 2015;99(10):2210–4. https://doi.org/10.1097/tp.0000000000000669.

[104] Hanto DW. Ethical challenges posed by the solicitation of deceased and living organ donors. N Engl J Med. 2007;356(10):1062–6. https://doi.org/10.1056/nejmsb062319.

[105] Glazier AK, Sasjack S. Should it be illicit to solicit? A legal analysis of policy options to regulate solicitation of organs for transplant. Health Matrix (Cleveland, Ohio :

1991). 2007;17(1):63–99. https://pubmed.ncbi.nlm.nih.gov/17849817/.

[106] Kazley AS, Hamidi B, Balliet W, Baliga P. Social media use among living kidney donors and recipients: survey on current practice and potential. J Med Internet Res. 2016;18(12):e328. https://doi.org/10.2196/jmir.6176.

[107] Chang A, Anderson EE, Turner HT, Shoham D, Hou SH, Grams M. Identifying potential kidney donors using social networking web sites. Clin Transpl. 2013;27(3):E320–6. https://doi.org/10.1111/ctr.12122.

[108] Kumar K, King EA, Muzaale AD, Konel JM, Bramstedt KA, Massie AB, et al. A smartphone app for increasing live organ donation. Am J Transplant. 2016;16(12):3548–53. https://doi. org/10.1111/ajt.13961.

[109] Bramstedtd KA, Cameron AM. Beyond the billboard: the Facebook-based application, donor, and its guided approach to facilitating living organ donation. Am J Transplant. 2016;

[110] Fortin M, Buchman D, Wright L, Chandler J, Delaney S, Fairhead T, et al. Public solicitation of anonymous organ donors: a position paper by the Canadian Society of Transplantation. Transplantation. 2017;101(1):17–20. https://doi.org/10.1097/tp.0000000000001514.

[111] Shanker RR, Anthony SJ, Wright L. A scoping review of the literature on public solicitations for living organ and hematopoietic stem cell donations. Prog Transplant. 2018;28(3):288–95. https://doi.org/10.1177/1526924818781578

活体供体移植项目的发展、创新和可持续性
Living Donor Transplant Program Growth, Innovation and Sustainability

David A. Axelrod   David Serur   Matthew Abramson   Dianne LaPointe Rudow   著

丁小明　李　杨　王婧雯　译

第16章

一、提高活体捐献率的障碍

众所周知，肾脏供者的短缺导致了肾移植等待名单上患者的过多死亡。不幸的是，尽管对器官的需求越来越大，活体捐献率却从 2004 年开始下降。令人高兴的是，2018 年我们见证了 LDKT 多年来的首次增长。捐献率下降的原因可能是多因素的，对少数民族、社会经济地位较低（socioeconomic status, SES）的人和老年人的影响尤其大。不幸的是，根据国家数据，有机会接受 LDKT 的差异似乎正在扩大。Purnell 等证明了黑人、西班牙裔和亚裔移植等待者获得 LDKT 的机会逐渐减少[1]。在 1995—1999 年间登记的患者中，黑人相对于白人接受 LDKT 的校正危险比（aHR）为 0.45（95%CI:0.42～0.48）。2010—2014 年，aHR 进一步降至 0.27（95%CI 0.26～0.28）。虽然造成种族差异的部分原因是为安全捐献所排除的疾病发病率的差异，包括糖尿病、肥胖、高血压和遗传倾向肾功能不全 [如载脂蛋白 L1（APOL1）] 等，但研究表明，潜在的可改变的风险因素导致了在获得活体肾移植的差距日益扩大[1]。

基于人群的活体捐献率分析表明，获得 LDKT 与接受肾移植人群的人口差异密切相关。Locke 等从疾控中心（CDC）行为危险因素监测系统得出活体捐献率与人群健康特征相关的结论[2]。LDKT 的比例与种族和少数民族的人口及社会经济地位较低人群的患病率呈负相关。与以高加索人为主的富裕社区相比，在低社会经济地位和少数民族人口聚集地区的移植中心 LDKT 比例有 10.7% 绝对下降。在一项多变量分析中，少数民族人口聚集中心报告的 LDKT 比那些主要服务于高加索人群的中心低 7.1%，而与高收入地区的移植中心相比，低收入地区要低 7.3%。

我们对获得 LDKT 的深刻原因的理解似乎在不断深入。虽然活体供者 / 供体候选人在评估、手术和术后护理方面没有直接成本，但活体捐献的过程通常会给等待者和供者带来巨大的经济花费。供体候选人通常会因为评估访问和检查而错过工作时间，而那些进行捐献的供者可能在手术后 4～6 周内是

无法工作的，这取决于他们的工作性质。收入损失对低社会经济地位的捐献者产生更大的影响，他们更多地从事需要大量体力劳动的工作，通过雇主获得带薪休假选择的可能性更小。在对 2455 名活体供者的研究中，Jacobs 等研究显示，20% 的捐献者认为捐献是一种经济负担，5% 的捐献者说他们在手术后难以支付每月账单[3]。年龄较大 [优势比（OR）=0.62（95%CI 0.51～0.75）] 或社会经济收入更高 [OR=0.58（95%CI 0.46～0.73）] 的活体供肾受者的财务问题较少并不奇怪。平均恢复时间也受到影响，因为与接受供肾切除术的少数民族和低社会经济收入者相比，白人供者和高社会经济收入供者的恢复时间较短。

几项前瞻性研究已经估计了活体捐献的绝对经济负担。一项对 912 名加拿大活体捐献者的前瞻性评估报告显示，捐献总成本的中位数为 2217 加元，包括自付费用和生产力损失[4]。对于这些捐献者，捐献过程涉及 1254 加元的自付费用，主要用于交通、住宿和捐献后的处方。美国估计捐献的直接经济成本平均为 5000 美元[5]。这一成本对捐献者来说是一个巨大的经济负担，这可能会导致整体上社会经济地位较低的人群，尤其是种族和少数民族的捐献率显著下降。

低社会经济地位的肾衰竭患者广泛接受活体捐献的障碍不仅包括活体捐献的经济方面。社会经济地位较低的终末期肾病（ESKD）患者与医疗保健系统的不协调更为常见。Bailey 等报道了一项对英国死亡后器官捐献受者的定性研究，以确定在其他可接受活体肾移植的候选人中阻碍获得 LDKT 的因素[6]。之所以选择这一人群，是因为它确保患者实际上在医学上可以接受由国家卫生服务体系支付的肾移植手术。通过结构化访谈，社会经济剥夺评分高的患者表现出更大的被动性，他们称感觉被剥夺了权力，缺乏社会支持，并对健康相关问题保持"短期"关注。这些行为限制了患者为自己做主的能力。例如假设他们不是候选人，被动和无权力表现为患者不与供者讨论 LDKT。缺乏社会支持限制了患者成功寻求潜在活体供体的能力。有趣的是，移植的费用和潜在捐献者的地位问题只在与社会经济地位较低的患者讨论时出现。这项研究表明，除了为消除活体供体的经济负担提供直接的财政补贴之外，还需要调整干预措施，旨在通过增加了解和增强低社会经济地位低的患者积极寻找活体供体能力的战略来增加 LDKT。

二、促进活体供体移植的制度文化

向所有潜在的受者提供安全和可用的 LDKT 的第一步是接受捐献和 LDKT 的重要性。移植项目有责任开发具有足够专业知识的项目，以评估、护理和跟踪所有活体供者，包括那些具有复杂医疗和手术条件的供者。为了在移植中心发展活体捐献文化，项目负责人应采纳 2014 年美国移植学会（AST）活体捐献共识会议的建议[7]。共识声明的主要建议是，移植项目、医疗保健专业人员和为慢性肾病（CKD）患者服务的人员采用一种明智的方法，强调 LDKT 是大多数肾衰竭患者的最佳治疗选择。如果没有优先考虑活体捐献的文化，医疗中心和肾脏护理者将无法解决现有的多元文化、经济和医疗障碍；创新实践将会滞后。如果临床医生对活体捐献有偏见，或者他们的信仰体系与这一原则相冲突，发扬这种文化则可能是一项挑战。Tong 等调查了世界各地移植项目的肾脏病学家和外科医生，发现评估者在界定供者可接受的风险、决策责任负担、医疗保护、尊重供者自主权和驱动意识形态 / 压力等方面面临挑战 [8]。移植项目需要直接解决这些问题，以确保患者和家属在活体捐献和 LDKT 方面获得准确和适当的咨询。这种咨询需要确保以一种真实的方式准确地传达风险，但不会无意中阻碍捐献。表16-1 中显示了确保支持和促进 LDKT 文化所需的其他部分，并进行了描述。本书中包括了 2014 年共识会议报告 [7] 中描述的必要的医疗、手术、经济和心理支持。本书在其他地方讨论了活体捐献的医疗和外科方面，因此本章重点介绍了可用于支持和改进活体捐献和 LDKT 的方法资源和其他干预措施。

表 16-1　确保推广 LDKT 的文化所需的方案组成部分（改编自 LaPointe Rudow 等 [7]）

- 确保促进 LDKT 的文化所需的方案组成部分
- 为种族 / 少数民族患者提供适合其文化的 LDKT 教育的资源和专业知识
- 为患者和他们的陪护者提供如何识别和接受潜在的活体捐赠者的培训
- 确保系统和人员到位，以便立即、彻底地回应活体捐赠者的询问
- 为风险较低 / 发病率较低或可能先发制人接受移植的潜在活体捐赠者（供体）创建一个快速的移植候选程序
- 提供专业知识来评估医学和外科复杂的供体
- 收集并系统审查活体供体的指标，以衡量效率
- 创建质量改进计划，以确保持续评估和改进对移植受者和活体供体的 LDKT 教育

三、减轻活体捐献经济负担的干预措施

如上所述，活体捐献的经济障碍被广泛认为是限制捐献的主要因素。这种联系的直接证据是活体捐献率和社区 SES 之间的相关性。在美国，国家活体捐献援助中心（National Living Donor Assistance Center，NLDAC）最初于 2006 年根据《器官捐献和恢复改善法案》（第 108～216 页）获得资助，该法案授权美国卫生与公众服务部部长创立一个为活体捐献者提供直接财政援助的项目 [9]。这些基金旨在消除旅行、住房和非医疗费用造成的财务障碍。尽管白宫于 2019 年 7 月 10 日发布了一项行政命令，试图通过国家劳工赔偿委员会 [10] 补偿工资损失，但这些资金并不能弥补收入损失。NLDAC 的资金是通过向管理该项目的美国移植外科医师协会（American Society of Transplant Surgeons，ASTS）提交建议书的方式来实现的。NLDAC 的资金仅限于向经济能力有限的捐献者捐款（小于美国联邦贫困水平的300%，但这可能会扩大到更高的收入水平）。NLDAC 被指定为最后付款人。因此，如果供者可以获得基于州的项目或私人保险津贴，他们将被限制接受 NLDAC 的援助。值得注意的是，一旦确定了受者，非定向供者就有资格获得 NLDAC 的援助。

Mathur 等分析了 2012—2015 年间收到的 NLDAC 申请的结果 [11]。在此期间，有 2425 份申请获得批准，其中有 1330 名活体供者。平均奖金为 2071 美元，接受援助的受者收入的中位数为 42 510 美元。然后，作者考虑了通过这种适度支持实现的投资回报率（return on investment，ROI）。通过促进早期移植和有限的透析支出，NLDAC 估计在 5 年内节省了 2.56 亿美元的直接成本（ROI 为 28.2 倍）。该项目在持续进展中，到目前为止，已有超过 4855 位活体供者获得了援助，这些援助现在涵盖了旅行、餐饮、

住宿和其他自付费用。其他用于抵消捐献成本的基金会资源包括美国移植基金会，该基金会帮助低收入患者实现收入替代。然而，这些资金限制在 700 美元以内。

私营保险公司也认识到活体捐献带来的巨大临床和经济效益。联邦医疗保健/OPTUM 在 2016 年的美国移植大会上宣布，捐献者将有资格获得高达 5000 美元的旅行相关费用报销，以抵消捐献的生活费用 [12]。根据合同协议，其他个人的移植受者也可能提供类似的援助。一些州有资助捐献者生活费用的项目。

最近，AST 活体供体实践社区工作组的建议中也阐述了移植计划计费实践，以最大限度地减少活体供体候选人和供体的评估、手术和后续护理的经济负担。一些建议是对所有移植受者采用标准的获取费用，将所有捐献者的费用作为肾脏采集费用列入医疗保险费用报告，减少捐献者的旅行负担，在捐献前核实捐献并发症的保险方案，并鼓励捐献者取得医疗保险 A 和 B 部分，以确保覆盖捐赠的并发症 [13]。

四、增加种族和少数族裔活体移植的干预措施

来自代表不足的少数族裔社区的活体捐献者缺乏足够的参与和授权，仍然是少数族裔移植候选人获得 LKDT 的一个重大障碍。改善获得 LDKT 的第一步是增强移植受者及其社交网络的能力。为了实现这一目标，目前已经开发和评估了各种方案 [14, 15]。Garonzik-Wang 等在 2012 年报道了活体供体冠军计划 [16]。在这个项目中，移植等待者社交网络中的人接受了在他们的社交网络中分享移植、捐献和肾脏患者对器官捐献者的需求方面的培训。在 15 名患者的试点试验中，25 名潜在捐献者挺身而出，4 名患者接受了移植，另外 3 名患者接受了捐献者的评估。相比之下，与之匹配的对照组等待者没有接受活体供肾移植。纽约西奈山最近报道了一个类似的项目，即肾脏教练项目 [17]。在这个项目中，潜在受者的训练者接受了寻找潜在捐献者的培训。至少有一次捐献者询问的移植候选人从对照组的 37% 增加到了干预组的 80%（P=0.001）。

Rodrigue 等在 2008 年提出了一种替代策略 [18]。在他们的"上门服务"干预中，为非裔美国肾脏患者开发了一个文化敏感的上门服务项目。该计划为移植等待者和他们社交网络的受邀成员提供家庭宣教课程。这包括一段简短的视频和与移植项目代表进行的 1 小时互动。一项正式的随机对照试验评估，与基于诊所的宣教相比，上门服务干预显著增加了对少数族裔受者的活体供体询问。与历史对照相比，这项研究增加了询问活体捐献者（77.4% vs. 51.7%）、评估捐献者（48.4% vs. 17.2%）和接受 LDKT 治疗（45.2% vs. 13.8%）的患者的比例。该项目在高加索人群中也取得了成功 [18]。

不幸的是，联系该中心进行评估的捐献候选人的退出仍然是一个重大问题，特别是在潜在的非裔美国人（AA）捐献者中。Kumar 等最近比较了约翰斯·霍普金斯大学 911 名潜在捐献者的结果，其中 27% 的人自称是非裔美国人 [19]。基于种族因素，AA 与非 AA 相比捐献的进展明显减缓了 2 年（20% vs. 36%；HR=0.41，P < 0.001）。在 74% 没有捐献的非裔美国人中，42% 的人由于高血压、肥胖和肾脏异常等医疗因素而没有进行捐献。其他不捐献的原因包括社会（10%）、个人（18%）或其他。相比

之下，虽然 73% 的非 AA 也没有进展到捐献，但医疗因素只导致了 26% 的下降。非裔美国人从最初的医疗筛查到正式评估（aHR 0.62，*P*=0.02）和从最终批准到进行捐献（aHR 0.51，*P*=0.02）的可能性明显较低。作者的结论是，非裔美国人获得医疗许可的障碍包括：生物相关供体的医疗合并症发生率较高，尽管居住在离中心较近的地方，但完成评估所需的时间更长。作者建议，需要为社交网络有限的潜在捐献者提供额外的支持（如捐献引导员或同行的支持），以帮助其完成活体捐献评估过程。

尽管 ESKD 发生率较高[20]，但西班牙裔患者的活体捐献率也低得不成比例。与非西班牙裔白人移植候选人相比，等待接受移植的西班牙裔候选人接受任何移植的可能性较小（17.8% vs. 25.1%），特别是 LDKT（4.6% vs. 10.5%）。为了解决这种差异，西北纪念医院的移植项目制订了一个文化敏感的"西班牙裔移植计划"。这个综合项目提供教育、医疗服务，并由西班牙语的专业人员进行护理协调。移植受者教育项目由双语医疗专业人员授课，专门针对"西班牙语文化和宗教关怀及神话"，以鼓励捐献。该计划导致西班牙裔患者获得 LDKT 的数量增加了 70%。该计划目前正在另外两个机构进行评估[21]。

五、技术在推进活体捐献中的作用

概述

为了促进活体捐献，对准确、方便和具有文化敏感性的决策工具的需求从未像现在这样强烈。越来越多的患者求助于在线资源，以获得关于活体捐献的风险和益处的基本知识。不同于上文提到的针对西班牙裔的西北纪念医院计划，大多数提供活体捐献和 LDKT 信息的网站并不提供符合阅读和理解水平的指南范围内的内容。Rodrigue 等查阅了 21 个向潜在捐献者提供信息的美国网站[22]。在这些信息来源中，62% 被归类为阅读困难，并且都在六年级阅读水平以上。内容分析显示，在 30 个推荐的捐献者信息中，平均每个网站只呈现其中的 62%。缺失的数据包括关于死亡、感染或疼痛以外的并发症的信息。同样，虽然大多数网站报告说捐献者可能需要自付费用，但大多数没有具体说明，只有 62% 的网站建议了可能的援助资源。其他未强调的关键因素包括优先将发生 ESKD 的活体捐献者列入肾脏移植名单（38%）、捐赠者健康信息的隐私保护（33%）、已故捐献者移植的等待时间（33%）及抢先移植的好处（19%）。此外，虽然许多网站包含种族多样化的照片，但很少明确提及种族（29%）、提供非英语文本（24%）或在视频中包含少数族裔患者（10%）。最后，超过 90% 的网站没有提到高危少数群体活体捐献的独有风险。对于许多潜在的移植受者来说，许多关于捐献和移植的在线资源的阅读水平过高[23]。

这些数据表明，有必要开发和推广具有文化敏感性的交互式和基于网络的工具。如果操作正确，基于网络或移动应用程序是提高人们对活体捐献的认识和接受程度的重要工具。Gander 等回顾了可用于增加 LDKT 的现有决策辅助工具，特别是在服务不足的少数群体中[24]。这些网站为接受者和潜在的捐赠者提供适当的、有文化价值的信息。

1. 提供资源以加强非裔美国患者对肾脏疾病做出决策的准备程度（已准备）[25]

这是一个基于视频和文本的开发程序，旨在让非裔美国患者了解包括 LDKT 在内的肾脏疾病的选择。该计划的有效性目前正在一项临床试验中进行评估。

2. 高要求，高付出[26]

这项活动是由国家肾脏基金会（NKF）在 2014 年响应社区要求发起的。该计划包括患者额外信息和一个旨在提高人们对活体捐献兴趣的网站。该计划的核心是在移植计划的支持下举办为期半天的研讨会，向肾脏病患者和家人和（或）朋友宣教关于移植、活体捐献，以及用他们的社交网络分享患者需求的策略。这一计划的影响尚未进行前瞻性评估。

3. 关于移植和分享的选择（Living ACTS）[27]

这是一个以视频和文字为基础的教育项目，专门用于教育人们关于活体捐献的知识。该方案提供包括捐献和治疗选择的文化敏感性的教育，同时承认家庭在非裔美国人群健康决策中的作用。在一项涉及 268 名移植等待者的随机试验中，Living ACTS 计划增加了人们对 LDKT 的了解和意愿。

4. 信息：告知自己有关西班牙裔 / 拉丁裔的活体肾脏捐献的信息[28]

该资源是针对西班牙裔的西班牙语网络干预。该网站结合了关于移植和活体捐献的双语教育，遵循西班牙裔社区的文化规范。该网站通过交互式图片、奖状和肥皂剧来提高用户参与度。对干预的随机前瞻性评估结果表明，在随后的 3 周中，该方案的持续实施使得知识立即增加。

5. UNOS 肾脏学习中心（KTLC）[29]

这是一个为患者、家属和潜在的活体捐献者提供有关肾移植和活体捐赠的公共教育资源的在线国家交流中心。KTLC 收集和整理了国家领导人在设计移植教育时开发的信息；这些计划被统一起来，然后针对健康知识进行了修订，形成了一个易于理解、导航和使用的网站。虽然已经对各个程序的内容进行了有效性研究，但还没有针对信息交换中心的研究。

6. 美国移植学会活体捐献者工具包[30]

这是一个独立的网站，具有集中的、标准化的、数据驱动的、中立、高质量的活体捐献者教育，用于补充其他现有的资源。有供者和受者两个层面的部分，提供有关肾脏捐献的财务风险（兵役、成本估算工作表、就业、捐献后的受保程度、筹款、财政支持基金和税法）和医疗风险（如肾衰竭、高血压、肥胖、多囊肾病风险、肾结石、血尿、肾脏配对捐献和代谢综合征），以及心理社会风险、知情同意和初级保健提供者的参与信息。这些信息是以中学理解水平编写的健康知识报告，并有英语和西班牙语版本。

每个项目都可以与移植计划的内部教育相结合，以提高对活体捐献和 LDKT 的认识。这些干预措施与标准护理不同，它直接涉及患者的社交网络，为不同的社区提供对文化敏感的教育，并允许自我指导学习。

六、社交媒体作为增加活体捐献的工具

社交媒体已经成功用于宣传减少饮酒和吸烟，以及积极加强饮食和锻炼。随着社交媒体在我们的日常生活中变得越来越普遍，它在肾脏捐献和移植领域的应用也越来越广泛。2015 年，Kazley等[31]对 199 名肾移植等待者进行了一项基于调查的横断面研究。52.2% 表示使用社交媒体（大多数使用 Facebook），25.1% 的人发布与健康相关的活动，35.7% 愿意通过社交媒体分享他们的健康信息，11.6% 的人宣传他们对于肾脏捐献的需求。2013 年，Chang 等确定了 91 个公开的要求捐献的肾移植等待者的 Facebook 页面；64% 显示了患者的血型，43% 显示了肾衰竭的病因，71% 显示了患者的地理位置。关于其影响，32% 的报告捐献者正在接受检测，10% 的人接受 LDKT，但发表时间不同。研究发现，页面浏览量与接受活体肾移植显著相关[32]。Kumar 等[33]开发了一款 Facebook 应用程序，允许移植等待者发布自己在肾脏疾病方面的经历和对肾脏的需求。与对照组相比，那些用这款应用在Facebook 上发帖的人有潜在的活体捐献者挺身而出的可能性要高 6.6 倍。Moorlock[34]解释了使用社交媒体的两种截然不同的策略：提高认识（使用人口数据）和个性化方法（使用案例研究）来促进活体捐献。作者认为，对"可识别的受害者"的案例研究有助于产生同理心，倾向于无私的活体捐献。社交媒体使移植等待者能够充当可识别的受害者，这将产生同理心，从而引起公开募捐。这可能会带来一个独特的机会，不仅可以获得移植的好处，还可以掌握自己的未来。例如 Twitter 等其他社交媒体平台正被用于在公众、患者和供者之间交流和分享有关移植和活体捐献的信息[35]。

在越来越多地使用与捐献和移植相关的社交媒体中，利用社交媒体增加个人接受肾脏移植概率的伦理问题也处在争论之中。首先，不成功的移植患者可能会产生一种被遗弃的感觉，因为其他使用同样策略的人却成功了；其次，社会不平等可能会限制社交媒体的使用，进一步加剧种族和民族差异；第三，根据非医学标准（如令人信服的故事或良好的营销活动）选择接受者是一个道德难题，而不是根据最需要帮助的人。最后，大量的项目资源被大量的捐献请求消耗，但很少有真正的候选者，特别是来自无关的社交媒体联系人。负责任地使用社交媒体和以信托方式使用项目资源和人力的规划指导方针可以帮助使用这些工具进行符合道德的肾脏捐献征集。器官获取与移植网络（OPTN）活体捐献者委员会于 2019 年春季成立了一个工作组，重点是为移植中心制订适当使用与活体捐献相关的社交媒体的指南[36]。

社交媒体团体已经开发了一些工具来帮助满足器官捐献者的标准化要求。2012 年，Facebook 与约翰斯·霍普金斯大学的移植团队合作，在用户档案中添加了"器官捐献者"选项。这提供了州捐献登记网站的链接，并且向朋友们发出了添加个人资料的通知。在被称为"Facebook 效应"实施的第 1 天后，已故捐献者注册人数增加了 21 倍，从密歇根州的 6.9 倍到佐治亚州的 108.9 倍，增长持续了 12 天[37]。目前还不清楚器官捐献者的适应证是否会导致更高的活体供体率。"捐献者"是一款免费的 Facebook 应用程序，被设计成一种非强制性的低压解决方案，用于移植候选人的推广，同时减轻了人们对不道德的活体捐献请求的担忧[38]。该应用程序提供了一个易于遵循的模板，引导患者构建尽可能准确和结构

化的叙述。患者决定他们的哪些"朋友"可以接触到这个故事。患者的活体捐献者也可以参与这项应用，他们可以补充那些已发表的故事。

七、增加活体捐献所需的制度策略和资源

确定和招募更多的捐献者并不足以最大限度地发挥活体捐献的潜力。高功能中心要求公共机构承诺提供最佳的项目方案和足够的财政资源来支持活体供体项目的所有组成部分。这些措施包括监督以确保该计划符合有关活体捐献的复杂规定、足够的外科技能和冗余，以确保覆盖所有日期、活体捐赠方面的医疗专业知识、鼓励和支持捐献的社会心理评估以及确保协作的计划领导者[39]。图 16-1 总结了建议的程序结构、教育、评估和护理流程，以优化成功的活体捐献和 LDKT。

（一）领导和人员配置

该项目应配备大量人力资源，主要或专门用于活体捐献者团队；具体地说，该项目应至少有一名活体捐献协调员和一名专业的医生领导人[7]。该团队需要经验丰富的临床领导者，以便在整个过程中有效地教育、筛选、评估和照顾潜在的和确认的活体捐献者。医生领导人通常扮演领导者的角色；然而，护士也发挥了作用，因为他们可能会把更多的时间投入到维持活体捐献团队效率所需的过程和政策上[31]。在现有的实践中，潜在的活体供者通常不像过去那样直截了当，而且可能有复杂的内科、外科和社会心理状况，这需要包括肾脏病、心理学和麻醉学在内的专家进行评估。

由于移植等待者的医疗问题可能会使扰乱 LDKT 进程，并导致延误和资源浪费，现已发现加速评估受者的并行流程可以改善沟通并导致 LDKT 增加[32]。通过指派一名协调员专门关注有潜在活体供体的移植等待者可以促进这一过程。增加的管理人员对于及时响应询问、收集医疗记录和协助安排预约、帮助患者熟悉流程以及协调所需的术前、围术期和术后护理至关重要。人员配置模式应根据进入系统的潜在捐献者的人数而不是 LDKT 的人数来确定，因为实际上只有少数潜在捐献者实施捐献[40]。护理上的任何延误都可能导致失去 LDKT 机会。充足的人员配备和协调医务人员、外科医生、心理医生和后勤人员之间的日常交流可以改善协作，以解决 LDKT 的延误和障碍[41]。

（二）程序化支持

除了承诺为活体捐献项目配备足够的人员外，还需要医院的资源来确保该项目有能力处理预期增长的筛查、评估和手术数量。在一项研究中，潜在的活体捐献者列举了完成活体捐献评估的多个移植中心层面的障碍。捐献者称评估过程效率低下，且时间过长，导致移植等待者病情严重，无法进行移植，或者潜在的捐献者失去信心并退出，这两者都会导致 LDKT 的比例降低[42]。中心应该把重点放在解决效率低下的问题上[43, 44, 45]。这包括提供充足的门诊时间，以便在一周内多个方便的时间在指定的诊所提供活体供者预约。在包括放射学、心电图学和实验室在内的各种检测地点应该有封闭的时间，以便能够及时协调地处置潜在供体。该计划应与普通顾问合作，以便在需要时可以方便预约。专业实验室和免疫学的周转时间应该尽量缩短，以避免延误。医院应该提供封闭的手术室时间，以完成那些

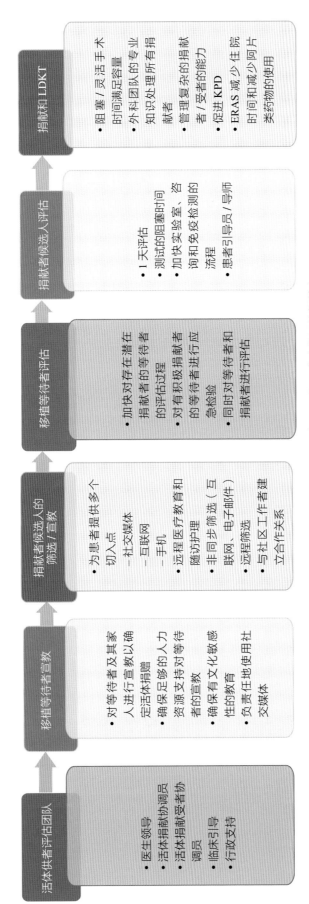

▲ 图 16-1 结构化程序、教育、评估和护理流程，以优化成功的活体捐献和 LDKT

ERAS. 加速康复外科；KPD. 肾脏配对捐献；LDKT. 活体供肾移植

已批准的活体肾移植，并防止病例积压。活体捐献者应该能够在不到 3 个月的时间内完成从提及捐献到实施捐献[40]。

（三）电子筛查潜在活体供体

大多数潜在的活体捐献者通过调用移植程序开始评估过程或参加中心的面对面会议来进入移植系统。这可能是一个障碍，因为项目通常有 5~9 个工作日可用于电话和个人联系，这要求任何感兴趣的潜在捐献者要利用工作之外或没有其他责任的时间来开始这个过程。此外，移植团队的工作人员要利用各种资源来筛选所有的询问，甚至是那些有绝对禁忌证的捐献者。最近，基于网络的筛选工具越来越成功，可以在 1 天中的任何时间完成，使终端用户更容易访问[46-48]。这种基于网络的软件平台具有直观的算法，使它们对用户友好，并能够在利用宝贵的人力资源之前，在进程的早期识别不可纳入的捐献者。这些系统提高了潜在捐献者的便利，并节省了人力资源，以便有效地处理合适的潜在捐献者。一个中心报告说，捐献者自我推荐从每月 61 例增加到 116 例[46]。电子筛查系统大大加快了转诊的初步审查，改善了沟通，降低了劳动力成本，并增加了活体供体自荐。

（四）对移植患者和潜在捐献者的教育

成功的活体捐献需要确保临床医生关注移植等待者和潜在供体，有方法和时间进行活体捐献和 LDKT 教育。上一节讨论的循证教育项目可能会成功，但需要的人力资源超过了一般上市实践和医疗管理所需的。许多教育干预措施需要不止一次地重复，而且可能具有挑战性，特别是在健康或文化障碍的患者中。在门诊外使用被指定提供这种教育的工作人员已经显示出成功地增加了试图寻找潜在活体供体和活体供体查询的候选人[49]。

（五）对所有的潜在供者进行及时评估

与方便、高效的筛查过程同样重要的是，移植项目必须有一个及时的流程来对潜在供者进行全面的医疗和社会心理学评估。冗长乏味的活体供体评估方案被认为是 30% 的供者退出捐献的原因[50]。相比之下，另一个中心报告说，当实施为期一天的捐献者评估时，活体肾移植增加了 8 倍。Graham 和 Courtney 认为，简化这一流程可以使更多的潜在供者进行捐献[51]。除了高效计划的一天，捐献者还将得到一名经验丰富的活体供体协调员的帮助，在整个过程中他可以随时可以加入讨论。数据显示，在评估当天建立融洽的关系有助于评估的成功，94% 的潜在供者对评估过程表示满意[52]。该计划应该在为期一天的评估之前进行预评估和教育，从而使潜在捐献者为这一快速流程做好准备。通常情况下，潜在活体供者对医疗保健是陌生的，一天的引导可能会使他们不知所措。活体捐献顾问和患者引导员也可以提高这一过程的支持和满意度。在评估和测试当天有引导员协助从一个地方到另一个地方，并解释每次预约的目的，可以缓解焦虑，改善体验。与没有亲身经历过活体捐献的团队相比，经历过这一过程的顾问可以用一种截然不同的方式来解释这一过程。

值得注意的是，并不是所有的潜在捐献者都可以进行为期 1 天的评估。患有多种合并症、矛盾心理或健康状况不佳的捐献者可能需要额外的咨询。然而，这一快速过程可能对医疗或心理风险较低的潜在捐献者有利，例如年轻健康的捐献者、情感上很亲密的捐献者和具有抢先移植等待者的供者[7]。如果认知或矛盾心理是快速评估的障碍，移植中心应该探索新的方法，避免供者因需要前往移植中心而额外请假。远程医疗可能是潜在捐献者参加可靠的面对面评估之前进行初步评估和教育的一种机制，或者是对教育和支持的持续补充的一种机制。关于它在活体捐献中的效用的信息很少；然而，已发表的肾移植受者评估报告发现，远程医疗与降低成本和提高满意度有关，可作为标准评估的补充[52]。

（六）确保对活体捐献者进行随访

移植项目必须致力于提供资源，以确保对活体捐献者的随访符合要求。OPTN 要求活体捐献者恢复计划在随访的周年纪念 60 天内收集并向 OPTN 报告捐献后 6 个月、1 年和 2 年的临床和实验室随访数据[53]。重要的是，随访可以通过当地的初级保健服务提供者进行协调，但中心负责跟踪和报告信息[53]。这可能是劳动密集型的工作；考虑到存在财务和后勤障碍，许多项目难以遵守，这些障碍包括但不限于，假设活体捐献者身体健康，没有认识到随访的必要性，他们可能不住在捐献中心附近，或者给捐献者或项目带来成本负担[13]。尽管存在这些障碍，但仍进行了一些出色的实践，以实现成功的随访率。其中包括一种纲领性的信念，即随访对捐献者的安全和健康至关重要；意识到与每个捐献者建立和保持联系的重要性；采用系统性的方法进行随访，同时通过不断开展质量保证活动和相关策略的实施，尽量减少捐献者的负担[43]。还提出了将对捐献者的随访工作的财务影响降至最低的策略[13]。

新方法的一个例子就是利用科技手段收集活体捐献者的随访信息。Eno 等在调查了 100 名活体肾脏捐献者后发现智能手机的持有率很高（94.0%），79% 持有智能手机的捐献者认为通过使用移动健康工具完成他们所需的随访是很有用的[54]。他们发现年龄、性别或种族没有显著差异。这些结果表明，活体捐献者将受益于采用移动健康工具进行随访。正在进行一项随机对照试验，以确定 mKidney 系统（移动健康应用）对在一家大型移植医院进行 OPTN 授权的活体供者随访的依从性的影响。它将为在临床环境中实施这种系统的策略提供有价值的信息[55-56]。然而，并不是所有的活体捐献者都会从这种电子通信中受益，可能需要更个性化的关注。远程医疗可能是一种以个性化方式实现随访依从性而且不需要前往捐献中心的方式[57]。

OPTN 授权的随访只要求 2 年，因此只收集捐献者短期风险的数据。直到最近，还没有一致的方式来收集美国肾脏捐献者的长期风险数据。有必要建立一个全国活体捐献者登记册，以便对捐献者的一生进行前瞻性地随访。此外，有必要更好地了解许多最初自愿捐献的潜在捐赠者未实施捐献的原因，以及这些原因是否合理。因此，美国卫生与公共服务部要求移植受者科学登记处建立一个国家登记平台来解决这些重要问题。"活体捐献者集体"是一个正在进行的多中心试点项目，旨在确定通过 10 个大型、多样化的美国移植项目的中心获取活体捐赠者的长期数据的可行性[58]。该项目包括最终未捐献的潜在活体供者（可能作为有用的对照），并从活体供体评估开始收集数据。如果成功并在全国范围内推广，该登记将在知情同意过程中为临床医生和潜在捐献者提供有价值的信息，而且旨在消除移植项目中的数据收集负担。

（七）强有力的质量保证和性能改进流程

医疗保险和医疗补助服务中心（Centers for Medicare & Medicaid Services，CMS）要求所有移植项目都有一个强有力的质量保证和性能改进（Quality Assurance & Performance Improvement，QAPI）计划，以监督捐献和移植过程的各个方面。对于活体捐赠项目，指标应该选用旨在确保质量、效率和安全的过程和结果指标[40]。为了确保投入足够的方案和人力资源来最大限度地发挥 LDKT 的潜力，该项目应收集并系统地回顾能够提高效率和生产力的活体捐献者指标（表 16-2）[7]。应该利用收集到的数据来修改流程，以最大限度地发挥潜力[59]。

（八）活体捐献者满意度

让捐献者感受到他们在捐献过程和做出捐献决定时是被支持的是至关重要的。高达 96% 的捐献者表示对捐献感到"满意"。为了解活体捐献的障碍，Menjivar 等研究了与供者满意度相关的因素[60]。在调查了 332 名通过腹腔镜手术捐献肾脏者后，21% 的人认为出院时间过早，32% 的人认为因为捐献造成了经济损失。最不满意的一群捐献者认为捐献干扰了日常活动，造成疼痛和不适。此外，高达 25% 的从捐献中受益的受者由于对他们的、供者的捐献后护理不满，导致了对移植过程的不满[49]。为了提高对评估和捐献过程的满意度，活体捐献项目可以提高效率，最大限度地减少负担，并针对对捐献者来说很重要的预后进行量身定制的宣教[61]。

表 16-2　活体捐献者的质量保证和流程改进指标

活体捐献者的质量保证和流程改进指标
• 活体捐献者筛查的数量
• 活体捐献者评估的数量
• 活体肾移植的数量
• 潜在捐赠者如何进入系统（本人、电话、在线筛选）
• 捐献每个阶段的时间长度（转诊、评估、通过和等待手术）
• 潜在捐赠者被拒绝的原因（医疗、心理社会、捐赠者决定、BMI 等）
• 在捐献的各个阶段退出的潜在捐献者的数量
• 捐献者的人口学特征包括年龄、性别、种族和民族
• 受者的特征包括年龄、性别、种族、民族、透析时间、保险
• 随访 6 个月、1 年、2 年
• 需要随访在 OPTN 收集的临床和实验室数据的准确性

八、与社区工作者合作增加活体供者移植数量

移植项目应与当地透析工作人员和社区肾脏病专家发展合作关系，以增加 LDKT 数量。Getchell 等指出由于初级保健提供者、肾病专家、透析工作人员和移植中心之间的沟通不良和迟缓，导致 LDKT 存在明显的系统性障碍[42]。社区医生或肾病专家是一线的服务提供者，他们在提供有关活体捐献和 LDKT 益处的宣教方面具有独特的地位，并可提高这一过程的效率。需要对初级肾病医生进行培训，

以确保他们了解捐献者筛选和评估过程，在移植项目中的责任，以及他们在这一过程中可以发挥的潜在作用。移植项目应努力让社区肾病专家参与到活体供体的教育、评估和长期随访[62]。

与慢性肾病（CKD）管理门诊合作

从早期 CKD 转变为晚期 CKD 时，患者的护理方式会产生很大的变化，重点是为 ESKD 的发生做好准备。从 CKD 5 期 [肾小球滤过率＜ 15ml/（min·1.73m^2）] 进展到 ESKD 的时间中位数为 0.6 年[63]。只有 2.6% 的晚期 CKD 患者会接受抢先肾脏移植[64]，高住院率及住院期间开始肾脏替代治疗仍然是一个问题。抢先肾移植的比率低是一个多因素的问题，包括转诊到肾病科较迟和活体供体的缺乏。非裔美国人和健康状况较差的患者被推荐进行肾移植的可能性较小。因此，人们对那些以治疗晚期 CKD 患者并强调延缓病情进展和肾脏替代疗法为唯一目的的诊所越来越感兴趣。在 2007 年，NKF/ 肾脏疾病结果质量倡议（Kidney Disease Outcomes Quality Initiative，KDOQI）认识到需要专门研究晚期肾脏疾病的此类诊所，其目的是增加抢先肾移植，并因此为 CKD 诊所设计了的方案。

2011 年，建立了"晚期肾病健康过渡"干预措施，其主要目标是将护理管理人员纳入 ESKD 的准备阶段，以减少住院率和改进对患者的教育[65]。"慢性肾病管理门诊"包括最初的护理管理人员对患者家庭的访视，重点是讨论关于肾脏替代治疗方式，以及对患者的营养教育及家庭评估。在第一次访视之后，护理管理人员通过使用集成数据库和治疗方案的信息系统，与肾病专家一起设计出一个以患者为中心的计划。Fishbane 等[65] 比较了纽约州拿索县接受"晚期肾病健康过渡"干预的患者与接受常规护理的对照组患者之间的晚期 CKD 结局。干预组的住院率（每年 0.61%）低于对照组（每年 0.92%）。两组患者进展为终末期肾病的时间没有差异；干预组 13% 的患者接受了抢先移植，而对照组只有 7%，尽管这没有统计学意义[65]。

另一个慢性肾病门诊的例子是美国西北大学的"健康生活门诊"（Healthy Living Clinic，HLC）。HLC 的工作人员包括由西北大学的肾病学家推荐的一名医生助理、两名注册护士和一名营养师，每 4 个月随访一次。从 2003—2005 年，67 名患者被纳入 HLC，42 名患者符合移植条件，81% 的患者接受肾移植，而符合条件的对照组为 58%[66]。

九、结论

LDKT 为终末期肾病患者提供了最佳治疗方案。在全国范围内，尽管有大量潜在的捐献者，但可用于同种异体移植的肾脏仍然短缺。因此，移植项目和合作提供者需要策略来提高认识，以减少不必要的障碍，并支持勇敢的潜在捐献者来接受评估。移植中心需要公共机构的支持和资源，以确保潜在的捐献者得到恰当的评估，得到有效和富有同情心的照顾，并在手术后长期随访。如果以文化上合适的方式来处理，很可能会以一种安全、合乎道德和成本效益的方式显著增加获得 LDKT 的机会。成功始于与原发性肾病专家的合作，以确保在诊断为晚期 CKD 时及时转诊移植候选人和获取准确的 LKDT 信息。

参考文献

[1] Purnell TS, Luo X, Cooper LA, Massie AB, Kucirka LM, Henderson ML, et al. Association of race and ethnicity with live donor kidney transplantation in the United States from 1995 to 2014. JAMA. 2018;319(1):49–61. https://doi.org/10.1001/jama.2017.19152.

[2] Reed RD, Sawinski D, Shelton BA, MacLennan PA, Hanaway M, Kumar V, et al. Population health, ethnicity, and rate of living donor kidney transplantation. Transplantation. 2018;102(12):2080–7. https://doi.org/10.1097/TP.0000000000002286.

[3] Jacobs CL, Gross CR, Messersmith EE, Hong BA, Gillespie BW, Hill-Callahan P, et al. Emotional and financial experiences of kidney donors over the past 50 years: the RELIVE study. Clin J Am Soc Nephrol: CJASN. 2015;10(12):2221–31. https://doi.org/10.2215/CJN.07120714.

[4] Klarenbach S, Gill JS, Knoll G, Caulfield T, Boudville N, Prasad GVR, et al. Economic consequences incurred by living kidney donors: a Canadian multi-center prospective study. Am J Transplant. 2014;14(4):916–22. https://doi.org/10.1111/ajt.12662.

[5] Rodrigue JR, Schold JD, Morrissey P, Whiting J, Vella J, Kayler LK, et al. Direct and indirect costs following living kidney donation: findings from the KDOC study. Am J Transplant.2016;16(3):869–76. https://doi.org/10.1111/ajt.13591.

[6] Bailey PK, Tomson CRV, Macneill S, Marsden A, Cook D, Cooke R, et al. A multicenter cohort study of potential living kidney donors provides predictors of living kidney donation and nondonation. Kidney Int. 2017;92(5):1249–60. https://doi.org/10.1016/j.kint.2017.04.020.

[7] Lapointe Rudow D, Hays R, Baliga P, Cohen DJ, Cooper M, Danovitch GM, et al. Consensus conference on best practices in live kidney donation: recommendations to optimize education, access, and care. Am J Transplant. 2015;15(4):914–22. https://doi.org/10.1111/ajt.13173.

[8] Tong A, Chapman JR, Wong G, Craig JC. Living kidney donor assessment: challenges, uncertainties and controversies among transplant nephrologists and surgeons. Am J Transplant. 2013;13(11):2912–23. https://doi.org/10.1111/ajt.12411.

[9] Mathur AK, Hong B, Ojo A, Merion RM. The National Living Donor Assistance Center perspective on barriers to the use of federal travel grants for living donors. Clin Transpl. 2017;31(7). https://doi.org/10.1111/ctr.12984.

[10] Lentine KL, Mannon RB. The Advancing American Kidney Health (AAKH) Executive Order: Promise and Caveats for Expanding Access to Kidney Transplantation. Kidney360. 2020;1(6):557–60. https://doi.org/10.34067/KID.0001172020.

[11] Mathur AK, Xing J, Dickinson DM, Warren PH, Gifford KA, Hong BA, et al. Return on investment for financial assistance for living kidney donors in the United States. Clin Transpl. 2018;32(7):e13277. https://doi.org/10.1111/ctr.13277.

[12] UnitedHealth Group UnitedHealthcare will reimburse kidney donors' travel expenses, expanding life-saving access to kidney transplants. Date posted: 13 Jun 2016. Available at: https://www.unitedhealthgroup.com/newsroom/2016/0613kidneydonortravelexpenses.html. Accessed: 7 Sept 2020.

[13] Tietjen A, Hays R, McNatt G, Howey R, Lebron-Banks U, Thomas CP, et al. Billing for living kidney donor care: balancing cost recovery, regulatory compliance, and minimized donor burden. Curr Transplant Rep. 2019;6(2):155–66. https://doi.org/10.1007/s40472-019-00239-0.

[14] Hunt HF, Rodrigue JR, Dew MA, Schaffer RL, Henderson ML, Bloom R, et al. Strategies for increasing knowledge, communication, and access to living donor transplantation: an evidence review to inform patient education. Curr Transplant Rep. 2018;5(1):27–44. https://doi.org/10.1007/s40472-018-0181-1.

[15] Lentine KL, Mandelbrot D. Moving from intuition to data: building the evidence to support and increase living donor kidney transplantation. Clinical J Am Soc Nephrol: CJASN. 2017;12(9):1383–5. https://doi.org/10.2215/CJN.07150717.

[16] Garonzik-Wang JM, Berger JC, Ros RL, Kucirka LM, Deshpande NA, Boyarsky BJ, et al. Live donor champion: finding live kidney donors by separating the advocate from the patient. Transplantation. 2012;93(11):1147–50. https://doi.org/10.1097/TP.0b013e31824e75a5.

[17] Lapointe Rudow D, Geatrakas S, Armenti J, Tomback A, Khaim R, Porcello L, et al. Increasing living donation by implementing the kidney coach program. Clin Transpl. 2019;33(2):e13471. https://doi.org/10.1111/ctr.13471.

[18] Rodrigue JR, Pavlakis M, Egbuna O, Paek M, Waterman AD, Mandelbrot DA. The "house calls" trial: a randomized controlled trial to reduce racial disparities in live donor kidney transplantation: rationale and design. Contemp Clin Trials. 2012;33(4):811–8. https://doi.org/10.1016/j.cct.2012.03.015.

[19] Kumar K, Tonascia JM, Muzaale AD, Purnell TS, Ottmann SE, Ammary FA, et al. Racial differences in completion of the living kidney donor evaluation process. Clin Transpl.

2018;32(7):e13291. https://doi.org/10.1111/ctr.13291.

[20] Gordon EJ, Feinglass J, Carney P, Vera K, Olivero M, Black A, et al. A website intervention to increase knowledge about living kidney donation and transplantation among Hispanic/Latino Dialysis patients. Transplant. 2016;26(1):82–91. https://doi. org/10.1177/1526924816632124.

[21] Gordon EJ, Lee J, Kang RH, Caicedo JC, Holl JL, Ladner DP, et al. A complex culturally targeted intervention to reduce Hispanic disparities in living kidney donor transplantation: an effectiveness-implementation hybrid study protocol. BMC Health Serv Res. 2018;18:1. https://doi.org/10.1186/s12913-018-3151-5.

[22] Rodrigue JR, Feranil M, Lang J, Fleishman A. Readability, content analysis, and racial/ethnic diversity of online living kidney donation information. Clin Transpl. 2017;31(9). https://doi. org/10.1111/ctr.13039.

[23] Zhou EP, Kiwanuka E, Morrissey PE. Online patient resources for deceased donor and live donor kidney recipients: a comparative analysis of readability. Clin Kidney J. 2018;11(4):559–63. https://doi.org/10.1093/ckj/sfx129.

[24] Gander J, Gordon E, Patzer R. Decision aids to increase living donor kidney transplantation. Curr Transpl Rep. 2017;4(1):1–12. https://doi.org/10.1007/s40472-017-0133-1.

[25] Ephraim PL, Powe NR, Rabb H, Ameling J, Auguste P, Lewis-Boyer L, et al. The providing resources to enhance African American patients' readiness to make decisions about kidney disease (PREPARED) study: protocol of a randomized controlled trial. BMC Nephrol. 2012;13(1):135. https://doi.org/10.1186/1471-2369-13-135.

[26] National Kidney Foundation. The Big Ask, The Big Give. Available at: https://www.kidney. org/transplantation/livingdonors. Accessed: 7 Sept 2020.

[27] Arriola KRJ, Powell CL, Thompson NJ, Perryman JP, Basu M. Living donor transplant education for African American patients with end-stage renal disease. Prog Transpl. 2014;24(4):362–70. https://doi.org/10.7182/pit2014830.

[28] Infórmate: Inform yourself about Living Kidney Donation for Hispanic/Latinos. Available at: http://informate.org/english/. Accessed: 7 Sept 2020.

[29] About the Kidney Transplant Learning Center. Available at: https://transplantliving.org/kidney/about-the-kidney-transplant-learning-center/. Accessed: 7 Sept 2020.

[30] American Society for Transplantation Live Donor Tool Kit. Available at: https://www.myast. org/patient-information/live-donor-toolkit. Accessed: 7 Sept 2020.

[31] Kazley AS, Hamidi B, Balliet W, Baliga P. Social media use among living kidney donors and recipients: survey on current practice and potential. J Med Internet Res. 2016;18(12):e328. https://doi.org/10.2196/jmir.6176.

[32] Chang A, Anderson EE, Turner HT, Shoham D, Hou SH, Grams M. Identifying potential kidney donors using social networking web sites. Clin Transpl. 2013;27(3):E320–6. https://doi. org/10.1111/ctr.12122.

[33] Kumar K, King EA, Muzaale AD, Konel JM, Bramstedt KA, Massie AB, et al. A smartphone app for increasing live organ donation. Am J Transplant. 2016;16(12):3548–53. https://doi. org/10.1111/ajt.13961.

[34] Moorlock G, Draper H. Empathy, social media, and directed altruistic living organ donation. Bioethics. 2018;32(5):289–97. https://doi.org/10.1111/bioe.12438.

[35] Ruck JM, Henderson ML, Eno AK, Rasmussen SEVP, DiBrito SR, Thomas AG, et al. Use of twitter in communicating living solid organ donation information to the public: an exploratory study of living donors and transplant professionals. Clin Transpl. 2019;33(1):e13447. https://doi.org/10.1111/ctr.13447.

[36] Organ Procurement and Transplantation Network (OPTN). OPTN Living Donor Committee Meeting Minutes. 1 Apr 2019, Chicago, IL. Available at: https://optn.transplant.hrsa.gov/media/2956/20190401_living_donor_meeting_minutes.pdf. Accessed: 7 Sept 2020.

[37] Cameron AM, Massie AB, Alexander CE, Stewart B, Montgomery RA, Benavides NR, et al. Social media and organ donor registration: the Facebook effect. Am J Transplant. 2013;13(8):2059–65. https://doi.org/10.1111/ajt.12312.

[38] Bramstedt KA, Cameron AM. Beyond the billboard: the Facebook-based application, donor, and its guided approach to facilitating living organ donation. Am J Transplant. 2017;17(2):336–40. https://doi.org/10.1111/ajt.14004.

[39] Rudow DL. Development of the center for living donation: incorporating the role of the nurse practitioner as director. Progress Transplant. 2011;21(4):312–6. https://doi.org/10.1177/152692481102100410.

[40] Weng FL, Morgievich MM, Kandula P. The evaluation of living kidney donors: how long is too long? Am J Kidney Dis. 2018;72(4):472–4. https://doi.org/10.1053/j.ajkd.2018.07.001.

[41] Habbous S, Arnold J, Begen MA, Boudville N, Cooper M, Dipchand C, et al. Duration of living kidney transplant donor evaluations: findings from 2 multicenter cohort studies. Am J Kidney Dis. 2018;72(4):483–98. https://doi.org/10.1053/j.ajkd.2018.01.036.

[42] Getchell LE, Mckenzie SQ, Sontrop JM, Hayward JS, Mccallum MK, Garg AX. Increasing the rate of living donor kidney transplantation in Ontario: donor- and recipient-identified barriers and solutions. Can J Kidney Health Dis. 2017;4:2054358117698666. https://doi.org/10.1177/2054358117698666.

[43] Habbous S, McArthur E, Sarma S, Begen MA, Lam

NN, Manns B, et al. Potential implications of a more timely living kidney donor evaluation. Am J Transplant. 2018;18(11):2719–29. https://doi.org/10.1111/ajt.14732.

[44] Habbous S, Sarma S, Barnieh LJ, McArthur E, Larenbach S, Manns B, et al. Healthcare costs for the evaluation, surgery, and follow-up Care of Living Kidney Donors. Transplantation. 2018;102(8):1367–74. https://doi. org/10.1097/TP.0000000000002222.

[45] Habbous S, McArthur E, Dixon SN, McKenzie S, Garcia-Ochoa C, Lam NN, et al. Initiating maintenance Dialysis before living kidney donor transplantation when a donor candidate evaluation is well underway. Transplantation. 2018;102(7):e345–53. https://doi.org/10.1097/TP.000000000 0002159.

[46] Moore DR, Feurer ID, Zavala EY, Shaffer D, Karp S, Hoy H, et al. A web-based application for initial screening of living kidney donors: development, implementation and evaluation. Am J Transplant. 2013;13(2):450–7. https://doi. org/10.1111/j.1600-6143.2012.04340.x.

[47] National Kidney Registry. Online living donor screening tool. Available at: https://www.kidneyregistry. org/info/considering-kidney-donation. Accessed: 7 Sept 2020.

[48] Breeze web based living donor screening tool. Available at: https://www.medsleuth.com/transplant/. Accessed: 7 Sept 2020.

[49] Mount Sinai Hospital Recanati Miller Transplantation Institute. Kidney Coach Playbook. Available at: https://www. mountsinai.org/files/MSHealth/Assets/HS/Care/Transplant/Kidney-Pancreas/KidneyCoachPlaybook17copy%20-%20 5.22.15.pdf. Accessed: 7 Sept 2020.

[50] Shayna LL, Kit SS, Kenneth CD, Kerry MJ, Lucia MG, Lilless SM, et al. Racial disparities in living kidney donation: is there a lack of willing donors or an excess of medically unsuitable candidates? Transplantation. 2006;82(7):876–81. https://doi.org/10.1097/01. tp.0000232693.69773.42.

[51] Graham JM, Courtney AE. The adoption of a one-day donor assessment model in a living kidney donor transplant program: a quality improvement project. Am J Kidney Dis. 2018;71(2):209–15. https://doi.org/10.1053/ j.ajkd.2017.07.013.

[52] Goldfarb DA. Re: A cost comparison for telehealth utilization in the kidney transplant waitlist evaluation process. J Urol. 2017;198(6):1199. https://doi.org/10.1016/ j.juro.2017.09.045.

[53] Organ Procurement and Transplantation Network (OPTN) / United Network for Organ Sharing (UNOS). Policy 18: Data Submission Requirements. Available at: https://optn. transplant.hrsa. gov/governance/policies/. Accessed: 7 Sept 2020.

[54] Procedures to collect post-donation follow-up data from living donors. Available at: https://optn.transplant.hrsa.gov/ resources/guidance/procedures-to-collect-post-donation-followup-data-from-living-donors/. Accessed: 7 Sept 2020.

[55] Eno AK, Thomas AG, Ruck JM, et al. Assessing the attitudes and perceptions regarding the use of mobile health technologies for Living Kidney Donor Follow-up: survey study. JMIR Mhealth Uhealth. 2018;6(10):e11192. https:// doi.org/10.2196/11192.

[56] Henderson ML, Thomas AG, Eno AK, Waldram MM, Bannon J, Massie AB, et al. The impact of the mKidney mHealth system on live donor follow-up compliance: protocol for a randomized controlled trial. JMIR Research Protocols. 2019;8(1):e11000. https://doi.org/10.2196/11000.

[57] Rachel FC, Diane RB, Tommy JB, Angela H-GA, David SA, Douglas HA. A cost comparison for telehealth utilization in the kidney transplant waitlist evaluation process. Transplantation. 2018;102(2):279–83. https://doi. org/10.1097/TP.0000000000001903.

[58] Kasiske BL, Asrani SK, Dew MA, Henderson ML, Henrich C, Humar A, et al. The living donor collective: a scientific registry for living donors. Am J Transplant. 2017;17(12):3040–8. https://doi.org/10.1111/ajt.14365.

[59] Rodrigue JR, Kazley AS, Mandelbrot DA, Hays R, LaPointe Rudow D, Baliga P. Living donor kidney transplantation: overcoming disparities in live kidney donation in the US—recommendations from a consensus conference. Clin J Am Soc Nephrol. 2015;10(9):1687. https://doi. org/10.2215/ CJN.00700115.

[60] Menjivar A, Torres X, Paredes D, Avinyo N, Peri JM, Sousa-Amorim ED, et al. Assessment of donor satisfaction as an essential part of living donor kidney transplantation: an eleven-year retrospective study. Transpl Int. 2018;31(12):1332–44. https://doi.org/10.1111/tri.13334.

[61] Lentine KL, Lam NN, Segev DL. Risks of living kidney donation: current state of knowledge on outcomes important to donors. Clin J Am Soc Nephrol. 2019;14(4):597–608. https://doi. org/10.2215/CJN.11220918.

[62] Moore DR, Serur D, Rudow DL, Rodrigue JR, Hays R, Cooper M. Living donor kidney transplantation: improving efficiencies in live kidney donor evaluation–recommendations from a consensus conference. Clin J Am Soc Nephrol. 2015;10(9):1678–86. https://doi.org/10.2215/ CJN.01040115.

[63] Wong SPY, Hebert PL, Laundry RJ, Hammond KW, Liu CF, Burrows NR, et al. Decisions about renal replacement therapy in patients with advanced kidney disease in the US Department of veterans affairs, 2000–2011. Clin J Am Soc Nephrol. 2016;11(10):1825–33. https://doi. org/10.2215/ CJN.03760416.

[64] Wright Nunes JA, Cavanaugh KL, Fagerlin A. An informed and activated patient: addressing barriers in the pathway from education to outcomes. Am J Kidney Dis.

2016;67(1):1–4. https://doi.org/10.1053/j.ajkd.2015.09.017.

[65] Fishbane S, Agoritsas S, Bellucci A, Halinski C, Shah HH, Sakhiya V, et al. Augmented nurse care management in CKD stages 4 to 5: a randomized trial. Am J Kidney Dis. 2017;70(4):498–505. https://doi.org/10.1053/j.ajkd.2017.02.366.

[66] Khosla N, Gordon E, Nishi L, Ghossein C. Impact of a chronic kidney disease clinic on preemptive kidney transplantation and transplant wait times. Prog Transplant. 2010;20(3):216–20. https://doi.org/10.7182/prtr.20.3.m7233h6k776g8003.

相关图书推荐

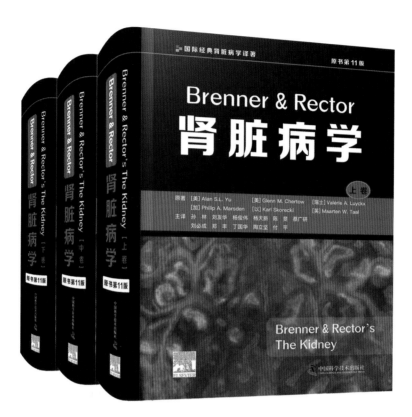

原著　[美] Alan S.L. Yu　　　　　　　[美] Glenn M. Chertow

　　　　[瑞士] Valérie A. Luyckx　　　　[加] Philip A. Marsden

　　　　[以] Karl Skorecki　　　　　　　[英] Maarten W. Taal

主译　孙　林　刘友华　杨俊伟　杨天新　陈　旻　蔡广研

　　　　刘必成　郑　丰　丁国华　陶立坚　付　平

定价　　1580.00元

　　本书引进自世界知名的 Elsevier 出版集团，由美国 Jared Grantham 肾脏研究所的 Alan S.L. Yu 教授联合近 200 位国际肾脏病专家共同编写，是一部经历了 40 余年学术辉煌的国际经典权威肾脏病学专著。

　　全新第 11 版，分上、中、下三卷，共 85 章，内容丰富，涵盖了正常肾脏结构和功能、体液容量和成分失衡、肾脏疾病流行病学和危险因素、肾脏病患者的评估、肾脏结构和功能障碍、肾脏病遗传学、高血压和肾脏、慢性肾脏病及其预后、慢性肾脏疾病管理、血液净化治疗、肾移植、儿童肾病、肾脏疾病的全球现状、肾脏病学面临的挑战等内容。与前一版相比，新版增加了心肾综合征、终末期肾脏疾病的营养支持治疗等相关内容，部分章节中修订和调整了与临床相关的要点、思考题、典型病例等内容。本书既充分体现了肾脏研究前沿内容，又反映了当今世界肾脏病学科的最新知识和最新成果。